科学出版社“十三五”普通高等教育本科规划教材
高等医药院校系列教材

供临床、基础、口腔、影像、麻醉、检验、药学、护理、公共事业管理等专业使用

医学统计学

主　编　宿　庄　叶运莉

副主编　许传志　石修权　乔　慧　张星光

编　委　（以姓氏笔画为序）

王　萍（江西中医药大学）　王艳玲（内蒙古医科大学）
叶运莉（西南医科大学）　叶小华（广东药科大学）
刘军祥（西南医科大学）　石修权（遵义医科大学）
乔　慧（宁夏医科大学）　刘早玲（新疆医科大学）
许传志（昆明医科大学）　李玉春（新乡医学院）
沈　冲（南京医科大学）　杨兴华（首都医科大学）
张星光（内蒙古医科大学）　张　燕（重庆医科大学）
邹延峰（安徽医科大学）　胡乃宝（滨州医学院）
赵灵燕（内蒙古医科大学）　萨　建（山西医科大学）
宿　庄（内蒙古医科大学）　潘海燕（广东医科大学）
戴明艳（河北北方学院）

秘　书　王艳玲（兼）

科学出版社
北　京

内 容 简 介

本书共二十章，包括统计表和统计图、计量与计数资料的统计描述、重复测量设计资料的方差分析、非参数的秩和检验、相关与回归分析、随访资料的生存分析、信度与效度的分析方法、调查设计与实验设计等。

本书内容精炼、通俗易懂、实用性强。增加了复习练习题，并在数字资源中提供相应的习题答案与解析便于读者复习、自测；统计软件操作部分步骤清晰，便于读者对照使用。

本书适用于高等学校临床、基础、口腔、影像、麻醉、检验、药学、护理、公共事业管理等专业学生，也是参加职业医师考试及住院医师规范化培训的必备书，还是医务工作者、医学研究人员和研究生非常实用的参考书。

图书在版编目（CIP）数据

医学统计学 / 宿庄，叶运莉主编. —北京：科学出版社，2020.1

ISBN 978-7-03-063002-5

Ⅰ. ①医… Ⅱ. ①宿… ②叶… Ⅲ. ①医学统计–统计学–高等学校–教材 Ⅳ. ①R195.1

中国版本图书馆 CIP 数据核字（2019）第 240973 号

责任编辑：周　园 / 责任校对：郭瑞芝
责任印制：赵　博 / 封面设计：陈　敬

科学出版社 出版
北京东黄城根北街 16 号
邮政编码：100717
http://www.sciencep.com
三河市宏图印刷有限公司 印刷
科学出版社发行　各地新华书店经销
*
2020 年 1 月第　一　版　开本：787×1092　1/16
2024 年 1 月第七次印刷　印张：16　1/2
字数：514 000

定价：65.00 元

（如有印装质量问题，我社负责调换）

前　　言

遵照《国务院办公厅关于深化医教协同进一步推进医学教育改革与发展的意见》的文件精神，为了贯彻落实《“健康中国 2030”规划纲要》，全面提高临床医学教育质量，培养高层次、高水平，应用型的医学人才，科学出版社组织编写了这本《医学统计学》。

医学统计学是医学各专业的必修课，它是描述、归纳、处理医学数据中变异性的科学与艺术。统计分析是科学研究工作的必需环节，在医学实践中几乎都是抽样研究，必然存在抽样误差，每篇科研论文必须使用正确的统计分析方法才能得出正确的结果或结论。

本教材由国内 17 所高等院校一直活跃在教学第一线的专家、教师参加编写，兼顾了不同地区的教学要求，充分发挥了编委们的集体智慧。在坚持“三基”“五性”的基础上，除了部分章节增加了相关内容的统计软件实现外，还增加了信度与效度的分析方法、调查设计与实验设计这三章内容。努力将其打造成为一部易学、易懂且实用的教材，真正体现统计学作为一门应用学科的特点。

本教材首先强化了实用性。减少了统计理论的繁赘讲解与公式的来源及推导，只要求做到正确区分资料类型，选用合适的统计方法，应用统计软件进行分析，并且对分析结果作出合理的解释。其次，突出了教材的个性。从识别资料入手，然后选择对应统计方法，用软件实现计算（步骤清晰，初学者均能掌握），结果分析透彻，避免了统计学上“有差异而无法正确下结论”的缺陷。书后增加了习题的内容，便于读者复习、自测。在全书数字资源中附有习题答案与解析，授课 PPT。

本教材可读性较强，可作为本科生、研究生的教材，也不失为教学、科研工作人员的一本非常实用的参考书。

由于编者水平有限，本教材难免有不足与缺陷，真诚希望统计学界的前辈、专家和使用本教材的广大师生以及读者提出宝贵意见，给予批评和指正。

宿　庄

2019 年 4 月

目　　录

第一章　绪论……1

第一节　概述……1

第二节　统计工作的基本步骤……2

第三节　统计资料的类型……4

第四节　统计学中的基本概念……4

第五节　SPSS 软件实现……6

第二章　统计表和统计图……11

第一节　统计表……11

第二节　统计图……13

第三节　SPSS 软件实现……16

第三章　计量资料的统计描述……21

第一节　频数表与直方图……21

第二节　集中趋势的描述……23

第三节　离散趋势的描述……27

第四节　SPSS 软件实现……29

第四章　正态分布及其应用……33

第一节　正态分布……33

第二节　标准正态分布……34

第三节　正态分布的应用……35

第五章　计数资料的统计描述……39

第一节　常用相对数指标……39

第二节　应用相对数的注意事项……41

第三节　率的标准化法……42

第六章　参数估计……45

第一节　抽样误差……45

第二节　t 分布……47

第三节　总体参数的可信区间……48

第四节　SPSS 软件实现……51

第七章　假设检验……54

第一节　假设检验的基本思想……54

第二节　假设检验的注意事项……56

第八章　t 检验……60

第一节　t 检验的基本条件与方差齐性检验……60

第二节　不同设计类型的 t 检验……61

第三节　近似 t 检验……65

第四节　SPSS 软件实现……66

第九章 方差分析 …… 73

第一节 方差分析的基本原理和应用条件 …… 73

第二节 常见设计类型的方差分析 …… 76

第三节 多个样本均数间的两两比较 …… 78

第四节 SPSS 软件实现 …… 80

第十章 重复测量设计资料的方差分析 …… 85

第一节 概述 …… 85

第二节 不同设计资料的分析 …… 87

第三节 SPSS 软件实现 …… 90

第十一章 χ^2 检验 …… 96

第一节 四格表资料的 χ^2 检验 …… 96

第二节 $R \times C$ 表的 χ^2 检验 …… 99

第三节 Fisher 确切概率法 …… 103

第四节 SPSS 软件实现 …… 105

第十二章 秩和检验 …… 115

第一节 概述 …… 115

第二节 常见类型的秩和检验 …… 116

第三节 SPSS 软件实现 …… 123

第十三章 双变量的相关 …… 131

第一节 线性相关分析 …… 131

第二节 秩相关分析 …… 133

第三节 无序分类变量的相关分析 …… 134

第四节 SPSS 软件实现 …… 135

第十四章 简单线性回归分析 …… 139

第一节 直线回归 …… 139

第二节 SPSS 软件实现 …… 144

第十五章 多重线性回归分析 …… 147

第一节 概述 …… 147

第二节 多重线性回归 …… 147

第三节 SPSS 软件实现 …… 153

第十六章 Logistic 回归分析 …… 156

第一节 Logistic 回归 …… 156

第二节 SPSS 软件操作 …… 160

第十七章 随访资料的生存分析 …… 164

第一节 概述 …… 164

第二节 生存曲线的估计 …… 166

第三节 生存曲线的比较 …… 170

第四节 SPSS 软件实现 …… 172

第十八章 信度与效度的分析方法 …… 176

第一节 信度分析方法 …… 176

第二节　效度分析方法……178
第三节　SPSS 软件实现……180
第十九章　调查设计……185
第一节　调查设计的基本步骤与主要内容……185
第二节　抽样方法……188
第三节　样本含量估算……191
第四节　样本含量 PASS 软件的实现……194
第二十章　实验设计……198
第一节　基本要素……198
第二节　基本原则……200
第三节　样本含量的估计……201
第四节　SPSS 软件实现……202
复习练习题……214
附录一　附表……235
附录二　中英文对照索引……255

第一章 绪 论

人类已经进入信息时代，要在大量的信息中获得有价值的结果，需要对信息进行科学的统计分析，在临床医疗、预防保健和健康促进等各个领域的医学实践和研究工作均离不开医学统计学，这就要求医学生具有扎实的医学统计学基础，学会应用这门课程的基本知识、方法和技能是培养合格的医学生必不可少的一部分，掌握这门课程对于促进医学进步和发展有着重要的作用。

第一节 概 述

统计学（statistics）是运用概率论和数理统计的基本原理和方法研究数据的收集、整理、分析以及结果的解释和表达的一门科学。它对不确定性的数据做出科学推断，以数量说明事物的本质和发展规律，是认识客观世界的重要工具和手段。将统计学应用于社会、心理、金融、管理、医药卫生等自然科学和社会科学的不同领域中，就产生了若干统计学分支，医学统计学就是其中之一。

医学统计学（medical statistics）就是运用统计学的基本原理和方法来研究医学及其相关领域数据收集、整理、分析以及结果的解释和表达的一门学科。由于医学领域主要是以人为研究对象，人的疾病与健康及其影响因素非常复杂，与生理、心理、环境等因素有关，需要借助医学统计学的方法解决医学日常工作和科研工作的实际问题。

一、发 展 史

医学统计发展至今已有 200 多年的历史。医学与统计学的结合开始于 18 世纪的 Laplace 的远见和 Louis 的实践。Pierre-Simon Laplace（1749—1827）提出："医疗是概率论应用的一个重要领域。"Pierre-Charles-Alexandre Louis（1787—1872）通过观察分析明确宣布放血疗法无效，他开创了将"数值计算法"应用于医学的先河。Louis 强调用数据表达疗效，提出"或多或少"、"罕见"与"频繁"之类用词的区别是"真理与谬误的区别，一方是明明白白、真正科学的，另一方则是含含糊糊、缺乏价值的"。

现代统计学之父 Karl Pearson（1857—1936）将统计学方法应用于生物学问题（特别是进化和遗传）的研究，20 世纪初提出了相关系数的定义，并研究其与线性回归的关系，将 P 值定义为具有假设值的数据补集的概率度量。他提出的 χ^2 检验使得统计学由"描述统计学"向"推断统计学"发展。

另一位现代统计学的奠基人 Ronald A. Fisher（1890—1962）发展了实验设计和分析的统计方法，提出了区组设计、拉丁方设计及自由度概念等，提出方差分析以及协方差分析及其算法，提出了极大似然估计以及参数估计的准则（无偏性、一致性和有效性）。这些方法及准则迄今仍然对统计学产生着重大影响。1925 年出版的《研究工作者的统计方法》提出设置对照组可以控制非抽样误差，并给出了不同设计的方差分析。1935 年出版的《实验设计》，从"女士饮茶"导出了假设检验的思想；提出了研究设计的基本原则，即随机、对照、重复，从而开辟了研究设计这一统计学分支。

美国科学家于 1954 年实施了人类历史上最大规模、花费最多的一项临床试验，结果肯定了 Salk 疫苗预防脊髓灰质炎的效果。随后美国食品药品监督管理局（FDA）为临床试验规定了一整套制度，使之成为确定药物疗效的标准方法。

自 20 世纪 70 年代以来， 国际上兴起了对医务工作者，尤其是临床医师进行继续教育培训计划，包括设计、测量、评价，简称为 D.M.E（design，measure and evaluation），其核心内容就是应用医学统计学的基本原理与方法，引导专业人员正确查阅文献资料，正确地总结工作经验，开展医学科研工作。

William Osler 爵士曾指出“医学就是关于不确定性的科学和概率的艺术”。统计学作为处理数据中变异和不确定性的一门科学和艺术，它透过具有偶然性的现象来探测和揭示那些令人困惑的医学问题的规律性，对不确定性的数据做出科学推断，它是认识客观世界的重要工具和手段。因此，医学与统计学的结合是必然的，它们的联姻就催生了医学统计学。

二、医学统计学在临床医学中的地位和作用

1. 医学统计学是医学研究中的重要工具 在临床实践中，总是要面临各种各样的不确定性，医学统计学能够透过具有偶然性的现象来探测和揭示那些令人困惑的医学问题的规律性，对不确定性的数据做出科学推断。如，当研发了一种治疗高血压病的新药，应该怎样评价该新药的疗效？如何分析该新药的有效性和安全性？统计学能够回答在这个“临床试验”中需要解决的诸多问题：需要多少名患者参加试验？如何将患者分为两个组？哪些措施可以保证两组患者除了接受不同药物治疗外，其他影响疗效的因素在两组的分布是一致的？如果分布不一致，如何在诸多的影响因素中，分离出药物因素的效应？应采用什么样的指标来反映新药的有效性和安全性？怎样测量这些指标以保证数据的准确性和可靠性？如何控制试验的误差？如果两组疗效存在一定差别，怎样比较两个药物的疗效到底是否存在差别？

2. 统计学的思维推动了临床医学的迅速发展 历史经验表明，将统计学思维应用于临床医学，有针对性地设计实验，才能真实地验证有效的治疗方案及其潜在风险，排除主观因素造成的影响，得出客观公正的结论。现实中，由于研究设计、数据收集、统计分析、结果解释以及结论报告任何一个环节中的缺陷或错误，已经断送了许多先进的甚至非常前沿的医学研究成果，而且即使是已经发表的研究成果，有些也存在着统计学缺陷或错误。

3. 医学统计学提高了临床医生的专业素养 随着现代医学的高速发展，临床研究领域和水平日益深化，21 世纪循证医学的产生对现代医学产生了深远的影响，如何获得和利用最佳的临床证据，确保患者获得最佳的治疗，也给临床医生提出了更高的要求。临床医生必须具备医学统计学的基本思维和基本知识才能适应这些变化，在全球高度信息化的时代中把握各种临床研究证据，做出系统评价，进行最佳选择。

4. 医学统计学是医学研究中的通用语言 在医学研究的设计、数据收集、统计分析、结果报告等每个环节中，都需要运用统计学的原理与方法。只有这样才能使研究设计科学合理，进行有效控制和减少偏倚，保证资料完整可靠，使证据充分、结论可信、论文和报告更加规范，为学术交流和信息共享提供重要依据。

第二节 统计工作的基本步骤

统计工作的基本步骤包括设计、搜集资料、整理资料和分析资料四个步骤。这四个步骤环环相扣，互相支撑，其中任何一个步骤出了问题，都会影响到研究结果的准确性和可靠性。

一、设 计

设计（design）是医学统计工作的首要环节，是决定医学科研工作成败的关键。设计是对医学科研工作的总体规划和安排，包括专业设计和统计设计两个内容。统计设计主要是对研究资料的搜集、整理分析及结果报告等部分做出明确规划，明确研究的目的意义、研究方法和内容，确定技术路线、研究总体和抽取样本方法，确定样本含量、观察指标和统计分析方法，确定控制误差和偏倚的方法，预期研究结果，并对经费预算等进行周密计划和安排。

医学科研设计根据是否对研究对象施加干预措施分为观察性研究（observational study）和实验研究（experimental study）两大类。观察性研究主要有横断面研究（cross-sectional study）、病例对照研究（case-control study）和队列研究（cohort study）；实验研究主要有临床试验（clinical trial）、现场试验（field trial）、社区干预试验（community intervention trial）和动物实验（animal experiment）。对于不同研究设计所获得的数据，采用的统计分析方法常常是不同的，而且所得研究结论也存在差异。这在后面的相关章节将详细讲述。

二、搜 集 资 料

搜集资料（collection of data）就是根据设计方案，有计划、有目的、有组织地搜集统计原始资料的工作过程。搜集完整、准确和可靠的原始数据是进行统计分析的基础。资料的来源主要有：各种统计报表和统计年鉴，登记和报告卡，日常医疗卫生工作记录，专题调查和实验等。

三、整 理 资 料

整理资料（sorting data）就是对原始资料进行审核、校正、整理并使之系统化、条理化，便于统计分析；进一步根据研究目的，将原始资料（和次级资料）进行科学的分类和汇总，为统计分析阶段做准备。资料整理包括对原始数据的检查核对及对变量或数据的深加工（根据实际情况，对数据进行变量变换、拆分、合并、加权、排序和转置等）过程。

统计整理的步骤由内容来决定，大体分为以下几个步骤：

1. 设计整理方案 整理方案与调查方案应紧密衔接，整理方案中的指标体系与调查项目要一致，或者是其中的一部分，绝不能矛盾、脱节或超越调查项目的范围。整理方案是否科学，对于统计整理乃至统计分析的质量都是至关重要的。

2. 对调查资料进行审核、订正 在汇总前，要对调查得来的原始资料进行审核，审核它们是否准确、及时、完整，发现问题后应加以纠正。统计资料的审核也包括对整理后次级资料的审核。

3. 进行科学的统计分组 用一定的组织形式和方法，对原始资料进行科学的分组，是统计整理的前提和基础。

4. 统计汇总 对分组后的资料进行汇总和必要的计算，就使得反映总体单位特征的资料转化为反映总体数量特征的资料。

5. 编制统计表 统计表是统计资料整理的结果，也是表达统计资料的重要形式之一。根据研究的目的可编制各种统计表。

四、分 析 资 料

数据的统计分析（statistical analysis）是指从获取的资料中提取有关信息的过程，主要是根据研究目的和资料的具体特征，运用适当的统计指标和统计分析方法，反映资料的特征，揭示事物内在的关联和规律。主要包括统计描述（descriptive statistics）和统计推断（inferential statistics）两个部分的内容：

1. 统计描述 主要是运用统计图表和一些统计指标，如均数、标准差、率、构成比或相对比等，对资料进行客观地描述和表达，反映数据分布的基本特征和规律。

2. 统计推断 即在一定的置信度或概率保证下，根据样本信息去推断总体特征。统计推断通常包括参数估计和假设检验两个内容：参数估计是指用样本指标推断总体相应的指标。例如，根据某市小学生的近视率去估计整个城市的小学生的近视率。假设检验是指根据样本之间的差异推断总体之间是否可能存在差异。例如，在抽烟和不抽烟居民中分别抽样，样本的肺癌死亡率存有差异，假设检验用以回答这种差异是误差造成的，还是客观存在的。常用的假设检验方法有：t 检验、方差分析、χ^2 检验、秩和检验、相关与回归分析、多元线性回归、多元 Logistic 回归等。

第三节 统计资料的类型

在医学研究中，往往需要根据研究目的对研究对象的某种或某些特征或属性进行观察和记录。研究对象的某种或某些特征或属性就是变量（variable），变量的观测值就是变量值（variable value）。统计资料由变量及相应的变量值构成。统计资料的类型可分为计量资料和计数资料。

一、计量资料

计量资料（measurement data）也称为定量资料（quantitative data），是用定量的方法对每个观察单位每项指标进行观察或测量得到的资料。计量资料的变量值是定量的，表现为有数值大小，且一般有度量衡单位。定量资料可以取实数轴上的任何数值，如身高、体重和年龄属于连续型资料；也可以取 0 和正整数，如育龄妇女的子女数、儿童龋齿数和胎次。

二、计数资料

计数资料（count data）也称为分类资料（categorical data）或定性资料（qualitative data），是将观察单位按某种属性或类别分组，清点各组的观察单位数，所得的资料即为计数资料。计数资料的变量是定性变量（qualitative variable）或分类变量（categorical variable）或名义变量（nominative variable），变量值是定性的，且一般无度量衡单位，如性别、血型、文化程度、婚姻状况和就业状况等。根据其取值特征，计数资料又可以区分为等级资料和无序分类资料。

1. 等级资料 如果分类变量的变量值各类别之间存在着程度上的差别，给人以“半定量”的感觉，将这种数据按类别分组，清点各组的观察单位数，所得的资料称为等级资料（ordinal data），也叫有序分类资料（ordinal categorical data），如文化程度。

2. 无序分类资料 如果分类变量的变量值为二分类或无序多分类，这样的资料就是无序分类资料（unordered categorical data）。前者取值为相互对立的两类，如性别；后者取值为互不相容的多个类别，如血型。

上述对变量类型的区分在统计学中至关重要，因为它在很大程度上决定了统计分析方法的选择。不过，要注意变量不是一成不变的，可以根据研究目的进行变量转换。如血糖，原始资料值为定量资料，可按照一定的临床标准，将研究对象的血糖值转换为高血糖、正常血糖和低血糖后进行分类计数，则是等级资料。但是，这种变量的转换通常具有方向性，一般从定量到半定量，再到定性。不过这种转换后的数据资料，其信息量将减少。

第四节 统计学中的基本概念

正确理解并掌握统计学的基本概念对于学习本学科的知识至关重要。

一、同质和变异

同质（homogeneity）指所研究的观察对象单位具有某些相同的性质或特征。变异（variation）指同质的个体某项指标的观察值之间存在的差异。由于生物个体的各种指标所受影响因素极为复杂，因此同质是相对的，变异是绝对的。统计学的任务就是在同质的基础上，对个体变异进行分析研究，揭示由变异所掩盖的同质事物内在的本质和规律。

二、总体与样本

总体（population）是根据研究目的所确定的，所有同质观察单位某种观察值（即变量值）的全体。注意，个体间的同质性是构成总体的必备条件，也是进行统计分析的基本前提。总体一般有无限总体和有限总体之分。无限总体指总体中的个体数量是无法确定数量的，如，吃某种药物的某病患者就是无限总体；有限总体指总体中所包含的观察单位数是确切可知的。一般情况下，不管是无限总体还是有限总体，医学研究都不可能对总体的每个观察单位进行研究。另外，医学研究中总体的观察单位一般情况下是人，但也可以是其他个体（individual），如动物、家庭、学校、工厂、地区等，还可以是一个器官、一个细胞等。

样本（sample）指从总体中随机抽取的，对总体有代表性的一部分观察单位的集合。该样本中所包含的观察单位数称为该样本的样本量（sample size），常用 n 表示。抽样研究（samping research）指从总体中随机抽取一定的样本，对样本信息进行分析，再进一步推断总体特征的方法。如何正确地抽取样本，用样本信息推断总体特征正是统计学的魅力所在。

三、参数和统计量

参数（parameter）是医学研究中反映总体特征的指标，常用小写的希腊字母表示。如，根据监测资料计算某年某市的人类免疫缺陷病毒（human immunodeficiency virus，HIV）感染率。根据样本资料计算出来的相应特征指标称为统计量（statistic）。如，根据几百人的调查数据所算得的样本人群 HIV 感染率。统计量是研究人员可以通过调研获得的，而参数则需要根据样本统计量来进行统计推断。注意，只有当样本代表了总体时，统计推断才是准确的。

四、抽样误差和偏倚

误差（error）泛指实测值与真实值之差，一般分为随机误差和非随机误差两类。抽样误差（sampling error）即为随机误差，是由于随机抽样造成的实测值与真实值之差。随机误差是一类不可避免的、不恒定的、随机变化的误差，往往使实测值无方向性地围绕着某一数值左右波动。随机误差在随机抽样和观测中一般服从正态分布，可以通过统计学方法进行分析。

非随机误差大多数为系统误差（systematic error），也常称为偏倚（bias）。偏倚是指实测值系统偏离真实值的、具有方向性的误差，往往是由于可知的或可掌握的原因产生的。如仪器未校正、操作不规范等。因此，通过完善研究设计、规范操作流程、改进技术手段等方式，可以降低或消除系统误差。此外，还有一些非随机误差是在研究过程中由于研究者的偶然失误造成的，如误读检验结果、记录失误等，即所谓的过失误差。

五、概率与频率

概率（probability）是度量随机事件发生的可能性大小的数值，通常用 P 表示。根据某一研究目的，在一定条件下对某一随机现象（不确定现象）进行观测，其结果在事先是不确定的，将其称为随机事件（random event），在统计学中简称事件。医学研究的现象大多是随机事件，其概率 P 通常介于 0～1。如，同一药物治疗同一疾病，治疗后究竟会产生什么结果是不确定的，可能治愈、好转，也可能无效、死亡，这里的每一种可能发生的结果都是一个随机事件。P=0 的事件称为不可能发生事件，即该事件不可能发生；P=1 的事件称为必然事件，即肯定要发生的事件。当某事件发生的 $P \leqslant 0.05$ 时，统计学习惯上称该事件为小概率事件（small probability event），其含义是该事件发生的可能性很小，统计学上认为它在一次实验中不可能出现，这就是所谓小概率事件原理，它是进行统计推断的重要基础，概率是总体参数。

频率（frequency）是用样本资料计算出来的统计量指标。在现实中，概率是难以获得的，只有在观测单位足够多时，可以将频率作为概率的估计值；在观测单位较少时，用频率估计概率是不可靠的。如，观察某药物治疗的 2000 例患者，若 1200 例患者治愈，则治愈率为 60%，这里治愈率 60%是频率，总体治愈率可估计为 60%；如果只观察了 10 例患者，8 例治愈，治愈率为 80%，因为样本量小，该药物的总体治愈率则不能直接用频率估计，而需要通过参数估计来推断，详见后面相关章节。

第五节 SPSS 软件实现

一、SPSS for Windows 简介

SPSS（Statistical Package for the Social Sciences）是 1968 年由美国斯坦福大学的三位研究生研发的世界上最早的统计分析软件。至今 SPSS 已出至 25.0 版本，且更名为 IBM SPSS。本书相关内容均以 SPSS25.0 版本进行介绍。

二、SPSS25.0 的主要窗口及功能

SPSS 主要有三大窗口，分别是数据编辑窗口（IBM SPSS Statistics Data Editor）、程序编辑窗口（IBM SPSS Statistics Syntax Editor）、结果窗口（IBM SPSS Statistics Viewer）。SPSS 的基本功能包括数据管理、统计分析、图表分析、输出管理等。

（一）数据编辑窗口（IBM SPSS Statistics Data Editor）

启动 SPSS 以后，程序将自动打开数据编辑窗口，在窗口标题栏上有 IBM SPSS Statistics Data Editor 的标示，该窗口有两个子窗口 Data View 子窗口和 Variable View 子窗口，见图 1-1 的左下角，两个子窗口可以点击后进行切换，查看、编辑和使用数据。图 1-1 为 Data View 子窗口，在该窗口内可以录入变量值。点击 Variable View 可切换到 Variable View 子窗口，该窗口主要用于定义变量（名称和类型等）。另外，在窗口最下边的状态栏显示的“IBM SPSS Statistics Processor is ready”，提示 SPSS 处理器可用，否则不可用。

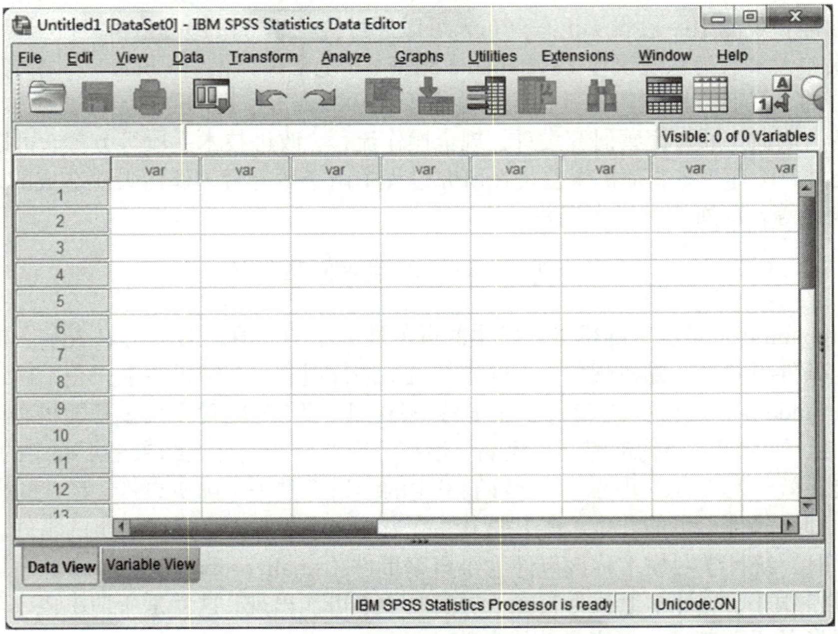

图 1-1　数据编辑子窗口（Data View）

1. 数据编辑子窗口（Data View）　该窗口类似 Excel 表格，由行和列构成，可以用来输入、修改、查看和保存数据。

行：表示观察个体（Case），每一行代表一个观察对象。

列：表示变量（Variable），每一列代表一个变量（被观测对象的一个特性或属性）。

数据格：在数据单元格内录入的数据，表示某个观察对象在某个变量下的取值。

注意：SPSS 的数据文件可以直接通过 SPSS 的数据编辑窗口建立，也可以调入其他数据库建立好的数据，SPSS 的数据文件以*.sav 的格式保存。

2. 变量编辑子窗口（Variable View） 该窗口可以创建、显示、修改变量属性等，见图 1-2。

变量属性包括：变量名（Name）、类型（Type）、整数位数（Width）、小数点位数（Decimals）、变量名标签（Label）、变量值标签（Values）、缺失值（Missing）、每列显示宽度（Columns）、对齐（Align）、变量测度（Measure）、角色（Role）。

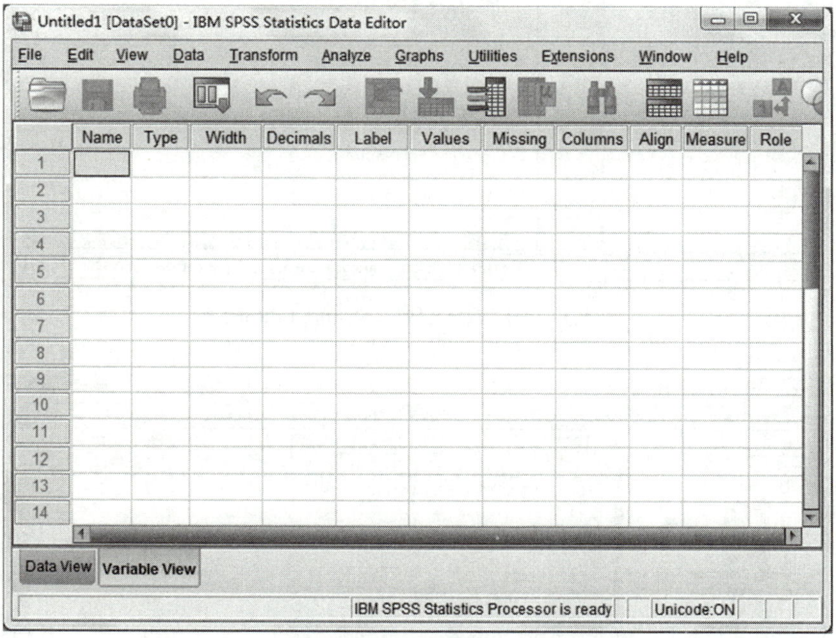

图 1-2 变量编辑子窗口（Variable View）

（二）程序编辑窗口（IBM SPSS Statistics Syntax Editor）

该窗口是编辑、调试和运行 SPSS 程序的窗口，SPSS 中大多数的统计分析可以利用菜单来完成，但也有少数的统计分析需借助编写程序来实现。通过选择 File→New→Syntax 菜单可以新建 SPSS 程序，编辑好的程序可以点击菜单栏上的 Run 菜单执行分析，见图 1-3。用户也可以在 SPSS 分析过程中选好各个选项后，按分析对话框上的"Paste"按钮就可以自动生成标准的 SPSS 程序。编辑好的程序可以在 SPSS 中以*.sps 格式保存，以便以后调用。

（三）结果窗口（IBM SPSS Statistics Viewer）

该窗口可显示 SPSS 分析的结果和运行错误的信息，还可以对分析结果进行编辑，见图 1-4。该窗口内的信息可以*.spv 格式保存，也可采用 File→Export 转换为其他类型的文档（Word、Excel、PowerPoint、HTML 等）。

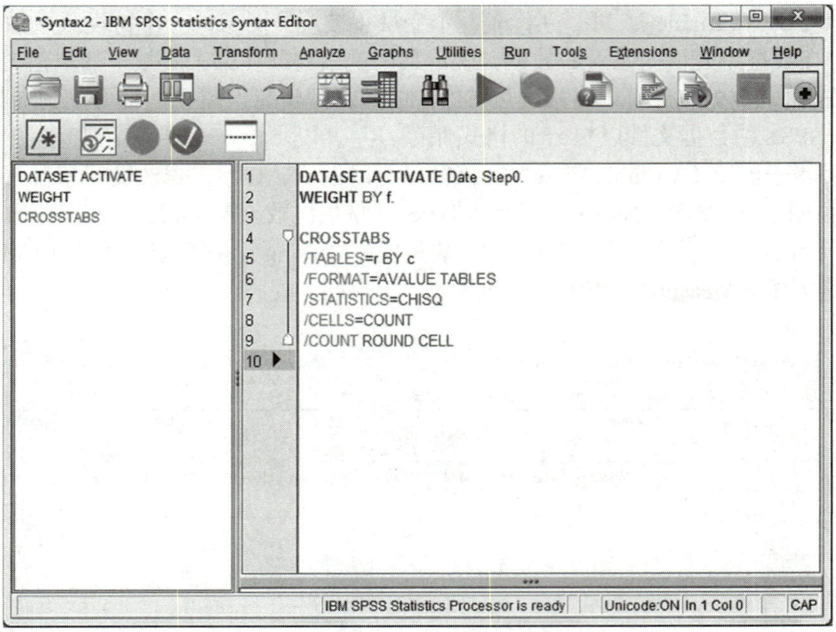

图 1-3 程序编辑窗口（Syntax Editor）

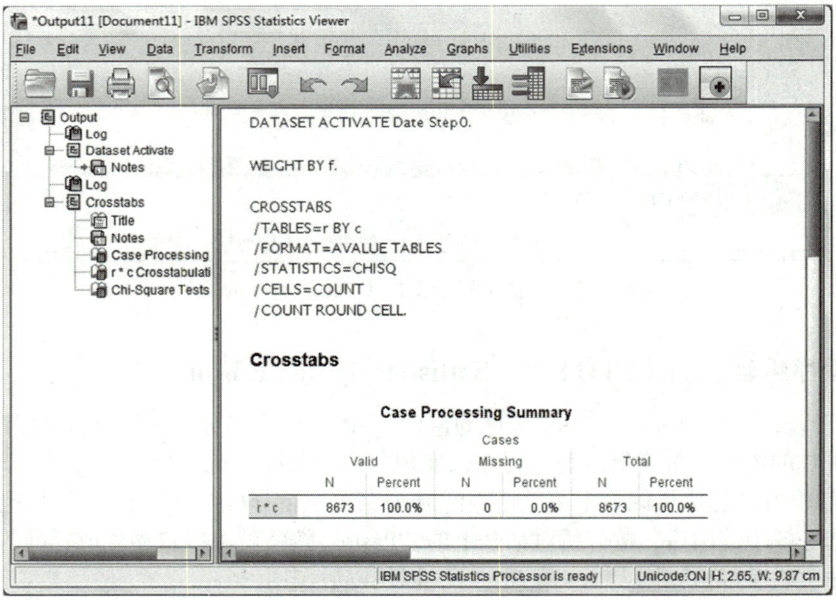

图 1-4 结果窗口（Viewer）

三、SPSS25.0 的数据管理

（一）建立数据库文件

建立数据库是进行统计分析的第一步，打开 SPSS 后系统进入数据编辑窗口（Data View），可自动进行建立数据库，也可通过 File→New→Data 建立新数据库，还可通过 File→Open Database 调入其他类型的数据库数据。建立一个新数据库还需要进行变量定义、数据录入，最后保存数据。

1. 变量定义（Variable View 窗口） 主要是定义变量属性，包括：变量名（Name）、类型（Type）、整数位数（Width）、小数点位数（Decimals）、变量名标签（Label）、变量值标签（Values）、缺失值（Missing）、每列显示宽度（Columns）、对齐（Align）、变量测度（Measure）、角色（Role）。每个变量一般要设置 Name 和 Type，必要时设置 Label 和 Values 等其他属性。其中主要注意下面几个属性的定义：

· Name：定义变量名，最好用英文字母表示，系统不区分大小写。注意不能使用 SPSS 的函数符号作变量名，如 all、and、ge、ne、le、to 等。

· Type：定义变量类型。SPSS 的变量类型从 Numeric（数值型）到 String（字符型）共有 8 种。如果不定义 Type，默认为数值型变量，则录入的数据必须为数字。

· Label：对变量做出解释或标注。

· Values：设置变量值标签，解释变量取值的含义，主要用于定性变量及等级变量。如，性别这个变量，本来为字符型变量，其取值为“男”或“女”，为方便录入，可以将其变量定义为数值型变量，变量值标签设为 1 代表“男”，2 代表“女”。然后录数据时性别就只需录入数值 1 或 2，如果在 Data Editor 窗口的工具栏中按下值标签按钮，在 Data View 窗口中录入的“1”将自动显示为“男”，录入的“2”将自动显示为“女”。

2. 数据录入（Data View 窗口） SPSS 数据录入方式与 Excel 类似。可以利用 Edit 菜单中的 Cut、Copy、Past、Clear、Find 等功能进行剪切、拷贝、粘贴、清除、查找等编辑。

（二）数据的编辑与整理（Data 菜单）

Data 菜单下面的主要功能：

· Sort Cases：数据排序。

· Transpose：数据表转置，即行、列互换。

· Merge File：合并数据，包括追加观测对象或者变量。

· Aggregate：数据汇总，即按照分组变量进行分组汇总，并在数据文件中保存结果。

· Split File：拆分数据文件。

· Select Cases：选择对象。如果对特定观察对象进行统计分析，需要给数据设置选择条件或过滤条件，只有被选择的数据才参加统计分析，该功能可以满足这一要求。

· Weight Cases：定义权重，用于指定以频数分布表形式呈现的定量变量或定性变量的频数。

（三）数据转换（Transform 菜单）

在数据分析过程中，如果原始数据不满足统计方法的应用要求，则可以利用 Transform 菜单下各项功能进行变量转换。下面主要介绍 Compute 功能，其他如 Recode 和 Rank Cases 将在后面章节需要用时再介绍。

Compute：可将原变量进行四则运算和函数运算以转换为新的目标变量。SPSS 可以通过其自带的众多函数进行变量变换，包括：算术函数、统计函数、字符函数、随机函数、统计分布函数等。如，将变量 x 作对数变换，点击 Transform→Compute，打开 Compute Variable 窗口，在 Target Variable 框内输入 lgx，在 Numeric Expression 框内输入函数 LG10（x），点 OK，就将原变量 x 转换为对数变量 lgx 并保存在数据库中（图 1-5）。

（四）Analyze 菜单

Analyze 为数据统计分析菜单，点开后可以进行数据的统计描述和统计推断。

（五）Graphs 菜单

Graphs 为数据绘制统计图的菜单，点开后可以根据数据的特征，选择制作直条图、直方图、线图或者散点图。

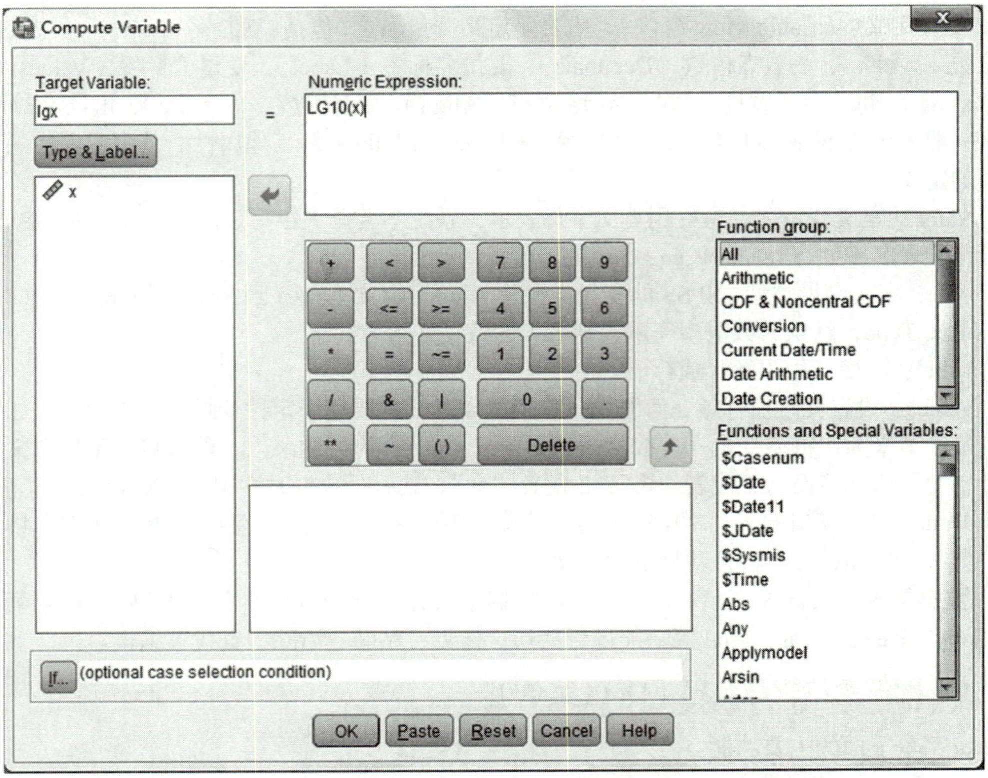

图 1-5 Compute Variable 对话框

四、SPSS 进行统计分析的基本步骤

上面主要介绍了 SPSS25.0 的主要窗口及数据管理功能，下面主要介绍利用 SPSS 进行统计分析的一般步骤。

1. 将数据录入到 SPSS Data Editor 窗口内。

2. 分析前准备。如数据核查、筛选、数据转换、编码、赋权重等工作，这些可在 Data 菜单及 Transform 菜单下完成。

3. 选择合适的分析方法，进行统计分析。数据的统计分析与绘图功能主要通过 Analyze 菜单和 Graphs 菜单完成，分析过程将在后续各章节中分别介绍。

4. 运行分析过程后，在 IBM SPSS Statistics Viewer 窗口中浏览统计分析结果。

小　　结

1. 医学统计学的基本概念包括统计学与医学统计学、总体与样本、参数和统计量、定量与定性变量、抽样研究、抽样误差与非随机误差、概率与小概率事件等。

2. 统计资料包括计量资料、计数资料和等级资料 3 种类型。

3. 统计工作包括设计、搜集资料、整理资料和分析资料 4 个基本步骤。

4. SPSS25.0 统计软件的基本知识主要包括 SPSS25.0 的安装、运行、窗口功能、数据管理和数据分析基本步骤。

（叶运莉）

第二章　统计表和统计图

统计表和统计图是统计描述中的重要内容，也是数据表达的重要工具，在科研论文和报告中应用极为广泛。统计表和统计图将数据用简明、形象的表格或图形有条理地罗列，以体现数据的规律，描述资料的特征，避免冗长的文字叙述，给人以直观清晰的印象，便于阅读、理解、分析和对比。

第一节　统　计　表

统计表（statistical table）是将统计分析资料及其结果用表格的形式加以表达，其目的是使数据简洁、清晰、直观，方便读者理解、分析和评价。

一、统计表的结构及制表要求

统计表一般由标题、标目、线条、数字和备注五部分构成，见表 2-1。

表 2-1　统计表的基本结构

横标目的总标目	纵标目 1	纵标目 2	合计
横标目 1	数据 1	数据 2	数据 3
横标目 2	数据 4	数据 5	数据 6
合计	数据 7	数据 8	数据 9

备注

标题
顶线
标目线
合计线
底线

（一）标题

统计表的标题是统计表的名称，置于统计表的上端正中央，简明扼要且高度概括表中的主要内容，必要时需注明研究的时间和地区；表内纵标目的单位一致时，单位可置于括号内放在标题文字的后面；有多张统计表时需加表号，按顺序列出，表号与标题同行，放在标题的前面，用空格隔开。

（二）标目

根据标目所在位置的不同，分为横标目和纵标目，用以说明表格内每行和每列内容或数字的含义。横标目位于表的左侧，一般为统计表所要叙述的主语，即表明研究事物的主要特征，说明同一横行内容或数字的含义。横标目的排列有一定规律，时间按先后顺序，数字由小到大，事物按重要程度或一般习惯用法排列，便于分析对比。纵标目位于表的右上端，一般为统计表所要叙述的谓语，即被研究事物的各项统计指标，说明各纵列数据的含义，指标有单位的要标明单位。横标目、纵标目和数字连贯起来应构成完整而通顺的一句话。必要时横标目和纵标目上可冠以总标目。

（三）线条

统计表中线条不宜过多，力求简洁，不能有竖线和斜线，一般只保留顶线、底线和标目线，故又称为“三线表”。顶线位于标题与纵标目之间，底线位于表格底端，顶线和底线将表格与文章的其他内容分隔开来。标目线位于纵标目下方，将标目的文字区与表格的数字区分隔开来。如纵标目含有两个分组变量，之间可用短横线隔开；有合计栏时可加合计线。

（四）数字

统计表内的数字一律用阿拉伯数字表示，同一指标下的小数位数应保持一致，位次应对齐。表内不能有空格，暂缺或未记录的用“…”表示，无数字的用“—”表示，数字若是“0”，则直接填写“0”。

（五）备注

表内不列备注项，如需对表中数据加以说明，需在要说明的数字右上方用“*”号或其他符号标注，并在统计表下方用文字说明。备注不是统计表的基本结构，可根据需要添加。

二、统计表的种类

统计表根据标目层次的复杂程度分为简单表（simple table）和复合表（combinative table）。

（一）简单表

只按单一变量或特征分组的统计表称为简单表，见表 2-2，只有不同实验组疗效这一个特征。

表 2-2　氯沙坦治疗高血压病的疗效比较

组别	例数	显效	有效	无效	有效率（%）
对照组	100	32	52	16	84.00
治疗组	100	59	37	4	96.00

（二）复合表

复合表又称组合表，是指按两个或两个以上变量或特征分组的统计表。见表 2-3，是按构成和性别两个特征结合分组的。

表 2-3　某年某医院男性及女性肺癌死亡人口文化程度分布情况

文化程度	男性		女性	
	例数	构成比（%）	例数	构成比（%）
初中及以下	45	48.91	29	56.86
高中或中专	23	25.00	13	25.49
大专及以上	24	26.09	9	17.65
合计	92	100.00	51	100.00

三、编制统计表的注意事项

统计表是将数据简洁清晰地表达出来，在统计表的绘制过程中要遵循列表原则，简单概括为 16 字：重点突出，简单明了，主谓分明，层次清楚。

（一）重点突出，简单明了

一张表一般只包含一个中心内容，表达一个主题，使人一目了然，而不应包罗万象。一般还要求不同类型的资料不要放在同一表中，不同的统计分析方法统计出来的结果也不要混合在一张表中，避免不必要的错误或误解。研究内容过多时可用多个表格表达。

（二）主谓分明，层次清楚

标目的安排及分组层次清楚，符合专业逻辑。统计表犹如一个完整的句子，主语（描述对象）

在左边，即横标目，谓语（内容）在右边，即纵标目，由左向右应构成完整的一句话。

第二节　统　计　图

统计图（statistical chart）是用点的位置、线段的升降、直条的长短或面积的大小等图形表达数据，合理利用统计图可更加生动、直观地反映数据的数量关系，益于对事物的理解、分析和比较。统计图的种类众多，常用的有条图、构成图、线图、半对数线图、直方图、散点图、箱式图和统计地图等。

一、统计图的基本结构

（一）标题

标题是统计图的名称，位于图体的下方正中，概括说明被研究事物的主要内容，必要时注明资料来源的时间和地区。如有多个统计图需加序号，序号与标题同行，置于标题的前面用空格隔开。

（二）图域

图域即作图空间，大多数统计图设有纵轴和横轴，绘制统计图时，纵轴和横轴比例应保持在 5∶7。

（三）标目

标目分为横标目和纵标目，分别表示横轴和纵轴所表达的意义，应注明标目及度量衡单位。一般横标目表示主语，如疾病名称、时间、年龄、分组等，纵标目表示谓语，如率、频数等。

（四）刻度

刻度指横、纵轴的坐标尺度，横、纵轴的数量应等距标明，横轴尺度自左而右，起点依资料具体数字范围而定；纵轴尺度自下而上，根据具体情况确定起点的数值，一般从零开始。

（五）图例

在同一统计图中比较两种及以上的事物时，需用不同的颜色、形状、线形加以区分，并附图例说明。图例应置于图域的右上方或图体的下方（标题的上面）。

二、常用统计图的绘制及注意事项

常用的统计图有直条图、构成图、线图、直方图、散点图、箱式图和统计地图，下面分别就各图的使用条件及绘制要点进行详细的叙述。

（一）直条图（bar chart）

直条图又称条图，是指用等宽直条的长短表示相互独立的各指标数值大小。直条图分单式直条图和复式直条图两种。单式直条图只按一个特征或标志分组，如表 2-2 可绘制成图 2-1。复式直条图则按两个及以上特征或标志分组，见图 2-2。

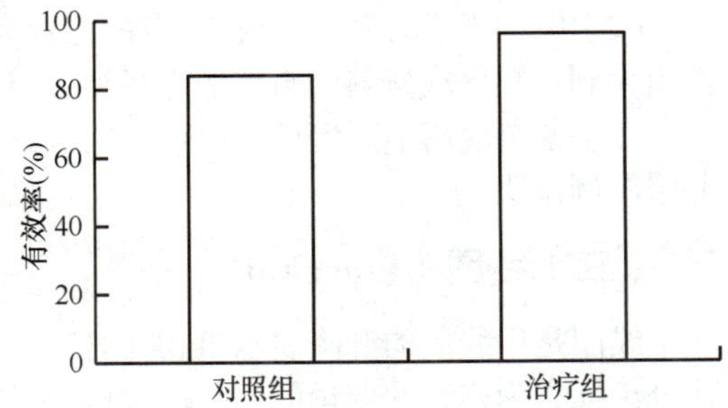

图 2-1　氯沙坦治疗高血压病的疗效比较

直条图绘制的方法及要求包括：

1. 条图有横轴和纵轴：横轴表示分组因素，即相互独立的事物；纵轴表示数值大小，即相关统计指标。纵轴的刻度必须等分，且从“0”开始，否则会造成假象。

2. 各直条应等宽，直条间的间隔要等距，条间距的宽度一般与直条宽度相等或是为直条宽度的一半。

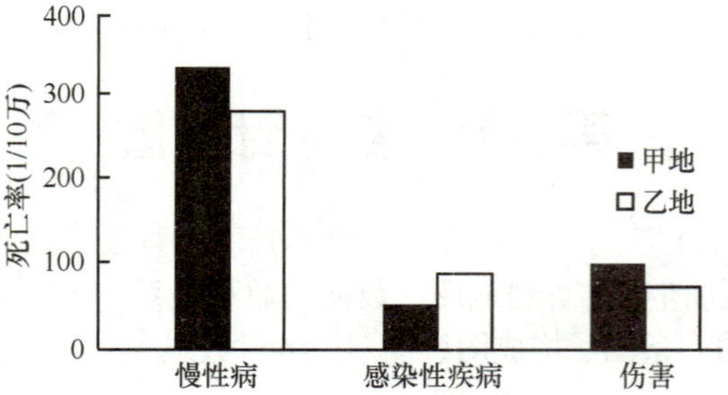

图 2-2 甲、乙两地区三种常见死因死亡率的比较

3. 复式条图由于是按两个及以上特征分组的，所以同一组内的直条间无间距，并且需附图例说明。

4. 一般可将直条按数值大小顺序排列，也可按分组的自然顺序排列。

5. 条图有横向条图和纵向条图两种展示形式，根据具体情况选择合适的展示方式。

（二）构成图

构成图用于描述分类变量的各类别所占的构成比，即反映一个事物内部各组成部分所占的比例。构成图分为百分条图（percent bar chart）和圆图（pie chart）。

1. 百分条图以直条面积为100%，用长条中各段的长度表示各组成部分的构成比，如表 2-3 可绘制成图 2-3。

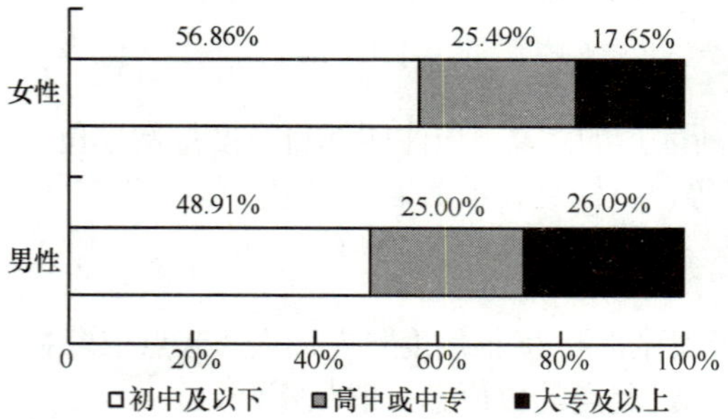

图 2-3 某年某医院男性及女性肺癌死亡人口文化程度分布情况

百分条图绘制的方法及要求包括：

（1）以一个等宽的水平直条总长度作为100%，横坐标是构成比刻度，刻度要等分，纵坐标是组别。根据各组成部分所占的百分比，按由大到小顺序或资料的自然顺序把直条进行分割。

（2）分割后的各组成用不同颜色或纹理加以区分，标出百分比，并附图例说明。

（3）两种或多种相类似的资料构成比较时，可在同一起点上绘制依次平行排列的两个或多个直条，各直条间要留有空隙，宽度一般为直条宽度的一半。

2. 圆图用圆的扇形面积表示各组成部分的构成比，见图 2-4。

圆图绘制的方法及要求包括：

（1）绘制一个圆形，以圆周角 360°作为 100%，1%相当于 3.6°，将各组成部分的构成比乘以 3.6°，得到各组成部分所占的圆周角度数。

（2）以相当于时钟 9 点或 12 点的位置为始点，顺时针按由大到小顺序或资料的自然顺序排列各组成部分。

（3）各组成用不同颜色或纹理加以区分，标出百分比，并附图例说明。

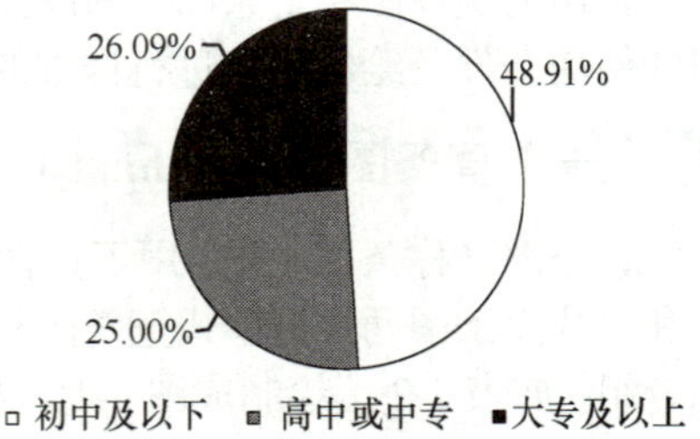

图 2-4 某年某医院男性肺癌死亡人口文化程度分布情况

（三）线图（line chart）

线图是用线段的升降表示事物在时间上的发展变化或某变量随另一变量变迁的趋势，适用于描述分组标志为连续性变量的资料。根据变量特征或分组标志分为单式线图和复式线图，见图 2-5。

线图绘制的方法及要求包括：

1. 线图有横轴和纵轴，横轴表示时间或其他连续性变量，纵轴表示数值大小，纵轴的刻度可以从 0 开始，也可以不从 0 开始。

2. 在坐标图上，标出变量对应的各坐标点，用短线依次连接，不可将各坐标点连接成光滑的曲线。

3. 坐标点的位置要标注适当，如资料中所给数值是时间段，应标注在时间段的中点，如资料中所给数值是在某时点，应点在相应的时点上。例如，各年某疾病病死率的资料，坐标点应标注在每年度的中点。

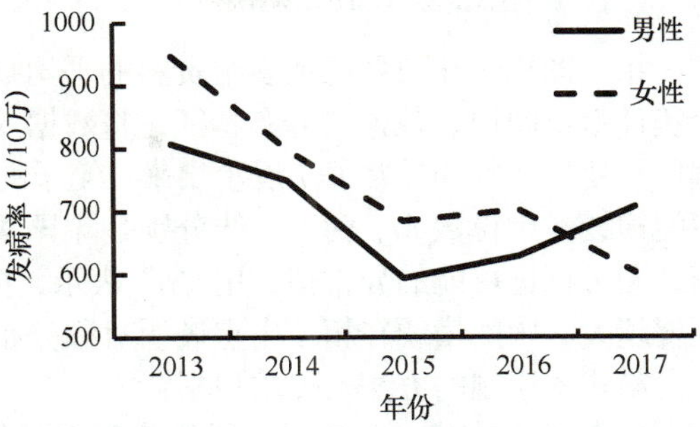

图 2-5　2013—2017 年某地男性及女性糖尿病发病率比较

4. 复式线图要附有图例，并且线条一般不宜超过 5 条。

（四）半对数线图（semi-logarithmic line graph）

半对数线图纵轴为对数尺度，横轴为算术尺度，用线段的升降表示事物发展的相对速度。

半对数线图绘制的方法同线图，但还需注意：

1. 半对数线图有横轴和纵轴：横轴是算术尺度，表示时间，纵轴是对数尺度，表示数值的大小，使得数量关系变为对数关系。

2. 半对数线图纵轴刻度没有 0 点，起点为 0.1、1、10 等。纵轴每个刻度间的距离要相同，见图 2-6。

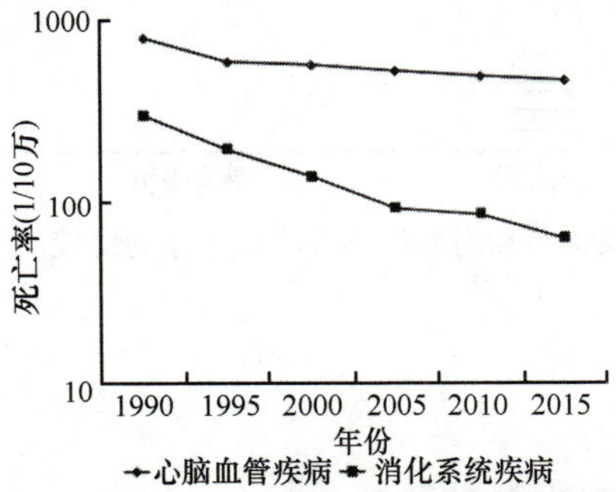

图 2-6　1990—2015 年心脑血管疾病与消化系统疾病死亡率比较

（五）直方图（histogram）

直方图用于描述连续性资料的分布情况，用矩形面积表示各组段的频数，各矩形面积相当于各组段频数之和。如果各组段组距不等，要折算成等距，即调整各组段直方的高度，直方高度等于组段频数与组距之比。

直方图绘制的方法及要求包括：

1. 直方图有横轴和纵轴，横轴表示数值变量值，纵轴表示频数或频率，纵轴的刻度必须从 0 开始。

2. 组距作为直方的宽度，各组段组距必须要相等，频数作为直方的高度。如果各组段组距不等，要折算成等距，即调整各组段直方的高度，直方高度等于组段频数与组距之比。

3. 各直条间不应留有空隙，见图 2-7。

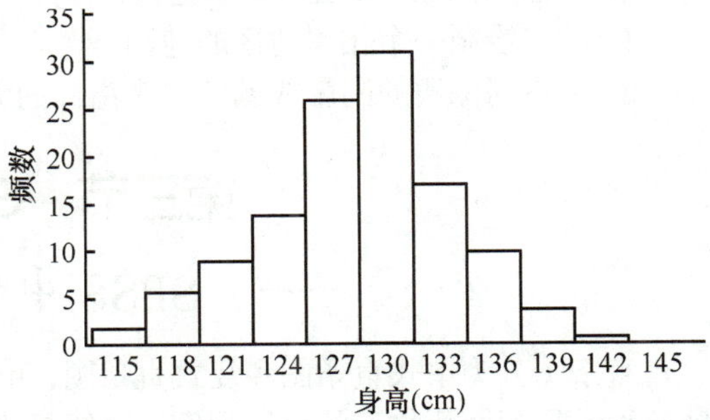

图 2-7　某年某地 110 名 7 岁男生身高频数分布

（六）散点图（scatter diagram）

散点图适用于双变量资料，用点的密集程度和趋势表达两变量间相关关系。

散点图绘制的方法及要求包括：

1. 散点图有横轴和纵轴，横轴为自变量，纵轴为因变量。

2. 横轴和纵轴的起点不一定从 0 开始，点与点之间不用直线相连，见图 2-8。

（七）箱式图（box plot）

箱式图用于比较两组或多组资料的平均指标和变异指标，描述其分布特征。箱式图通过使用5个统计量反映原始数据的分布特征，将数据的经验分布的重要特征（数据分布的中心位置、分布、偏度、变异范围和异常值）展示出来，箱子的上、下两端分别是上四分位数P_{75}和下四分位数P_{25}，中间横线是中位数M，两端连线分别是除异常值外的最小值和最大值（矩形上、下两个柄）。另外，箱式图可标记可能的异常值，用“o”表示，极端值则用“*”表示。箱式图中箱子越长，数据变异程度越大，中间横线在箱子中点表明对称分布，否则呈偏态分布。

箱式图绘制的方法及要求包括：

1. 箱式图有横轴和纵轴，横轴为研究对象，纵轴为测量值，纵轴起点不一定为“0”。

2. 矩形大小及长宽没有规定，以美观为宜，见图2-9。

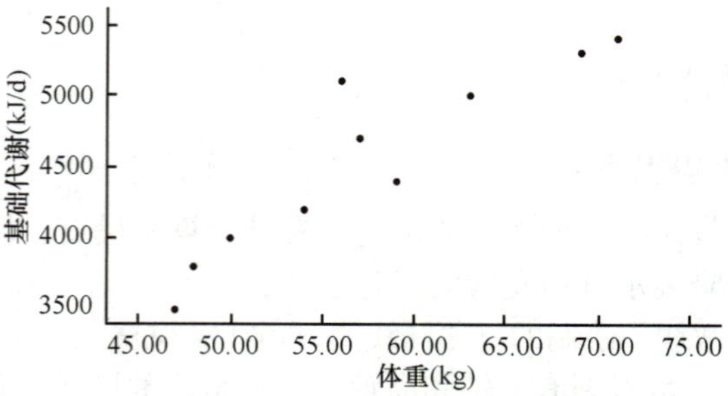

图2-8 某地10名健康中年妇女基础代谢与体重的散点图

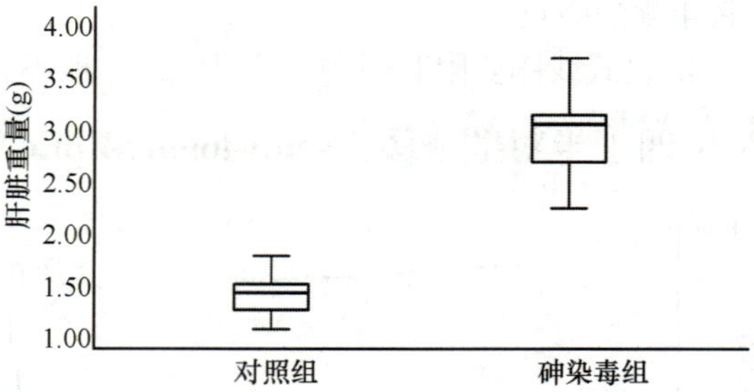

图2-9 砷染毒组和对照组小鼠肝脏重量的比较

3. 箱式图无复式图形式。

（八）统计地图（statistical map）

统计地图适用于地区性资料，用不同深浅的阴影或颜色表示指标的大小，说明该指标在地域上的分布特征。

统计地图绘制的方法及要求包括：

1. 首先绘制一个相关地区的地图。

2. 用不同深浅的阴影或颜色代表指标的大小，在地图相应位置上标出，并用图例说明。

第三节 SPSS软件实现

一、SPSS中实现直条图的绘制

直条图分为单式直条图和复式直条图，单式直条图的绘制较简单，这里仅以图2-2甲、乙两地区三种常见死因死亡率的比较为例，介绍复式直条图的绘制方法。

1. 数据文件的建立和数据录入 打开SPSS25.0版本，在Variable View子窗口，建立三个变量，其变量名（Name）分别为地区、死因和死亡率，变量名标签（Label）下一样分别为地区、死因和死亡率；在变量值标签（Values）中对地区和死因进行赋值，变量地区的赋值，点击变量地区对应Values中的[...]，打开Values和Labels对话框进行设置，在Value里面填入1，Label填入甲地，然后点击Add，继续在Value里面填入2，下面的Label填入乙地，再点击Add，右侧框中即出现1=甲地，2=乙地，点击OK，即把地区变量值设为用1表示甲地，2表示乙地；死因的变量值分别为1、2、3，可用同样的步骤设置其变量值，用1表示慢性病，2表示感染性疾病，3表示伤害，在Data View子窗口进行数据录入，见图2-10。

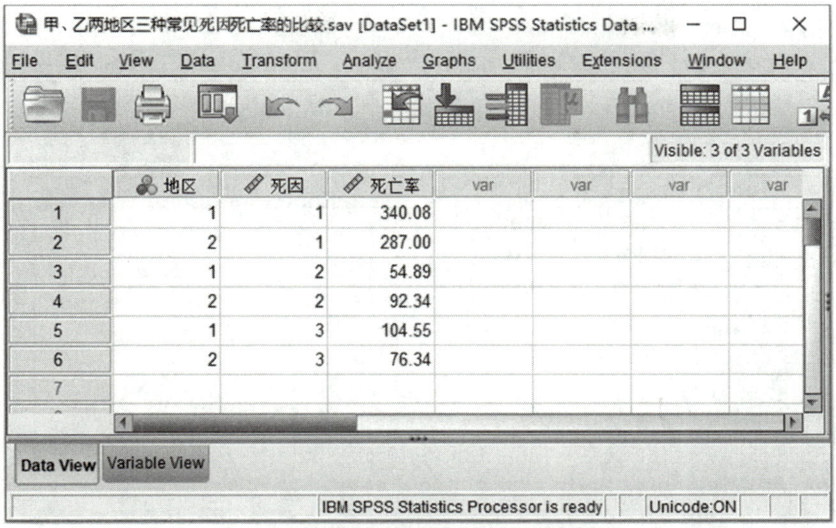

图 2-10　绘制直条图资料的录入格式

2. 软件分析过程　单击 Graphs→Legacy Dialogs→Bar Charts，弹出 Bar Charts 条形图对话框。在对话框中，直条图类型有三种：Simple 简单直条图即单式直条图，为系统默认，适用于根据一个性质进行分类的资料；Clustered 簇状条形图即复式条形图，适合于根据两个及以上性质进行分类的资料；Stacked 堆积条形图，会做出分段条形图。数据的描述方式，即 Data in Chart Area 也有三种：Summaries for groups of cases 根据分组变量进行分组后再对每组的个案值绘制直条图；Summaries of separate variables 为变量分组摘要；Values of individual cases 将各组中每个观察值生成一个直条，在绘制百分条图时选择此项。本例欲比较不同地区不同死因的死亡率，选择 Clustered 和 Summaries of separate variables，单击 Define 按钮，弹出 Define Clustered Bar 对话框，点击 Other statistic（e.g.,mean），将死亡率选入 Variable 框中，将死因选入 Category Axis 框内，把分组变量地区选入 Define Clusters by 框内，单击 OK 按钮，得到原始的复式直条图。双击图形可进行编辑，得到图 2-2。

二、SPSS 中实现圆图的绘制

以图 2-4 某年某医院男性肺癌死亡人口文化程度分布情况为例，演示如何在 SPSS 中实现圆图的绘制。

1. 数据文件的建立和数据录入　打开 SPSS25.0 版本，在 Variable View 子窗口，建立两个变量，分别为文化程度和构成比，Values 中对文化程度变量进行赋值分别为 1、2、3，1 表示初中及以下；2 表示高中或中专；3 表示大专及以上，见图 2-11，在 Data View 子窗口进行数据录入。

2. 软件分析过程　单击 Graphs→Legacy Dialogs→Pie Charts，弹出 Pie Charts 对话框。数据的描述方式选择 Summaries for groups of cases，单击 Define 按钮，弹出 Define Pie 对话框，点击 Sum of variable 框，将构成比选入 Variable 框中，将文化程度选入 Define Slices by 框内，单击 OK 按钮，得到原始的圆图。双击图形可进行编辑，得到图 2-4。

三、SPSS 中实现线图的绘制

以图 2-5 2013—2017 年某地男性及女性糖尿病发病率比较为例，演示如何在 SPSS 中实现线图的绘制。

1. 数据文件的建立和数据录入　打开 SPSS25.0 版本，在 Variable View 子窗口，建立 3 个变量，分别为年份、性别和发病率，Values 中对性别变量进行赋值分别为 1、2，1 表示男性、2 表示女性，见图 2-12，在 Data View 子窗口进行数据录入。

2. 软件分析过程　单击 Graphs→Legacy Dialogs→Line Charts，单击 Graphs，鼠标置于 Legacy Dialogs，在下拉菜单中选择 Line Charts，弹出 Line Charts 对话框。由于要比较不同年份男性及女

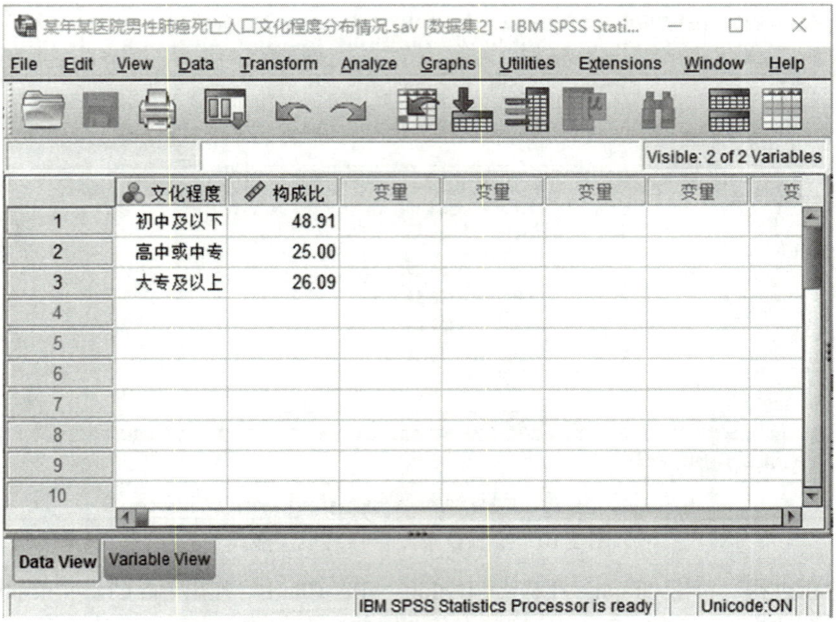

图 2-11 绘制圆图资料的录入格式

性的发病率，因此，选择 Mulitple 和 Summaries for groups of cases，单击 Define 按钮，弹出 Define Mulitple Line 对话框，点击 Other statistic（e.g.，mean）框，将发病率选入 Variable 框中，将年份选入 Category Axis 框内，把分组变量性别选入 Define line by 框内，单击 OK 按钮，得到原始的普通线图。双击图形可进行编辑，得到图 2-5。

绘制半对数线图时，只需先绘制普通线图，输出后，选中输出的普通线图，双击进入编辑状态，单击选中纵轴，再双击后进行编辑，在弹出的属性选项卡中把纵轴的尺度改为以 10 为底的对数尺度即可得到。具体操作此处不再详述。

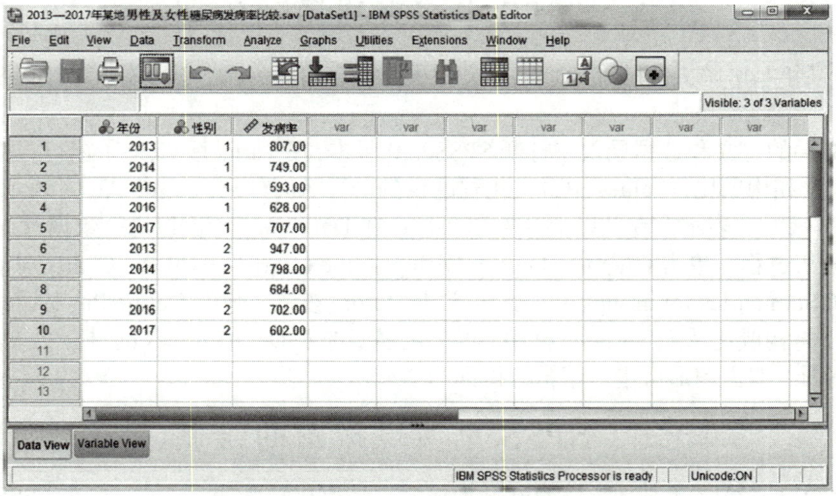

图 2-12 绘制线图资料的录入格式

四、SPSS 中实现直方图的绘制

以图 2-7 某年某地 110 名 7 岁男生身高频数分布为例，演示如何在 SPSS 中实现直方图的绘制。

1. 数据文件的建立和数据录入 打开 SPSS25.0 版本，在 Variable View 子窗口，建立 2 个变量，分别为身高和频数，见图 2-13，在 Data View 子窗口进行数据录入。

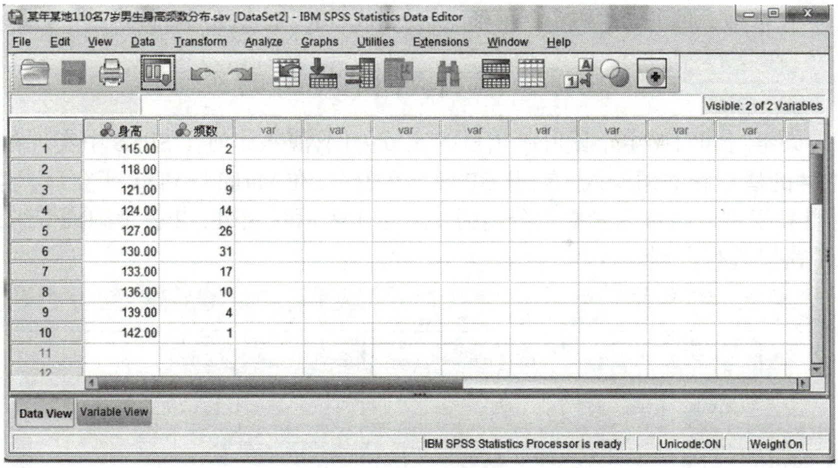

图 2-13　绘制直方图资料的录入格式

2. 软件分析过程　由于 SPSS 软件是针对原始资料输出直方图，因此可先根据频数对身高数据进行加权，具体过程为：Data→Weight Cases→Weight cases by，将频数选入 Frequency Variable 列表框内，单击 OK，见图 2-14。

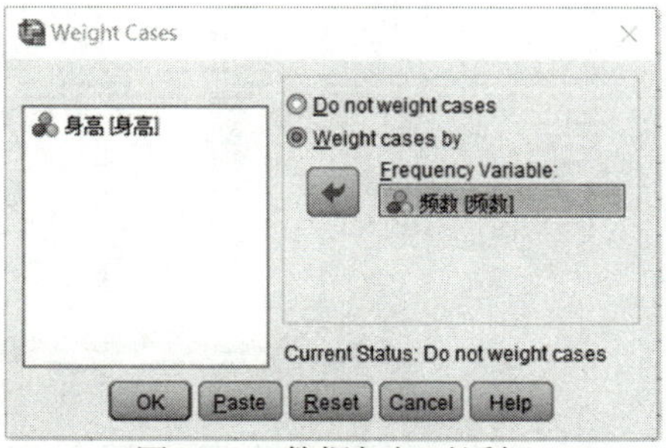

图 2-14　数据加权对话框

Graphs→Legacy Dialogs→Histogram，在弹出的 Histogram 对话框中选择将身高选入 Variable 框中，单击 OK 按钮，得到原始的直方图。双击图形可进行编辑，得到图 2-7。

五、SPSS 中实现散点图的绘制

以图 2-8 某地 10 名健康中年妇女基础代谢与体重的关系为例，演示如何在 SPSS 中实现散点图的绘制。

1. 数据文件的建立和数据录入　打开 SPSS25.0 版本，在 Variable View 子窗口，建立 2 个变量，分别为体重和基础代谢，见图 2-15，在 Data View 子窗口进行数据录入。

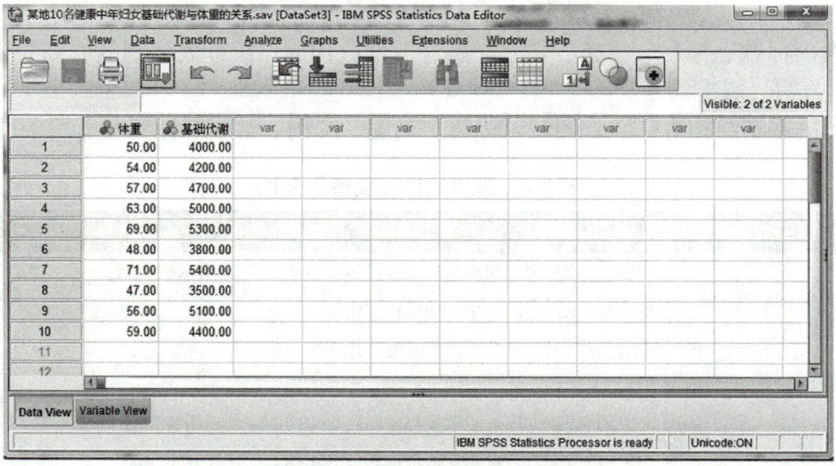

图 2-15　绘制散点图资料的录入格式

2. 软件分析过程　单击 Graphs→Legacy Dialogs→Scatter/Dot，在弹出的 Scatter/Dot 对话框中选择 Simple Scatter，单击 Define 按钮，弹出 Simple Scatterplot 对话框，把指标基础代谢选入 Y Axis 框中，

把体重选入 X Axis 框中，单击 OK 按钮，得到原始的散点图。双击图形可进行编辑，得到图 2-8。

六、SPSS 中实现箱式图的绘制

以图 2-9 砷染毒组和对照组小鼠肝脏重量的比较为例,演示如何在 SPSS 中实现箱式图的绘制:

1. 数据文件的建立和数据录入 打开 SPSS25.0 版本,在 Variable View 子窗口,建立 2 个变量,分别为肝脏重量和组别，组别变量取值分别为 1、2，1 表示对照组、2 表示砷染毒组，见图 2-16，在 Data View 子窗口进行数据录入。

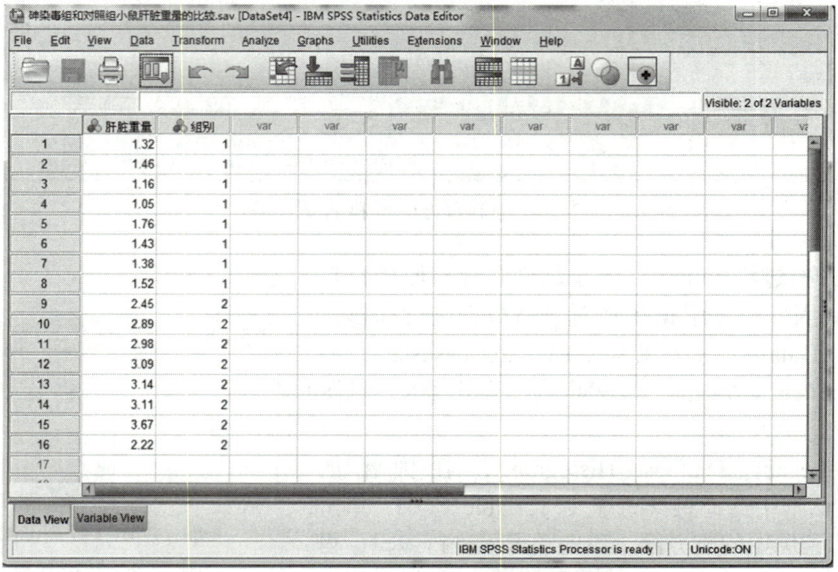

图 2-16 绘制箱式图资料的录入格式

2. 软件分析过程 单击 Graphs→Legacy Dialogs→Boxplot，在弹出的 Boxplot 对话框中选择 Simple 和 Summaries for groups of cases，单击 Define 按钮，弹出 Define Simple Boxplot 对话框，将肝脏重量选入 Variable 框中，将组别选入 Category Axis 框内，单击 OK 按钮，得到原始的箱式图。双击图形可进行编辑，得到图 2-9。

小　　结

1. 统计表由标题、标目、线条、数字、备注五部分构成，统计表绘制的原则为重点突出、简单明了、主谓分明、层次清楚。

2. 统计图的基本结构有标题、图域、标目、刻度、图例。常用统计图及适用条件见表 2-4。

表 2-4 常见统计图及适用条件

名称	适用条件
直条图	适用于比较、分析独立的或离散变量的多个组或多个类别的统计指标
构成图	包括圆图和百分比条图，用于构成比的比较
线图	描述某统计量随另一连续性数值变量变化而变化的趋势
直方图	用于描述连续性资料的分布情况
散点图	适用于双变量资料，用点的密集程度和趋势表达两变量间相关关系
箱式图	用于比较两组或多组资料的平均指标和变异指标，描述其分布特征
统计地图	适用于地区性资料，用不同深浅的阴影或颜色表示指标的大小，说明该指标在地域上的分布特征

（王艳玲）

第三章　计量资料的统计描述

数值变量资料又称计量资料，是对某种随机变量进行定量测量所获得的资料。如果变量值的个数较少，可直接进行统计描述；如果变量值的个数较多，则可先对资料进行整理，如编制频数表，了解其频数分布特征，然后再进行统计描述。数值变量资料的统计描述可以从集中趋势和离散趋势两个方面进行综合描述。

第一节　频数表与直方图

编制频数表与绘制直方图的目的是了解资料的分布特征。

一、频　数　表

1. 频数表的概念　由随机变量的不同组段和频数构成的统计表称为频数表。变量值出现的次数称频数；频数在各变量值上的分布称为频数分布。利用频数表可以描述该变量值的频数分布特征。

2. 频数表编制的基本步骤

例 3-1　随机抽取某地 120 名健康成年人，检测血糖含量（mmol/L），结果如下。请编制频数分布表并绘制频数分布图。

4.60	4.61	4.65	5.86	4.75	4.80	5.81	4.71	5.04	5.25
4.33	5.70	4.94	5.32	5.78	4.85	4.28	5.48	4.48	4.29
4.93	5.21	4.58	4.05	4.11	4.78	5.14	4.15	4.49	5.26
4.38	4.63	5.12	4.95	5.11	5.22	4.66	5.09	4.67	4.68
5.62	3.67	5.27	3.83	3.91	4.45	4.92	5.35	4.06	4.28
4.40	5.13	4.52	5.12	5.40	4.88	5.01	5.00	5.59	5.53
4.96	4.57	4.83	5.43	5.06	5.33	4.90	4.08	4.48	5.04
4.42	5.23	5.08	4.42	4.23	5.24	4.25	5.62	5.28	4.30
5.02	4.56	4.77	5.37	5.64	4.72	5.16	4.86	5.52	4.33
4.98	5.48	4.96	4.78	5.10	5.31	5.34	5.38	4.50	4.82
4.95	4.55	4.81	5.56	4.55	4.89	4.69	5.19	4.72	5.45
4.15	4.80	6.16	5.55	5.13	4.86	5.75	4.95	5.06	4.99

对于连续性变量，编制频数表首先按照变量值大小分成若干组段，然后再清点各个组段的观察单位数。频数表编制的步骤与方法如下：

（1）计算极差（range，R）：找出最大值（maximum，X_{max}）和最小值（minimum，X_{min}），并计算极差。

$$R = X_{max} - X_{min} \tag{3-1}$$

本例：X_{max}=6.16 mmol/L，X_{min}=3.67 mmol/L，R=6.16−3.67=2.49（mmol/L）。

（2）确定拟分组的组数（k）和组距（class interval，i）：一般分为 10～15 组，用极差除以拟分组组数（一般取 k=10）即可得到组距。

$$i = R / k = 2.49 / 10 = 0.249\ (\text{mmol/L})$$

为了方便划分组段和划记，通常将求得的组距进行适当调整。本例可以取 0.25，也可以取 0.2，这里为了计算方便选择后者，即确定 i=0.2（mmol/L）。选择偶数结尾使后面的组中值计算更方便。

（3）划分组段：划分组段时要求第一个组段必须包含最小值，最后一个组段必须包含最大值；

除最后一个组段外，其余组段都只写出下限，不写上限，最后一个组段通常要求写出上限，即封口。各组段的组距一般相等，但对于偏态分布的资料，组距也可以不等，且第一组段或最后一个组段也可以不封口（开口资料）。

（4）统计频数：按照各变量值的大小归到不同组段，过去采用手工分析时，通常采用划记的方法，一般采用“正”字来计数。现在通常由计算机统计程序来完成，如，在 IBM SPSS 程序中可以通过“转换（Transform）”菜单中的“可视化离散（Visual Binning）”模块完成，大大节省人工及时间。

（5）列频数分布表：根据划记结果，列出各组段的频数（表 3-1）。

表 3-1 某地 120 名健康成年人血糖（mmol/L）的频数分布

血糖含量（mmol/L）	频数（f）	频率（%）	组中值（X_0）	fX_0	fX_0^2
3.6～	1	0.83	3.7	3.7	13.69
3.8～	2	1.67	3.9	7.8	30.42
4.0～	6	5.00	4.1	24.6	100.86
4.2～	9	7.50	4.3	38.7	166.41
4.4～	14	11.67	4.5	63.0	283.50
4.6～	15	12.50	4.7	70.5	331.35
4.8～	21	17.50	4.9	102.9	504.21
5.0～	18	15.00	5.1	91.8	468.18
5.2～	15	12.50	5.3	79.5	421.35
5.4～	10	8.33	5.5	55.0	302.50
5.6～	6	5.00	5.7	34.2	194.94
5.8～	2	1.67	5.9	11.8	69.62
6.0～6.2	1	0.83	6.1	6.1	37.21
合计	120（Σf）	100.00	—	589.6（ΣfX_0）	2924.24（ΣfX_0^2）

二、直 方 图

根据表 3-1 频数分布表的数据，以血糖组段为横轴，频数/组间距（或频率/组间距）为纵轴，用矩形面积大小表示频数多少绘制的图称频数（或频率）分布图（graph of frequency distribution），也称直方图（histogram），见图 3-1。

从图 3-1 可见，该地健康成年人血糖的频数分布以 4.8～组段最多，左、右均逐渐减少，并且基本对称，近似于正态分布。

变量值的频数分布有三种基本类型（图 3-2），如果大多数观察值偏向于左侧（数值较小的一

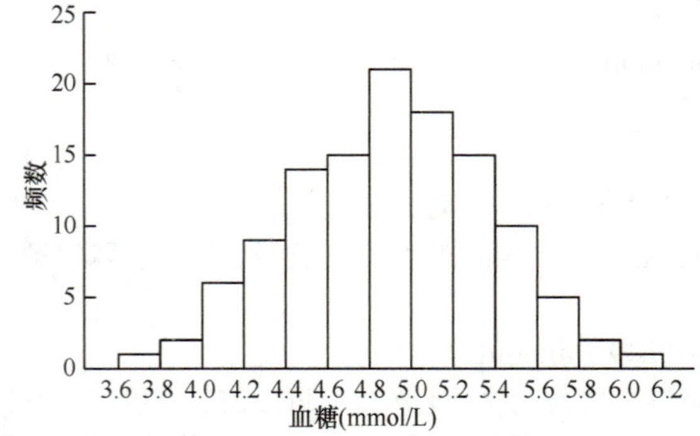

图 3-1 某地 120 名健康成人血糖（mmol/L）频数分布

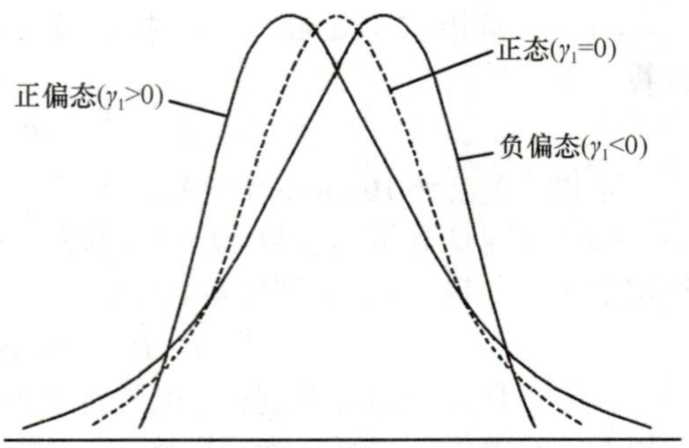

图 3-2 频数分布的三种类型示意

端），少数观察值偏高，称正偏态（$\gamma_1>0$）分布。反之，如果大多数观察值偏向于右侧（数值较大的一端），少数观察值偏低，称负偏态（$\gamma_1<0$）分布。正偏态分布与负偏态分布统称为偏态分布，对这类资料的统计描述指标与正态分布有所不同。

三、频数表和直方图的用途

通过频数表及直方图，可以揭示资料的分布特征和分布类型，便于进一步选择和计算统计指标，且便于发现特大或特小的可疑值或极端值。例如，有时在频数表的两端，出现1个或几个组段的频数为0后，又出现1个或几个特大值或特小值，对这些极端值必须进行检查和核对，并及时予以纠正。

第二节　集中趋势的描述

反映一组同质数值变量资料的集中趋势或平均水平的指标称为平均数（average）。常用的平均数指标有三种：算术均数、几何均数和中位数。

在计算平均数之前，首先必须了解所分析资料的总体分布类型，如果已知总体分布，可直接选择适当的指标并进行计算。例如，通常人体的生理、生化、遗传等指标大多符合正态分布或近似于正态分布，抗体水平通常符合对数正态分布，传染病的潜伏期及一些对机体有害的物质在体内的水平通常呈偏态分布，且大多是正偏态分布。如果总体分布未知，则需要先编制频数表，对资料的分布特征进行描述，并推断总体的分布特征，然后再选择适当的统计描述指标。

一、算 术 均 数

算术均数（arithmetic mean）简称均数（mean），指所有观察值在数量上的算术平均值，就是观察值之和（ΣX）除以观察单位数（n）。样本均数的符号为$\bar{X}$，总体均数的符号为μ。

1. 算术均数的应用条件　适用于所有观察值的频数分布服从以均数为中心的对称分布，尤其是服从正态分布；且每一个观察对象都有一个确切的测量值，最后一个组段必须封口的资料。不确定值，如随访研究的“生存时间（月）”如果为“10+”“23+”，表示该病例生存时间为“10个月以上”或“23个月以上”，此即为不确定值。对于上述具有不确定值的资料，不宜计算均数。

2. 算术均数的计算方法

（1）直接法

$$\bar{X}=\frac{\sum X}{n} \tag{3-2}$$

（2）加权法：对于频数表资料，需采用加权法来计算算术均数。计算公式为

$$\bar{X}=\frac{\sum fX_0}{\sum f} \tag{3-3}$$

式中，X_0为各组段的组中值；f为各组段的频数。加权法就是以f为权数（weight），哪个组段的权数大（即频数多），该组段的组中值对均数的影响就大。对于服从正态分布的资料，均数一般位于频数最多，即权数最大的组段。

加权法的基本思想：假设各组段内的观察值是均匀分布的，或是以组中值（X_{0i}）为中心的对称分布，那么，各个组段的观察值之和等于组中值乘以观察值的个数（f_i），即$\Sigma X_i=f_iX_{0i}$。因此，所有观察值之和（ΣX）就等于$\Sigma f_i X_{0i}$。

例 3-2　对例3-1资料，采用加权法计算算术均数。

首先求出各组段的fX_0、ΣfX_0（见表3-1），代入式（3-3）即可。

$$\bar{X}=\frac{\sum fX_0}{\sum f}=\frac{589.6}{120}=4.91\text{（mmol/L）}$$

即该地 120 名健康成年人血糖含量的均数为 4.91 mmol/L。

本例如采用原始数据按直接法计算结果为 4.90 mmol/L。直接法和加权法计算原理相同，但是计算结果略有差异，加权法计算结果是直接法的近似计算。

二、几 何 均 数

几何均数（geometric mean）即 n 个观察值之积的 n 次方根。适用于计算医学研究中一些比较特殊的资料，如抗体滴度、细菌计数、血清凝集效价、某些物质浓度的平均水平。

1. 几何均数的应用条件

（1）主要用于等比资料或对数正态分布资料，后者是指原始值的分布不服从正态分布，但将原观察值取对数后，其对数值的分布服从正态分布。

（2）观察值中不能有不确定值，即必须是封口资料。

（3）理论上负数不能开方，零和负数不能进行对数运算，因此，计算几何均数时观察值不能为 0，也不能同时既有正值又有负值。

2. 计算方法

与算术均数一样，几何均数的计算方法也分为直接法和加权法。

（1）直接法

$$G=\sqrt[n]{X_1X_2\cdots X_n} \tag{3-4}$$

为了简化计算，实际应用时一般先将上式两边取常用对数求出 $\lg G$，再将右边取反对数即为几何均数（G）

$$G=\lg^{-1}\left(\frac{\sum \lg X}{n}\right) \tag{3-5}$$

例 3-3 测得 5 人的血清中某抗体效价分别为 1∶10、1∶20、1∶40、1∶80、1∶160，求其平均效价。

由于抗体效价的测定通常采用等倍稀释的方法，各观察值之间为等比关系，频数分布呈正偏态分布，若将原始观察值取常用对数，转换成对数值后就会趋向正态分布。因此，可直接计算对数值的算术均数，然后再将对数值的算术均数取反对数即为几何均数。

为计算方便，通常采用抗体滴度的倒数代入公式（3-5）计算。

$$\begin{aligned}G&=\lg^{-1}\left(\frac{\sum \lg X}{n}\right)=\lg^{-1}\left(\frac{\lg X_1+\lg X_2+\cdots+\lg X_n}{n}\right)\\&=\lg^{-1}\left(\frac{\lg 10+\lg 20+\lg 40+\lg 80+\lg 160}{5}\right)\\&=\lg^{-1}\left(\frac{1.0000+1.3010+1.6021+1.9031+2.2041}{5}\right)\\&=\lg^{-1}\left(\frac{8.0103}{5}\right)=\lg^{-1}1.6026=40\end{aligned}$$

即 5 人血清中该抗体平均效价为 1∶40。

计算平均抗体滴度的过程可以分解成三步：①将抗体滴度的倒数取常用对数；②求出各对数值的算术均数；③再将对数值的算术均数取反对数。

（2）加权法：样本量较大时可先编制频数表，然后采用加权法计算几何均数。计算公式为

$$G=\lg^{-1}\left(\frac{\sum f\lg X}{\sum f}\right) \tag{3-6}$$

例 3-4 为评价麻疹病毒活疫苗的免疫效果，对 52 名麻疹易感儿童进行预防接种，并在接种 1 个月后测定血凝抑制抗体滴度，结果见表 3-2，求平均滴度。

表 3-2　52 名麻疹易感儿血凝抑制抗体平均滴度的计算

抗体滴度	人数（f）	滴度倒数（X）	$\lg X$	$f\lg X$
1：4	1	4	0.6021	0.6021
1：8	6	8	0.9031	5.4185
1：16	7	16	1.2041	8.4288
1：32	4	32	1.5051	6.0206
1：64	10	64	1.8062	18.0618
1：128	12	128	2.1072	25.2865
1：256	8	256	2.4082	19.2659
1：512	4	512	2.7093	10.8371
合计	52	—	—	93.9213

本例$\sum f\lg X$=93.9213，代入式（3-6）得

$$G=\lg^{-1}\left(\frac{\sum f\lg X}{\sum f}\right)=\lg^{-1}\left(\frac{93.9213}{52}\right)=\lg^{-1}1.8062=64$$

即 52 名儿童接种疫苗 1 个月后血凝抑制抗体平均滴度为 1：64。

三、中　位　数

中位数（median，M）是将各变量值按大小顺序排列后位置居中的值。

1. 中位数的应用条件

（1）中位数适用于所有分布类型的资料，其大小不受两端的观察值大小影响，不能全面反映各观察值的平均水平。因此，中位数主要用于偏态分布或分布不明的资料。

（2）当观察值中有不确定值时，只能采用中位数。

2. 中位数的计算方法

（1）直接法：当样本量较小时，可以采用直接法计算中位数。

n 为奇数时，中位数就是位置居中的值，即第（n+1）/2 个观察值：

$$M=X_{(n+1)/2} \tag{3-7}$$

n 为偶数时，中位数就是将位置居中的两个值取一个算术均值：

$$M=\frac{X_{n/2}+X_{n/2+1}}{2} \tag{3-8}$$

例 3-5　某医师采用改良手术治疗 10 例肾上腺肿瘤患者，患者的术后生存时间（月）从低到高依次为：1、2、2、4、5、7、10、12、19^+、25^+，求平均生存时间。

本例患者术后生存时间的分布明显为正偏态分布，且有 2 个不确定值，不能计算算术均数，只能计算中位数。本例 n=10，n/2=5，采用公式（3-8），即

$$M=\frac{X_5+X_6}{2}=\frac{5+7}{2}=6\text{（月）}$$

即 10 例患者平均术后生存时间为 6 个月。

（2）频数表法（百分位数法）：当样本量较大时，需先列出频数表，然后采用百分位数法计算。计算公式为

$$M=L+\frac{i}{f_M}\left(n/2-\sum f_L\right) \tag{3-9}$$

式中，L 为 M 所在组段的下限，i 为 M 所在组段的组距，f_M 为 M 所在组段的频数，Σf_L 为小于 L 的累积频数（即 M 所在组段上一个组段的累积频数）。

例 3-6　调查某地 120 例伤寒患者潜伏期，结果见表 3-3，求平均潜伏期。

表 3-3　某地 120 例伤寒患者潜伏期百分位数计算表

潜伏期（天）	例数（f_i）	累积频数（$\Sigma f_i = f_i + \Sigma f_{i-1}$）	累积频率（%）（$\Sigma f_i/\Sigma f$）
2～	15	15	12.50
4～	12	27	22.50
6～	22	49	40.83
8～	30	79	65.83
10～	23	102	85.00
12～	13	115	95.83
14～	2	117	97.50
16～	1	118	98.33
18～	2	120	100.00

由表 3-3 可见，该地 120 例伤寒患者潜伏期的频数分布为正偏态分布，且为开口资料，不宜用算术均数表示其平均水平，应采用中位数。

首先，求出各组段的累积频数和累积频率（见表 3-3 第 3 栏、第 4 栏）；然后找到中位数所在组段，即累积频数超出 $n/2$（或累积频率超过 50%）的组段，本例为第 4 个组段。因此，L=8 天，i=2 天，f_M=30，Σf_L=49。代入式（3-9）得

$$M = 8 + \frac{2}{30}\left(\frac{120}{2} - 49\right) = 8.73 \text{ (天)}$$

故平均潜伏期为 8.73 天。

四、百分位数

百分位数（percentile，P_x）是一种位置指标，x 的取值为 0～100 的任一数值，可以是整数，也可带有小数。将全部观察值从小到大依次排列，第 x 百分位数（或称 x%分位数）将所有观察值分为两部分，小于 P_x 的观察单位数占 x%，大于 P_x 的观察单位数占（100−x）%。例如，假设 P_{10}=A，表示有 10%的观察值＜A，有 90%的观察值＞A。第 50 百分位数（P_{50}）将所有观察单位等分为两部分，大于 P_{50} 和小于 P_{50} 的观察值各占 50%，因此，P_{50} 也可称为二分位数，即中位数。

百分位数的计算公式为

$$P_x = L + \frac{i}{f_x}\left(n \cdot x\% - \Sigma f_L\right) \tag{3-10}$$

式中，L 为 P_x 所在组段的下限，i 为 P_x 所在组段的组距，f_x 为 P_x 所在组段的频数，Σf_L 为小于 L 的累计频数（即 P_x 所在组段的上一个组段的累计频数）。

例 3-7　计算例 3-6 的百分位数 P_{25}、P_{75}。

$$P_{25} = 6 + \frac{2}{22}(120 \times 25\% - 27) = 6.27(\text{天})$$

$$P_{75} = 10 + \frac{2}{23}(120 \times 75\% - 79) = 10.96(\text{天})$$

依据频数表计算得出的百分位数 P_x 是近似值，实际计算中可以由计算机直接根据原始数据求出其准确值。

五、平均数的应用

三种平均数中最常用的是算术均数。算术均数为各观察值的数值平均值，代表性和稳定性好，而中位数则是位置平均值，其大小仅受中间的观察值大小的影响，其他变量值的变化不会影响到中

位数的大小，因此，中位数代表性和稳定性较差。在符合算术均数应用条件的前提下，应首选算术均数，不符合算术均数的应用条件时才选择中位数，而几何均数主要用于服从对数正态分布的资料或等比资料。

第三节 离散趋势的描述

实际工作中，除要了解观察值的平均水平外，往往还需要同时了解这些观察值之间的变异程度大小。为了说明这一问题，请看下面的例子。

例 3-8 医师分别测量甲、乙两例高血压患者连续 5 天的血压，测得的收缩压如下：

甲患者（mmHg）162 145 178 143 186（$\bar{X}_{甲}=162.8$）

乙患者（mmHg）164 161 163 160 166（$\bar{X}_{乙}=162.8$）

从该例的数据可以看出，两人收缩压的均数相同，均为 162.8 mmHg，会认为两者相同，实际上血压值是不同的，甲患者的血压波动比较大，而乙患者相对比较稳定。因此，描述一组观察值，除了描述其平均水平外，还要说明它的变异情况。

离散趋势（tendency of dispersion）反映了一组数值变量资料的变异程度大小。常用的变异指标有方差、标准差、变异系数、全距、四分位数间距等。

一、方差和标准差

1. 方差 对于服从正态分布或对称分布的资料，以算术均数反映集中趋势，然后以算术均数为基准，将所有的观察值都与均数比较，这样可以全面反映一组数值变量资料的离散程度。

首先计算出所有观察值与均数的差值，即离均差$(X-\bar{X})$，然后计算出平均的离均差。如果平均离均差越大，说明各观察值平均距离均数较远，即离散程度高。但是，因为均数是所有观察值数量上的平均值，离均差必然有正有负，且正、负离均差之和刚好相等，所以，离均差总和$\sum(X-\bar{X})$必然为 0。

为避免正、负离均差相互抵消，先将离均差取平方值然后求和，称离均差平方和（sum of squares of deviation from mean，SS）。离均差平方和可以反映所有观察值的离散程度大小，代表性和稳定性较好。

$$SS=\sum(X-\bar{X})^2 \tag{3-11}$$

但离均差平方和的大小受观察值个数的影响，不便于不同资料间的比较。因此，将离均差平方和除以观察值的个数，得到平均的“离均差平方”，称均方（mean square，MS），也称方差（square deviation 或 variance，S^2），方差是相对于离均差而言的。计算公式为

$$S^2=\frac{\sum(X-\bar{X})^2}{n-1} \tag{3-12}$$

式（3-12）中的 $n-1$ 称自由度（degree of freedom，ν 或 df）。自由度是统计学中一个重要的概念，其意义是随机变量能自由取值的观察单位数，计算公式为

$$\nu=n-k \tag{3-13}$$

式（3-13）中，k 为计算某个统计量时的限制条件数。总体方差的计算公式为

$$\sigma^2=\frac{\sum(X-\mu)^2}{N} \tag{3-14}$$

2. 标准差 方差是数理统计学中表示变异程度大小的最常用指标，可以用于不同资料间的比较。但在应用统计学中，作为一个统计描述指标时，度量衡单位被平方会给解释和表达带来不便，可将方差开平方即得到标准差（standard deviation，S），标准差是在应用统计学中最常用的反映变异程度大小的指标。与计算算术均数一样，标准差的计算方法也分为直接法和加权法。

（1）直接法：适用于观察单位数较少时。

$$S=\sqrt{\frac{\sum(X-\bar{X})^2}{n-1}}=\sqrt{\frac{\sum X^2-(\sum X)^2/n}{n-1}} \tag{3-15}$$

总体标准差的计算公式为

$$\sigma=\sqrt{\frac{\sum(X-\mu)^2}{N}} \tag{3-16}$$

例 3-9 某医师测量了 8 名周岁儿童头围（cm）分别为 44、45、45、46、46、47、47、48，请计算 8 名周岁儿童头围（cm）的算术均数和标准差。

首先计算出 ΣX=368，ΣX^2=16940，代入公式得

$$\bar{X}=\frac{\sum X}{n}=\frac{368}{8}=46\ (\text{cm})$$

$$S=\sqrt{\frac{\sum X^2-(\sum X)^2/n}{n-1}}=\sqrt{\frac{16940-(368)^2/8}{8-1}}=\sqrt{\frac{12}{7}}=1.3\ (\text{cm})$$

（2）加权法：用于频数表资料。计算公式为

$$S=\sqrt{\frac{\sum fX^2-(\sum fX)^2/\sum f}{\sum f-1}} \tag{3-17}$$

对例 3-1 资料，采用加权法标准差。在表 3-1 中已求得 $\sum fX$=589.6，$\sum fX^2$=2924.24，$\sum f$=120，代入式（3-17）得：S=0.48（mmol/L）。

3. 标准差的应用

（1）反映计量资料的变异程度大小。如果两组观察值均数差别不大，计量单位相同，则标准差越大，说明该组资料的变异程度越大，即该组观察值围绕均数的分布的离散程度较高，均数的代表性不好。反之，如果标准差较小，则观察值围绕均数的分布较集中，均数的代表性较好。

（2）计算变异系数。

（3）估计变量值的频数分布。对于服从正态分布的资料，标准差与均数结合，利用正态曲线下的面积规律，可以估计变量值的频数分布范围。

（4）计算均数的标准误。标准误用于反映抽样误差的大小（详见本书第六章）。

二、变异系数

变异系数（coefficient of variation，CV）是标准差与均数的比值，可用小数或百分数表示。计算公式为

$$CV=\frac{S}{\bar{X}}\times 100\% \tag{3-18}$$

如果两组观察值均数差别较大，或计量单位不同，则标准差不能正确反映两组资料的变异程度孰大孰小。而变异系数则是一个相对测量指标，反映了变异程度的相对大小，且不受计量单位的影响。

例 3-10 某地某年 10 岁男孩身高均数为 137.5cm，标准差为 3.7cm；体重均数为 32.8kg，标准差为 3.5kg。问该地 10 岁男孩的身高和体重哪一个变异程度较大？

从标准差数值来看，该地 10 岁男孩的身高的标准差大于体重的标准差，但并不能据此下结论说身高的变异大于体重的变异，因为二者计量单位不同。因此，应当采用变异系数来比较体重与身高的变异程度孰大孰小。

将数值代入式（3-18），分别求得身高和体重的变异系数为：

身高：CV_1=3.7/137.5×100%=2.69%

体重：CV_2=3.5/32.8×100%=10.67%

即体重的变异程度大于身高的变异程度。

三、全距和四分位数间距

1. 全距（range，R）　也称极差，反映了某随机变量的变化范围。全距越大，说明离散程度越高。但由于受抽样的偶然性和极端值的影响，根据样本数据计算得到的全距通常不够稳定。

全距的计算公式为

$$R = X_{\max} - X_{\min}$$

2. 四分位数间距（quartile，Q）

$$Q = Q_U - Q_L = P_{75} - P_{25} \tag{3-19}$$

如前所述，P_{50}将所有观察单位等分为两部分，大于P_{50}和小于P_{50}的观察值各占一半，因此，P_{50}也可称为二分位数。P_{75}将大于P_{50}的观察单位等分为两部分，每个部分占观察单位总数的1/4，故P_{75}也称上四分位数（Q_U）。同理，P_{25}将小于P_{50}的观察单位也等分为两部分，故P_{25}也称下四分位数（Q_L）。P_{25}～P_{75}之间的观察单位数占总数的50%，因此，四分位数反映了中间50%观察值的变动范围。例如，由例3-7算出，该地伤寒患者潜伏期的百分位数P_{25}和P_{75}的位置分别为6.27天和10.96天，则Q=10.96 – 6.27=4.69（天），说明有50%的伤寒患者潜伏期在6.27天和10.96天之间，其四分位数间距为4.69天。四分位数间距越大，说明数据的变异越大；反之，四分位数的间距越小说明变异越小。

全距和四分位数间距不能全面反映所有观察值的变异，即代表性较差。相对而言，因中间的观察值比较稳定，因此四分位数间距的稳定性优于全距。此外，当有不确定值时（即开口资料），不能计算全距，只能计算四分位数间距。

四、集中趋势和离散趋势的综合描述

数值变量资料的统计描述必须将集中趋势和离散趋势的描述指标结合起来，才能全面反映其数据分布特征。对于服从正态分布的资料通常采用$\bar{X} \pm S$来描述，对于不服从正态分布的资料则采用$M \pm Q$来描述，即以中位数反映其集中趋势，以四分位数间距来反映其离散趋势，也可用M（P_{25}，P_{75}）描述。

假如不知道某随机变量值的离散程度，只知道其平均水平，我们并不能全面了解其分布特征。例如，只知道某地10岁男孩身高均数为137.5cm，我们并不能全面了解其身高的分布，因为不知道其离散程度大小。假如标准差很小，说明该地大部分10岁男孩的身高相差不大，离137.5cm很近；反之，说明身高的变异很大，该地大部分10岁男孩的身高等于或接近137.5cm的很少，该平均值并不能很好反映该地10岁男孩的身高水平。所以，离散趋势的指标是反映集中趋势指标代表性的优劣。

第四节　SPSS软件实现

一、频数表和直方图的制作

采用IBM SPSS程序进行，频数表的制作可以通过Transform（转换）菜单中的Visual Binning（可视化离散）模块完成，频数图的制作可通过Graphs完成。具体操作步骤如下。

1. 数据录入　打开SPSS 25.0软件，在Variable View子窗口建立一个变量，其变量名为x1；数据类型均为数值型；小数点位数为2，其他选项均可以设置为默认。在Data View子窗口将例3-1中120个数据进行数据录入，见图3-3。

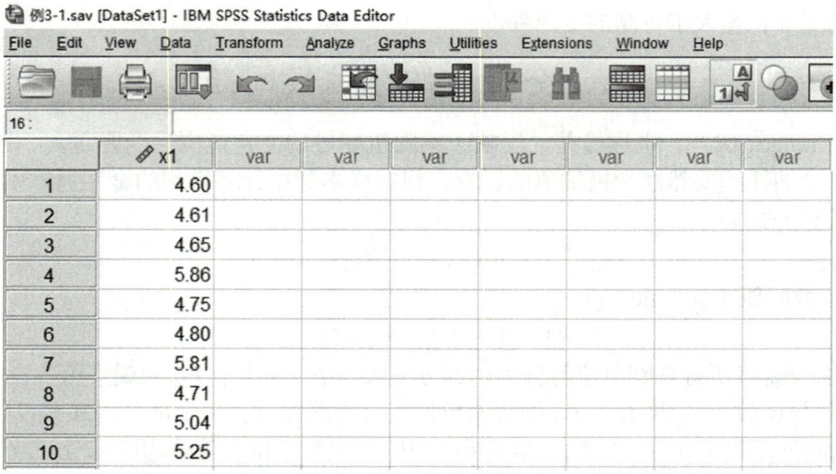

图 3-3 一组计量资料的数据录入格式

2. 频数表绘制操作 点击 Transform→Visual Binning，在弹出的对话框中，将 Variables 框中的血糖水平[x1]变量选入到 Variables to Bin 框内，点击 Continue，弹出 Visual Binning 设置对话框，在 Name 下面的 Binned Variable 框内输入转化的新变量名 x2。通过 Upper Endpoints 设定每个组段是否包含上限，选择 Excluded（不包含上限）。点击 Make Cutpoints 设定组段的截断点，在弹出的 Make Cutpoints 对话框中，设置 First Cutpoint Location（最小组下限）为 3.60，Number of Cutpoint（组数）为 14，SPSS 自动计算出 Width（组距）为 0.183，为方便起见，可手动将 Width（组距）改为 0.2，点击 Apply 返回到 Visual Binning 设置对话框。点击 Make Labels 生成各组段标签，点击 OK，弹出 Binning specifications will create 1 variables，点击 OK，转化出新变量，在 SPSS 的 Variable View 视图里可以看到一个新变量 x2，在 Data View 视图里可以看到新变量 x2 列的所有数据。

对新变量 x2 做频数描述（Frequencies）：依此点击 Analyze→Descriptive Statistics→Frequencies，将血糖水平（Binned）[x2]变量选入 Variable（s）框内，再点击 OK。输出见图 3-4。

Interval	Frequency	Percent	Valid Percent	Cumulative Percent
3.60 - 3.79	1	.8	.8	.8
3.80 - 3.99	2	1.7	1.7	2.5
4.00 - 4.19	6	5.0	5.0	7.5
4.20 - 4.39	9	7.5	7.5	15.0
4.40 - 4.59	14	11.7	11.7	26.7
4.60 - 4.79	15	12.5	12.5	39.2
4.80 - 4.99	21	17.5	17.5	56.7
5.00 - 5.19	18	15.0	15.0	71.7
5.20 - 5.39	15	12.5	12.5	84.2
5.40 - 5.59	10	8.3	8.3	92.5
5.60 - 5.79	6	5.0	5.0	97.5
5.80 - 5.99	2	1.7	1.7	99.2
6.00 - 6.19	1	.8	.8	100.0
Total	120	100.0	100.0	

图 3-4 血糖水平频数分布输出结果

3. 直方图的绘制 依次点击 Graphs→Legacy Dialogs→Histogram，在弹出的 Histogram 对话框内，将血糖水平（Binned）[x2]选到 Variable 框内，再点击 OK，即可得到原始的直方图（图 3-1）。选中该直方图后，双击即可进入编辑状态。需要对某个部分进行自定义时，只需选中该部分双击即可进行定义。

二、正态分布的集中趋势和离散趋势的描述分析过程

一般用 Analyze→Descriptive Statistics 菜单下的 Frequencies、Descriptives、Explore 过程以及 Analyze→Reports 菜单下 Case Summaries 过程对定量资料的集中趋势和离散趋势进行描述。

1. 正态性检验 点击 Analyze→Nonparametric Test→Legacy Dialogs→One-sample KS，将 x1 选入变量框，Test Distribution 默认 Normal，单击 OK 按钮完成操作，结果见图 3-5。

One-Sample Kolmogorov-Smirnov Test

		血糖水平
N		120
Normal Parameters[a, b]	Mean	4.9066
	Std. Deviation	.48115
Most Extreme Differences	Absolute	.028
	Positive	.026
	Negative	-.028
Test Statistic		.028
Asymp. Sig.（2-tailed）		.200[c, d]

a. Test distribution is Normal.
b. Calculated from data.
c. Lilliefors Significance Correction.
d. This is a lower bound of the true significance.

图 3-5 正态性检验输出结果

图 3-5 显示：z=0.028，P=0.200＞0.05，因此不拒绝 H_0，可以认为该组资料呈正态分布。因为该组资料呈正态分布，因此选择算数均数和标准差进行统计描述。

2. Frequencies 过程 Analyze→Descriptive Statistics→Frequencies，弹出 Frequencies 对话框，将 x1 选入变量框，单击 Statistics 按钮，弹出 Frequencies：Statistics 对话框，勾选 Mean 和 Std.Deviation，单击 Continue，返回 Frequencies 对话框，单击 OK 按钮完成操作，结果见图 3-6。

血糖水平

N	Valid	120
	Missing	0
Mean		4.9066
Std. Deviation		.48115

图 3-6 均值与标准差输出结果

图 3-6 显示，血糖水平均数为 4.9066mmol/L，标准差为 0.48115mmol/L。

3. Descriptive 过程 Analyze→Descriptive Statistics→Descriptives，弹出 Descriptives 对话框，将 x1 选入变量框，单击 Options 按钮，进入 Descriptives：Options 界面，勾选 Mean 和 Std.Deviation，单击 Continue，返回 Descriptives 界面，单击 OK 按钮完成操作，结果见图 3-7。

	N	Minimum	Maximum	Mean	Std. Deviation
血糖水平	120	3.67	6.16	4.9066	.48115
Valid N（listwise）	120				

图 3-7 Descriptive 过程输出结果

血糖水平均数为 4.9066mmol/L，标准差为 0.48115mmol/L。

4. Explore 过程 Analyze→Descriptive Statistics→Explore，弹出 Explore 界面，将 x1 选入

Dependent List 框，单击 OK 按钮完成操作，结果见图 3-8。

			Statistic	Std. Error
血糖水平	Mean		4.9066	.04392
	95% Confidence Interval for Mean	Lower Bound	4.8196	
		Upper Bound	4.9936	
	5% Trimmed Mean		4.9086	
	Median		4.9350	
	Variance		.232	
	Std. Deviation		.48115	
	Minimum		3.67	
	Maximum		6.16	
	Range		2.49	
	Interquartile Range		.69	
	Skewness		-.071	.221
	Kurtosis		-.281	.438

图 3-8 Explore 过程输出结果

		血糖水平
Total	N	100
	Mean	4.8803
	Std. Deviation	.48164

图 3-9 Case Summaries 过程输出结果

血糖水平均数为 4.9066mmol/L，标准差为 0.48115mmol/L。

5. Case Summaries 过程 Analyze→Reports→Case Summaries，弹出 Case Summarize 对话框，将 x1 选入 Variables 框，单击 Statistics 按钮进入 Summary Report：Statistics，将 Mean 和 Std. Deviation 选入 Cell Statistics 框内，单击 Continue 返回 Case Summarize 对话框，单击 OK 按钮完成操作，结果见图 3-9。

血糖水平均数为 4.8803mmol/L，标准差为 0.48164mmol/L。

小　结

1. 欲对一组计量资料进行统计描述，首先可编制频数表并绘制直方图，帮助我们快速识别其分布特征（正态分布或偏态分布），继而选择合适的统计指标进行描述。

2. 实际应用中，常用算术均数和标准差结合对服从正态分布的资料进行统计描述；常用中位数和四分位数间距结合对服从偏态分布的资料进行统计描述。

3. 几何均数适用于描述等比资料或对数正态分布资料的平均水平。

4. 变异系数适用于均数相差较大或度量衡单位不同时几组观察值的变异程度的比较。

（李玉春）

第四章　正态分布及其应用

正态分布也叫高斯分布（Gaussian distribution），是一种重要、常见的连续型随机变量的分布类型，是许多统计分析方法（如 t 检验、方差分析）的理论基础。医疗卫生领域中许多随机变量，如正常人的身高、体重、血压、脉搏等变量的分布服从正态分布或近似正态分布；还有许多变量虽不服从正态分布，但经变量转换后服从正态分布，如抗体滴度、细菌密度等；即使是偏态分布的资料，当样本含量足够大时，也可用近似正态分布的原理来处理。

第一节　正 态 分 布

在医学实践中大多数资料的分布属于正态分布，医学资料的分析和处理都是利用正态分布的原理和方法完成的。

一、正态分布的概念

将第三章第一节例 3.1 的频数表资料绘制成直方图（图 4-1 A），可知图形的高峰位于中央，两端逐渐下降，左右两侧基本对称。如果观察人数越来越多，组段不断细分，则图中直条将逐渐变窄（图 4-1 B），其顶端将逐渐接近于一条光滑的曲线（图 4-1 C）。这条曲线呈钟形，中间高、两边低，左右对称，两端永远不会与横轴相交，与数学上的正态曲线（normal curve）近似，曲线所对应的分布称为正态分布（normal distribution）。

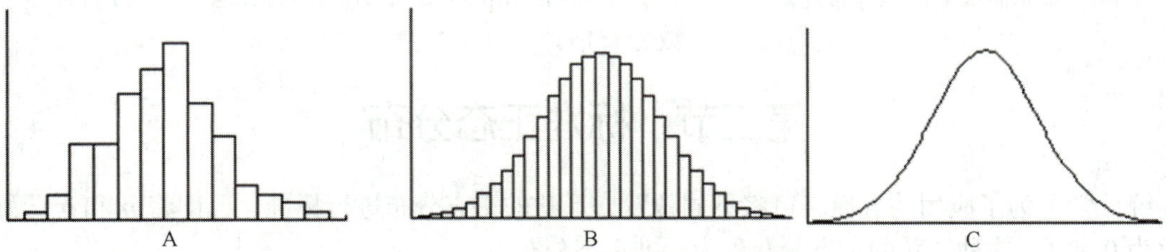

图 4-1　频数分布图逐渐接近正态分布示意图

正态曲线的数学表达式 $f(x)$ 称为密度函数，见式（4-1）：

$$f(x)=\frac{1}{\sigma\sqrt{2\pi}}\mathrm{e}^{\frac{-(X-\mu)^2}{2\sigma^2}},\quad -\infty < X < \infty \tag{4-1}$$

式中，X 为连续型随机变量，$f(x)$ 为密度函数；π 为圆周率，e 为自然对数的底，均为固定常数；μ 为总体均数、σ 为总体标准差，均为不确定的参数，称为正态分布的参数，常用 $N(\mu,\sigma^2)$ 表示均数为 μ、标准差为 σ 的正态分布。例如，某年某市 7 岁男孩的身高 X 服从均数为 123.1cm，标准差为 4.7cm 的正态分布，可记为 $X \sim N(123.1，4.7^2)$。

以 X 为横轴，$f(x)$ 为纵轴，当 μ、σ 已知时，按式（4-1）即可绘制出正态曲线的图形。

二、正态分布的特点

1. 正态曲线为单峰、钟形，高峰位于中央，两端逐渐下降且左右完全对称，曲线尾端永远不与横轴相交。

2. 正态曲线在 X 轴上方均数处最高，以均数为中心，左右对称。

3. 正态分布有两个参数 μ 和 σ 。μ 为位置参数，决定了正态曲线在 X 轴上的峰值位置，若 σ 不变，改变 μ 值，正态曲线沿着 X 轴平行移动，见图 4-2。σ 为形状参数（或变异度参数），决定了正态曲线的形状，若 μ 不变，则正态曲线在 X 轴上的峰值位置不变，σ 越小，曲线越陡峭（或“高瘦”）；σ 越大，曲线越扁平（或“矮胖”），见图 4-3。

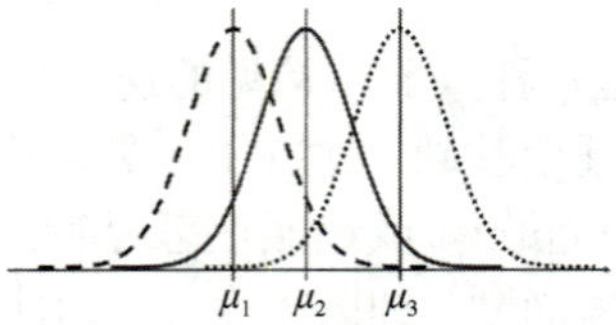

图 4-2 均数 μ 对正态曲线的影响

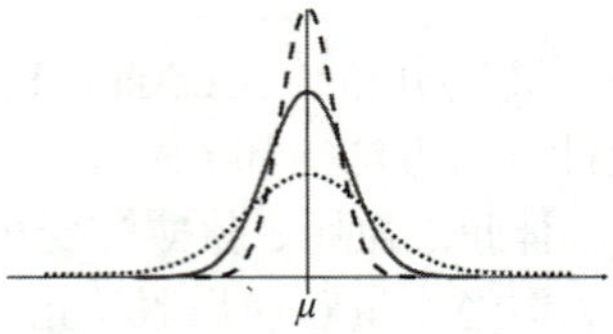

图 4-3 标准差 σ 对正态曲线的影响

4. 无论 μ 、σ 取什么值，正态曲线下的面积分布有以下规律：

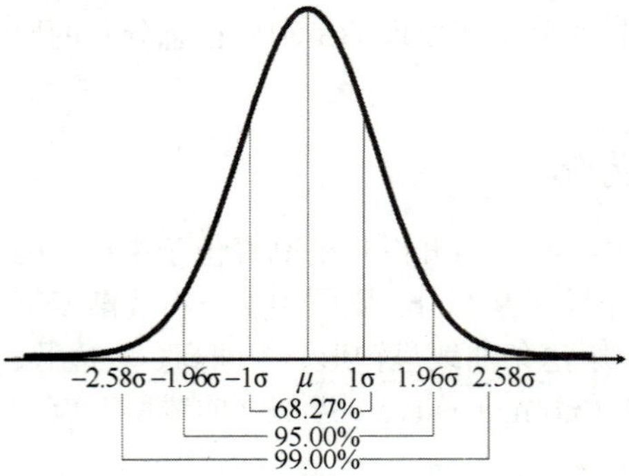

图 4-4 正态曲线下面积分布规律

（1）正态曲线与 X 轴所夹面积恒等于 1 或 100%。

（2）正态分布是对称分布，以直线 $x=\mu$ 为对称轴，$x>\mu$ 与 $x<\mu$ 范围内曲线下的面积相等，各占 50%。

（3）曲线下在区间 $(\mu-\sigma,\mu+\sigma)$ 内的面积为 68.27%，在区间 $(\mu-1.96\sigma,\mu+1.96\sigma)$ 内的面积为 95.00%，在区间 $(\mu-2.58\sigma,\mu+2.58\sigma)$ 内的面积为 99.00%，如图 4-4 所示。

正态曲线下面积的意义：在某区间内的面积占全部面积的百分比，等于变量值在该区间的频数占全部观察值总数的百分比，亦等于任取一个变量值落在该区间的概率。

当样本例数 n 较大时，可用样本均数 $\bar{X}$ 估计总体均数 μ ，样本标准差 S 估计总体标准差 σ ，可对样本作频数分布估计。

第二节 标准正态分布

统计学上为了应用的方便，可将不同位置、形状的正态分布进行标准化，即将 μ 和 σ 分别标准化为 0 和 1，这种特殊的正态分布称为标准正态分布。

一、标准正态分布的概念

正态分布曲线是一个分布族，对应于不同的参数 μ 和 σ 会产生不同位置、不同形状的正态分布曲线。为了应用方便，对随机变量 $X\sim N(\mu,\sigma^2)$ 做变换，令

$$z=\frac{X-\mu}{\sigma} \tag{4-2}$$

式（4-2）中 X 为原正态分布的变量值，μ 为原正态分布的总体均数，σ 为原正态分布的标准差，z 为 X 的标准正态变量或 X 分数。该变换公式又称为标准正态变换或 z 变换。

变换后的 z 值服从均数为 0，标准差为 1 的正态分布，称为标准正态分布（standardized normal distribution），记为 $z\sim N(0,1)$。标准正态变量值常称为 z 值或 u 值，标准正态分布又称为 z 分布或 u 分布。

标准正态分布的一个重要性在于任何一个服从正态分布的随机变量 X 都可转化为标准正态变量 z 。

二、标准正态分布的特点

1. z 分布只有一条曲线，0 为中心，单峰对称分布，中间高，两边低，钟形。

2. 相同 z 值对应曲线下的面积（概率）相同。

3. 在区间 $(-1,1)$ 范围内的面积为 68.27%，在区间 $(-1.96,1.96)$ 范围内的面积为 95.00%，在区间 $(-2.58,2.58)$ 范围内的面积为 99.00%，如图 4-5 所示。

统计学家制定了标准正态分布曲线下面积分布表（下面简称面积分布表），欲求标准正态曲线下（z_1，z_2）范围内的面积，只需查表后计算即可得到。在面积分布表中所列的值是对应 z 值的左侧面积，即曲线下从 $-\infty$ 到 $z(z\leqslant 0)$ 范围内的面积（图 4-6）；当 $z>0$ 时，利用正态分布的对称性即可求得曲线下任意范围内的面积，即 $\Phi(z)=1-\Phi(-z)$。

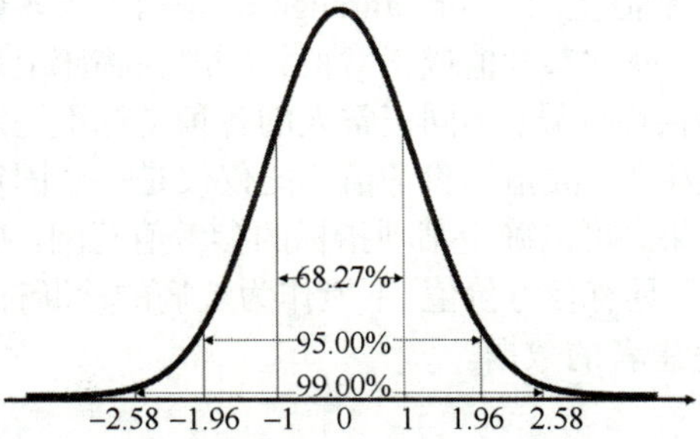

图 4-5　标准正态曲线下面积分布规律

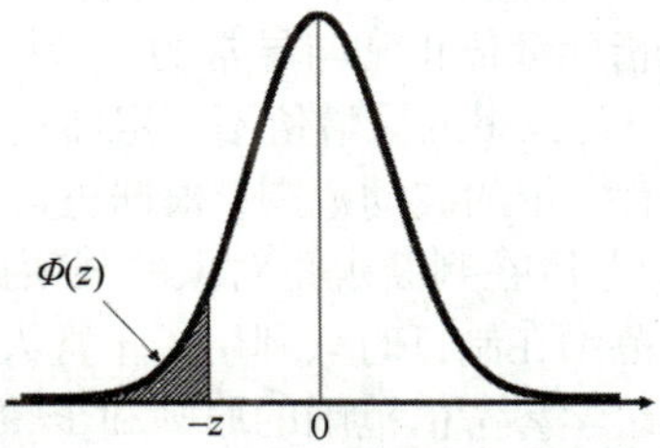

图 4-6　查表法求标准正态曲线下面积示意图

例 4-1　已知 $z_1=-1.96$，$z_2=1.96$，求标准正态曲线下 $(-1.96,1.96)$ 范围内的面积。

查面积分布表得 $(-\infty,-1.96)$ 范围内面积 $\Phi(z_1)=0.0250$，根据正态分布的对称性，得 $(1.96,+\infty)$ 范围内面积 $\Phi(z_2)=0.0250$，因此 $(-1.96,1.96)$ 范围内的面积为：$D=1-\Phi(z_1)-\Phi(z_2)=1-0.025-0.025=0.95$。

第三节　正态分布的应用

正态分布可用于频数估计、制订医学参考值范围、质量控制等，下面介绍正态分布的两个主要用途：频数估计与制订医学参考值范围。

一、频数估计

对于服从正态分布的变量 X，只要求得其均数和标准差，就可根据正态分布曲线下的面积分布规律估计其频率分布或频数分布情况。应用时，先根据式（4-2），将正态分布变量的任意区间（X_1,X_2）转换成为标准正态分布变量区间（z_1,z_2），然后查标准正态分布曲线下面积分布表，求得区间(X_1,X_2)内的面积，即为该区间(X_1,X_2)内的频率，进而根据观察人数求得该区间(X_1,X_2)内的频数。

例 4-2　已知某市 150 名 7 岁男孩的肺活量为 $\bar{X}=1.282\text{L}$，$S=0.265\text{L}$，且肺活量数据服从正态分布。试估计该市肺活量在 0.900～1.200L 范围内的 7 岁男孩的人数。

先根据式（4-2）将正态分布变量值转化为标准正态分布值。

本例中，虽然已知肺活量数据服从正态分布，但 μ 和 σ 未知，由于 150 例为大样本，可用样本均数 $\bar{X}$ 和样本标准差 S 作为总体均数 μ 和总体标准差 σ 的估计值。

当 $X_1=0.900$ 时，得

$$z_1=\frac{0.900-1.282}{0.265}=-1.44$$

当 $X_2=1.200$ 时，得

$$z_2=\frac{1.200-1.282}{0.265}=-0.31$$

查标准正态曲线下面积分布表可知：

$$\Phi(z_1)=\Phi(-1.44)=0.0749,\quad \Phi(z_2)=\Phi(-0.31)=0.3783$$

$$D=\Phi(z_2)-\Phi(z_1)=0.3783-0.0749=0.3034=30.34\%$$

$$150\times 30.34\%\approx 46(\text{人})$$

估计该市 7 岁男孩肺活量在 0.900～1.200L 范围内的人数约为 46 人。

二、制订医学参考值范围

医学参考值范围（medical reference range），曾称正常值范围（normal range），是指占大多数的“正常人”的解剖、生理、生化等各种指标的波动范围，简称参考值或正常值，一般在临床上用作判定某项指标数值正常与异常的参考标准。由于个体间存在变异，不同正常人的各种指标不一定都相等，如正常人甲的尿酸值不一定和正常人乙的尿酸值相等，故指标参考值不能仅仅是一个固定的值，而是有一定的波动范围，根据正常人的抽样调查结果，可以确定某项指标的参考值范围。应注意，参考值范围在判断观察对象的某项指标正常与否时只具有参考价值，不能作为疾病的诊断标准，因参考值范围在制订时只利用了正常人的数据而未考虑患者的数据。

制订医学参考值范围的原则和步骤如下：

1. 确定“正常人” 医学参考值范围中的所谓“正常人”不是指机体任何器官、组织的形态和功能都完全健康的人，而是指未患有影响所研究指标的疾病的人。例如，制订尿酸的参考值范围，就必须排除患有肥胖、肿瘤、血液疾病或肾脏机能不佳等疾病影响尿酸指标的人，但患近视眼、慢性支气管炎等不影响尿酸指标疾病的患者仍可作为研究对象。又如，制订谷丙转氨酶（GPT）的参考值范围，就应排除患有肝脏疾病的人。

2. 估计样本含量 由于医学参考值范围是根据样本分布来确定的，样本分布越接近总体分布，结果越可靠，因此需要抽取足够的样本含量。如果数据变异度大，影响研究变量的因素较复杂，还应适当增加样本含量。

3. 决定是否分组 应根据指标的性质确定是否需要分组，如果某指标的观察值在不同地区、民族、职业、性别、年龄组人群之间的分布有显著差别且达到实际意义时，就应该按照不同的组制订参考值范围。如，红细胞数应分性别（男性、女性）和年龄（成人、儿童、婴儿）制订参考值范围，而白细胞计数不需分性别，只需按年龄（成人、儿童、婴儿）制订参考值范围。考察组间差别的简便方法是采用频数分布表（或频数分布图）比较各组的分布范围、趋势和高峰位置，若存在差别则应分组；也可采用假设检验比较各组之间的差别是否具有统计学意义以决定是否分组。

4. 确定单双侧范围 应根据专业知识来确定单侧或双侧参考值范围。例如，红细胞数、白细胞数或尿酸等指标过高或过低均为异常，应制订既有下限又有上限的双侧参考值范围；血铅或 GPT 等指标过高属于异常，则制订仅有上限的单侧参考值范围；肺活量过低属于异常，则制订仅有下限的单侧参考值范围。

5. 选定百分范围 医学参考值范围中的“大多数”可以是 90%、95%或 99%等，实际工作中应根据正常人和患者（患有影响研究指标的疾病患者）的数据分布特点和目的来选择适当的百分范围。大多数情况下，正常人和患者的数据分布有交叉，以单侧上限为例（图 4-7），若减少假阴性率，假阳性率增加，反之，减少假阳性率，则假阴性率便会增加，因此，二者应兼顾。最常用的是 95%医学参考值范围；若主要目的在于减少假阳性（如用于确诊），应选 99%；如主要目的在于减少假阴性（如用于初筛），可选 90%；若正常人与患者的数据分布无交叉，则只考虑减少假阳性即可。

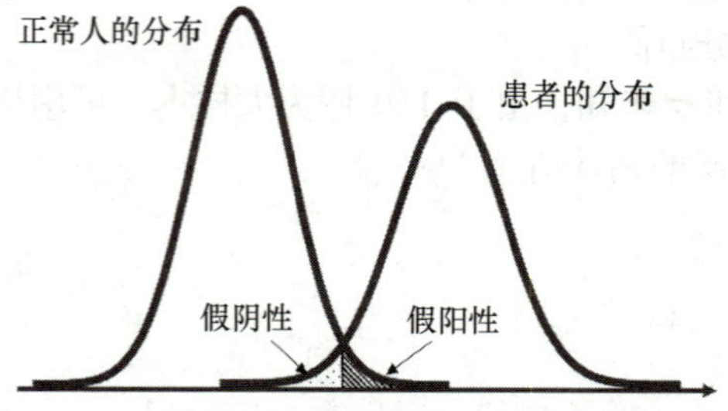

图 4-7 正常人与患者的观察值分布重叠示意图

6. 选择制订方法　应根据指标的频数分布类型来选择制订医学参考值范围的方法。

（1）正态分布法：对于服从正态分布或近似正态分布的指标，按照给定的百分范围，用正态分布法计算参考值范围。

双侧$1-\alpha$参考值范围：$\bar{X} \pm z_{\alpha/2}S$。

单侧$1-\alpha$参考值范围：上限值为$\bar{X}+z_{\alpha}S$；下限值为$\bar{X}-z_{\alpha}S$。

（2）百分位数法：对于不服从正态分布的指标用百分位数法，如正常人的尿铅、尿氟含量、GPT等指标。

双侧$1-\alpha$参考值范围：$P_{\alpha/2} \sim P_{1-\alpha/2}$。

单侧$1-\alpha$参考值范围：上限值为$P_{1-\alpha}$；下限值为P_{α}。

表4-1列出了正态分布法或百分位数法制订90%、95%或99%医学参考值范围的计算公式。

表4-1　参考值范围的制订

%	正态分布法			百分位数法		
	双侧	单侧		双侧	单侧	
		只有下限	只有上限		只有下限	只有上限
90	$\bar{X} \pm 1.64S$	$\bar{X}-1.28S$	$\bar{X}+1.28S$	$P_{5} \sim P_{95}$	P_{10}	P_{90}
95	$\bar{X} \pm 1.96S$	$\bar{X}-1.64S$	$\bar{X}+1.64S$	$P_{2.5} \sim P_{97.5}$	P_{5}	P_{95}
99	$\bar{X} \pm 2.58S$	$\bar{X}-2.32S$	$\bar{X}+2.32S$	$P_{0.5} \sim P_{99.5}$	P_{1}	P_{99}

例4-3　已知正常成年男子血清尿酸服从正态分布，某地调查正常成年男子200人的血清尿酸水平，$\bar{X}=282$ μmol/L，$S=68$ μmol/L，试估计该地正常成年男子尿酸水平的95%参考值范围。

正常成年男子血清尿酸服从正态分布，根据专业知识，尿酸过高或过低均属异常，故采用正态分布法估计双侧95%参考值范围为：

下限：$\bar{X}-1.96S=282-1.96\times 68=148.72$（μmol/L）

上限：$\bar{X}+1.96S=282+1.96\times 68=415.28$（μmol/L）

该地正常成年男子尿酸的95%参考值范围为148.72～415.28μmol/L。

例4-4　已知男童的肺活量近似服从正态分布，2017年某市测定了150名7岁男孩的肺活量，$\bar{X}=1.282\text{L}$，$S=0.265\text{L}$。试估计该市7岁男孩肺活量的95%参考值范围。

肺活量服从正态分布，根据专业知识判断，肺活量仅过低属异常，故采用正态分布法计算单侧95%参考值范围下限为

$$\bar{X}-1.64S=1.282-1.64\times 0.265=0.8474(\text{L})$$

故该市7岁男孩肺活量的95%参考值下限为0.8474L。

例4-5　抽样测定某市260名正常成年男性居民的尿汞值（μg/L），如表4-2所示，试计算该市正常成年男性居民尿汞值的95%参考值范围。

表4-2　某市260名正常成年男性尿汞值（μg/L）的频数分布

组段	频数	累计频数	累计频率（%）
0.0～	39	39	15.00
8.0～	60	99	38.08
16.0～	91	190	73.08
24.0～	36	226	86.92
32.0～	17	243	93.46
40.0～	10	253	97.31
48.0～	4	257	98.85
56.0～	2	259	99.62
64.0～	1	260	100.00

表 4-2 中大部分频数集中于尿汞值较低的一端，可判定该资料呈负偏态分布，根据专业知识，尿汞值过高为异常，故采用百分位数法制定 95%参考值范围的单侧上限 P_{95} ：

$$P_{95} = L_x + \frac{i}{f_x}(n \cdot x\% - \sum f_L) = 40.0 + \frac{8}{10}(260 \times 95\% - 243) = 43.2 \text{（μg/L）}$$

故该市正常成年男性居民尿汞值的 95%参考值范围上限为 43.2μg/L。

小　　结

1. 正态分布是一种重要的连续型分布，有两个参数 μ 和 σ ，分别决定正态分布曲线的位置和形状，即 $X \sim N(\mu,\sigma^2)$ 。正态分布曲线下面积有其规律性，$\mu \pm 1.64\sigma$ 、$\mu \pm 1.96\sigma$ 、$\mu \pm 2.58\sigma$ 三个区间对应的面积分别为 90%、95%、99%。

2. 统计学上为了应用方便，可将任意服从正态分布 $N(\mu,\sigma^2)$ 的变量 X 通过 z 变换 $\left(z = \frac{X-\mu}{\sigma}\right)$ 转换为标准正态分布（ z 分布），其总体均数为 0，总体标准差为 1，即 $z \sim N(0,1^2)$ 。根据 z 分布的特殊性可计算出正态分布曲线下任意区间对应的面积。

3. 根据正态分布曲线下面积规律，可用以估计频数分布及制订医学参考值范围等。医学参考值范围是指大多数“正常人”的解剖、生理、生化等各种指标的波动范围，具有参考价值。医学参考值范围的制订应根据数据的分布特点来制定，当数据服从正态分布时，应采用正态分布曲线下面积规律制订医学参考值范围；当数据为非正态分布时，应采用百分位数法制订医学参考值范围。

（刘军祥）

第五章　计数资料的统计描述

除了前述的计量资料外，在医学研究中还会遇到类似儿童的血型、高血压患者的性别、肿瘤患者的职业、药物治疗的疗效等计数资料。描述计数资料的特征，可以先将研究对象按其性质或特征分类，通过频数表描述其分布特征，还可以根据不同的研究目的、采用率、构成比、相对比等相对数指标进行统计描述。

第一节　常用相对数指标

医学研究中实际观察得到的数值是绝对数。例如，某降压新药治疗高血压患者 50 例，40 例有效；安慰剂治疗 150 例，50 例有效，上述数值即为绝对数。绝对数是研究事物现象的基本资料，可以说明事物的绝对水平，但在许多情况下要进一步比较分析事物间的关系和变化发展时，只用绝对数就受到一定限制，需要采用相对数指标。相对数（relative number）是两个有联系的数值（指标）之比，是计数资料的统计描述指标。计算相对数可以使被比较的事物间基数相同，扣除基数的影响，便于合理地描述计数资料的水平及进行相互比较。如上例要比较某降压新药与安慰剂的疗效，比较两组有效的绝对人数是不合理的，需通过计算有效率（40/50×100%=80% 与 50/150×100%=33.3%）来比较两法的疗效更为合理。常用的相对数指标有率、构成比和相对比。

一、率

（一）率（rate）的定义及统计学意义

率是一频率指标，表示在一定空间或时间范围内某现象的实际发生数与可能发生总数之比，用以反映某现象发生的频度或强度，常以百分率（%）、千分率（‰）、万分率（1/万）和十万分率（1/10万）等表示。计算公式为：

$$\text{率}=\frac{\text{发生某现象的观察单位数}}{\text{可能发生某现象的观察单位总数}}\times K \qquad (5\text{-}1)$$

式中 K 为比例基数，一般依据惯例选定。例如，治愈率、感染率通常用百分率，出生率、婴儿死亡率用千分率表示，肿瘤死亡率用十万分率表示；有时还可根据实际情况，使计算结果保留 1～2 位整数来确定。

医学中常用的率包括发病率、患病率、死亡率、病死率等，实际应用时要特别注意不同的率计算中分子、分母不同，率的意义也不同。

（二）医学中常用率及意义

1. 患病率（prevalence rate）　也称现患率，表示某一时点某人群中患某病的频率，反映某种疾病在一定人群中流行的规模或水平。计算公式为

$$\text{某病患病率}=\frac{\text{检查时某病现患病例数}}{\text{该时点受检总人数}}\times K \qquad (5\text{-}2)$$

患病率突出了“时点”、“现患病例数”和“受检人数”，适用于病程较长的疾病的统计研究。

例 5-1　某医院 2018 年 10 月对某社区 8589 例 60 岁及以上老人进行体检，发现高血压患者为 2823 例，则

$$\text{高血压患病率}=\frac{2823}{8589}\times 100\% = 32.87\%$$

2. 发病率（incidence rate） 表示在一定期间内一定人群中某病新发生的病例出现的频率，反映疾病对人群健康的影响。计算公式为

$$某病发病率=\frac{该时期某病的新发病例数}{一定时期内可能发生某病的平均人口数}\times K \tag{5-3}$$

式中"时期"指观察所包括的时间范围，通常是一年；"新发病例数"指第一次发生某种疾病的例数；"可能发生"某病的含义是指存在发生某病的危险性和条件。

例 5-2 2012 年 3 月某幼儿园 100 名儿童中有 30 名儿童发生麻疹。调查发现有 10 名儿童曾患过麻疹，有 30 名有麻疹疫苗接种史。问该幼儿园此次麻疹发病率是多少?

计算该幼儿园麻疹发病率，分子为新发病的 30 名儿童，分母为可能发生麻疹的儿童（接种过麻疹疫苗者和患过该病者短期内不可能发生麻疹），即 100–10–30=60（名）。因此，该幼儿园此次麻疹发病率 = $\frac{30}{60}\times 100\% = 50\%$。

3. 死亡率（mortality rate） 是指某人群在一定时间一定人群中死于某病的人数出现的频率，反映某疾病对一定时间（一般指一年）、空间范围内某人群生命威胁程度。计算公式为

$$某年某病死亡率=\frac{因某病死亡的人数}{该年的平均人口数}\times K \tag{5-4}$$

4. 病死率（fatality rate） 表示一定时期内某病患者中因该病死亡的频率，反映该疾病的严重程度和医疗水平的有效性，多用于急性传染病。计算公式为

$$某病病死率=\frac{一定时期内因某病死亡的人数}{同期内确诊为某病的人数}\times K \tag{5-5}$$

5. 治愈率（cure rate） 表示接受治疗的患者中治愈的频率，计算公式为

$$某病治愈率=\frac{治愈病例数}{接受治疗病例数}\times 100\% \tag{5-6}$$

通过上述常用率的计算可见，率是表示频率或强度的指标，影响因素相同时，率越大则事物发生的频率或强度越大。对疾病而言，率越大对人群的健康和生命影响也越大。

二、构 成 比

构成比（proportion）说明某一事物内部各组成部分所占的比例或分布，也可用百分比表示。事物内部某组成部分的构成比越大，说明它所占的比例越大，它出现的观察单位数也越多。计算公式为

$$构成比=\frac{某一组成部分的观察单位数}{同一事物各组成部分观察单位总数}(或\times 100\%) \tag{5-7}$$

例 5-3 某医院统计了 2018 年某月各科室收治住院患者的死亡情况，如表 5-1 所示，其中第（4）列是构成比，由第（3）列计算而得，第（5）列是病死率，由第（2）、（3）列计算而得。

表 5-1 某医院 2018 年某月份各科室住院患者数及死亡人数

科别（1）	患者数（2）	死亡人数（3）	死亡构成比（4）	病死率（‰）（5）=（3）/（2）
内科	350	25	0.31	71.43
外科	650	30	0.37	46.15
肿瘤科	120	20	0.25	166.67
妇产科	300	5	0.06	16.67
皮肤科	56	0	0.00	0.00
眼科	45	0	0.00	0.00
儿科	100	1	0.01	10.00
合计	1621	81	1.00	49.97

从表 5-1 可以看出：该医院 2018 年某月科室中死亡构成比最高的是外科，为 0.37，最低的是眼科和皮肤科，均为 0.00，说明本月外科死亡的患者最多，所占比例最大，眼科和儿科死亡人数最少，所占比重最小；各科室患者的死亡构成比之和为 1（或 100%）；第（5）列显示患者中病死率最高的是肿瘤科患者，为 166.67‰，说明肿瘤科患者更易因病发生死亡。由第（4）与第（5）列可以看出，构成比和率虽然均为相对数，但却有不同的统计学意义，应该加以区别。

三、相　对　比

相对比（relative ratio）实际工作中常简称比（ratio），是两个有联系的指标之比，说明两者的对比水平，用倍数或百分数表示。计算公式为

$$相对比 = \frac{A指标}{B指标}（或\times 100\%） \tag{5-8}$$

式中，A、B 两指标是相互独立的，不具有包含被包含的关系。两指标可以是绝对数，也可以是相对数、平均数等。两指标可以性质相同，也可以性质不同。性质相同时，说明 A 指标是 B 指标的多少倍或几分之几。如，我国第六次全国人口普查显示：性别比$=\frac{男性人口数}{女性人口数}=\frac{682329104}{650481765}=1.05$，表示男性人口是女性人口的 1.05 倍；性质不同时，说明相对指标 B，A 的情况。例如，某中医院儿科医师 41 人，床位数 215 个，则床护比$=\frac{病床数}{医护人员数}=\frac{215}{41}=5.24$，表示平均每 1 位医护人员为 5.24 例患者提供服务。

第二节　应用相对数的注意事项

相对数看似简单，但在实际应用中却容易出现错误，应注意以下几个方面。

1. 计算相对数时，分母不宜过小　观察例数过小时，抽样误差较大，计算的相对数往往不稳定，所得结果的可靠性差。如使用某药物治疗 5 例患者中 4 例有效，计算有效率为 80%，若 3 例有效，则有效率为 60%，虽然只有 1 例的变化，但是波动幅度较大。因此，在观察例数较小时（如少于 30 例），最好直接用绝对数表示，以免引起误解。若必须以相对数表示，应给出其可信区间。

2. 分析时不能用构成比代替率的含义　构成比与率是两个不同的概念，其意义也不同，前者反映的是事物内部各组成部分所占的比例，后者则反映某事件发生的频率和强度。医学工作中常谈及某种疾病的好发、易患、严重等，这些都是说明疾病的发生强度，必须用相应的频率指标，绝不能用构成比来说明，否则就会得出错误的结论。

例 5-4　某医院眼科 2018 年对某城区 40 岁及以上人群进行白内障检查，该人群不同年龄组患者构成比及患病率见表 5-2。

表 5-2　2018 年某城区 40 岁以上人群各年龄组白内障患病情况

年龄组（1）	受检人数（2）	白内障例数（3）	各年龄患者构成比（%）（4）	患病率（%）（5）=（3）/（2）
40～	560	68	14.88	12.14
50～	441	129	28.23	29.25
60～	296	135	29.54	45.61
70～	149	97	21.22	65.10
≥80	32	28	6.13	87.50
合计	1478	457	100.00	30.92

如有人根据表 5-2 第（4）列错误地认为“50～”和“60～”年龄组人群易患白内障，因为这两个年龄组构成比较大。但“患者构成比”仅说明各年龄组患者所占比重，不反映各年龄组的患病

水平，而第（5）列"患病率"反映各年龄组患病的强度和频率，可以看出白内障的患病率是随年龄增大而增高的，即年龄越大更容易患白内障，这与疾病实际发病的年龄分布特点是一致的。

3. 当观察单位不等时，计算合计率时不能将几个率直接相加求平均 如表5-2资料中，求40岁及以上人群白内障患病率不能将每个年龄组患病率相加求平均，如（12.14+29.25+45.61+65.10+87.50）/5×100%=47.92（%），因为相对数的分母（观察单位总数）不同。计算时应该用全部患者除以全部受检人数，即457/1478×100%=30.92%。

4. 资料的对比应注意可比性 除研究因素外，影响相对数大小的因素可能有很多，如性别、年龄、病情等。因此不同组（或地区）比较相对数应注意消除其他因素的影响，使其具有可比性。

例5-5 甲、乙两家医院对同一种疾病的治疗效果的比较结果见表5-3。

表5-3 甲、乙两医院对同一种疾病的治疗效果比较

病情程度	甲医院			乙医院		
	患者数	治愈数	治愈率（%）	患者数	治愈数	治愈率（%）
轻型	1000	900	90.0	4500	3825	85.0
重型	3000	1200	40.0	1500	450	30.0
合计	4000	2100	52.5	6000	4275	71.3

要比较甲、乙两医院治疗同一种疾病的治愈率，从合计率（或总率）看，乙医院的71.3%高于甲医院的52.5%。但该病有轻型和重型两种程度，分别比较甲、乙医院轻型和重型治愈率发现，甲医院均高于乙医院。造成合计率（或总率）比较结果与各分组率比较相反（出现矛盾）的结果。原因是两种不同程度病情的患者在两医院的构成比不一致，甲医院重型占的比例高而乙医院轻型占的比例高，相当于甲医院收治的重患者多而乙医院收治的轻患者多，两者实际上在合计率（或总率）上不具有可比性。对于这类问题可以进行分层分析，即按照轻型和重型患者分别比较其治愈率。从表5-3中可以看出轻型治愈率甲医院的90%高于乙医院的85%，重型治愈率甲医院的40%也高于乙医院的30%。但有时需要不分患者病情程度，综合比较合计率（或总率）的大小，可以采用下节介绍的率标准化法进行分析。

5. 样本相对数的统计推断 由于抽样研究中存在抽样误差，由样本率和构成比推断总体率和构成比时，或者两个或多个率和构成比比较时，不能仅凭样本数据大小做出结论，应进行参数估计和假设检验。具体方法参见第六章和第十一章。

第三节 率的标准化法

在比较不同单位或不同人群的患病率、发病率、死亡率等资料时，为消除其内部构成（如年龄、性别、工龄、病程长短、病情轻重等因素）对总率的影响（如上述例5-5），可以使用率的标准化法（standardization）。

一、标准化法的基本思想

当比较两组或多组总率（合计率）时，若比较的两组或多组率内部构成明显不同时，需按统一的标准构成进行调整，使之具备可比性，这种方法称为标准化法。标准化率的基本思想是采用统一标准人口构成以消除两组或多组内部构成不同对总率的影响，使组间具有可比性。

标准化法的关键是选择一个"标准"人口，在这个统一的"标准"上比较两组或多组资料。对于"标准"人口的选择，以两组比较的资料为例，通常有三种做法：

（1）选择甲组或乙组的人口数或构成比作为"标准"。

（2）选择甲组和乙组的人口数合计或构成比作为"标准"。

（3）选择有代表性的、较稳定的、数量较大的人口数或构成比作为"标准"，时间最好与被标化的资料一致或接近（如全国、全省或本地区的数据）。

二、标准化率的计算

常用率的标准化法是直接法。

例 5-6　以表 5-3 资料为例，计算甲、乙两家医院对同一种疾病的标准化治愈率，结果列于表 5-4。具体步骤如下。

1. 选定“标准人口”：本例将甲、乙两医院收治的患者数合并作为“标准人口”，其中，轻型标准人口数 N_1=1000（甲医院轻型患者数）+4500（乙医院轻型患者数）=5500，重型标准人口数 N_2=3000（甲医院重型患者数）+1500（乙医院重型患者数）=4500，总标准人口 N=4000+6000=10000（第二列）。

2. 计算“标准人口”的预期治愈人数：对于甲医院，轻型和重型患者的治愈率分别为 p_1=0.90（90%）和 p_2=0.40（40%）（第 3 列）。在此基础上，甲医院治疗“标准人口”则预期治愈人数分别为轻型 N_1p_1=5500×0.90=4950，重型 N_2p_2=4500×0.40=1800，预期总治愈人数为 4950+1800=6750（第 4 列）。类似地，对于乙医院，轻型和重型患者的治愈率分别为 p_1=0.85（85%）和 p_2=0.30（30%）（第 5 列），$N_1\,p_1$=5500×0.85=4675 和 $N_2\,p_2$=4500×0.30=1350，预期总治愈人数为 4675+1350=6025（第 6 列）。

3. 计算标准化治愈率

表 5-4　标准化后甲、乙两医院对同一种疾病的治疗效果比较

病情程度（1）	标准人口（N_i）（2）	甲医院		乙医院	
		原治愈率（p_{i1}）（3）	预期治愈人数（4）=（2）（3）	原治愈率（p_{i2}）（5）	预期治愈人数（6）=（2）（5）
轻型	5500	0.90	4950	0.85	4675
重型	4500	0.40	1800	0.30	1350
合计	10000（N）	—	6750	—	6025

用预期总治愈人数除以“标准人口”，分别计算甲、乙两医院的标准化治愈率，结果如下：

$$p'_{\text{甲}}=\frac{\text{甲院预期总治愈人数}}{\text{标准人口数}}=\frac{6750}{10000}\times100\%=67.50\%$$

$$p'_{\text{乙}}=\frac{\text{乙院预期总治愈人数}}{\text{标准人口数}}=\frac{6025}{10000}\times100\%=60.25\%$$

可见，甲医院的标准化治愈率高于乙医院的标准化治愈率，这与分层分析的结果一致。解决了由于内部构成不同造成合计率（或总率）比较结果与各分组率比较结果相反（出现矛盾）的问题。

标准化率的关键是选择合适的“标准人口”，标准人口不同，计算出的标准化率也会不同，因此，标准化后的率已经不能反映当地、当时的实际水平，只表示相互比较资料间的相对水平。但对于同一资料，无论选择哪种“标准人口”，最终标准化后的标准化率对比的结果是一致的。为了计算方便我们可以自编一个“标准人口”，见表 5-5，只要内部构成相同就能使组间具有可比性。

表 5-5　标准化后甲、乙两医院对同一种疾病的治疗效果比较（编）

病情程度（1）	标准人口（N_i）（2）	甲医院		乙医院	
		原治愈率（p_{i1}）（3）	预期治愈人数（4）=（2）（3）	原治愈率（p_{i2}）（5）	预期治愈人数（6）=（2）（5）
轻型	1000	0.90	900	0.85	850
重型	1000	0.40	400	0.30	300
合计	2000（N）	—	1300	—	1150

甲医院标准化治愈率为 65.0%，乙医院为 57.5%。

另外，如果比较的各小组率出现明显交叉，则不适合采用标准化法，宜分层比较各小组率。

用标准化法进行总体率的标准化和比较时，可直接比较两个标准化率的大小。如果对样本资料进行标准化时存在抽样误差，应对标准化率进行假设检验。

小　结

1. 计数资料的描述指标是相对数。常用的相对数指标有率、构成比和相对比，三种相对数各自有独特的统计学意义：率表示事件发生的强度和频率，影响因素相同时，率越大则事件发生的可能性越大，对疾病而言，率越大对人群的健康和生命的影响越大。构成比表示事物各组成部分所占比例，某部分构成比越大说明该部分观察单位数多，比重大。

2. 相对数看似简单，但应用时容易出错。特别需要注意计算相对数的观察单位，即分母不能太小，不能用构成比代替率的含义，比较相对数时需要注意资料的可比性，最后还要对样本相对数进行统计推断。

3. 标准化率的基本思想是采用统一的标准人口构成，以消除两组内部构成不同对总率的影响，使通过标化后的标准化率（standardized rate）具有可比性。常用的标准化率的方法是直接法，其关键是“标准人口”的选择。

（刘早玲）

第六章　参数估计

医学研究中，对人群总体进行研究很多情况无法实现，通常研究者能检测的只是总体的一部分，这一部分被称为样本，研究者可以根据得到的样本资料，对总体参数进行估计，并且通过对抽样误差的研究估计出总体参数的可能范围。

第一节　抽样误差

医学科学研究中，研究者如欲对某个目标总体进行研究，但出于可操作性和精确性的考虑，往往不对目标总体中每个研究对象都进行详细调查和研究，而是通过抽样调查的技术获取一部分样本，对这些样本人群进行调查，从而推论总体的情况。从总体中随机抽取一定量的观察单位作为样本进行抽样研究，然后由样本信息（统计量）推断总体特征（参数）的过程，称为统计推断（statistical inference）。科学抽样要求所抽中的样本具有随机性和足够的样本量，但即便是严格遵循随机化原则，由于个体差异的存在，通过所抽取的样本推论总体时会存在一定的误差。例如，两次抽样的样本均数（阳性率）间不等，或者样本均数（阳性率）也不等于总体均数（阳性率）。这种由于个体变异产生的、随机抽样造成的样本统计量与样本统计量之间以及样本统计量与总体参数之间的不同，称为抽样误差（sampling error）。

一、样本均数的抽样误差

在医学抽样研究中，由于个体变异的存在，抽样误差不可避免，但对于随机样本，抽样误差是有规律的，而且是可被测量的。下面用电脑实验的方法从总体中进行随机抽样，以获取样本统计量的分布规律。

例 6-1　研究者于 2013 年对北京某医院体检中心 1005 名健康体检者的血尿酸水平进行研究，得到血尿酸的平均值为 277.18μmol/L，标准差为 84.81μmol/L，经检验满足正态分布 N（277.18，84.81^2），现从该正态总体中随机抽取 100 个个体组成样本，共抽取 100 次，分别计算每次抽样的样本均数、标准差，结果见表 6-1。针对表 6-1 中的样本均数绘制直方图。

表 6-1　从正态分布总体 N（277.18，84.81^2）抽出 100 个随机样本的计算结果（μmol/L，n=100）

序号	均数	标准差	序号	均数	标准差	序号	均数	标准差
1	277.393	74.720	14	276.373	87.754	27	285.126	88.312
2	277.010	76.791	15	273.417	77.413	28	274.983	80.918
3	277.073	80.893	16	271.888	94.447	29	280.505	83.656
4	279.714	80.586	17	274.298	81.957	30	267.780	85.409
5	278.202	87.225	18	273.922	85.590	31	288.332	88.105
6	276.210	85.318	19	256.284	77.150	32	274.201	90.493
7	271.500	86.684	20	281.778	72.604	33	276.951	79.890
8	286.154	80.693	21	270.149	85.649	34	283.518	84.759
9	266.997	89.033	22	279.997	74.616	35	266.006	95.604
10	262.894	88.031	23	275.024	96.448	36	284.967	80.333
11	279.913	90.997	24	291.469	87.290	37	278.594	85.619
12	292.316	77.476	25	268.283	96.306	38	268.682	80.255
13	281.463	82.615	26	263.146	82.737	39	268.873	84.391

续表

序号	均数	标准差	序号	均数	标准差	序号	均数	标准差
40	289.355	79.321	61	278.261	83.105	82	281.594	84.050
41	277.649	80.693	62	282.981	79.189	83	283.943	87.847
42	287.543	79.825	63	288.794	85.138	84	295.688	78.278
43	275.620	72.621	64	272.879	77.963	85	283.489	84.200
44	267.573	83.689	65	266.140	89.268	86	271.536	77.831
45	286.340	80.554	66	277.447	84.435	87	278.720	90.335
46	284.408	82.809	67	278.834	93.656	88	278.834	92.261
47	277.222	81.292	68	279.060	81.754	89	271.224	82.870
48	277.794	81.304	69	277.697	76.845	90	272.077	86.743
49	264.846	79.990	70	283.251	86.898	91	269.383	83.580
50	273.950	82.660	71	271.126	85.923	92	278.486	76.655
51	260.954	88.525	72	285.556	80.321	93	275.211	95.829
52	286.041	77.806	73	273.378	78.810	94	280.612	79.372
53	264.728	84.845	74	259.942	82.307	95	291.451	89.524
54	277.374	80.967	75	284.493	89.469	96	276.345	81.847
55	282.447	77.893	76	287.457	84.328	97	285.933	85.727
56	275.684	84.856	77	288.377	88.008	98	270.577	90.888
57	267.629	95.781	78	276.420	79.060	99	284.120	81.498
58	268.187	70.976	79	264.870	74.202	100	260.602	88.437
59	273.581	92.811	80	275.305	87.025			
60	273.271	77.775	81	266.643	91.129			

由表 6-1 和图 6-1 可见，在正态分布的总体中进行随机抽样，所得到的样本统计量的抽样分布具有以下特征：①样本均数之间存在不同；②样本均数与总体均数间存在差异；③样本均数的分布是以总体均数为中心，呈现近似正态分布；④样本均数的变异程度（$\sigma_{\bar{X}}$ =8.013）明显小于原个体变量之间的变异（σ =84.81）。

数理统计推断和中心极限定理（central limit theorem）表明，样本均数的抽样分布具有以下特征：①从正态总体 $N(\mu,\sigma^2)$ 中，随机抽取例数为 n 的样本，样本均数 $\bar{X}$ 的分布服从正态分布 $N(\mu,\sigma^2)$；②从非正态总体中随机抽样，当样本量足够大时（$n>50$），$\bar{X}$ 也近似服从正态分布 $N(\mu,\sigma^2)$；即从正态总体 $N(\mu,\sigma^2)$ 或偏态总体中，随机抽取样本量为 n 的样本，样本均数 $\bar{X}$ 的总体均数和总体标准差分别用 μ 和 $\sigma_{\bar{X}}$ 表示，则 $\sigma_{\bar{X}}$ 的计算公式为

$$\sigma_{\bar{X}} = \sigma / \sqrt{n} \tag{6-1}$$

样本均数的标准差也被称为均数的标准误（standard error of mean，SEM 或 SE），它反映了样本均数间的离散程度，也反映了样本均数与总体均数间的差异，说明均数抽样误差的大小。

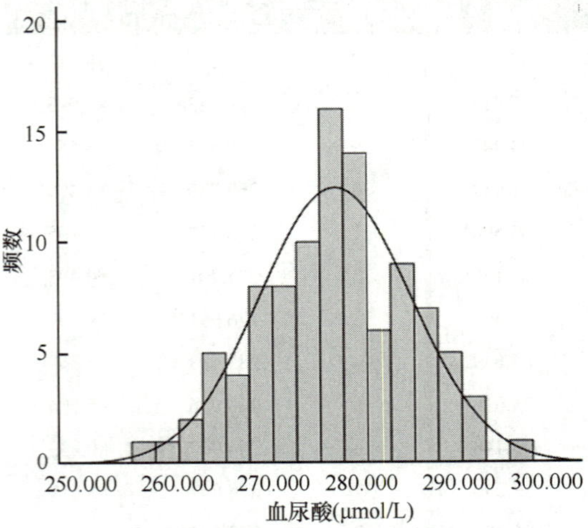

图 6-1　100 个样本均数的直方图

在实际工作中，研究者往往不知道总体标准差（σ），一般只获得一个样本标准差（S），所以只能用样本标准差代替总体标准差（σ）来计算均数标

准误的估计值 $S_{\overline{X}}$（如表 6-1 的第 3 列、第 6 列和第 9 列），即

$$S_{\overline{X}} = S / \sqrt{n} \tag{6-2}$$

由式（6-1）和式（6-2）可知：均数标准误的大小和均数的标准差成正比，而与样本含量 n 的平方根成反比。即可通过增大样本含量 n 来减少均数的标准误，从而降低抽样误差。

从满足正态分布 N（277.18，84.81^2）的 1005 名受检者中抽取 100 名，其标准误为

$$S_{\overline{X}} = S / \sqrt{n} = 84.81 / \sqrt{100} = 8.481(\mu\text{mol} / \text{L})$$

标准误小，说明抽样误差较小，反之，说明抽样误差大。换句话说，样本均数与总体均数越接近，表示用样本均数来估计总体均数时的可靠性越大，反之，标准误越大则表示用样本均数来估计总体均数时越不可靠。所以标准误又是说明用样本均数来估计总体均数可靠程度的一个指标。

二、样本率的抽样误差

（一）率的抽样误差

与均数的抽样误差类似，从一个已知总体率 π 中进行随机抽取样本数为 n 的多个样本，样本率与样本率之间、样本率与总体率之间的差异，称为率的抽样误差。

（二）率的标准误

率的抽样误差用率的标准误度量。计算用下式

$$\sigma_p = \sqrt{\frac{\pi(1-\pi)}{n}} \tag{6-3}$$

率的标准误也称为样本率的标准差，可用来描述样本率的抽样误差，率的标准误越小，则率的抽样误差就越小。一般情形下，总体率 π 往往并不知道，若用样本率 p 作为 π 的估计值，则率的标准误为

$$S_p = \sqrt{p(1-p) / n} \tag{6-4}$$

例 6-2 某医院体检中心对幽门螺杆菌进行检测，在 597 例检测者中有 176 例为阳性，估计阳性率并计算率的抽样误差。

根据检测结果，检测阳性率 p=176/597×100%=29.48%，可得

$$S_p = \sqrt{p(1-p) / n} = \sqrt{0.2948 \times (1-0.2948) / 597} \times 100\% = 1.866\%$$

所以，本次调查的阳性率的抽样误差为 1.866%。

第二节 t 分布

前面一节主要介绍了抽样误差的概念，通过对反复多次抽样获得的样本均数的分布进行研究，发现样本均数的标准差可以反映抽样误差大小，因此提出标准误这一指标对抽样误差进行度量。然而在对样本均数进行标准正态变换时，样本均数所在分布的总体标准差难以获得，我们以样本均数的标准差（标准误）来代替总体标准误，从而引出了 t 分布。本节主要介绍与抽样误差密切相关的 t 分布的概念和特征。

一、t 分布的概念

由前面的正态分布章节可知：当某一随机变量 X_i 服从总体均数为 μ 、标准差为 σ 的正态分布 $N(\mu,\sigma^2)$ 时，$\dfrac{X_i-\mu}{\sigma}$ 服从标准正态分布 $N(0,1)$，即 z 分布。

根据抽样分布理论，若从正态分布总体 $N(\mu,\sigma^2)$ 中随机抽样，算得多个样本均数 $\overline{X}_j$ ，它们也

服从均数为 μ 、总体标准差为 $\sigma_{\bar{X}}$ 的正态分布 $N(\mu,\sigma_{\bar{X}}^2)$，则 $\dfrac{\bar{X}_j-\mu}{\sigma_{\bar{X}}}$ 也服从标准正态分布 $N(0,1)$，即 z 分布。

在实际科研工作中，由于 $\sigma_{\bar{X}}$ 未知，用 $S_{\bar{X}}$ 代替 $\sigma_{\bar{X}}$，则 $\dfrac{\bar{X}_j-\mu}{S_{\bar{X}}}$ 不再服从 z 分布，而称之为服从 t 分布（*t*-distribution）。即 $\dfrac{\bar{X}_1-\mu}{S_{\bar{X}}}$，$\dfrac{\bar{X}_2-\mu}{S_{\bar{X}}}$，$\dfrac{\bar{X}_3-\mu}{S_{\bar{X}}}$，… 服从 t 分布，其自由度 ν 为 $n-1$。

$$t=\frac{\bar{X}-\mu}{S_{\bar{X}}}=\frac{\bar{X}-\mu}{S/\sqrt{n}},\quad \nu=n-1 \tag{6-5}$$

t 分布最早出现在英国统计学家 W.S. Gosset 于 1908 年以笔名“Student”发表的论文中，证明 $\dfrac{\bar{X}-\mu}{S_{\bar{X}}}$ 服从自由度 $\nu=n-1$ 的 t 分布，因此 t 分布又被称为 Student t 分布（Student's *t* - distribution），记作 $t\sim t(\nu)$，其曲线可用图 6-2 表示。t 分布的出现，使得小样本定量资料的区间估计和假设检验成为可能。

二、t 分布的特征

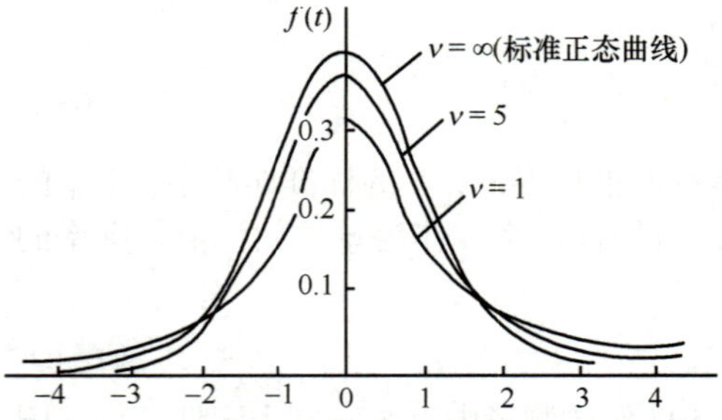

图 6-2　不同自由度下所对应的 t 分布曲线图

由图 6-2 可见，t 分布不是一条曲线，而是一组（簇）曲线，当自由度 ν 不同时，曲线的形状不同，即 t 值的分布与自由度 ν 有关，t 分布的特征如下：①单峰分布，以 0 为中心，左右对称。② ν 越小，t 值越离散，曲线的顶部越矮，尾部越高（矮胖型）；ν 越大，曲线的顶部越高，尾部越低（瘦高型）。③随着 ν 增大，t 分布逐渐接近标准正态分布，当 ν 趋向于∞时，t 分布趋近于标准正态分布，因此，也可以说标准正态分布是 t 分布的极限分布。

三、t 分布的尾部面积

作为概率分布的一种，t 分布曲线下面积可以计算得到。t 界值表给出了在给定自由度 ν 的条件下，t 分布曲线下双侧尾部面积为 α 时所对应的 t 界值，记为 $t_{\alpha/2,\nu}$。t 界值表中，横标目是自由度 ν，纵标目为概率 P 或 α，表中数字表示当自由度 ν 和 α 确定时所对应的 t 的界值或 t 分布的分位数。一侧尾部面积称为单尾概率（one-tailed probability），其对应的 t 界值用 $t_{\alpha,\nu}$ 表示；双侧尾部面积之和称为双尾概率（two-tailed probability），其对应的 t 界值用 $t_{\alpha/2,\nu}$ 表示。比如，当自由度 $\nu=19$，双侧概率 $\alpha=0.05$ 时，查表得双侧 $t_{0.05/2,19}=2.093$，即 $P(|t|\geqslant 2.093)=P(t\leqslant -2.093)+P(t\geqslant 2.093)=0.05$。当自由度 $\nu=\infty$ 时，$t_{\alpha/2,\infty}=z_{\alpha/2}$，因此，标准正态分布的常用界值在 t 分布表中也可以查到。t 界值表同时给出了 t 分布曲线下单侧尾部面积的界值 $t_{\alpha,\nu}$，如单侧 $t_{0.05,19}=1.729$。同一个界值对应的双侧概率 P 值是单侧概率 P 值的 2 倍，如双侧 $t_{0.10/2,19}=$ 单侧 $t_{0.05,19}=1.729$。

第三节　总体参数的可信区间

在前面两节内容中分析了样本统计量的抽样分布规律，并对 t 分布进行了重点介绍，在实际工作中，还需要根据样本提供的信息，辅以抽样分布的规律，在 t 分布基础上，对样本所来自总体的总体参数进行估计，即总体参数可信区间估计。本节将分别对总体均数和总体率的可信区间估计方法进行介绍。

一、总体均数的可信区间

（一）可信区间的概念

参数估计（parameter estimation）是指用样本指标值（统计量）去估计总体指标值（参数）。参数估计有点（值）估计（point estimation）和区间估计（interval estimation）两种方法。点估计是指用随机样本的样本统计量直接作为总体参数估计值的做法，即直接用样本统计量代替相应总体参数，故该方法忽略了抽样误差的影响。区间估计是指用已知样本统计量和标准误确定一个有概率意义的区间，且该区间具有较大的可信度（置信度）（1–α）包含总体参数的估计方法。

1. 点估计 用样本统计量直接作为总体参数的估计值。其方法简单、易于理解，但未考虑抽样误差的大小。

例 6-3 在例 6-1 中，对某医院体检中心的 1005 名受检者的调查研究中，若抽取 100 名受检者的血尿酸平均数为 277.393μmol/L，标准差为 74.720μmol/L，试估计该人群血尿酸的平均水平。

本例中 100 名受检者的血尿酸平均数 $\bar{X}=277.393$ μmol/L，按照点估计，则认为受检人群的血尿酸的总体均数 μ 为 277.393μmol/L。

2. 区间估计 即按照预先给定的概率（1–α），确定包含总体参数的可能范围。该范围被称为总体参数的可信区间或置信区间（confidence interval，CI）。预先给定的概率（1–α）称为可信度（置信度），（1–α）常取 95%或 99%，也可自己设定，如果没有特别说明，一般取双侧 95%。可信区间的确切含义是：有（1–α）的可能认为计算出的可信区间包含了总体参数，而不是总体参数落在该范围的可能是（1–α）。

可信区间通常由两个数值即可信限（置信限）（confidence limit，CL）构成，其中较小的值称为下限（lower limit，LL），较大的值称为上限（upper limit，UL）。严格来说，可信区间并不包含可信区间上下限两个值本身，因此用小括号"( )"表示该区间为开区间。

（二）总体均数可信区间的计算

根据总体标准差 σ 是否已知和样本含量 n 的不同，总体均数可信区间的估计方法常分为 t 分布和 z 分布两种：

1. σ 未知且 n 较小（如 $n\leqslant 50$）：按 t 分布。

根据 t 分布的原理，可知：$P(-t_{\alpha/2,\nu}<t<t_{\alpha/2,\nu})=1-\alpha$，因此均数的双侧可信区间为

$$-t_{\alpha/2,\nu}<\frac{\bar{X}-\mu}{S/\sqrt{n}}<t_{\alpha/2,\nu}\text{，即 }\bar{X}-t_{\alpha/2,\nu}\frac{S}{\sqrt{n}}<\mu<\bar{X}+t_{\alpha/2,\nu}\frac{S}{\sqrt{n}} \quad (6\text{-}6)$$

同理，总体均数单侧的可信区间为

$$\mu>\bar{X}-t_{\alpha,\nu}S_{\bar{X}} \quad (6\text{-}7)$$

或

$$\mu<\bar{X}+t_{\alpha,\nu}S_{\bar{X}} \quad (6\text{-}8)$$

例 6-4 根据例 6-1 中，对 1005 人的血尿酸结果进行抽样，抽取 30 人，测得血尿酸的平均数为 283.579μmol/L，标准差为 69.476μmol/L，试估计该调查人群血尿酸平均值的 95%可信区间。

本例 n=30，S=69.476μmol/L，按照式（6-2）计算样本均数的标准误

$$S_{\bar{X}}=S/\sqrt{n}=69.476/\sqrt{30}=12.685(\mu\text{mol/L})$$

由 ν=30–1=29，α取双侧 0.05，查 t 界值表可知：$t_{0.05/2,29}=2.045$，按照公式（6-6），计算得到：（283.579–2.045×12.685，283.579+2.045×12.685）μmol/L，即（257.638，309.520）μmol/L。故该受检人群的血尿酸水平均值的 95%可信区间为（257.638，309.520）μmol/L。

例 6-5 从某高校随机抽取并测量了 40 名女大学生的肺活量，得到肺活量均值为 2640ml，标准差为 393ml，试估计该校女大学生肺活量均值的 95%可信区间。由于肺活量不应低于某一数值，

故取单侧（上侧）可信区间，按照式（6-7）计算。本例 n=40，ν =40−1=39，α 取单侧 0.05，查 t 界值表，$t_{0.05,39}=1.685$，

$$\mu>\overline{X}-t_{\alpha,\nu}S_{\overline{X}}=2640-1.685\times 393/\sqrt{40}=2535.3\text{（ml）}$$

故该高校女大学生肺活量均值的 95%可信区间为：高于 2535.3ml。

由此可见，单侧可信区间用于估计参数至多或者至少的范围。下侧可信区间用于估计总体参数 μ 至多是多大，而上侧可信区间则用于估计总体参数 μ 至少是多大。

2. σ 已知或 σ 未知，但 n 足够大（n>50），按 z 分布。按照上节中 z 分布的原理，可以推导：

σ 已知，$-z_{\alpha/2}<\dfrac{\overline{X}-\mu}{\sigma/\sqrt{n}}<z_{\alpha/2}$，即 $\overline{X}-z_{\alpha/2}\dfrac{\sigma}{\sqrt{n}}<\mu<\overline{X}+z_{\alpha/2}\dfrac{\sigma}{\sqrt{n}}$

σ 未知，但 n 较大（n>50）：$-z_{\alpha/2}<\dfrac{\overline{X}-\mu}{S/\sqrt{n}}<z_{\alpha/2}$

综合以上两个公式，可以简写为：$\overline{X}\pm z_{\alpha/2}\dfrac{S}{\sqrt{n}}$ （6-9）

同理，单侧可信区间为：$\mu>\overline{X}-z_{\alpha}\dfrac{\sigma}{\sqrt{n}}$ 或 $\mu>\overline{X}-z_{\alpha}\dfrac{S}{\sqrt{n}}$ （6-10）

$$\mu<\overline{X}+z_{\alpha}\frac{\sigma}{\sqrt{n}} \text{ 或 } \mu<\overline{X}+z_{\alpha}\frac{S}{\sqrt{n}} \quad (6\text{-}11)$$

例 6-6 例 6-1 中对某医院体检中心 1005 名受检者的血尿酸水平进行调查，其中，从中抽取共 100 人，得到血尿酸均值 $\overline{X}$ =277.393μmol/L，标准差 S=74.720μmol/L，试以该 100 名受检者的血尿酸测量值计算该受检总体人群的血尿酸水平的 95%可信区间。

本例中样本标准差 S 已知，故按照式（6-9）来估计：

$$\overline{X}\pm z_{\alpha/2}\frac{S}{\sqrt{n}}=277.393\pm 1.96\times 74.720/\sqrt{100}=277.393\pm 14.645 \text{ 即（262.748，292.038）（μmol/L）}$$

故该受检人群血尿酸水平的总体均值 95%可信区间为（262.748，292.038）μmol/L。

二、总体率的可信区间

总体率的区间估计：医学研究中很多现象的观察结果是以两分类变量表示的，如阳性或阴性，生存或死亡等。如观察现象具有以下三个特点：①各观察单位只能具有互相对立的一种结果；②已知发生某一结果的概率为 π，其对立结果的概率则为（1−π）；③n 个观察单位观察结果相互独立。那么，若在相同的条件下，进行 n 次独立重复观察，用 X 表示这 n 次观察中事件 A 发生的次数，那么 X 服从二项分布，记做 $X\sim B(n,\pi)$。

对于服从二项分布的样本资料，可估计其总体率 π 的 $1-\alpha$ 的可信区间，估计方法如下。

1. 查表法 对于 $n\leqslant 50$ 的小样本资料，尤其是 p 很接近 0 或 100%时，直接查百分率的可信区间表（或二项分布概率的可信区间表），即可得到其总体率的 $1-\alpha$ 可信区间。

例 6-7 某医院对 42 例肝癌患者用一种新介入疗法治疗，术后有并发症 3 例，试估计该手术并发症发生率的 95%可信区间。

由百分率的可信区间表可查得，本例 $n=42$ 与 $X=3$ 交叉处的上行数值为 2～20，即该手术并发症发生率的 95%可信区间为（2%，20%）。

2. 正态近似法 当 n 足够大，且 np 及 $n(1-p)$ 均大于 5 时，p 的抽样分布近似正态分布，总体率 π 的双侧 $(1-\alpha)$ 可信区间近似为

$$(p-z_{\alpha/2}S_p,\ p+z_{\alpha/2}S_p) \quad (6\text{-}12)$$

例 6-8 已知某医院对 597 名健康体检者进行幽门螺杆菌检查，176 名为阳性，试估计该人群的幽门螺杆菌阳性率的 95%可信区间。本例 n=597，且 $np=176.00$ 及 $n(1-p)=421.00$ 均大于 5，可

用正态近似法的公式 $p \pm z_{\alpha/2}S_p$ 近似地估计总体率的95%可信区间。

$$p \pm z_{\alpha/2}S_p = 0.2948 \pm 1.96\sqrt{\frac{0.2948(1-0.2948)}{597}} = (0.2231, 0.3697)$$

即该受检人群的幽门螺杆菌总体阳性率的95%可信区间为（22.31%，36.97%）。

第四节　SPSS 软件实现

本节以例6-4为例，对总体参数的95%和99%可信区间的软件实现进行介绍。

1. 数据文件的建立及数据录入　打开SPSS25.0版本，在Variable View子窗口，建立变量，其变量名（name）为x。在Data View子窗口进行数据录入，见图6-3。

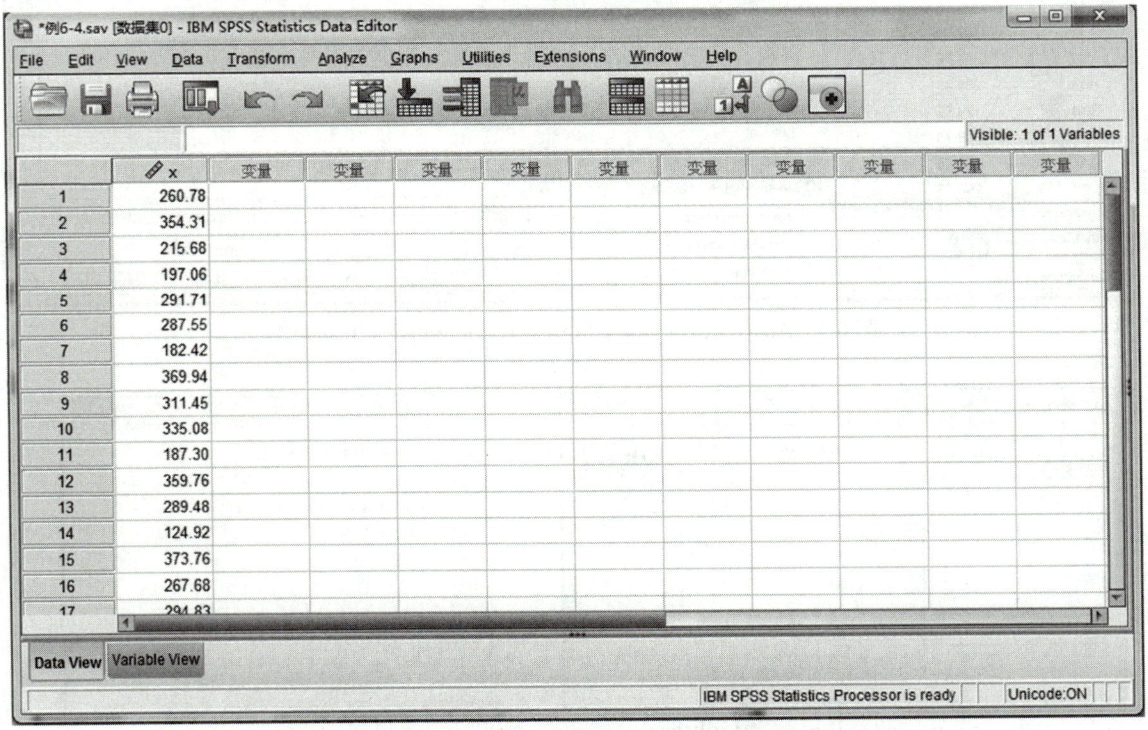

图6-3　例6-4中30名受检者的血尿酸结果的录入格式

2. 软件分析过程

（1）点击Analyze→Compare Means→One-Sample T Test（图6-4），系统弹出One-Sample T Test对话框（图6-5）。

（2）把血尿酸变量移到Test Variable（s）框；系统默认为计算95%可信区间，若计算99%可信区间，则需要点击Options按钮，弹出Options对话框（图6-6），将Confidence Interval Percentage框中95改为99，点击Continue返回，再点击OK提交运行。结果见图6-7～图6-9。

3. 结果与解释　图6-7显示30名受检者的血尿酸的平均值为283.579μmol/L、标准差为69.476μmol/L、标准误为12.685μmol/L；图6-8显示该人群血尿酸总体均数的95%可信区间为（257.636，309.522）μmol/L；图6-9显示该人群血尿酸总体均数的99%可信区间为（248.616，318.543）μmol/L。

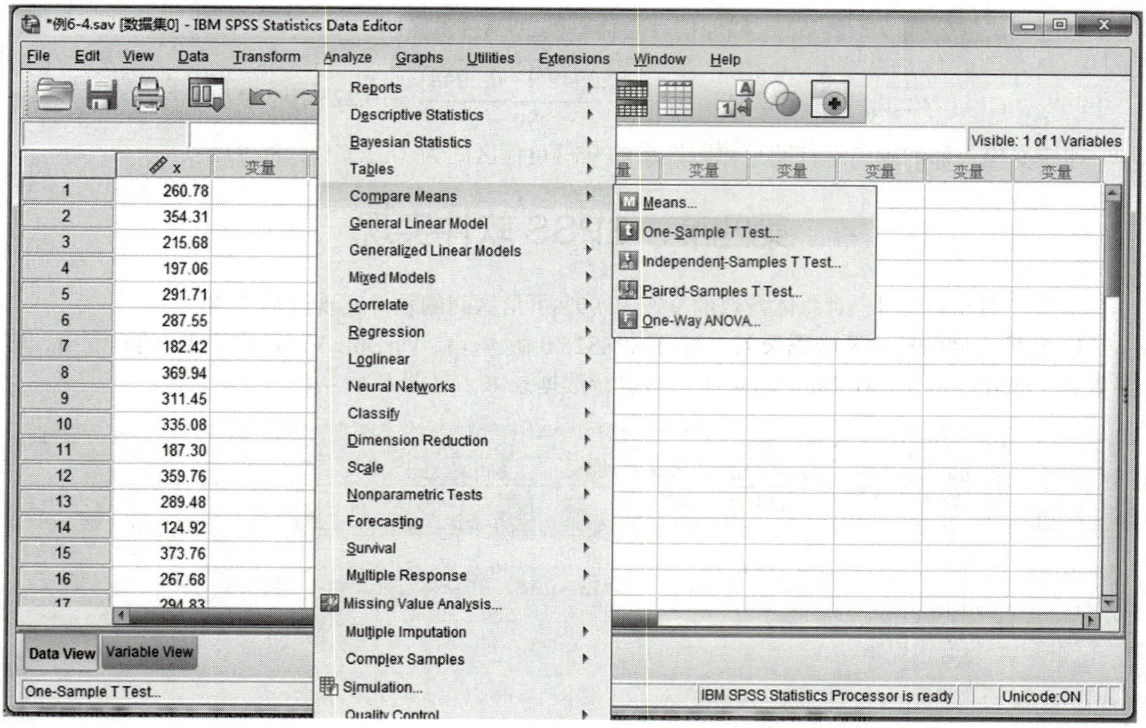

图 6-4 Analyze→Compare Means→One-Sample T Test 操作

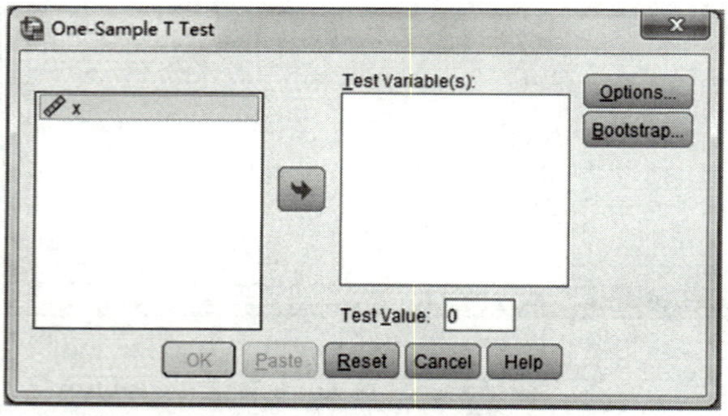

图 6-5 One-Sample T Test 对话框图

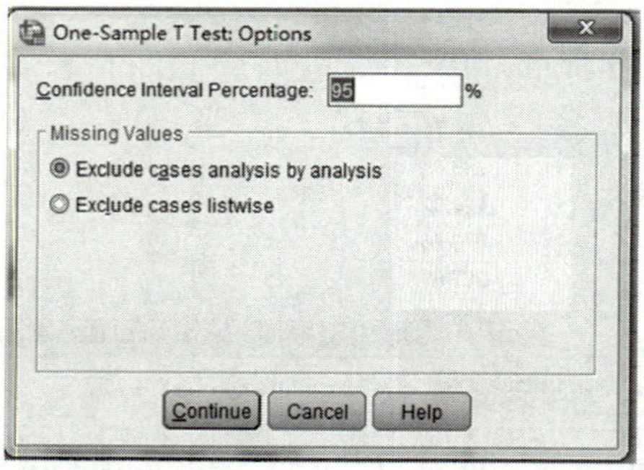

图 6-6 One-Sample T Test：Options 对话框

	N	Mean	Std. Deviation	Std. Error Mean
x	30	283.5791	69.47638	12.68459

图 6-7 结果

	Test Value = 0					
					95% Confidence Interval of the Difference	
	t	df	Sig.（2-tailed）	Mean Difference	Lower	Upper
x	22.356	29	.000	283.57909	257.6362	309.5220

图 6-8 均值 95%可信区间输出结果

	Test Value = 0					
					99% Confidence Interval of the Difference	
	t	df	Sig.（2-tailed）	Mean Difference	Lower	Upper
x	22.356	29	.000	283.57909	248.6155	318.5427

图 6-9 均值 99%可信区间输出结果

小 结

1. 从同一总体中反复多次随机抽取若干份样本，各样本统计量之间以及样本统计量与总体参数之间存在差异，此差异称为抽样误差，由于总体中个体变异的存在，抽样误差必然存在。

2. 反映抽样误差大小的指标是标准误。若原变量的总体标准差为σ，均数的标准误为$\sigma_{\overline{X}}$，样本估计值为$S_{\overline{X}}$；若总体概率为π，频率的标准误为σ_p，样本估计值为S_p，由于个体变异的客观存在，抽样误差不可避免，但随着样本含量的增大而减少。

3. 当X服从均数为μ的正态分布时，统计量t服从自由度为ν的t分布。自由度ν不同，t分布的形状不同，自由度趋于∞时，t分布趋于标准正态分布。

4. 参数估计有两种方法，一种是直接利用样本统计量的值来估计总体参数称为点估计；另一种是区间估计，即按一定的置信度来估计总体参数所在的范围，最常用的是 95%可信区间。由于考虑了抽样误差，区间估计优于点估计。

5. 总体均数的区间估计和总体率的区间估计

（1）根据资料的已知条件及样本含量n的大小，总体均数可信区间的计算公式不同，注意总体均数可信区间与参考值范围不同。

（2）根据样本含量n与样本频率p的大小，总体率可信区间的计算方法有查表法和正态近似法。

（杨兴华）

第七章　假 设 检 验

从总体中随机抽样，由样本信息推断总体特征，除前一章所讲的参数估计外，在实际中还会遇到这样的问题：某一样本均数是否来自于已知均数的总体？两个不同样本均数是否来自均数不等的总体等？要回答这类问题，除了可用参数估计方法外，更多的是用统计推断的另一方法——假设检验（hypothesis test）来解决。计量、计数、等级资料都可用假设检验来回答由样本信息推断总体特征的问题。

第一节　假设检验的基本思想

假设检验是统计学中最重要的概念之一，是统计推断的核心。因此正确理解假设检验的思想，掌握假设检验的方法与步骤，对统计学的学习和应用具有十分重要的意义。

一、基 本 概 念

假设检验亦称为显著性检验，是统计推断的另一个重要方面，其目的是比较总体参数之间有无差别。实际的医学科研中，多是进行抽样研究，即用样本数据去推断总体。由于抽样误差的存在，不能直接根据样本统计量数值的大小比较总体参数而做出结论，而是要进行假设检验之后，才能得出正确的统计学结论。

假设检验需要首先对总体指标做出一个假设，然后根据样本资料所提供的信息及有关分布理论对这个假设做出拒绝或不拒绝的判断，这一决策过程称为假设检验。假设检验的概念体现了科研的一般程序，即首先提出一个科研假设，然后用科学的方法去验证，最后对假设做出推断结论，这一完整的过程就是用假设检验完成的。

例如，一个中学校医经过多年观察发现，经常参加体育锻炼的中学生心率通常比一般中学生的心率偏低，是否体育锻炼可以增强心脏功能？为了验证这一设想，该校医查阅资料和文献，明确了经常参加体育锻炼的定义和判断标准，然后，他在该地区的中学随机抽取了经常参加体育锻炼的男生 120 名，测得其心率平均值为 65 次/分，标准差为 6 次/分，而该地区一般中学男生的心率平均值为 74 次/分。试问：经常参加体育锻炼的中学男生心率是否与一般中学男生相等？如何回答这个问题，就需要运用假设检验来解决，下面就以此题为例诠释假设检验的基本原理与步骤。

二、基 本 思 想

假设检验是利用小概率事件原理和数学上的“反证法”思维，先提出假设，如假设某两个或多个样本所属总体参数相等、总体分布相同或总体服从某种分布，即从问题的对立面（无效假设 H_0）出发，间接判断要解决的问题（备择假设—H_1）是否成立，然后在假定 H_0 成立的条件下计算相应的检验统计量（如 t 值、F 值、χ^2 值等），最后根据统计量的相应分布确定 P 值，并做出统计学结论来推断结果。

为了研究某一特定总体的特征，需要对总体的每一个体进行测量，然后计算出相应的参数。但通常一个总体中的个体是相当多的，由于人力、物力、财力、时间等因素的限制，多数情况下，研究者是采用抽样的方法，得到一个能够很好代表总体的样本，通过对样本指标的测量，以样本来推断总体。由于抽样误差的存在，虽然观察到经常参加锻炼的中学男生的心率均值（65 次/分）（样本均数 $\bar{X}$ 值）与一般中学男生心率均值（74 次/分）（假定的已知总体均数 μ_0）数值上不相等，但是不能下结论为样本代表的总体均数 μ（经常参加锻炼的中学男生心率均值）不等于已知的总体

均数 μ_0（一般中学男生的心率均值）。从统计学的角度，根据资料提供的信息来看，经常参加锻炼的中学男生的心率均值（65 次/分）与一般中学男生心率均值（74 次/分）不相等，其原因可能有以下两个方面：

1. 经常参加锻炼中学男生的样本估计的总体均数与一般中学男生的总体均数相等，数据的差别仅仅是由于抽样误差（偶然的、随机的、较小的）所致，称为差异无统计学意义。

2. 除抽样误差外，经常参加锻炼的中学男生心率与一般中学男生的心率存在其他的（必然的、大于随机误差）差异，称为差异有统计学意义。

两种情况只有一个是正确的，且二者必居其一，需要我们做出推断。

如何判断差异是由于哪种可能引起的？统计学上是通过假设检验来回答这个问题的。

三、假设检验的基本步骤

（一）建立假设

首先明确指标的类别（如均数的比较还是率的比较）和分析的目的要求。如本例就是均数的比较，是将经常参加锻炼中学男生心率的样本均数与一般中学男生心率的总体均数做比较。

假设有两种，即无效假设和备择假设，这两种假设都是根据统计推断的目的要求而提出的对总体特征的假设。

1. 无效假设（null hypothesis） 也称为检验假设，符号为 H_0。针对本例可假设为样本均数所代表的总体均数与假设的总体均数相等，记为

$$H_0 : \mu = \mu_0$$

2. 备择假设（alternative hypothesis） 也称为对立假设，符号为 H_1，针对本例可假设为样本均数所代表的总体均数与假设的总体均数不相等，记为 $H_1 : \mu \neq \mu_0$ 。备择假设有两种，它的内容可反映出检验的单双侧。如本例中，研究者可能有两种目的：①推断两总体有无差别，不管经常参加锻炼的中学男生的心率是高于一般中学男生值还是低于一般值，两种可能性都存在，研究者都同样关心，应当用双侧检验。②根据专业知识，已知经常参加锻炼的中学男生心率不会高于一般值或是研究者只关心其值是否低于一般值，应当用单侧检验。具体选择单双侧检验，应根据研究目的和专业知识而定。例如，抽样检查饮水中细菌的含量，关心的是细菌含量是否高于安全标准，用单侧检验是合理的；又如，比较两种药物的疗效时，研究者可能有一定的理由认为新药不会比旧药差，但绝对不能排除相反的可能性，这时研究者就不宜只关心新药是否优于旧药而采取单侧检验，一般认为双侧检验较为稳妥，故较为常用。

对于检验假设，须注意：①检验假设是针对总体而言，而不是针对样本；② H_0 和 H_1 是相互联系、对立的假设，结论是根据 H_0 或 H_1 做出的，因此两者不是可有可无，而是缺一不可；③ H_1 的内容直接反映了检验的单双侧。若 H_1 的假设是 $\mu \geqslant \mu_0$ 或 $\mu \leqslant \mu_0$ ，则此检验为单侧检验。它不仅考虑有无差异，而且还考虑差异的方向。

（二）确定检验水准

检验水准亦称为显著性水准，符号为 α ，是预先给定的概率值，确定了小概率事件标准。在统计学中约定，如果一个事件发生的概率 $P \leqslant 0.05$ （或 $P \leqslant 0.01$ ），就把这个事件称为小概率事件。

在实际工作中，α 常取 0.05。但其值并非一成不变，可根据不同的研究目的给予不同的设置，如方差齐性检验、正态性检验时 α 常取 0.1 或 0.2。

（三）计算检验统计量

根据变量和资料类型、设计方案、统计推断的目的、样本含量大小、是否满足特定条件等（如数据的分布类型、方差齐性等）选择适当的检验方法。检验统计量属于样本指标，是根据现有样本选用不同的公式计算得来。不同的检验方法要计算其相应的检验统计量，不同的检验统计量服从特

定的概率分布。统计学的检验方法很多，常用其相应的检验统计量来命名。如进行 t 检验时，要用特定的公式计算检验统计量 t 值，t 值服从 t 分布。

（四）确定 P 值

P 的含义是指从 H_0 规定的总体随机抽样，抽得等于及大于（或/和等于及小于）现有样本获得的检验统计量（如 t 值、u 值等）的概率。现在绝大多数统计软件都可以直接计算出精确的 P 值。传统方法是依据检验统计量的自由度 ν、检验水准 α 查相应的统计用表得到 P 值。

（五）做出推断结论

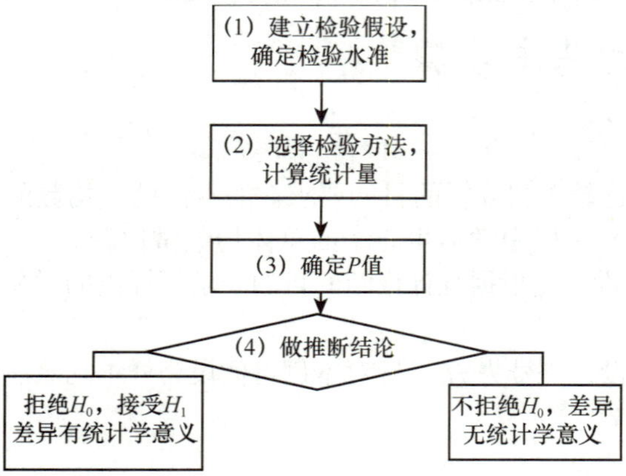

图 7-1 假设检验步骤的流程图

（1）如果 $P \leqslant \alpha$ 时，结论为按所取检验水准 α 拒绝 H_0，接受 H_1，差异有统计学意义，即存在本质差异。其统计学依据是，在假定 H_0 成立的条件下，得到现有样本统计量的概率小于 α，且小概率事件在一次试验中几乎不可能发生，所以拒绝 H_0。

（2）如果 $P > \alpha$，结论为按所取检验水准 α 不拒绝 H_0，差异无统计学意义，即差异是由抽样误差引起的。其统计学依据是，在假定 H_0 成立的条件下，得到现有样本统计量的概率大于 α，即 H_0 成立的概率较大，所以不拒绝 H_0。将假设检验的步骤总结为流程图，见图 7-1。

第二节 假设检验的注意事项

假设检验利用小概率反证法的思想，根据样本统计量做出的推断结论具有概率性，因此其结论有可能出现判断错误，通常可能发生两类错误。

一、假设检验的两类错误

第Ⅰ类错误也称为Ⅰ型错误（type Ⅰ error）：如果实际情况与 H_0 一致，仅仅由于抽样的原因，拒绝了原本成立的 H_0，导致推断结论错误，这类“弃真”的错误称为第Ⅰ类错误。犯第Ⅰ类错误的概率用 α 表示，其大小与检验水准相同。假设检验时，研究者可根据不同的研究目的来确定 α 的大小，实际应用中 α 常取 0.05 或 0.01。以样本均数与总体均数比较的 t 检验为例说明（α=0.05，双侧），拒绝了原本成立的 H_0，即样本实际来自 H_0 成立的总体，但由于抽样的偶然性得到了较大的 t 值，当 $t > t_{0.05/2,\nu}$，$P \leqslant 0.05$，则拒绝了 H_0 而接受了 H_1，此推断是错误的，这就称为第Ⅰ类错误。若 $\alpha = 0.05$，当拒绝 H_0 时，则理论上犯第Ⅰ类错误的概率为 0.05，其意义为：如果原假设 H_0 成立，按照同样的方法在原假设 H_0 规定的总体中重复抽样，那么在 100 次推断结论中平均可以有 5 次拒绝 H_0（犯第Ⅰ类错误）。

第Ⅱ类错误也称为Ⅱ型错误（type Ⅱ error）：如果实际情况与 H_0 不一致，也仅仅由于抽样的原因，不拒绝原本不成立的 H_0，导致了另一种推断错误。这类“存伪”的错误称为第Ⅱ类错误。犯第Ⅱ类错误的概率用 β 表示，因为 H_0 不成立时检验统计量的精确分布往往难以确定，所以 β 值的大小也难以确定。不拒绝原本不成立的 H_0，即样本实际来自 H_0 不成立的总体，但由于抽样的偶然性得到了较小的 t 值，当 $t \leqslant t_{0.05/2,\nu}$，$P > 0.05$，则不拒绝 H_0，此推断是错误的，这类错误称为第Ⅱ类错误。其意义为：如果原假设 H_0 并不成立，即所研究的总体与 H_0 成立的总体有本质差异，按照同样的方法在总体中重复抽样，那么在每 100 次假设检验结论中平均可以有 β 次不拒绝 H_0

（犯第Ⅱ类错误）。虽然在假设检验时 β 的大小很难确切估计，但在样本含量 n 确定的前提下，α 越小，β 越大，反之，α 越大，β 越小。在实际工作中，可根据研究目的和要求来调整和控制 α 及 β，若着重减少第Ⅰ类错误，α 则取 0.01，若着重减少第Ⅱ类错误，α 则取 0.1 或 0.2，如方差齐性检验、正态性检验等。同时减少 α 和 β 的唯一方法是增加样本含量，当 n 增大时，抽样误差 $S_{\bar{X}}$ 变小，H_0 和 H_1 的分布曲线向各自的总体参数"压缩"，α 和 β 随之变小，见图 7-2。

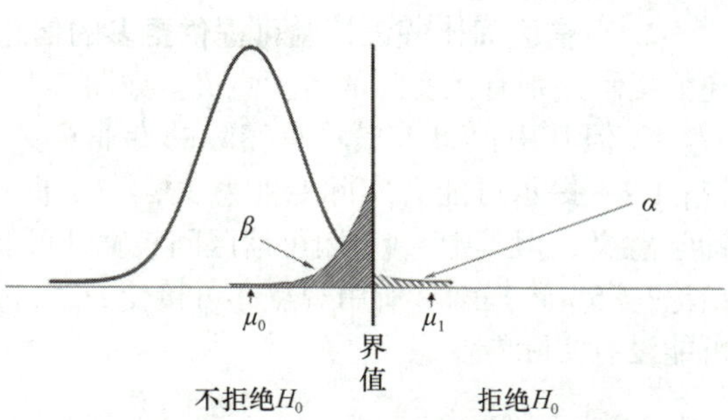

图 7-2 第Ⅰ类错误和第Ⅱ类错误的关系

二、假设检验应注意的问题

1. 要有严格的研究设计 这是假设检验的前提。资料必须满足随机抽样和随机分组的原则，保证样本是从同质总体中随机抽取的，要求资料具有均衡性和可比性，对比组间除了对比的主要因素外（如新药和安慰剂），其他影响结果的因素（如年龄、性别、体重、病情、病程等）应尽可能相同或相近，或能在资料分析时消除其影响。

2. 选用的假设检验方法应符合其应用条件 应根据分析目的、资料类型、设计类型、是否满足特定条件、样本含量大小等选用适当的方法。无论是何种 t 检验，都是以正态分布为理论基础，所以理论上要求样本来自正态分布总体。若资料为非正态分布，可进行变量变换使资料转化为正态分布以后再进行分析，如变量变换以后仍为非正态分布，则要用非参数检验。

3. 正确理解差异有无统计学意义的含义 推断结论中拒绝 H_0，接受 H_1，习惯上称为差异"有统计学意义"，不能误解为相差很大（差异的大小只能根据专业知识予以确定），或一定有显著的实用价值，应理解为其间可能确实存在差异，即差异不是由抽样误差引起的。

4. 结论不能绝对化 假设检验的结论是根据 P 值大小和检验水准做出的，不是完全正确，因为统计推断的结论是以人为规定的 α 值为判断标准，这本身就是一个概率水准，不是绝对的。是否拒绝 H_0，取决于被研究事物间有无本质差异、抽样误差的大小及选用检验水准 α 的高低。在实际工作中，对同一问题选用 α 大小往往有一定灵活性，有时按 $\alpha=0.05$ 水准拒绝 H_0，而按 $\alpha=0.01$ 水准则有可能不拒绝 H_0（ν 一定时，α 越小，相应 t 的界值越大）。单侧检验比双侧检验更容易得出差异有统计学意义的结论（相同 ν 和检验水准 α 时，单侧检验的界值小于双侧检验）。但要强调，检验水准 α、单双侧检验及其检验方法等，都应该在设计阶段事先确定好，在最后统计分析过程中不能随意改动。

5. 报告结论时应注意 应列出现有样本统计量，注明采用的是单侧检验还是双侧检验，明确检验水准 α，写出 P 值的确切范围。以便读者结合有关资料进行对比、分析。

三、假设检验与可信区间的区别与联系

1. 区间估计与假设检验是统计推断的两种方法 可信区间用于说明量的大小，即推断总体参数的范围，而假设检验用于推断质的不同，即判断两总体参数是否来自不同总体。它们之间既相互联系，又有区别，可信区间亦可回答假设检验的问题。

如上述例题中，120 名经常锻炼的中学男生心率的 95%可信区间为

$$\bar{X} \pm t_{0.05/2,119}\frac{S}{\sqrt{n}} = 65 \pm 1.98 \times \frac{6}{\sqrt{120}} \text{即}(63.92, 66.08)\ （次/分）$$

假定的已知总体均数 $\mu_0 = 74$ 次/分不在可信区间范围内，故尚不能认为经常参加锻炼的中学男生心率与一般中学男生的心率相同。反之，若可信区间范围包含了 μ_0，则不能认为经常参加锻炼的中学男生心率与一般中学男生不同。

2. 可信区间比假设检验可提供更多的信息 可信区间不但能回答差别有无统计学意义，而且还能提示差别有无实际的专业意义。如图 7-3 中（1）—（3）均有统计学意义（因可信区间未包含 H_0）。但其中：（1）提示有实际的专业意义（因可信区间高于有实际专业意义的值），值得重视；（2）提示可能有实际专业意义；（3）提示无实际专业意义。该图中（4）、（5）提示均无统计学意义，但其中（4）因可信区间较宽，可能因为样本含量过小，抽样误差太大，难于做出推断结论；（5）还提示从实用观点亦可接受 H_0，因为即使增加样本例数，得到的值有统计学意义，也可能没有实际专业意义。

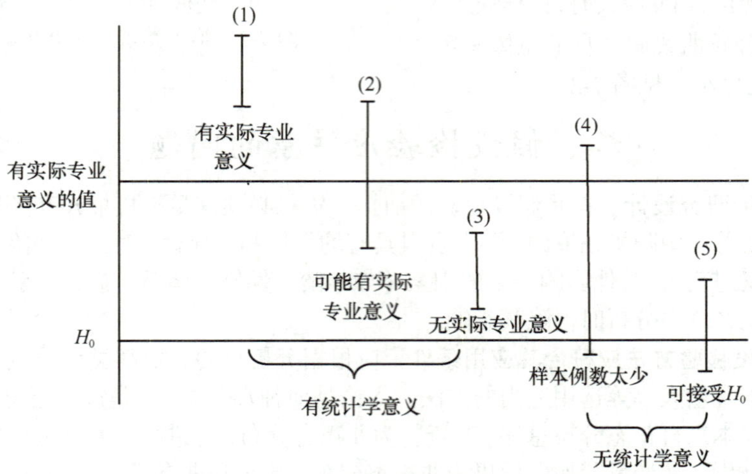

图 7-3 可信区间在统计推断上提供的信息

3. 假设检验提供，而置信区间不提供的信息 在统计推断结论为拒绝 H_0 时，假设检验可以报告确切的 P 值，从而较为精确地说明检验结论的概率保证。置信区间只能在预先确定的置信度 $(1-\alpha)$ 水平上进行推断。

综上，可信区间与相应的假设检验既能提供相互等价的信息，又有各自不同的功能。实际应用中应根据研究目的决定用假设检验还是区间估计。如果研究目的是为证实某种假设是否成立，可选择假设检验；如研究目的是推导关于总体指标的具体数值，则区间估计更为恰当。因此，在报告假设检验的结果时，应当同时列出检验统计量、P 值和可信区间。这样就把可信区间与假设检验结合起来，互相补充，能够提供更全面、完整的信息。

4. 假设检验结果与专业结论的统一 假设检验是为各专业服务的，统计结论必须和专业结论有机地结合，才能得出符合客观实际的最终结论。如果统计结论和专业结论一致，则最终结论明确；若统计结论和专业结论不一致，则最终结论需根据实际情况加以考虑。若统计结论有意义，而专业结论无意义，则可能由于样本含量过小或设计存在问题，那么应以专业结论为主。因此，统计推断要把可信区间与假设检验结合起来并依据专业知识做出恰如其分的最终结论。

小 结

1. 在抽样研究中，由于抽样误差的存在，由样本统计量之间的差别不能直接判断得出总体参数之间的差别，要进行假设检验才能得出推断结论。

2. 假设检验的基本思想为：利用小概率反证法，假设 H_0 成立，在 H_0 成立的情况下选用适当的公式计算检验统计量，根据检验统计量和相应的分布确定 P 值，通过 P 与检验水准 α 的比较，利用小概率事件原理做出推断，并得出结论。

3. 假设检验根据样本统计量做出的推断结论具有概率性，因此，其结论有可能出现错误判断，通常可能发生两类错误。

第Ⅰ类错误：拒绝了实际成立的H_0，这类“弃真”的错误称为第Ⅰ类错误，其发生的概率为α。第Ⅱ类错误：不拒绝实际不成立的H_0，这类“存伪”的错误称为第Ⅱ类错误，其发生的概率为β。

拒绝H_0，只可能发生第Ⅰ类错误；接受H_0，只可能发生第Ⅱ类错误。同时减少α和β的唯一方法是增加样本含量。

4. 区间估计与假设检验是统计推断的两种方法。可信区间用于说明量的大小，即推断总体参数的范围；而假设检验用于推断两总体参数是否来自不同总体。可信区间与相应的假设检验既能提供相互等价的信息，又有各自不同的功能。实际应用中把可信区间与假设检验结合起来，互相补充，能够提供更全面、完整的信息。

（乔　慧）

第八章 t 检 验

t 检验（ t-test）亦称 student's t 检验，它以 t 分布为基础，是计量资料中最常用的假设检验方法。t 检验是戈斯特为了观测酿酒质量而发明的，并于 1908 年在 *Biometrika* 上公布。其基本思想是假设在 H_0 成立的条件下做随机抽样，按照 t 分布的规律获得现有样本检验统计量 t 值的概率为 P，将 P 值与事先设定的检验水准 α 进行比较，判断是否拒绝 H_0。

第一节　t 检验的基本条件与方差齐性检验

t 检验在医学实践中主要用于正态分布的计量资料，用于比较两个算术均数，分析的目的是推断样本所代表的未知总体均数与已知总体均数的差异是否有统计学意义。正确的方法是先判断资料是否服从正态分布及总体方差是否相等，然后再选用合适的统计分析方法。

一、t 检验的应用条件

1. 总体 σ 未知，且样本含量较少 (n<50)。

2. 样本是来自正态分布总体的随机样本。

3. 两样本均数比较时，要求两样本总体方差相等，即具有方差齐性。

理论上，t 检验的应用条件要求满足以上条件，但在实际工作中，如与上述条件略有偏离，只要其分布为单峰且近似正态分布，也可应用。当样本含量越大，越接近正态，此时可用 z 检验。如果不满足这些条件，如方差不齐时可以采用校正的近似 t 检验，或者对资料进行正态变量变换再用 t 检验。当资料不是正态分布时，用非参数检验代替 t 检验进行两组间均值的比较（详见第十二章）。

二、正态性检验

许多统计方法都要求资料服从正态分布，如本章的 t 检验、z 检验，第九章的方差分析等，因此，在应用这些方法之前，需要判定资料是否服从正态分布，或样本是否来自正态总体，这就是正态性检验。

当样本含量较小时，资料是否来自正态分布总体难以直观判断和检验，常需根据以往的经验做出判断；但当样本含量较大时，无论资料是否来自正态分布总体，数理统计的中心极限定理可保证样本均数的抽样分布仍然服从或接近正态分布。

正态性检验方法有两类，一是图示法，二是统计检验法。图示法主要有 P-P 图法和 Q-Q 图法；统计检验法主要有 W 检验法、D 检验法和矩法。具体方法可以参考相关书籍，本章不再赘述。

三、方差齐性检验

方差齐性理论上要求资料服从正态分布，而许多资料方差不齐时，往往不服从正态分布。因此，近年来多采用更为稳健、不依赖总体分布具体形式的 Levene 检验。它既可用于对两个总体方差进行齐性检验，也可用于对多个总体方差进行齐性检验。以两样本方差比较的 F 检验为例：

$$F=\frac{S_1^2(\text{较大})}{S_2^2(\text{较小})}\text{，}\quad \nu_1=n_1-1\text{，}\quad \nu_2=n_2-1 \qquad (8\text{-}1)$$

式中，S_1^2 为较大的样本方差；S_2^2 为较小的样本方差；分子的自由度为 ν_1；分母的自由度为 ν_2。检验统计量 F 值为两个样本方差之比，如仅是抽样误差的影响，它一般不会偏离 1 太远。求得 F 值后，查 F 界值表得 $F_{0.05(\nu_1,\nu_2)}$ 值（一般取 $\alpha=0.05$ 水准做判断），若 $F \geqslant F_{0.05(\nu_1,\nu_2)}$，$P \leqslant 0.05$，拒绝 H_0，接受 H_1，可认为两总体方差不具有齐性；若 $F < F_{0.05(\nu_1,\nu_2)}$，$P>0.05$，则认为两总体方差具有齐性。方差齐性检验步骤与前述假设检验的基本步骤相同。

一般认为当一个样本的方差是另一个样本方差 3 倍以上时，可认为两总体方差不齐。若样本含量较大时（如 n_1 和 n_2 均大于 100），可不必做方差齐性检验。

例 8-1 为研究肥胖与脂肪代谢的关系，随机抽取了 35 名肥胖儿童（肥胖组）和 35 名正常儿童（对照组），测定两组儿童血液中脂质过氧化物（LPO）值结果如表 8-1 所示，试分析两组 LPO 含量有无差别。研究者用成组设计资料的 t 检验进行分析，t=9.30，得出结论：两组儿童 LPO 含量有差别。

表 8-1 两组儿童血液中 LPO 含量（μmol/L）

分组	例数	$\bar{X} \pm S$
肥胖组（1）	35	9.35±0.86
对照组（2）	35	7.74±0.73

参考相关研究及根据以往经验，血液中 LPO 的含量服从正态分布，应首先进行方差齐性检验：

1. 建立检验假设，确定检验水准

H_0： $\sigma_1^2=\sigma_2^2$，肥胖组与对照组总体方差相等

H_1： $\sigma_1^2 \neq \sigma_2^2$，肥胖组与对照组总体方差不等

$\alpha=0.10$（为减少Ⅱ型错误，α 宜稍大）

2. 计算检验统计量

$$F=\frac{S_1^2}{S_2^2}=\frac{0.86^2}{0.73^2}=1.388,\quad \nu_1=n_1-1=34,\quad \nu_2=n_2-1=34$$

3. 确定 P 值，做出统计推论 查 F 界值表（方差齐性检验用表），$\nu_1=34$，$\nu_2=34$，$F_{0.10(34,34)}>F_{0.10(40,40)}=1.69$，则 $F<F_{0.10(34,34)}$，$P>0.10$，按 $\alpha=0.10$ 的检验水准，不拒绝 H_0，差别无统计学意义，尚不能认为两总体方差不相等，即两总体方差齐，故可以应用两独立样本资料的 t 检验（详见本章第二节）。

第二节 不同设计类型的 t 检验

资料设计类型不同，采用 t 检验的方法各异。也就是 t 检验所用公式及计算 t 值各不相同。

一、样本均数与总体均数比较的 t 检验

单个样本 t 检验（one sample t-test）是已知样本均数 $\bar{X}$（代表未知总体均数 μ）与已知总体均数 μ_0（一般为理论值、标准值或经过大量观察所得的稳定值等）进行比较。总体大多数是无限的，几乎很难观察总体的情况。样本是指从总体中随机抽取的有代表性的部分个体组成，样本例数用 n 表示。

$$t=\frac{\bar{X}-\mu_0}{S_{\bar{X}}}=\frac{\bar{X}-\mu_0}{S/\sqrt{n}},\quad \nu=n-1 \tag{8-2}$$

例 8-2 某地区某医生拟研究难产儿的产前双顶径（BPD）和一般正常产儿的对比，12 名难产儿临产前 BPD 分别为：9.52、9.37、9.60、9.95、9.50、9.49、10.09、9.15、9.33、9.16、9.33、9.27cm。已知足月正常产儿临产前 BPD 均数为 9.3cm。试问难产儿临产前 BPD 是否大于一般正常产儿？

该研究只有一个样本，样本量 $n=12<50$，足月正常产儿未告知样本量且只有均数，应看作是总体，故运用单样本与总体均数的 t 检验方法。本例采用单侧检验仅是为了学习中举例。

（1）建立检验假设，确定检验水准

H_0： $\mu=\mu_0$，即该地区难产儿临产前 BPD 与正常产儿无差别

H_1： $\mu\neq\mu_0$，即该地区难产儿临产前 BPD 与正常产儿有差别

$\alpha=0.05$（单侧）

（2）计算检验统计量

已知 $n=12$，$\sum X=113.76$，$\sum X^2=1079.37$，$\bar{X}=\dfrac{\sum X}{n}=\dfrac{113.76}{12}=9.48$

$$S=\sqrt{\frac{\sum X^2-(\sum X)^2/n}{n-1}}=\sqrt{\frac{1079.37-(113.76)^2/12}{12-1}}=0.29$$

$$t=\frac{\bar{X}-\mu_0}{S/\sqrt{n}}=\frac{9.48-9.3}{0.29/\sqrt{12}}=2.15$$

$$\nu=n-1=12-1=11$$

（3）确定 P 值，做出统计推断：以 $\nu=11$ 查 t 界值表，得单侧 $t_{0.05,11}=1.796$，本例的统计量 $t=2.15>1.796$，因此 $P<0.05$，按 $\alpha=0.05$ 的水准，拒绝 H_0，接受 H_1，差别有统计学意义，即根据现有资料认为该地区难产儿临产前 BPD 大于正常产儿。

二、配对资料的 t 检验

配对样本 t 检验简称配对 t 检验，也称成对 t 检验（paired t-test），适用于配对设计的计量资料。配对设计是为了控制某些非处理因素对实验结果的影响而采用的设计方法，应用配对设计可以减少实验误差和个体差异对结果的影响，提高统计处理的效率，其目的是推断两种处理（或方法）的结果有无差别。

医学科研中配对资料的几种主要类型：

（1）配对的两个受试对象分别接受两种处理，如在动物实验中，常常先将动物按窝别、体重等配成若干对，同一对的两个受试对象随机分配到实验组和对照组，然后观察比较两组的实验结果。

（2）同一样品用两种不同方法测量同一指标，或接受不同处理。

（3）同一对象的两个部位给予不同的处理。

另外，自身对比（self-contrast），即将同一受试对象处理（实验或治疗）前后的结果进行比较，计算变化值（试后数据–试前数据），这种设计属于最简单的重复测量设计。

其过程为先求出各对差值 d 的均值 $\bar{d}$，若两种处理的效应无差别，理论上差值 d 的总体均数 μ_d 应为 0。所以这类资料的比较可看作是样本均数与总体均数 0 的比较（实质与单样本 t 检验相同），即 H_0： $\mu_1-\mu_2=\mu_d=0$，$H_1:\mu_d\neq 0$。要求差值的总体分布为正态分布。其公式为

$$t=\frac{\bar{d}}{S_{\bar{d}}}=\frac{\bar{d}}{S_d/\sqrt{n}}，\quad \nu=n-1 \tag{8-3}$$

$$S_d=\sqrt{\frac{\sum d^2-\frac{\left(\sum d\right)^2}{n}}{n-1}}$$

式中，d 为每对数据的差值；$\bar{d}$ 为差值的样本均数；S_d 为差值的标准差；$S_{\bar{d}}$ 为差值样本均数的标准误；n 为对子数。

例 8-3 为了解甲和乙两种检查方法测定冠心病患者右室舒张期末容积的差别，某医院收集心脏病患者 12 例，同时分别用两种检测方法测得其舒张期末容积的数值如表 8-2 所示。问两种检测方法的检测结果是否不同?

表 8-2 两种检测方法右室舒张期末容积结果比较（ml）

编号	甲检查	乙检查	差值 d
1	145.5	90.0	55.5
2	144.3	88.5	55.8
3	140.4	80.6	59.8
4	138.3	87.0	51.3
5	135.7	89.5	46.2
6	141.8	90.1	51.7
7	143.2	91.2	52.0
8	144.6	89.7	54.9
9	137.4	98.1	39.3
10	146.5	99.5	47.0
11	139.6	100.2	39.4
12	147.4	104.5	42.9

本题为同一研究对象采用两种检测方法检测，属于配对设计样本均数的比较，所以采用配对样本 t 检验。

（1）建立假设检验，确定检验水准

H_0： $\mu_d = 0$ ，即两种检测方法的检测结果相同

H_1： $\mu_d \neq 0$ ，即两种检测方法的检测结果不同

$\alpha = 0.05$

（2）计算检验统计量：将甲检查结果与乙检查结果相减作为差值 d 。

本例 $n = 12$ ， $\sum d = 595.8$ ， $\bar{d} = \sum d / n = 49.650$ 。

$$S_d = \sqrt{\frac{\sum d^2 - \frac{\left(\sum d\right)^2}{n}}{n-1}} = 6.686$$

$$t = \frac{\bar{d}}{S_{\bar{d}}} = \frac{\bar{d}}{S_d/\sqrt{n}} = \frac{49.650}{6.686/\sqrt{12}} = 25.724 ，\quad v = 12 - 1 = 11$$

（3）确定 P 值，做出统计推断：查 t 界值表，得 $P<0.001$ ，按 $\alpha = 0.05$ 水准，拒绝 H_0 ，接受 H_1 ，差异有统计学意义，可以认为两种检验方法测得心脏病患者右室舒张期末容积的结果不同。

配对样本 t 检验使用差值计算，看不到两个均数的值，结果判定时只看差值（ $\sum d$ ）的正负。本例甲检查结果与乙检查结果的差值为正值，表明甲检查法测得的右室舒张期末容积大于乙检查法；反之亦然。

三、两独立样本均数的 t 检验

两独立样本资料的检验（two-sample/group t-test for independent samples），又称成组检验（comparison for two means），适用于完全随机设计的两样本均数的比较。将受试对象随机分配成两个处理组，每一组随机接受一种处理。一般把这样获得的两组资料视为代表两个不同总体的两个样本，据此推断它们的总体均数是否相等。另外，从两个人群（如某一年龄组男性与女性）分别随机抽取一定数量的观察对象，测量某项指标进行比较，这类资料也按完全随机设计的两独立样本均数比较来处理。

当两总体方差齐时，计算公式为

$$t=\frac{\left|\bar{X}_1-\bar{X}_2\right|}{S_{\bar{X}_1-\bar{X}_2}} \tag{8-4}$$

$$S_{\bar{X}_1-\bar{X}_2}=\sqrt{S_c^2\left(\frac{1}{n_1}+\frac{1}{n_2}\right)}=\sqrt{S_c^2\left(\frac{n_1+n_2}{n_1\times n_2}\right)} \tag{8-5}$$

$$S_c^2=\frac{(n_1-1)S_1^2+(n_2-1)S_2^2}{n_1+n_2-2}=\frac{\sum(x_1-\bar{x}_1)^2+\sum(x_2-\bar{x}_2)^2}{n_1+n_2-2} \tag{8-6}$$

$$\nu=n_1+n_2-2$$

其中，S_c^2 称为合并方差（combined variance），若 $n_1=n_2$ 时

$$S_{\bar{X}_1-\bar{X}_2}=\sqrt{S_{\bar{X}_1}^2+S_{\bar{X}_2}^2}=\sqrt{S_1^2/n_1+S_2^2/n_2} \tag{8-7}$$

例 8-4 某医院用新药物与标准药物治疗成人贫血，将 20 例成人贫血患者随机均分为两组，分别接受两种药物治疗，测其血红蛋白增加量（g/L），见表 8-3。问新药与标准药物的疗效有无差别？

表 8-3 两种药物治疗后贫血患者血红蛋白增加量

治疗药物	血红蛋白增加量（g/L）									
新药物（1）	20	40	25	17	23	32	25	24	11	19
标准药物（2）	16	20	18	26	20	25	22	23	24	15

（1）建立检验假设，确定检验水准

H_0：$\mu_1=\mu_2$，即新药和标准药物的疗效无差别

H_1：$\mu_1\neq\mu_2$，即新药和标准药物的疗效有差别

$\alpha=0.05$

（2）计算检验统计量 t 值

算得：$\bar{X}_1=23.60$，$S_1=8.031$；$\bar{X}_2=20.90$，$S_2=3.755$

$$t=\frac{\bar{X}_1-\bar{X}_2}{\sqrt{\frac{(n_1-1)S_1^2+(n_2-1)S_2^2}{n_1+n_2-2}\left(\frac{1}{n_1}+\frac{1}{n_2}\right)}}$$

$$=\frac{23.60-20.90}{\sqrt{\frac{8.031^2+3.755^2}{10}}}=0.963$$

$$\nu=20-2=18$$

（3）确定 P 值，做出推断结论：查 t 界值表得 $P>0.05$，按 $\alpha=0.05$ 水准，不拒绝 H_0，差异无统计学意义，尚不能认为新药物与标准药物的疗效有差别。

例 8-5 测得 140 例 30 岁以上心脏病患者血清胆固醇均值为（225.5±40.5）mmol/L，另测得 480 例同龄非心脏病患者血清胆固醇均数为（170.6±35.7）mmol/L，试分析心脏病患者的血清胆固醇是否较高？

$n_1=140$，$n_2=480$，均大于 50，为大样本；血清胆固醇值呈近似正态分布；故用 z 检验进行两均数的比较。

（1）建立假设检验，确定检验水准

H_0：$\mu_1=\mu_2$，即心脏病患者与非心脏病患者的血清胆固醇无差别

H_1：$\mu_1\neq\mu_2$，即心脏病患者与非心脏病患者的血清胆固醇不同

$\alpha=0.05$

（2）计算检验统计量：已知两样本的 $\overline{X}$ 和 S，故直接求 z 值：

$$z=\frac{\overline{X}_1-\overline{X}_2}{\sqrt{\frac{S_1^2}{n_1}+\frac{S_2^2}{n_2}}}=\frac{|225.5-170.6|}{\sqrt{\frac{40.5^2}{140}+\frac{35.7^2}{480}}}=14.48$$

（3）确定 P 值，做出统计推断：$z=14.48>1.96$，$P<0.05$，按 $\alpha=0.05$ 水准，拒绝 H_0，接受 H_1，差异有统计学意义，可以认为心脏病患者平均血清胆固醇（225.5mmol/L）含量高于非心脏病患者（170.6mmol/L）。

第三节 近似 t 检验

两样本均数的比较，若两总体方差不齐时，可采用 t' 检验或进行变量变换后再进行 t 检验，亦可用非参数检验，如秩和检验处理。近似 t 检验有以下三种方法：Cochran & Cox 法、Satterthwaite 法和 Welch 法。

1. Cochran & Cox 法（1950） 是对临界值校正。其检验统计量 t' 计算公式为

$$t'=\frac{\overline{X}_1-\overline{X}_2}{\sqrt{\frac{S_1^2}{n_1}+\frac{S_2^2}{n_2}}},\quad \nu_1=n_1-1,\quad \nu_2=n_2-1 \tag{8-8}$$

因 t' 分布较复杂，所以常用 t 计算其近似临界值 t'_α，公式为

$$t'_\alpha=\frac{S_{\overline{X}_1}^2\times t_{\alpha,\nu_1}+S_{\overline{X}_2}^2\times t_{\alpha,\nu_2}}{S_{\overline{X}_1}^2+S_{\overline{X}_2}^2} \tag{8-9}$$

例 8-6 现调查应用某营养素 6 个月后对改善儿童体质状况的效果，将 80 名 8～10 岁健康儿童随机分为试验组（服用该营养素）和对照组（服用与该营养素量完全相同的安慰剂）。在补充前、后分别对两组儿童的仰卧起坐成绩进行观察，算得两组儿童的平均仰卧起坐成绩提高值，如表 8-4 所示。问试验组和对照组儿童的平均仰卧起坐成绩提高值是否不同？

表 8-4 两组儿童平均仰卧起坐成绩提高值（次/分）

分组	例数	平均仰卧起坐成绩提高值	标准差
试验组（1）	45	7.3	4.5
对照组（2）	35	5.3	2.6

该资料为完全随机设计的两样本均数比较，故选用两样本 t 检验。先对两样本资料做方差齐性检验，由于无原始数据，故选用方差齐性的 F 检验。

（1）建立假设检验，确定检验水准

H_0：$\sigma_1^2=\sigma_2^2$，即试验组与对照组仰卧起坐成绩提高值的总体方差相等

H_1：$\sigma_1^2\neq\sigma_2^2$，即试验组与对照组仰卧起坐成绩提高值的总体方差不等

$\alpha=0.10$

（2）计算检验统计量，按公式得

$$F=\frac{S_1^2(\text{较大})}{S_2^2(\text{较小})}=\frac{4.5^2}{2.6^2}=2.996,\quad \nu_1=45-1=44,\quad \nu_2=35-1=34$$

（3）确定 P 值，得出结论：查 F 界值表，得 $P<0.10$，按 $\alpha=0.10$ 水准，拒绝 H_0，接受 H_1，差异有统计学意义，认为两总体方差不等。所以选用总体方差不等情形下的近似 t 检验，以 Cochran & Cox 的近似 t 检验为例。

1）建立假设检验，确定检验水准

H_0： $\mu_1=\mu_2$，即试验组和对照组儿童平均仰卧起坐成绩的提高值相同

H_1： $\mu_1\neq\mu_2$，即试验组和对照组儿童平均仰卧起坐成绩的提高值不同

$\alpha=0.05$

2）计算检验统计量

$$t'=\frac{\bar{X}_1-\bar{X}_2}{\sqrt{\frac{S_1^2}{n_1}+\frac{S_2^2}{n_2}}}=\frac{7.3-5.3}{\sqrt{\frac{4.5^2}{45}+\frac{2.6^2}{35}}}=2.494$$

3）确定 P 值，得出结论：查 t 界值表，得 $t_{0.05/2,44}\approx t_{0.05/2,50}=2.009$，$t_{0.05/2,34}=2.032$。算得 t' 界值

$$t'_\alpha=\frac{S_{\bar{X}_1}^2\times t_{\alpha,\nu_1}+S_{\bar{X}_2}^2\times t_{\alpha,\nu_2}}{S_{\bar{X}_1}^2+S_{\bar{X}_2}^2}=\frac{\frac{4.5^2}{45}\times 2.009+\frac{2.6^2}{35}\times 2.032}{\frac{4.5^2}{45}+\frac{2.6^2}{35}}=2.016$$

因为 $t'>t'_{0.05/2}$，所以得 $P<0.05$，按 $\alpha=0.05$ 水准，拒绝 H_0，接受 H_1，差异有统计学意义，可以认为试验组和对照组儿童平均仰卧起坐成绩的提高值不同。根据试验组平均仰卧起坐成绩提高值更高，说明补充该营养素 6 个月后改善了儿童体质状况。

2. Satterthwaite 法（1946） 是对自由度校正。公式为

$$t=t',\quad \nu=\frac{\left(S_{\bar{X}_1}^2+S_{\bar{X}_2}^2\right)^2}{\frac{S_{\bar{X}_1}^4}{n_1-1}+\frac{S_{\bar{X}_2}^4}{n_2-1}}=\frac{\left(\frac{S_1^2}{n_1}+\frac{S_2^2}{n_2}\right)^2}{\frac{\left(\frac{S_1^2}{n_1}\right)^2}{n_1-1}+\frac{\left(\frac{S_2^2}{n_2}\right)^2}{n_2-1}} \tag{8-10}$$

3. Welch 法（1947） 也是对自由度进行校正。公式为

$$t=t',\quad \nu=\frac{\left(S_{\bar{X}_1}^2+S_{\bar{X}_2}^2\right)^2}{\frac{S_{\bar{X}_1}^4}{n_1+1}+\frac{S_{\bar{X}_2}^4}{n_2+1}}-2=\frac{\left(\frac{S_1^2}{n_1}+\frac{S_2^2}{n_2}\right)^2}{\frac{\left(\frac{S_1^2}{n_1}\right)^2}{n_1+1}+\frac{\left(\frac{S_2^2}{n_2}\right)^2}{n_2+1}}-2 \tag{8-11}$$

第四节 SPSS 软件实现

一、单样本 t 检验

以例 8-2 的资料为例，介绍单样本 t 检验的 SPSS 软件实现过程及结果解释。

（1）建立数据文件：打开 SPSS25.0 版本，在 Variable View 下建立数值型变量 BPD 代表临产前双顶径，并设置变量标签为临产前双顶径（cm），Data View 下输入数据，具体操作见图 8-1 和图 8-2。

（2）单样本 t 检验：选择 Analyze→Compare Means→One-Sample T Test 菜单，打开 One-Sample T Test 对话框。将左边变量列表框中的变量 BPD 调入 Test Variable（s）列表框中，在 Test Value 文本框中输入 9.3，如图 8-3 所示。

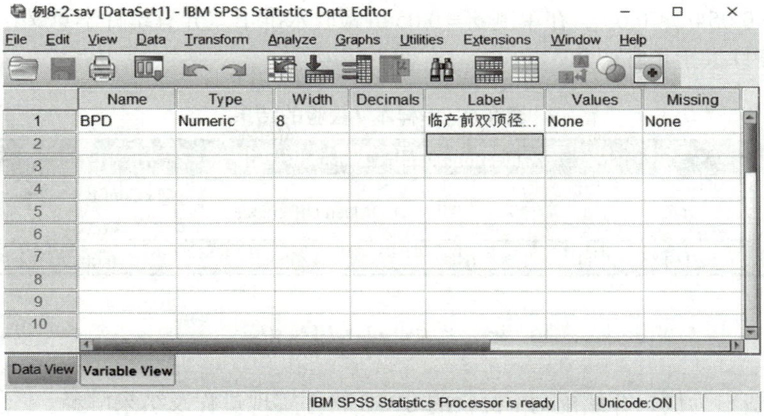

图 8-1 单样本 *t* 检验数据的变量录入格式

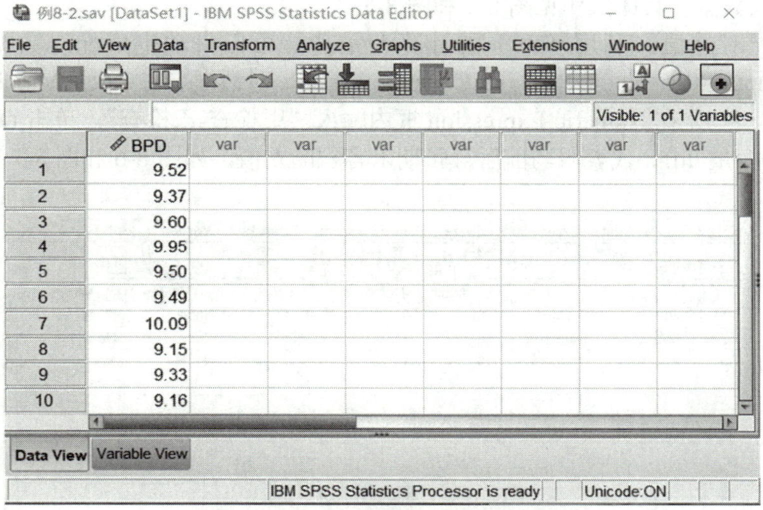

图 8-2 单样本 *t* 检验的数据录入格式

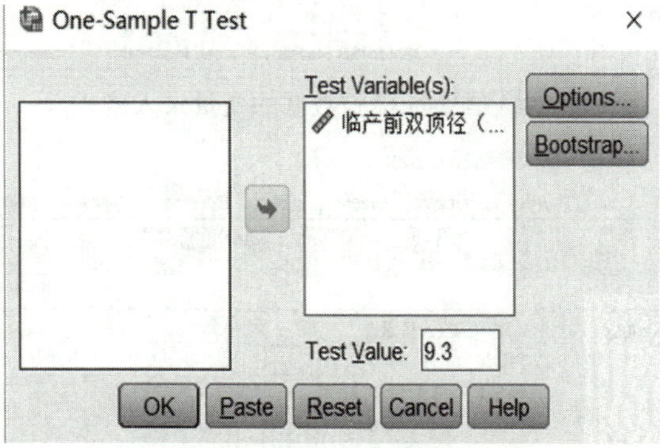

图 8-3 单样本 *t* 检验对话框

单击 OK 按钮后，输出结果见表 8-5 和表 8-6。

表 8-5 单样本的基本统计描述

One-Sample Statistics				
	N	Mean	Std. Deviation	Std. Error Mean
临产前双顶径（cm）	12	9.4800	0.28951	0.08358

表 8-5 为该样本的基本统计描述，表 8-6 为单样本 *t* 检验的结果。检验统计量 $t = 2.154$，自由度

为 11，单侧 $P = 0.054/2 < 0.05$，在单侧 $\alpha = 0.05$ 的检验水准下差异有统计学意义，可以认为该地区难产儿临产前 BPD 大于正常产儿。

表 8-6 单样本 *t* 检验的结果

One-Sample Test（Test Value=9.3）						
	t	*df*	Sig.（2-tailed）	Mean Difference	95% Confidence Interval of the Difference	
					Lower	Upper
临产前双顶径（cm）	2.154	11	0.054	0.18000	−0.0039	0.3639

二、配对 *t* 检验

以例 8-3 的资料为例，介绍配对 *t* 检验的 SPSS 软件实现过程及结果解释。

（1）建立数据文件：在 Variable View 下建立数值型变量 number、甲检查和乙检查三个变量，Data View 下输入数据，具体操作见图 8-4 和图 8-5。

（2）计算配对差值：利用 SPSS 的计算变量功能可以自动生成配对数据的差值。选择 Transform→Compute Variable 菜单，打开 Compute Variable 对话框。在 Target Variable 框内输入 diff（配对差值的变量名），在 Numeric Expression 框内输入“甲检查-乙检查”。单击 OK 按钮后将在原数据文件中添加变量 diff，代表服药前后舒张期末容积的差值，如图 8-6 和图 8-7 所示。

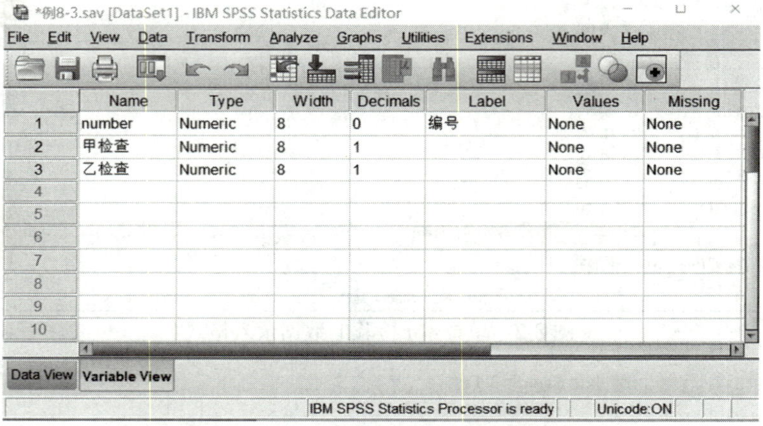

图 8-4 配对 *t* 检验数据的变量录入格式

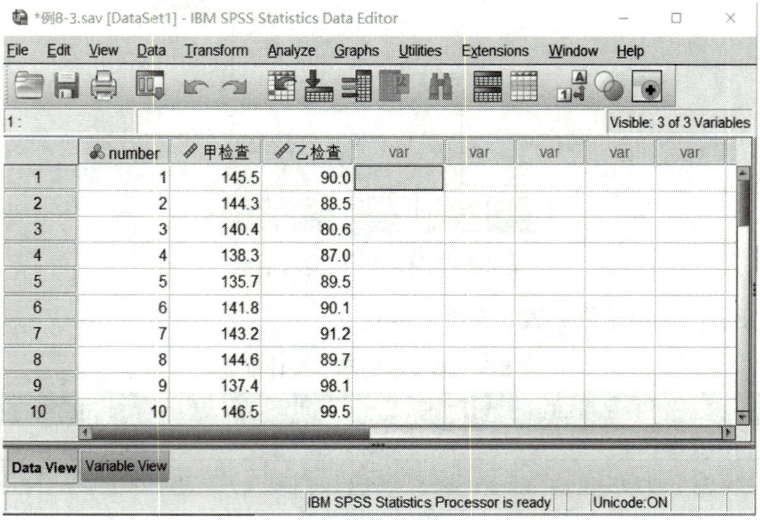

图 8-5 配对 *t* 检验的数据录入格式

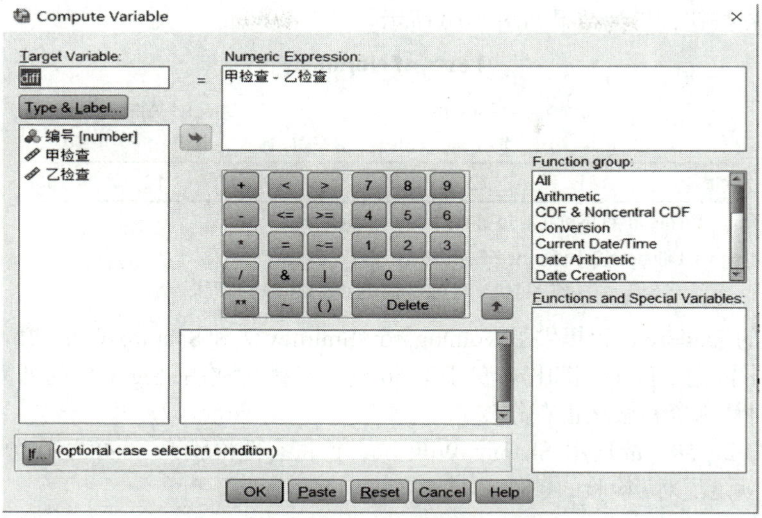

图 8-6 计算配对样本的差值

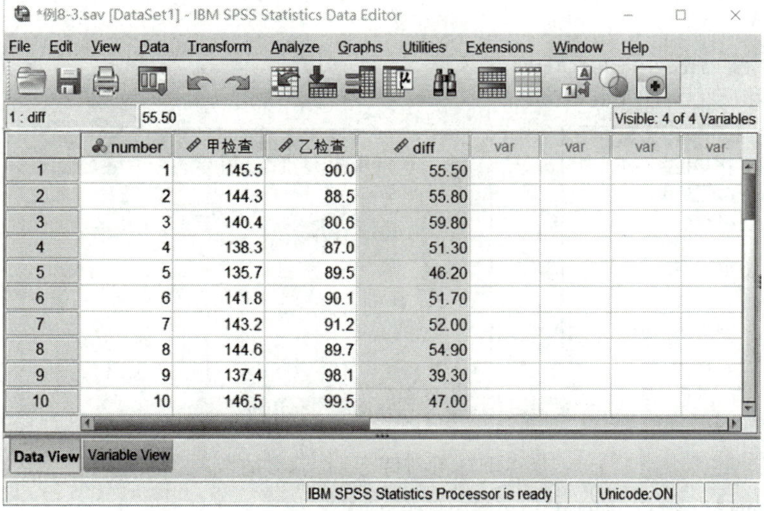

图 8-7 配对样本差值显示

（3）差值的正态性检验：利用 SPSS 的 Explore 过程进行正态性检验。选择 Analyze→Descriptive Statistics→Explore 菜单，将左边变量列表框中的变量 diff 调入 Dependent List 列表框中，见图 8-8。然后单击右侧的 Plots…按钮，选中 Histogram 和 Normality plots with tests，并回到主对话框，见图 8-9。

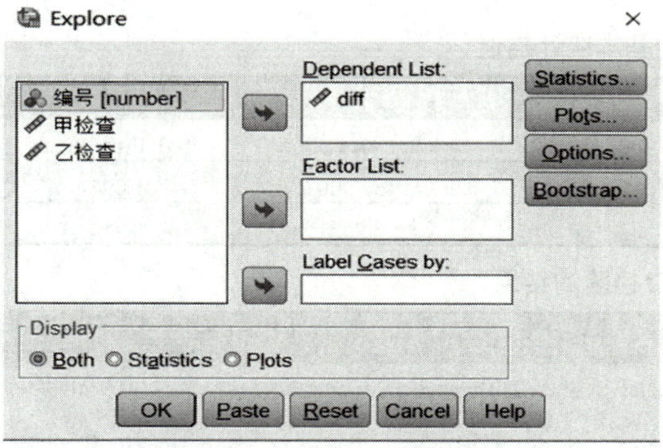

图 8-8 Explore 对话框

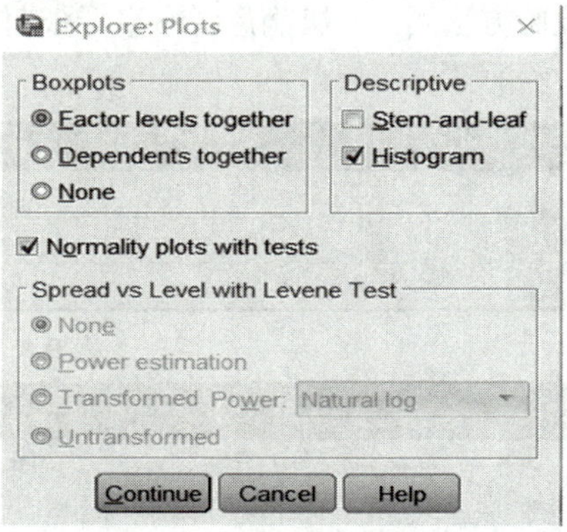

图 8-9 Explore：Plots 对话框

最后单击 OK 按钮，得到结果如图 8-10 所示。

Tests of Normality

	Kolmogorov-Smirnov[a]			Shapiro-Wilk		
	Statistic	df	Sig.	Statistic	df	Sig.
diff	.181	12	.200*	.939	12	.485

*. This is a lower bound of the true significance.

a. Lilliefors Significance Correction

图 8-10　配对差值的正态性检验结果

正态性检验的 Explore 过程提供了 Kolmogorov-Smirnov 法和 Shapiro-Wilk 法两种正态性检验方法，分别适用于样本量大于 50 例和样本量小于 50 例的资料。表格中 Sig.对应的列为假设检验 P 值，通常当 $P>0.10$ 时认为资料服从正态分布。

因样本量为 12＜50，故选用 Shapiro-Wilk 法，得正态性检验 $P=0.485>0.10$，可以认为资料服从正态分布，满足配对 t 检验的条件。

（4）配对 t 检验：选择 Analyze→Compare Means→Paired-Samples T Test 菜单，打开 Paired-Samples T Test 对话框。将左边变量列表框中的变量甲检查和乙检查同时（或依次）调入 Paired Variables 列表框中，见图 8-11。

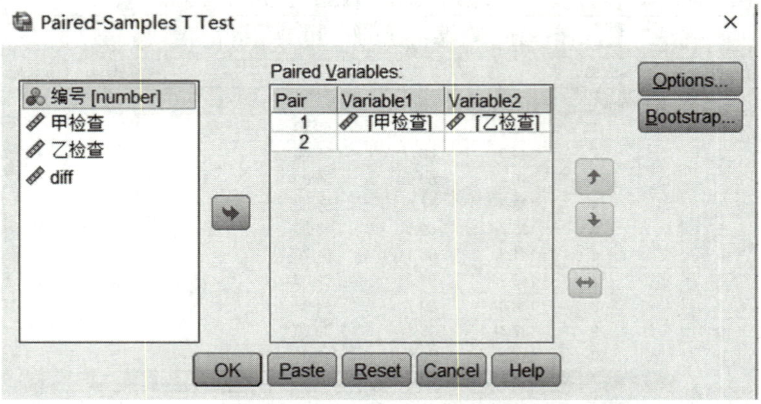

图 8-11　配对样本 t 检验对话框

单击 OK 按钮后，得到结果见表 8-7 和表 8-8。

表 8-7 显示了配对样本的基本统计描述，可知甲检查和乙检查均值为 142.058 和 92.408，标准差为 3.7900 和 6.7551，标准误为 1.0941 和 1.9500。

表 8-8 显示了配对样本 t 检验的结果。配对差值的均数为 49.6500，标准差为 6.6861，检验统计量 $t=25.724$，自由度 $\nu=11$，$P<0.05$，在 $\alpha=0.05$ 的检验水准下差异有统计学意义，可以认为两种检验方法测得心脏病患者右室舒张期末容积的大小不同。

表 8-7　配对样本的基本统计描述

Paired Samples Statistics					
		Mean	*N*	Std. Deviation	Std. Error Mean
Pair1	甲检查	142.058	12	3.7900	1.0941
	乙检查	92.408	12	6.7551	1.9500

表 8-8　配对样本 t 检验的结果

Paired Samples Test								
	Mean	Std.	SE	95% Confidence interval of the Difference		*t*	*df*	Sig.（2-tailed）
				Lower	Upper			
甲检查–乙检查	49.6500	6.6861	1.9301	45.4018	53.8982	25.724	11	0.000

三、两独立样本 t 检验

以例 8-4 的资料为例，介绍两独立样本 t 检验的 SPSS 软件实现过程及结果解释。

在 Variable View 下建立数值型变量 hemoglobin、group 两个变量，Data View 下输入数据，具体操作见图 8-12 和图 8-13。

（1）正态性检验：利用 SPSS 的 Explore 过程进行正态性检验。选择 Analyze→Descriptive Statistics→Explore 菜单，操作方法同上，结果如图 8-14 所示。

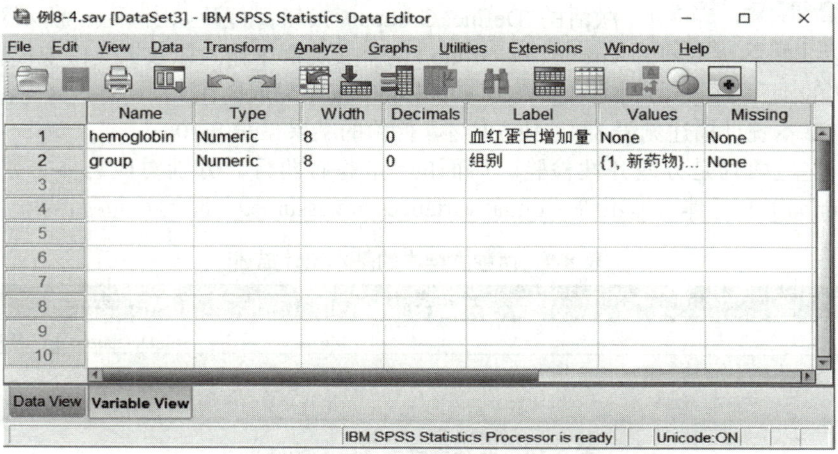

图 8-12　两独立样本 t 检验数据的变量录入格式

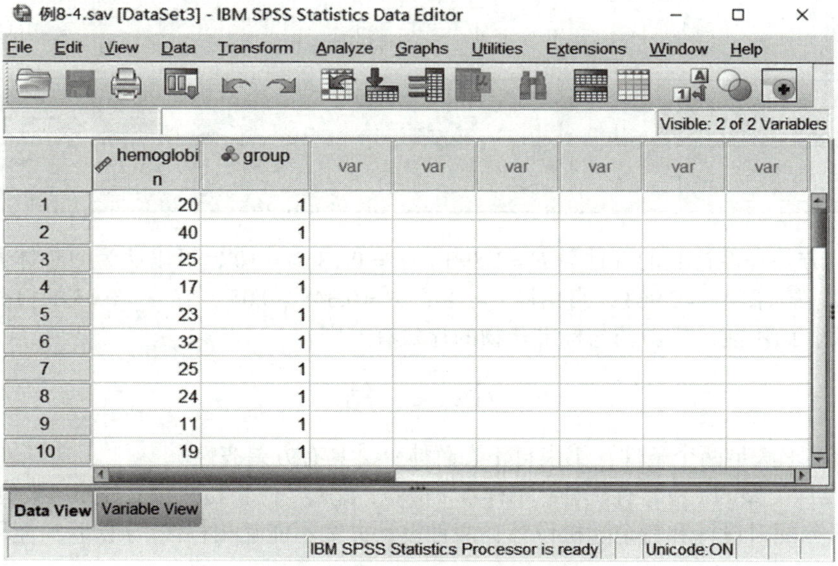

图 8-13　两独立样本 t 检验的数据录入格式

Tests of Normality

		Kolmogorov-Smirnov[a]			Shapiro-Wilk		
	组别	Statistic	df	Sig.	Statistic	df	Sig.
血红蛋白增加量	新药物	.231	10	.140	.953	10	.698
	标准药物	.115	10	.200*	.955	10	.723

*. This is a lower bound of the true significance.

a. Lilliefors Significance Correction

图 8-14　正态性检验结果

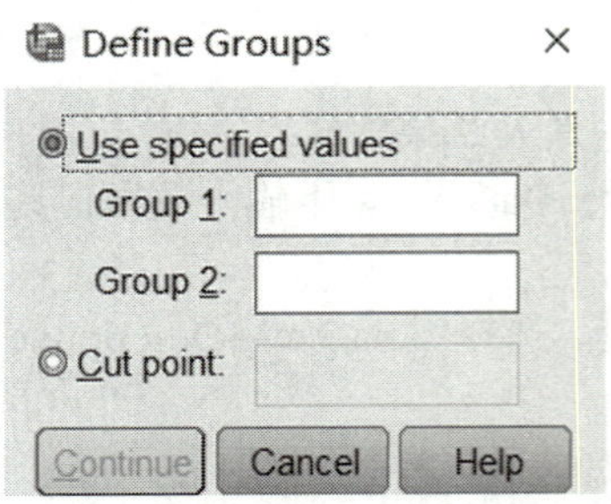

图 8-15　定义两个样本的编码值

因两组样本量均为 10，故选用 Shapiro-Wilk 法，得正态性检验 $P_1=0.698>0.10$，$P_2=0.723>0.10$，可以认为资料服从正态分布，满足两独立样本 t 检验的条件。

（2）两独立样本 t 检验：选择 Analyze→Compare Means→Independent T Test 菜单，打开 Independent-Sample T Test 对话框：①将左边变量列表框中的变量 hemoglobin 调入 Test Variable（s）列表框中；②将变量 group 调入 Grouping Variable 文本框中，并单击激活的 Define Groups…按钮，打开如图 8-15 所示对话框；③在 Group1 和 Group2 两个文本框中输入原数据文件中代表两个组的编码值，如本例的 1 和 2，并回到主对话框；④单击 OK 按钮完成操作。

两个样本基本统计描述见表 8-8，独立样本 t 检验的结果见表 8-10。

表 8-10 左边两列是方差齐性检验，后面的 t 检验有两行，分别对应总体方差相等（Equal variances assumed）和总体方差不等（Equal variances not assumed）时的 t 检验结果。

表 8-9　两独立样本的基本统计描述

Group Statistics					
	组别	*N*	Mean	Std. Deviation	Std. Error Mean
血红蛋白增加量	新药物	10	23.60	8.030	2.539
	标准药物	10	20.90	3.755	1.187

表 8-10　两独立样本 t 检验的结果

		F	Sig.	*t*	*df*	Sig.（2-tailed）	Mean Difference	Std. Error Difference	95% Confidence Interval of the Difference	
									Lower	Upper
血红蛋白增加量	Equal variances assumed	1.890	0.186	0.963	18	0.348	2.700	2.803	−3.190	8.590
	Equal variances not assumed			0.963	12.756	0.353	2.700	2.803	−3.368	8.768

本例中，方差齐性检验的统计量 $F=1.890$，$P=0.186>0.10$，可以认为两总体方差相等。独立样本 t 检验，统计量 $t=0.963$，自由度 $\nu=18$，$P=0.348>0.05$，在 $\alpha=0.05$ 的检验水准下差异无统计学意义，尚不能认为新药与标准药物的疗效有差别。

小　　结

1. t 检验要求满足两个条件：①来自正态总体；②具有方差齐性。

2. 常用设计类型的 t 检验有三种：单样本 t 检验，配对 t 检验和两独立样本 t 检验。在实践中，注意应正确区分配对设计和完全随机设计，两种设计方案不能互相替代。t 检验只能用于两个均数的比较。

另外，当需要进行≥3 组样本均数的比较时，不能再用 t 检验，否则会增加犯Ⅰ型错误的概率，需要用下一章介绍的方差分析进行数据分析。

（潘海燕）

第九章　方 差 分 析

前一章介绍了配对设计的t检验和两独立样本t检验，本章介绍的方差分析(analysis of variance，ANOVA) 是 t 检验的扩展，是进行多个（三个及三个以上）均数比较的最常用方法。方差分析的基本思想是对变异进行分解，从而推断不同样本所代表的总体均数是否相同。该方法由英国统计学家 R. A. Fisher 提出，又称 F 检验。

第一节　方差分析的基本原理和应用条件

两个总体均数间比较可采用 t 检验，但是多个总体均数间比较能否继续采用 t 检验？以 3 个均数两两比较为例，如果采用 t 检验则需要进行的比较次数 $m=k(k-1)/2=3\times(3-1)/2=3$ 次。设规定检验水准 $\alpha=0.05$，则在 H_0 成立的条件下，按照概率乘法原理 3 次检验均不犯 I 类错误的概率为 $(1-0.05)^3=0.857$，累计犯 I 类错误的概率为 $1-0.857=0.143$，明显大于 0.05。由此可见，多个总体均数间比较不能直接用 t 检验，会增大 I 类错误的概率，因此建议采用方差分析。

一、方差分析的基本思想

方差分析的基本思想：把全部观察值的变异按设计类型分解为两个或多个部分，然后将各个因素（处理因素、区组因素等）产生的变异与随机误差进行比较，并构造检验统计量 F 值，从而推断各因素的作用是否具有统计学意义。下面以例 9-1 说明方差分析的基本思想。

例 9-1　为探究辛伐他汀对降低脑缺血大鼠脑梗死面积百分比的效果，某研究者将 30 只造模后的 SD 大鼠随机分为实验组 1、实验组 2、对照组各 10 只。实验组 1 每天灌服他汀类新药 1mg/kg，实验组 2 每天灌服尼莫地平 12.5mg/kg，对照组每天灌服生理盐水 1 次，连续喂药 3 周后测量大鼠的脑梗死面积百分比，结果见表 9-1。试比较不同组别大鼠的脑梗死面积百分比有无不同？

表 9-1　三组大鼠的脑梗死面积百分比（%）

	实验组 1	实验组 2	对照组	合计
X_{ij}	27.2	37.1	45.0	
	29.6	37.5	42.4	
	28.9	33.9	43.6	
	29.2	35.4	39.8	
	28.6	36.3	38.9	
	28.0	37.4	41.6	
	27.8	38.9	42.0	
	25.6	39.1	43.5	
	28.9	35.0	44.6	
	28.2	36.7	42.4	
n_i	10	10	10	30（n）
$\bar{X}_i$	28.20	36.73	42.38	35.77（$\bar{X}$）
S_i^2	1.34	2.78	3.78	37.57803（S^2）

1. 数据特征　不同组别均数间比较的假设检验前，首先掌握数据的分布特征。图 9-1 直观展示各组数据的离散程度，同时显示个体观察值与总均数（$\bar{X}=35.77$）的差异性。图 9-2 揭示三组数据的分布基本对称，且三组数据的样本均数存在差异。但推断三组数据的总体均数是否相等，需要进一步进行假设检验才能确认。

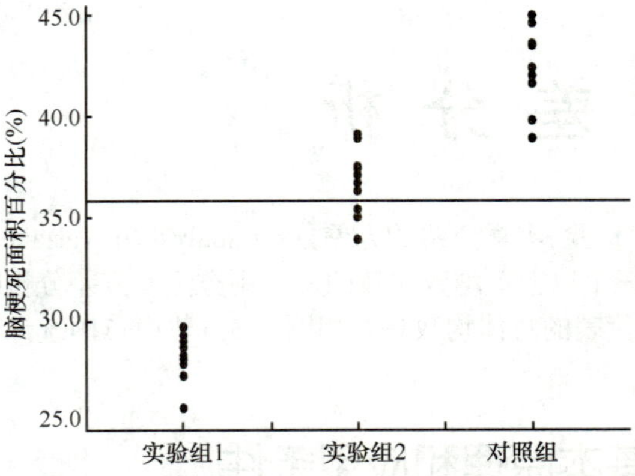

图 9-1　不同组别大鼠的脑梗死面积百分比的分散程度

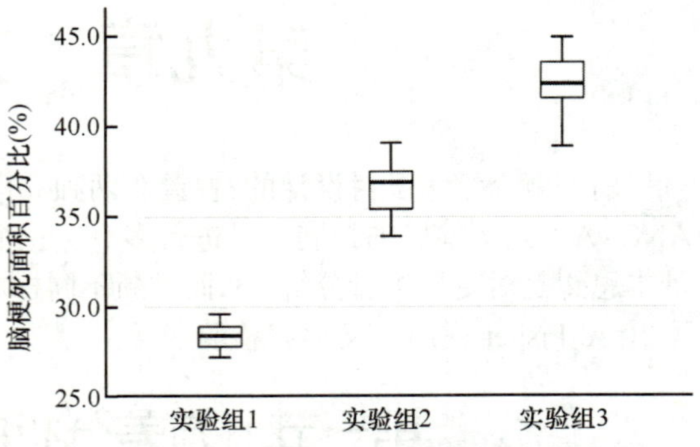

图 9-2　不同组别大鼠的脑梗死面积的箱式图

2. 变异的来源　对于例 9-1 的三组数据，变异可分为以下三类。

（1）总变异（total variation）：30 只大鼠的脑梗死面积百分比 X_{ij} 大小各不相同，且围绕总均数（$\bar{X}$=35.77）上下波动（图 9-1），这种变异称为总变异（包含处理因素的效应和随机误差）。总变异综合反映全部观察值的变异，其大小可用所有观察值总的离均差平方和（sum of squares of deviations from mean）$SS_{总}$ 表示：

$$SS_{总}=\sum_i\sum_j(X_{ij}-\bar{X})^2 \tag{9-1}$$

（2）组间变异（variation between groups）：三组大鼠的脑梗死面积百分比的样本均数各不相同，这种变异称为组间变异。组间变异反映了各处理组间的差别，也包含随机误差。大小可用各组样本均数与总均数的离均差平方和 $SS_{组间}$ 表示：

$$SS_{组间}=\sum_i n_i(\bar{X}_i-\bar{X})^2 \tag{9-2}$$

（3）组内变异（variation within groups）：每组内部大鼠的脑梗死面积百分比也各不相同，即图 9-1 中代表 X_{ij} 的所有散点围绕样本均数 $\bar{X}_i$ 的变异，这种变异称为组内变异。组内变异反映随机误差，其大小可用组内每个个体与组内均数的离均差平方和 $SS_{组内}$ 表示：

$$SS_{组内}=\sum_i\sum_j(X_{ij}-\bar{X}_i)^2=\sum_i(n_i-1)S_i^2 \tag{9-3}$$

总变异可分解为组间变异和组内变异，即：$SS_{总}=SS_{组间}+SS_{组内}$

总自由度也可分解为组间自由度和组内自由度，即：$\nu_{总}=\nu_{组间}+\nu_{组内}$，其中 n 为总例数，k 为组数，$\nu_{总}=n-1$，$\nu_{组间}=k-1$，$\nu_{组内}=n-k$。

相应变异除以相应自由度得到平均变异，称为均方（mean square）。

总的均方：$MS_{总}=\dfrac{SS_{总}}{\nu_{总}}$

组间均方：$MS_{组间}=\dfrac{SS_{组间}}{\nu_{组间}}$

组内均方：$MS_{组内}=\dfrac{SS_{组内}}{\nu_{组内}}$

在本例中，总变异分解为组间变异（各处理组间的差别和随机误差）和组内变异（随机误差）。若三个处理组的效应相同，即 $\mu_1=\mu_2=\mu_3$，则组间变异与组内变异均只反映随机误差。可以证明，当 $\mu_1=\mu_2=\mu_3$ 成立时，$MS_{组间}/MS_{组内}$ 服从自由度为 $\nu_{组间}$ 和 $\nu_{组内}$ 的 F 分布。

$$F=\frac{MS_{组间}}{MS_{组内}} \sim F(\nu_{组间},\nu_{组内}) \tag{9-4}$$

对于 F 分布，F 值越大，相应的 P 值越小。查 F 界值表确定 P 值（大于等于现有 F 值的概率），从而推断各组总体均数是否相等。综上所述，可将计算过程总结为以下方差分析表（表 9-2）。

表 9-2　完全随机设计的方差分析表

变异来源	SS	ν	MS	F
组间（处理）	$\sum_i n_i(\bar{X}_i-\bar{X})^2$	$k-1$	$SS_{组间}/(k-1)$	$MS_{组间}/MS_{组内}$
组内（误差）	$SS_{总}-SS_{组间}$	$n-k$	$SS_{组内}/(n-k)$	
总变异	$\sum_i\sum_j(X_{ij}-\bar{X})^2$	$n-1$		

二、方差分析的应用条件

对计量资料进行方差分析时，应满足以下条件。

1. 独立性　各组样本是相互独立的随机样本。

2. 正态性　各组样本均服从正态分布。

3. 方差齐性　各组样本对应的总体方差相等。

三、方差齐性检验

方差分析中要求各组的总体方差相等，因此进行方差分析前，应进行多个方差的齐性检验，常用的多组方差齐性检验方法有 Bartlett 检验法和 Levene 检验。

1. Bartlett 检验　该法要求资料服从正态分布。下面用例 9-1 资料说明 Bartlett 方差齐性检验，基本假设检验步骤如下。

（1）建立检验假设，确定检验水准

H_0：$\sigma_1^2=\sigma_2^2=\sigma_3^2$，即三个总体方差全相等

H_1：$\sigma_1^2,\sigma_2^2,\sigma_3^2$ 不全相等（至少有两个总体方差不等）

$\alpha=0.10$

（2）计算检验统计量

已知 $S_1^2=1.34, S_2^2=2.78, S_3^2=3.78, S_C^2=MS_{误差}=2.614$

（见第二节完全随机设计方差分析的计算）

$$\chi^2=\frac{\sum_i\left[(n_i-1)\ln\frac{S_C^2}{S_i^2}\right]}{1+\frac{\sum_i(n_i-1)^{-1}-(n-k)^{-1}}{3(k-1)}}=\frac{(10-1)\ln\frac{2.614}{1.34}+(10-1)\ln\frac{2.614}{2.78}+(10-1)\ln\frac{2.614}{3.78}}{1+\frac{[(10-1)^{-1}+(10-1)^{-1}+(10-1)^{-1}]-(30-3)^{-1}}{3(3-1)}}=2.04$$

$\nu=k-1=3-1=2$

（3）确定 P 值，并做出推断结论：以 ν=2 查 χ^2 界值表，得 $\chi^2_{0.10,2}$=4.61，则 P>0.10，按 α=0.10 水准，不拒绝 H_0，差别无统计学意义，尚不能认为三个总体方差不齐。

2. Levene 检验　适用于任何分布的资料。基本步骤是将原始观察值 X_{ij} 转化成离差 z_{ij}，常用离差计算方法有：①基于均数，$z_{ij}=\left|X_{ij}-\bar{X}_i\right|$ 或 $z_{ij}=(X_{ij}-\bar{X}_i)^2$；②基于中位数，$z_{ij}=\left|X_{ij}-M_i\right|$。然后进行单因素方差分析，具体公式如下：

$$F=\frac{(n-k)\Sigma n_i(\bar{z}_i-\bar{z})^2}{(k-1)\Sigma\Sigma(z_{ij}-\bar{z}_i)^2},\quad \nu_1=k-1,\quad \nu_2=n-k$$

其中 k 为比较组数，n_i 为第 i 组的样本量，$\bar{X}_i$ 为第 i 组的样本均数、M_i 为第 i 组的中位数。

第二节 常见设计类型的方差分析

比较三组及三组以上的样本均数时，由于设计类型不同，方差分析也有所不同。常见设计类型有完全随机设计和随机区组设计。

一、完全随机设计的方差分析

完全随机设计（completely randomized design）是最常见的单因素两水平或多水平的实验设计方法，是将同质的受试对象随机地分配到各处理组，再观察其实验效应。完全随机设计的方差分析属于单因素方差分析（one-way ANOVA）。

例 9-1 属于完全随机设计计量资料，研究因素是处理因素，3 个组表示该处理因素的 3 个水平，目的是比较 3 个组的总体均数是否相等。

完全随机设计方差分析的基本步骤：

（1）建立检验假设，确定检验水准

H_0： $\mu_1=\mu_2=\mu_3$，即三组大鼠脑梗死面积百分比的总体均数全相同

H_1： μ_1,μ_2,μ_3 不全相同，即三组大鼠脑梗死面积百分比的总体均数不全相同

α=0.05

（2）计算检验统计量 F 值

$$SS_{总}=\sum_i\sum_j(X_{ij}-\bar{X})^2=(n-1)S_{总}^2=(30-1)\times 37.57803=1089.763$$

$$SS_{组间}=\sum_i n_i(\bar{X}_i-\bar{X})^2=10\times(28.20-35.77)^2+10\times(36.73-35.77)^2+10\times(42.38-35.77)^2$$
$$=1019.186$$

$$SS_{组内}=SS_{总}-SS_{组间}=70.577$$

$$\nu_{组间}=k-1=3-1=2 \qquad \nu_{组内}=n-k=27$$

$$MS_{组间}=\frac{SS_{组间}}{\nu_{组间}}=509.593 \qquad MS_{组内}=\frac{SS_{组内}}{\nu_{组内}}=2.614$$

$$F=\frac{MS_{组间}}{MS_{组内}}=194.950$$

将上述结果整理为方差分析表，具体如下（表 9-3）：

表 9-3　例 9-1 资料的方差分析表

变异来源	SS	ν	MS	F	P
组间（处理）	1019.186	2	509.593	194.950	<0.05
组内（误差）	70.577	27	2.614		
总变异	1089.763	29			

（3）确定 P 值并做出推断结论：根据 $\nu_{组间}=2$，$\nu_{组内}=27$，查附表得 $F_{0.05(2,27)}=3.35$，由 $F>F_{0.05(2,27)}$，则 $P<0.05$。按 α=0.05 水准，拒绝 H_0，差别有统计学意义，可以认为三种不同处理方式下大鼠脑梗死面积百分比的总体均数不全相同，即三个总体均数中至少有两个不同。

二、随机区组设计的方差分析

随机区组设计（randomized block design）又称配伍组设计，是配对设计的扩展。研究设计时，先将受试对象按特征（如性别、体重、年龄等）相同或相近分为 b 个区组（或称配伍组），每个区

组均为 k 个受试对象；再将每个区组中的受试对象随机分配到 k 个处理组。随机区组设计的方差分析属于无重复数据的两因素方差分析（two-way ANOVA），是按区组和处理组两个方向进行分析。

例 9-2 为探索某药物对小鼠血清中 SOD（超氧化物歧化酶）活性的影响，将 30 只小鼠按窝别相同、性别相同、体重相近分为 10 个区组。每个区组的 3 只小鼠随机分到不同的处理组，即高剂量组、低剂量组、对照组（蒸馏水），连续灌胃 16 天后分别检测血清中 SOD 活性，具体见表 9-4。试比较三组小鼠的血清 SOD 活性有无差异？

表 9-4 三种方案处理后小鼠血清中 SOD 活性（U/ml）

区组	高剂量组	低剂量组	对照组	$\bar{X}_i$
1	24.3	23.1	22.5	23.30
2	24.5	23.5	22.1	23.37
3	23.9	23.0	21.9	22.93
4	23.3	23.6	21.6	22.83
5	24.1	22.9	22.6	23.20
6	23.5	22.6	22.5	22.86
7	23.8	22.8	22.9	23.17
8	25.1	22.9	22.0	23.33
9	24.6	23.5	22.1	23.40
10	25.1	23.4	22.4	23.63
n_i	10	10	10	30（n）
$\bar{X}_i$	24.22	23.13	22.26	23.2（$\bar{X}$）
S_i^2	0.38	0.12	0.15	0.86723（S^2）

例 9-2 属于随机区组设计资料，有两个研究因素：一个是处理因素（不同剂量组），有 3 个水平；另一个是区组因素，有 10 个水平。本例旨在比较 3 个处理组总体均数是否相等，以及 10 个区组的总体均数是否相等。

随机区组设计的方差分析，总变异分别为处理组间变异、区组间变异和误差。因此，$SS_{总} = SS_{处理} + SS_{区组} + SS_{误差}$，具体见表 9-5。

表 9-5 随机区组设计的方差分析表

变异来源	SS	v	MS	F
处理组	$\sum_j n_i(\bar{X}_j - \bar{X})^2$	$k-1$	$SS_{处理}/(k-1)$	$MS_{处理}/MS_{误差}$
区组	$\sum_j n_j(\bar{X}_j - \bar{X})^2$	$b-1$	$SS_{区组}/(b-1)$	$MS_{区组}/MS_{误差}$
误差	$SS_{总} - SS_{处理} - SS_{区组}$	$n-k-b+1$	$SS_{误差}/(n-k-b+1)$	
总变异	$\sum_i\sum_j (X_{ij} - \bar{X})^2$	$n-1$		

随机区组设计的方差分析基本步骤：

（1）建立检验假设，确定检验水准

处理组间：

H_0：3 个处理组小鼠血清中 SOD 活性的总体均数全相同

H_1：3 个处理组小鼠血清中 SOD 活性的总体均数不全相同

区组间：

H_0：10 个区组小鼠血清中 SOD 活性的总体均数全相同

H_1：10 个区组小鼠血清中 SOD 活性的总体均数不全相同

均取 α=0.05

（2）计算检验统计量：将结果整理为方差分析表，具体见表 9-6。

表 9-6 例 9-2 资料的方差分析表

变异来源	*SS*	*ν*	*MS*	*F*	*P*
处理组	19.289	2	9.644	42.779	<0.05
区组	1.803	9	0.200	0.889	>0.05
误差	4.058	18	0.225		
总变异	25.150	29			

（3）确定 P 值并做出推断结论：查附表得 $F_{0.05(2,18)}=3.55$，$F_{0.05(9,18)}=2.46$。对于处理因素：$F>F_{0.05(2,18)}$，因此 $P<0.05$，按 $\alpha=0.05$ 水准，拒绝 H_0，差别有统计学意义，可以认为 3 个处理组小鼠血清中 SOD 活性的总体均数不全相同。对于区组因素：$F<F_{0.05(9,18)}$，则 $P>0.05$，按 $\alpha=0.05$ 水准，不拒绝 H_0，差别无统计学意义，还不能认为 10 个区组小鼠血清中 SOD 活性的总体均数存在差异。

第三节　多个样本均数间的两两比较

在完全随机设计资料和随机区组设计资料的方差分析中，当 F 检验结果为拒绝 H_0，接受 H_1，只能说明各总体均数不全相同，此时无法得出具体哪两组的总体均数存在差别的结论。因此，为了进一步说明处理因素不同水平的作用程度，需要具体分析到底是哪两个组之间的总体均数不相同。此时，必须进一步进行两两多重比较。

我们先介绍两个概念：事先计划好的比较（planned comparisons）和事后比较（post hoc comparisons）。事先计划好的比较是指在研究设计阶段就已根据专业知识等计划好的某些均数间的两两比较，如，多个实验组与一个对照组均数差别比较；某几个特定组彼此均数间的比较。事后比较指的是在研究设计阶段未考虑均数多重比较的问题，经方差分析得到多个总体均数不全相等的结论后，才决定对多个样本均数进行的两两比较，属于探索性分析。

两两多重比较的方法有很多，应根据不同研究目的选择不同的方法。

一、SNK 法

对于探索性研究，研究设计阶段未预先考虑到，经方差分析揭示多个总体均数不全相等后才决定进行均数间的两两比较，可采用 Student-Newman-Keuls 法（SNK 法）。SNK 法适用于每两个均数间彼此都要比较，此法的检验统计量为 q，故又称 q 检验。下面用例 9-1 说明 SNK 法的具体检验步骤。

（1）建立检验假设，确定检验水准

H_0：$\mu_A=\mu_B$，即任两组大鼠脑梗死面积百分比的总体均数相同

H_1：$\mu_A\neq\mu_B$，即任两组大鼠脑梗死面积百分比的总体均数不同

$\alpha=0.05$

（2）计算检验统计量：首先将三个样本均数由小到大（或从大到小）顺序排列，并编组次（表 9-7）。

表 9-7 三个样本均数的组次

组别	实验组 1	实验组 2	对照组
组次	1	2	3
均数	28.20	36.73	42.38

再计算 q 统计量，并根据 q 检验量列出两两比较表（$MS_{误差}=MS_{组内}$=2.614，$\nu_{误差}$=27），见表 9-8。

$$q=\frac{\bar{X}_{\mathrm{A}}-\bar{X}_{\mathrm{B}}}{S_{\bar{X}_{\mathrm{A}}-\bar{X}_{\mathrm{B}}}}=\frac{\bar{X}_{\mathrm{A}}-\bar{X}_{\mathrm{B}}}{\sqrt{\frac{MS_{误差}}{2}\left(\frac{1}{n_{\mathrm{A}}}+\frac{1}{n_{\mathrm{B}}}\right)}},\quad \nu=\nu_{误差}$$

表 9-8　例 9-1 的 SNK 法计算表

对比组 A 与 B	两均数之差 $\bar{X}_A-\bar{X}_B$	标准误 $S_{\bar{X}_A-\bar{X}_B}$	q	对比组内包含组数 a	q 临界值（P=0.05）	P
1 与 3	14.18	0.5113	27.73	3	3.49	<0.05
1 与 2	8.53	0.5113	16.68	2	2.89	<0.05
2 与 3	5.65	0.5113	11.05	2	2.89	<0.05

（3）确定 P 值并做出推断结论：以自由度 $\nu_{组内}$=27（本例取 30）和对比组内包含组数 a 查 q 界值表，实际计算的 q 统计量与相应 q 界值进行比较得相应 P 值。由表 9-8 可以看出，组次 1 与 3、1 与 2、2 与 3 均拒绝 H_0，差别有统计学意义。因此可以认为三种不同处理方式下大鼠脑梗死面积的总体均数两两间均不相同，其中对照组大鼠脑梗死面积的总体均数＞实验组 2＞实验组 1。

二、Dunnett-t 法

Dunnett-t 法适用于每个实验组（T）都与对照组（C）均数的比较，只需要比较 k–1 次，实验组之间不作比较。下面用例 9-2 说明 Dunnett-t 法的具体检验步骤。

（1）建立检验假设，确定检验水准

H_0：$\mu_T=\mu_C$，即任一实验组与对照组 SOD 活性的总体均数相同

H_1：$\mu_T\neq\mu_C$，即任一实验组与对照组 SOD 活性的总体均数不同

α=0.05

（2）计算检验统计量：计算 t_D 统计量，并根据 t_D 检验量列出两两比较表（$MS_{误差}=MS_{组内}$=0.225，$\nu_{误差}$=18）。

$$t_D=\frac{\bar{X}_T-\bar{X}_C}{S_{\bar{X}_T-\bar{X}_C}}=\frac{\bar{X}_T-\bar{X}_C}{\sqrt{MS_{误差}\left(\frac{1}{n_T}+\frac{1}{n_C}\right)}},\quad \nu=\nu_{误差}$$

表 9-9　例 9-2 的 Dunnett-t 法计算表

对比组 T 与 C	两均数之差 $\bar{X}_T-\bar{X}_C$	标准误 $S_{\bar{X}_A-\bar{X}_B}$	t_D	t_D 临界值（P=0.05）	P
高剂量组与对照组	1.96	0.2123	9.24	2.40	<0.05
低剂量组与对照组	0.87	0.2123	4.10	2.40	<0.05

（3）确定 P 值并做出推断结论：以自由度 $\nu_{组内}$=18 和处理组数（不包含对照组）=2 查 Dunnett-t 界值表，实际计算的 t_D 值与相应 t_D 界值进行比较得相应 P 值。由上表可以看出，高剂量组与对照组、低剂量组与对照组均拒绝 H_0，差别有统计学意义。因此可以认为高剂量组与对照组之间、低剂量组与对照组之间 SOD 活性总体均数不等，其中，高剂量组 SOD 活性总体均数高于对照组，低剂量组 SOD 活性总体均数也高于对照组。

三、Bonferroni 法

Bonferroni 法适用于所有组别间的两两比较，该法是把检验水准调整为 $\alpha'=\frac{\alpha}{m}$（其中 m 为两两比较的次数），使多次比较后犯 I 类错误的概率保持为原有检验水准。以例 9-1 的 3 个均数两两比较为例，两两比较次数 m=k（k–1）/2= 3×（3–1）/2=3，因此 $\alpha'=\frac{\alpha}{m}=\frac{0.05}{3}=0.0167$。下面用例 9-1 说明 Bonferroni 法的具体检验步骤。

（1）建立检验假设，确定检验水准

H_0：$\mu_A=\mu_B$，即任两对比组大鼠脑梗死面积百分比的总体均数相同

H_1：$\mu_A\neq\mu_B$，即任两对比组大鼠脑梗死面积百分比的总体均数不同

$$\alpha'=\frac{\alpha}{m}=\frac{0.05}{3}=0.0167$$

（2）计算检验统计量：计算 t 统计量，并列出两两比较表（$MS_{误差}=MS_{组内}=2.614$，$\nu_{误差}=27$）。

$$t=\frac{\bar{X}_A-\bar{X}_B}{S_{\bar{X}_A-\bar{X}_B}}=\frac{\bar{X}_A-\bar{X}_B}{\sqrt{MS_{误差}\left(\frac{1}{n_A}+\frac{1}{n_B}\right)}}，\ \nu=\nu_{误差}$$

表 9-10　例 9-1 的 Bonferroni 法计算表

对比组 A 与 B	两均数之差 $\bar{X}_A-\bar{X}_B$	标准误 $S_{\bar{X}_A-\bar{X}_B}$	t	t 临界值（P=0.001）	P
1 与 3	14.18	0.7230	19.61	3.69	＜0.001
1 与 2	8.53	0.7230	11.80	3.69	＜0.001
2 与 3	5.65	0.7230	7.81	3.69	＜0.001

（3）确定 P 值并做出推断结论：查 t 界值表，实际计算的 t 值与相应 t 界值进行比较得相应 P 值。由表 9-10 可以看出，组次 1 与 3、1 与 2、2 与 3 均拒绝 H_0，差别均有统计学意义。因此可以认为三种不同处理方式下大鼠脑梗死面积的总体均数两两间均不相同，其中，对照组大鼠脑梗死面积的总体均数＞实验组 2＞实验组 1。

需要注意的是：Bonferroni 法主要对检验水准进行调整。当比较次数 m 不多时，该法效果较好；当比较次数 m 较多时（如 m＞10），其调整的检验水准过低，结论偏保守，此时不建议采用 Bonferroni 法。

第四节　SPSS 软件实现

一、完全随机设计的方差分析

以例 9-1 的资料为例，介绍完全随机设计方差分析的 SPSS 软件实现过程及结果解释。

1. 建立数据集　打开 SPSS 25.0 软件，在 Variable View 子窗口中建立数据集（图 9-3），包括 2 个变量：第 1 列是组别（1 表示实验组 1，2 表示实验组 2，3 表示对照组），第 2 列是脑梗死面积百分比。

2. 软件分析过程　完全随机设计的方差分析过程：点击 Analyze→Compare Means→One-Way Anova…，在 One-Way ANOVA 主对话框中，将脑梗死面积变量移到 Dependent List 框，将组别变量移到 Factor 框，如图 9-4 所示。统计描述和方差齐性检验结果的实现可点击 Options…按钮，弹出的窗口中选择 Descriptive 和 Homogeneity of variance test，然后点击 Continue 返回主界面。均数间两两比较结果的实现可点击 Post Hoc…按钮，弹出的窗口中选择两两比较方法，例如 LSD、SNK、Bonferroni、Dunnett-t 法等。本例选择 SNK 法和 Bonferroni 法，然后点击 Continue 返回主界面。最后点击 OK 即可得到方差分析的结果表。

3. SPSS 输出结果及结果解释

（1）统计描述结果：主要列出各组的样本量（N）、均数（Mean）、标准差（Std. Deviation）、标准误（Std. Error）、95%可信区间（95% Confidence Interval for Mean）、最小值（Minimum）、最大值（Maximum），具体如下（图 9-5）。

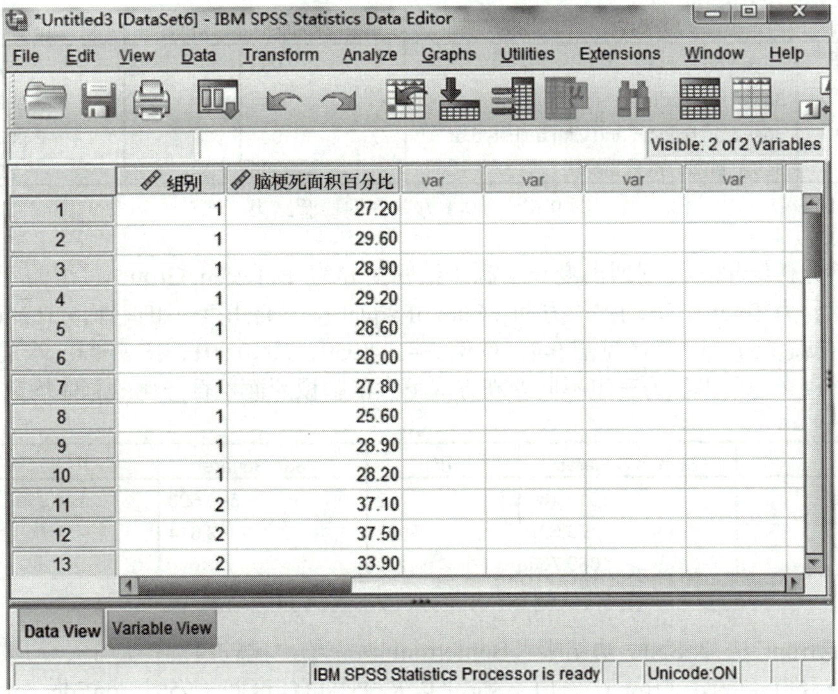

图 9-3 例 9-1 的数据集

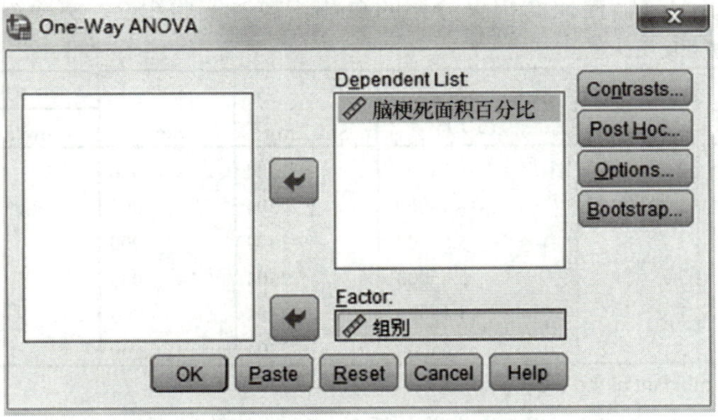

图 9-4 方差分析对话框

脑梗死面积百分比

	N	Mean	Std. Deviation	Std. Error	95% Confidence Interval for Mean		Minimum	Maximum
					Lower Bound	Upper Bound		
1.00	10	28.2000	1.15758	.36606	27.3719	29.0281	25.60	29.60
2.00	10	36.7300	1.64860	.52133	35.5507	37.9093	33.90	39.10
3.00	10	42.3800	1.94525	.61514	40.9885	43.7715	38.90	45.00
Total	30	35.7700	6.13009	1.11920	33.4810	38.0590	25.60	45.00

图 9-5 例 9-1 方差分析 Descriptives 结果

（2）方差齐性检验结果：依次列出各种方差齐性检验方法的统计量（Levene Statistic）、自由度（df1，df2）和 P 值（Sig.）。给出以下四种不同的 Levene 方差齐性检验法：基于均数（Based on Mean）、基于中位数（Based on Median）、基于中位数和校正自由度（Based on Median and with adjusted df）、基于校正均数（Based on trimmed mean），具体见图 9-6。以第一种方法（Base on Mean）为例，Levene Statistic=0.983，P=0.387，提示三组资料脑梗死面积百分比的总体方差相同（满足方差齐性）。

		Levene Statistic	df1	df2	Sig.
脑梗死面积百分比	Based on Mean	.983	2	27	.387
	Based on Median	.944	2	27	.401
	Based on Median and with adjusted df	.944	2	23.952	.403
	Based on trimmed mean	.986	2	27	.386

图 9-6 例 9-1 方差齐性检验结果

（3）方差分析结果：分别列出变异来源（组间变异为 Between Groups、组内变异为 Within Groups、总变异为 Total）、离均差平方和（Sum of Squares）、自由度（df）、均方（Mean Square）、F 值（F）和 P 值（Sig.），具体见图 9-7。本例 F=194.950，P<0.001，按 α=0.05 水准，拒绝 H_0，差别有统计学意义，可以认为三组不同处理方式下大鼠脑梗死面积百分比的总体均数不全相同。

脑梗死面积百分比

	Sum of Squares	df	Mean Square	F	Sig.
Between Groups	1019.186	2	509.593	194.950	.000
Within Groups	70.577	27	2.614		
Total	1089.763	29			

图 9-7 例 9-1 方差分析 ANOVA 过程结果

（4）Bonferroni 法和 SNK 法结果：Bonferroni 法，给出比较组别（I、J）、均数之差（Mean Difference）、标准误（Std. Error）、P 值（Sig.）以及 95%可信区间（95% Confidence Interval），具体见图 9-8。结果提示，三组不同处理方式下大鼠脑梗死面积百分比的总体均数两两间都不相同（P<0.001），其中对照组大鼠脑梗死面积百分比的总体均数>实验组 2>实验组 1。

Dependent Variable：脑梗死面积百分比

	（I）组别	（J）组别	Mean Difference (I-J)	Std. Error	Sig.	95% Confidence Interval	
						Lower Bound	Upper Bound
Bonferroni	1	2	-8.53000*	.72304	.000	-10.3755	-6.6845
		3	-14.18000*	.72304	.000	-16.0255	-12.3345
	2	1	8.53000*	.72304	.000	6.6845	10.3755
		3	-5.65000*	.72304	.000	-7.4955	-3.8045
	3	1	14.18000*	.72304	.000	12.3345	16.0255
		2	5.65000*	.72304	.000	3.8045	7.4955

*. The mean difference is significant at the 0.05 level.

图 9-8 例 9-1 方差分析 Bonferroni 多重比较结果

SNK 法：给出组别（按照均数从小到大排序）、样本量（N）以及检验结果（Subset for alpha = 0.05），具体见图 9-9。其中位于不同子集的均数差别有统计学意义，而位于相同子集的均数差别无统计学意义。本例结果提示，三组不同处理方式下大鼠脑梗死面积百分比的总体均数两两间均不相同，其中对照组大鼠脑梗死面积百分比的总体均数>实验组 2>实验组 1，与 Bonferroni 法结果完全一致。

Student-Newman-Keuls[a]

组别	N	Subset for alpha = 0.05		
		1	2	3
1.00	10	28.2000		
2.00	10		36.7300	
3.00	10			42.3800
Sig.		1.000	1.000	1.000

Means for groups in homogeneous subsets are displayed.

a. Uses Harmonic Mean Sample Size = 10.000.

图 9-9 例 9-1 方差分析 SNK 法多重比较结果

二、随机区组设计的方差分析

以例 9-2 的资料为例，介绍随机区组设计的方差分析的 SPSS 软件实现过程及结果解释。

1. 建立数据集　打开 SPSS25.0 软件，在 Variable View 子窗口中建立数据集，包括 3 个变量：第 1 列是区组变量（1～10 个区组），第 2 列是处理组变量（1 表示高剂量组，2 表示低剂量组，3 表示对照组），第 3 列是 SOD 活力，具体见图 9-10。

2. 软件分析过程　随机区组设计的方差分析过程：点击 Analyze→General Linear Model → Univariate…在弹出的对话框中，将 SOD 活性变量移到 Dependent Variable 框，将区组和处理组变量一起移到 Fixed Factor（s）框，如图 9-11 所示。均数间两两比较结果的实现：点击 Post Hoc…按钮，弹出窗口的 Factor（s）中将处理组选入 Post Hoc Tests for 中，选择 Dunnett-*t* 法并指定 Control Category 为 last，然后点击 Continue 返回主界面。点击 Model…按钮，在弹出对话框的 Specify Model 下选择 Build terms，在 Build Term（s）的 Type 中选择 Main effects，然后将 Factors & Covariates 下的区组和处理组变量选入 Model 中，最后点击 Continue，具体见图 9-12。最后点击 OK 即可得到随机区组设计方差分析表的结果。

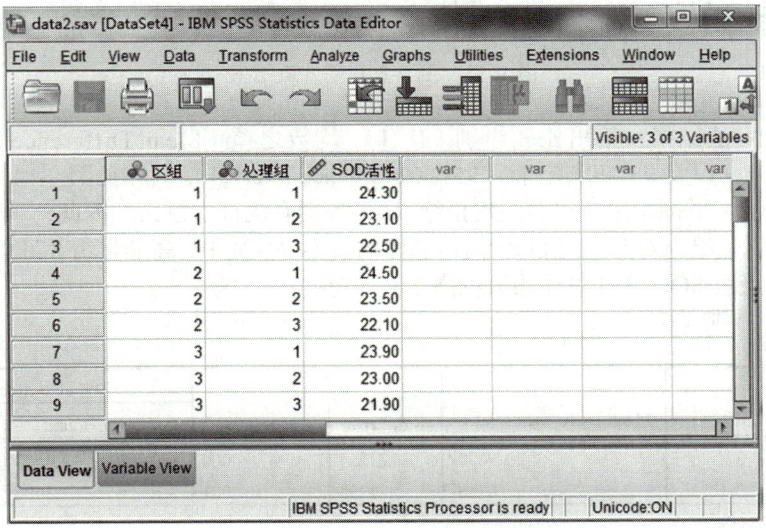

图 9-10　例 9-2 的数据集

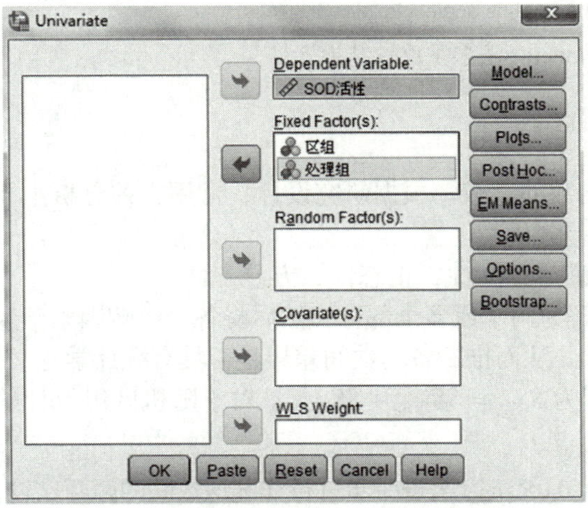

图 9-11　方差分析的 Univariate 对话框

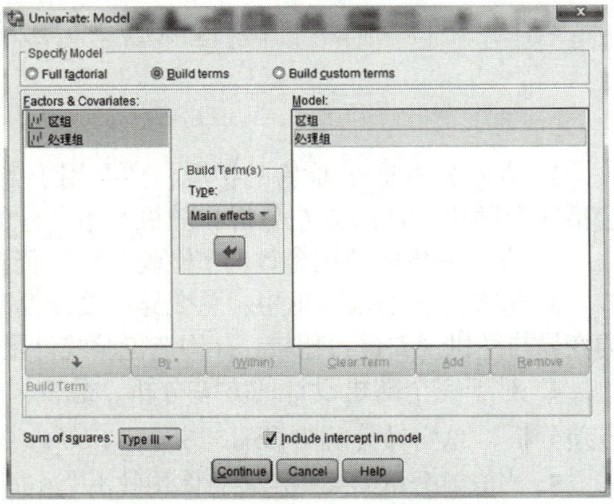

图 9-12　方差分析的 Univariate：Model 对话框

3. SPSS 输出结果及结果解释

（1）方差分析结果：列出变异来源（包括校正模型变异 Corrected Model、常数项 Intercept、区组变异、处理组变异、误差变异 Error、总变异 Total、校正总变异 Corrected Total）、Ⅲ型离均差平方和（Type Ⅲ Sum of Squares）、自由度（df）、均方（Mean Square）、F 值（F）和 P 值（Sig.），具体见图 9-13。对于处理因素：F=42.779，P<0.001，拒绝 H_0，差别有统计学意义，可以认为 3 个处理组小鼠血清中 SOD 活性的总体均数不全相同。对于区组因素：F=0.889，P=0.553，不拒绝 H_0，差别无统计学意义，还不能认为 10 个区组小鼠血清中 SOD 活性的总体均数存在差异。

Dependent Variable：SOD 活性

Source	Type III Sum of Squares	df	Mean Square	F	Sig.
Corrected Model	21.092[a]	11	1.917	8.505	.000
Intercept	16151.840	1	16151.840	71644.437	.000
区组	1.803	9	.200	.889	.553
处理组	19.289	2	9.644	42.779	.000
Error	4.058	18	.225		
Total	16176.990	30			
Corrected Total	25.150	29			

a. R Squared = .839（Adjusted R Squared = .740）

图 9-13 例 9-2 方差分析结果

（2）Dunnett-t 法结果：给出比较组别（I、J）、均数之差（Mean Difference）、标准误（Std. Error）、P 值（Sig.）以及 95%可信区间（95% Confidence Interval），具体见图 9-14。本例结果提示，高剂量组与对照组、低剂量组与对照组均拒绝 H_0，差别有统计学意义。因此，可以认为高剂量组与对照组间、低剂量组与对照组间 SOD 活性总体均数不等，其中，高剂量组 SOD 活性总体均数高于对照组，低剂量组 SOD 活性总体均数也高于对照组。

Dependent Variable：SOD 活性

Dunnett t（2-sided）[a]

（I）处理组	（J）处理组	Mean Difference（I-J）	Std. Error	Sig.	95% Confidence Interval	
					Lower Bound	Upper Bound
1	3	1.9600*	.21234	.000	1.4507	2.4693
2	3	.8700*	.21234	.001	.3607	1.3793

Based on observed means.

The error term is Mean Square（Error）= .225.

*. The mean difference is significant at the .05 level.

a. Dunnett t-tests treat one group as a control，and compare all other groups against it.

图 9-14 例 9-2 方差分析 Dunnett-t 法多重比较结果

小 结

1. 方差分析是 t 检验的扩展，主要用于多个均数的比较。根据研究设计，常用方差分析主要包括完全随机设计的方差分析和随机区组设计的方差分析。

2. 方差分析的适用条件与 t 检验一致，资料应满足独立性、正态性、方差齐性。

3. 方差分析的基本思想：总变异按设计类型分解为两个或多个部分，然后将各个影响因素产生的变异与随机误差进行比较，并构造检验统计量 F 值，从而推断各均数间差异是否具有统计学意义。

4. 对于完全随机设计的方差分析，总变异分解为 $SS_{总} = SS_{组间} + SS_{组内}$；对于随机区组设计的方差分析，总变异分解为 $SS_{总} = SS_{处理} + SS_{区组} + SS_{误差}$。

5. 当方差分析结果提示各总体均数不全相同（P<0.05）时，需进一步进行样本均数间的两两比较，可根据不同研究目的选择不同的方法。常用两两比较方法有 SNK 法、Dunnett-t 法、Bonferroni 法等。

（叶小华）

第十章　重复测量设计资料的方差分析

第一节　概　　述

重复测量设计（repeated measurement data）是一种医学上较为常见的设计方法，尤其在临床医学研究应用较多，该研究设计为同一受试对象在多个时间点获取指标观测值，如果统计分析时只分析最后一次或者计算差值，会损失不同时间点的信息。通过重复测量得到资料，探讨不同时间点上的指标变化，以及不同处理在不同时间点上的作用，才能正确分析资料并得出恰如其分的结论。根据重复测量设计的特点和研究目的，本章将介绍重复测量设计资料的方差分析方法。

一、资料的特点

当同一个研究对象的重复测量次数≥2 时，称为重复测量设计，见表 10-1。

表 10-1　单组重复测量设计资料

研究对象编号	基线	随访时点		
		12 周	24 周	36 周
1	117	111	110	90
2	139	128	90	103
3	163	146	145	100
4	131	98	104	84
5	94	109	110	73
6	96	95	91	83
7	132	112	105	65
8	151	145	133	115
9	135	130	126	90
10	132	135	107	63

从以上设计获得的资料特点来看，重复测量设计的资料结构形式与随机区组设计有一定的相似性，但实质上是不同的。

1. 重复测量设计中的时间点（类似于随机区组的处理因素）是固定的，不是随机分配。而随机区组设计的处理因素在区组内（类似于重复测量设计中同一个体的不同时间点）随机分配，每个研究对象接受不同的处理。

2. 重复测量设计的每个研究对象多次测量结果彼此不独立，多次测量结果可能为高度相关。如果采用随机区组设计方差分析处理以上重复测量数据，前提条件是数据满足“球对称”假设，即重复测量误差的协方差矩阵经正交变换后，与单位矩阵呈比例。若拒绝“球对称”假设，继续采用随机区组设计方差分析是不妥当的，会增大 I 类错误的概率。

二、分 析 步 骤

对于重复测量设计资料的统计分析可以采用多元方差分析或重复测量资料的方差分析，本章介绍重复测量资料的方差分析。重复测量资料的方差分析将总变异首先分解为受试对象间的变异和受试对象内的变异。受试对象间的变异可进一步分解为处理因素的变异和组间误差两部分；受试对象内的变异可进一步分解为不同时间的变异、处理因素与时间的交互作用、受试对象内的误差三部分。

$$SS_{总} = SS_{受试对象间} + SS_{受试对象内} = \sum X^2 - C$$

$$C = \left(\sum X\right)^2 / N$$

$$\nu_{总体} = \nu_{受试对象间} + \nu_{受试对象内}$$

$$SS_{受试对象间} = \frac{1}{m}\sum M_{ij}^2 - C$$

$$SS_{受试对象内} = SS_{总} - SS_{受试对象间}$$

变异进一步分解：

$$SS_{受试对象间} = SS_{处理} + SS_{受试对象间误差}$$

$$SS_{受试对象内} = SS_{时间} + SS_{处理\times时间} + SS_{受试对象内误差}$$

重复测量设计资料按照处理因素和时间分为不同亚组，g 为处理组（i=1，…，g），A_i 为每组数据合计；每组 n 例（j=1，…，n），M_{ij} 为第 i 个处理，第 j 个受试对象各观测点数据合计；重复测量 m 次（k=1，…，m），B_k 为各观测点的数据合计；T_{ik} 为第 i 个处理，第 k 个时间点的数据合计。见表 10-2。

表 10-3 为重复测量设计的方差分析表，计算 F 值时应注意不同来源的均方应除以相应的误差均方，误差均方分别为受试对象的个体差异和重复测量误差的变异。

当拒绝“球对称”假设，对 F 界值进行校正，校正的方法是用“球对称”系数ε乘以 F 界值的自由度 ν_1 和 ν_2，得到校正自由度 $\tau_1=\nu_1\varepsilon$，$\tau_2=\nu_2\varepsilon$，根据校正自由度查 F 界值，即 $F_{\alpha(\tau1,\ \tau2)}$。“球对称”系数$\varepsilon$的常用估计方法有 Greenhouse-Geisser，Huynh-Feldt 和 Lower-bound 三种方法。

表 10-2 重复测量设计的亚组合计值

处理	受试对象	时间点				受试对象小计（M）	处理合计（A_i）
		1	2	…	m		
处理 1	1					M_{11}	
	2	T_{11}	T_{12}	…	T_{1m}	M_{12}	A_1
	…					…	
	n					M_{1n}	
处理 2	1					M_{21}	
	2	T_{21}	T_{22}	…	T_{2m}	M_{22}	A_2
	…					…	
	n					M_{2n}	
…	…	…	…	…	…	…	…
处理 g	1					M_{g1}	
	2	T_{g1}	T_{g2}	…	T_{gm}	M_{g2}	A_g
	…					…	
	n					M_{gn}	
时间点合计（B）	—	B_1	B_2	…	B_m	—	—

表 10-3　重复测量设计的方差分析表

变异来源		SS	ν	MS	F
总变异		$\sum X^2 - C$	$N-1$		
受试对象间		$SS_{受试对象间} = \frac{1}{m}\sum M_{ij}^2 - C$	$gn-1$		
	处理	$SS_{处理} = \frac{1}{nm}\sum A_i^2 - C$	$g-1$	$\frac{SS_{处理}}{\nu_{处理}}$	$\frac{MS_{处理}}{MS_{组间误差}}$
	受试对象间误差	$SS_{受试对象间} - SS_{处理}$	$g(n-1)$	$\frac{SS_{组间误差}}{\nu_{组间误差}}$	
受试对象内		$SS_{总} - SS_{受试对象间}$	$gn(m-1)$		
	时间	$\frac{1}{gn}\sum B_k^2 - C$	$m-1$	$\frac{SS_{时间}}{\nu_{时间}}$	$\frac{MS_{时间}}{MS_{组内误差}}$
	处理×时间	$\frac{1}{n}\sum\sum T_{ik}{}^2 - SS_{处理} - SS_{时间} - C$	$(g-1)(m-1)$	$\frac{SS_{处理×时间}}{\nu_{处理×时间}}$	$\frac{MS_{处理×时间}}{MS_{组内误差}}$
	受试对象内误差	$SS_{受试对象内} - SS_{时间} - SS_{处理×时间}$	$g(n-1)(m-1)$	$\frac{SS_{组内误差}}{\nu_{组内误差}}$	

注：$N=gnm$

第二节　不同设计资料的分析

重复测量设计资料在临床研究和工作中较为常见，根据研究目的不同，其设计类型不同，如两因素两水平设计、两因素多水平设计等。如在临床工作中，很多学者把某病（如高血压等）患者治疗前、后血压值采用配对 t 检验进行分析，可能会导致错误结论。因为住院、休息、情绪、锻炼的改变同样能够使血压有所降低，因此，若说明疗效的前后测量设计必须设立平行对照，分析方法可采用重复测量设计资料的方差分析。

一、两因素两水平

两因素包括处理因素和时间因素，这两个因素分别有两个水平。

例 10-1　将基本条件相同的 12 例患者随机分为 2 组，分别采用 A、B 两种治疗方法，在治疗前和治疗后分别测量患者的收缩压（mmHg），问两种处理方法对收缩压的作用是否相同？见表 10-4。

表 10-4　接受不同治疗方法患者的收缩压（mmHg）

治疗方法	受试对象	时间点		受试对象小计（M）
		治疗前	治疗后	
A	1	160	135	295
A	2	158	129	287
A	3	149	132	281
A	4	181	162	343
A	5	178	164	342
A	6	167	152	319
T_{1k}	—	993	874	1867
B	7	151	115	266
B	8	162	121	283
B	9	168	129	297
B	10	177	151	328
B	11	175	137	312
B	12	164	128	292
T_{2k}	—	997	781	1778
时间点合计（B）	—	1990	1655	—

重复测量设计资料方差分析的基本步骤：

1. 建立检验假设，确定检验水准 α

处理因素：

H_0： $\mu_1=\mu_2$，即不同治疗方法的收缩压总体均数相等

H_1： $\mu_1\neq\mu_2$，即不同治疗方法的收缩压总体均数不相等

时间因素：

H_0： $\mu_1'=\mu_2'$，即治疗前后收缩压总体均数相等

H_1： $\mu_1'\neq\mu_2'$，即治疗前后收缩压总体均数不等

处理与时间因素的交互作用：

H_0：处理因素与时间因素无交互作用

H_1：处理因素与时间因素有交互作用

α=0.05

2. 计算检验统计量 利用表 10-3 中的公式，将方差分析结果列入方差分析表中，P 值由方差分析表中的 F 与相应概率条件下的 F 界值表进行对比得到表 10-5。

表 10-5 例 10-1 资料的重复测量设计资料的方差分析表

变异来源		*SS*	*V*	*MS*	*F*	*P*
总变异		8628.625	23			
受试对象间		3403.125	11			
	处理	330.042	1	330.042	1.074	＞0.05
	误差	3073.083	10	307.308		
受试对象内		5225.500	12			
	时间	4676.042	1	4676.042	297.049	＜0.01
	处理×时间	392.042	1	392.042	24.905	＜0.01
	误差	157.417	10	15.742		

3. 确定 P 值并做出统计推断 按 α=0.05 水准，治疗前后与治疗方法存在交互作用，说明 A 治疗方法治疗前后的收缩压下降幅度与 B 治疗方法不同（表 10-4）。A 治疗方法的平均下降幅度为（993−874）/6mmHg，即 20mmHg，B 治疗方法的平均下降幅度为（997−781）/6mmHg，即 36mmHg。

不同时间的收缩压不同，即治疗后的血压与治疗前相比，差异有统计学意义。

两种不同治疗方法的主效应无意义，即 A 治疗方法的平均血压为 1867/12=156 mmHg，B 治疗方法的平均血压为 1778/12=148 mmHg，两者的差异无统计学意义（P＞0.05）。

若先按照两组治疗前后收缩压的差值，再行 A 治疗方法与 B 治疗方法的收缩压差值比较，经独立样本 t 检验，t=4.990，P=0.001，认为 A 治疗方法与 B 治疗方法的收缩压均值存在差异，与采用重复测量方差分析的结果（P＞0.05）相反。因此，若重复测量资料采用了不正确的分析方法可能会得到错误的结果。

二、两因素多水平

两因素包括处理因素和时间因素，处理因素有两个或以上水平，时间因素也有两个或以上水平，当观察时间的水平大于 2 时，在不满足“球对称”的条件下需要进行“球对称”系数校正。

例 10-2 将基本相同的 12 名高血压患者随机分为 2 组，分别采用 A、B 两种降压治疗方法，在 T1、T2、T3、T4、T5 时点分别测量患者的收缩压（mmHg），比较不同治疗方法对患者收缩压的影响。见表 10-6。

表 10-6　经不同治疗方法后高血压患者的收缩压（mmHg）

处理方法	患者	时间点					M_{ij}
		T1	T2	T3	T4	T5	
A	1	170	148	142	140	130	730
	2	168	149	145	136	133	731
	3	169	152	139	134	128	722
	4	181	169	147	146	130	773
	5	158	144	151	143	140	736
	6	177	162	148	136	131	754
T_{1k}	—	1023	924	872	835	792	4446
B	7	171	150	138	131	127	717
	8	182	161	149	129	123	744
	9	159	139	136	130	112	676
	10	167	141	137	133	127	705
	11	175	152	143	132	124	726
	12	164	148	130	128	118	688
T_{2k}	—	1018	891	833	783	731	4256
时间点合计（B）	—	2041	1815	1705	1618	1523	—

重复测量设计资料方差分析的基本步骤如下。

1. 建立检验假设，确定检验水准 α

处理因素：

H_0： $\mu_1=\mu_2$，即不同治疗方法的收缩压总体均数相等

H_1： $\mu_1 \neq \mu_2$，即不同治疗方法的收缩压总体均数不相等

时间因素：

H_0： $\mu_1'=\mu_2'=\cdots=\mu_5'$，即不同时间收缩压总体均数相等

H_1： $\mu_1',\mu_2',\cdots,\mu_5'$不等或不全相等，即不同时间收缩压总体均数不等或不全相等

处理与时间因素的交互作用：

H_0：处理因素与时间因素无交互作用

H_1：处理因素与时间因素有交互作用

$\alpha=0.05$

2. 计算检验统计量　利用 SPSS 软件，经 Mauchly“球对称”检验，得 $\chi^2=19.263$，$\nu=9$，$P=0.025$，拒绝“球对称”假设，需要对方差分析的自由度做“球对称”系数ε校正。本例采用 Lower-bound 估计方法计算系数ε。

利用表 10-3 中的公式，将方差分析结果列入方差分析表中，P 值由方差分析表中的 F 与相应概率条件下的 F 界值表进行对比得到表 10-7。

表 10-7　例 10-2 资料的重复测量设计资料的方差分析表

变异来源		SS	V	MS	F	P（校正）
总变异		16155.930	59			
受试对象间		1586.334	11			
	处理	601.667	1	601.667	6.110	＜0.05
	误差	984.667	10	98.467		
受试对象内		14569.600	48			

续表

变异来源		SS	V	MS	F	P（校正）
受试对象内	时间	13285.267	4	3321.317	117.465	<0.01
	处理×时间	153.333	4	38.333	1.356	>0.05
	误差	1131.000	40	28.275		

3. 确定 *P* 值并做出统计推断 按 α=0.05 水准，可认为两种不同治疗方法对收缩压总体均数影响不同，A 治疗方法的平均收缩压为 4446/30=148mmHg，B 治疗方法的平均收缩压为 4256/30=142mmHg，A 治疗方法的收缩压水平较高（表 10-6）。处理因素与测量时间之间不存在交互作用，即两种治疗方法在不同时间点的收缩压变动趋势相似。不同时间的收缩压也不完全相同，随着 T1～T5 时间变化，收缩压水平呈下降趋势，关于不同时间点的多重比较方法将在下面内容中进行介绍。

三、时间点多重比较

一些医学研究关心同一个处理重复测量数据时间点的两两差别，如，例 10-2 中 A 组 5 个时间点 T1、T2、T3、T4、T5 收缩压均数之间的差别。由于多个时间点，导致重复检验次数较多，因此，时间点多重比较通常采用事前检验策略。事前检验的检验次数需要在研究开始前确定，不同时间点如何比较要按专业意义设定，如，各时间点均数与基线均数比较。按照事前检验策略，例 10-2 中 A 组 5 个时间收缩压均数差别的两两比较，只比较 T2、T3、T4、T5 时点与 T1 时点的差别，只需要重复检验 4 次，采用 Bonferroni 多重比较方法，检验水准设定为 $\alpha' = 0.05/4 = 0.0125$。表 10-8 为 A 组 4 个时间点 T2、T3、T4、T5 与 T1 比较的重复检验结果，T2、T3、T4、T5 时间点的收缩压相对于 T1 均降低（$P<0.0125$）。B 组的 4 个时间点 T2、T3、T4、T5 的收缩压相对于 T1 也均降低（$P<0.0125$），见表 10-9。

表 10-8 A 组 T2、T3、T4、T5 时间点收缩压均数与 T1 比较的配对 *t* 检验结果

对子	差值均数	标准差	标准误	95%置信区间		*t*	自由度	*P* 值
				下限	上限			
T2 - T1	−16.500	3.619	1.478	−20.298	−12.702	−11.167	5	.000
T3 - T1	−25.167	9.579	3.911	−35.220	−15.114	−6.435	5	.001
T4 - T1	−31.333	8.824	3.602	−40.594	−22.073	−22.073	5	.000
T5 - T1	−38.500	11.432	4.667	−50.498	−26.502	−26.502	5	.000

表 10-9 B 组 T2、T3、T4、T5 时间点收缩压均数与 T1 比较的配对 *t* 检验结果

对子	差值均数	标准差	标准误	95%置信区间		*t*	自由度	*P* 值
				下限	上限			
T2 - T1	−21.167	3.312	1.352	−24.642	−17.691	−15.656	5	.000
T3 - T1	−30.833	4.070	1.662	−35.105	−26.562	−18.556	5	.000
T4 - T1	−39.167	8.329	3.400	−47.907	−30.426	−11.519	5	.000
T5 - T1	−47.833	6.555	2.676	−54.712	−40.954	−17.875	5	.000

第三节 SPSS 软件实现

一、两因素两水平的分析

对例 10-1 通过 SPSS 软件进行统计分析。

1. 数据文件的建立和数据录入 打开 SPSS 25.0 版本，在 Variable View 子窗口，建立 4 个变量，分别为患者编号、治疗方法、治疗前收缩压、治疗后收缩压，数据类型均为数值型；小数点位数为 0，其他选项均可以设置为默认。在 Data View 子窗口进行数据录入，治疗方法变量取值为 1 和 2，分别代表 A 法和 B 法，注意治疗前和治疗后的数据录入要一一对应，可将数据文件保存为“重复测量两因素两水平.sav”，如图 10-1。

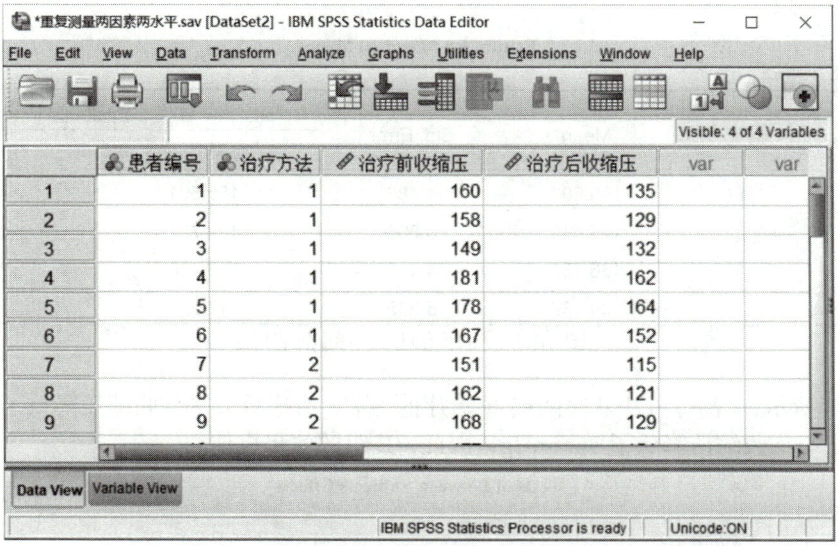

	患者编号	治疗方法	治疗前收缩压	治疗后收缩压	var	var
1	1	1	160	135		
2	2	1	158	129		
3	3	1	149	132		
4	4	1	181	162		
5	5	1	178	164		
6	6	1	167	152		
7	7	2	151	115		
8	8	2	162	121		
9	9	2	168	129		

图 10-1　重复测量设计的两因素两水平资料的录入格式

2. 软件分析过程　点击 Analyze→General Linear Model→Repeated Measures。在 Repeated Measures Define Factor（s）（重复测量因子定义）对话框中设置重复测量的变量名称及次数，在 Within-Subject Factor Name（受试对象内变量名称）框输入时间点，Number of Levels（重复次数）设置为 2，点击其下方的 Add 按钮，最后点击 Define 按钮，将弹出 Repeated Measures（重复测量方差分析）对话框。在 Repeated Measures 对话框中，将治疗前收缩压和治疗后收缩压两个变量移到右侧 Within-Subjects Variables（受试对象内变量）框中，将治疗方法变量移到 Between-Subjects Factor（s）（受试对象间因子）框；打开 EM Means（边际均值估计）选项，在 Repeated Measures：Estimated Marginal Means 对话框中，将治疗方法*时间移到 Display Means for（显示均值）框中，点击 Continue 返回到主对话框，点击 OK 即可得到结果。

3. 结果与解释　见图 10-2～图 10-4。

Tests of Within-Subjects Effects

Measure：　MEASURE_1

Source		Type III Sum of Squares	df	Mean Square	F	Sig.
时间点	Sphericity Assumed	4676.042	1	4676.042	297.049	.000
	Greenhouse-Geisser	4676.042	1.000	4676.042	297.049	.000
	Huynh-Feldt	4676.042	1.000	4676.042	297.049	.000
	Lower-bound	4676.042	1.000	4676.042	297.049	.000
治疗方法*时间点	Sphericity Assumed	392.042	1	392.042	24.905	.001
	Greenhouse-Geisser	392.042	1.000	392.042	24.905	.001
	Huynh-Feldt	392.042	1.000	392.042	24.905	.001
	Lower-bound	392.042	1.000	392.042	24.905	.001
Error（时间点）	Sphericity Assumed	157.417	10	15.742		
	Greenhouse-Geisser	157.417	10.000	15.742		
	Huynh-Feldt	157.417	10.000	15.742		
	Lower-bound	157.417	10.000	15.742		

图 10-2　受试对象内的方差分析结果

图 10-2 表明，受试对象内的变异分解为时间点、时间点与治疗方法交互作用和受试对象内误差三部分，自由度分解与变异分解类似。通过重复测量方差分析结果显示，不同时间点（治疗前、后）的 F 值为 297.049，$P<0.001$，说明不同时间点的收缩压总体均值的差异有统计学意义。时间点与治疗方法对收缩压影响存在交互作用（F=24.905，P=0.001），即不同治疗方法的治疗前、后收缩压变化不一致。

Esttimated Marginal Means

Measure： MEASURE_1

治疗方法	时间点	Mean	Std. Error	95% Confidence Interval	
				Lower Bound	Upper Bound
A	1	165.500	4.488	155.501	175.499
	2	145.667	5.805	132.731	158.602
B	1	166.167	4.488	156.168	176.166
	2	130.167	5.805	117.231	143.102

图 10-3 治疗方法×时间点结果

如图 10-3 所示，A 治疗方法从时间点 1（治疗前）到 2（治疗后），平均收缩压降低了约 20mmHg，而 B 治疗方法平均收缩压降低了 36mmHg，因此，B 组的效果更佳。

Tests of Between-Subjects Effects

Measure： MEASURE_1

Transformed Variable： Average

Source	Type III Sum of Squares	df	Mean Square	F	Sig.
Intercept	553584.375	1	553584.375	1801.397	.000
治疗方法	330.042	1	330.042	1.074	.324
Error	3073.083	10	307.308		

图 10-4 受试对象间的方差分析结果

图 10-4 表明，受试对象间的变异分解为治疗方法和受试对象间的误差两部分，自由度也进行了相应分解。方差分析结果显示，不同治疗方法的 F 值为 1.074，P=0.324，即不同治疗方法的平均收缩压差异无统计学意义（$P>0.05$），由于处理因素为两水平，不需要进行多重比较。

二、两因素多水平的分析

对例 10-2 通过 SPSS 软件进行统计分析。

1. 数据文件的建立和数据录入 打开 SPSS 25.0 版本软件，在 Variable View 子窗口，建立 7 个变量，分别为患者编号、治疗方法、T1 收缩压到 T5 收缩压，数据类型均为数值型；小数点位数为 0，其他选项均可以设置为默认。在 Data View 子窗口进行数据录入，治疗方法变量均取值 1 和 2，分别代表 A 法和 B 法，注意 T1 收缩压到 T5 收缩压变量的数据录入要一一对应，可将数据文件保存为“重复测量两因素多水平.sav”，见图 10-5。

2. 软件分析过程 重复测量方差分析过程：点击 Analyze→General Linear Model→Repeated Measures，在 Repeated Measures Define Factor（s）（重复测量因子定义）对话框中设置重复测量的变量名称及次数，在 Within-Subject Factor Name（受试对象内变量名称）框输入时间点，Number of Levels（重复次数）设置为 5，点击其下方的 Add 按钮，最后点击 Define，将弹出 Repeated Measures（重复测量方差分析）对话框。在 Repeated Measures 对话框中，将 T1 收缩压到 T5 收缩压 5 个变量移到右侧 Within-Subjects Variables（受试对象内变量）框内，将治疗方法变量移到 Between-Subjects Factor（s）（受试对象间因子）框中。点击 EM Means（边际均值估计）按钮，在对话框中将治疗方法*时间点移到右侧 Display Means for（显示均值）框，点击 Continue 返回到主对话框，最后点

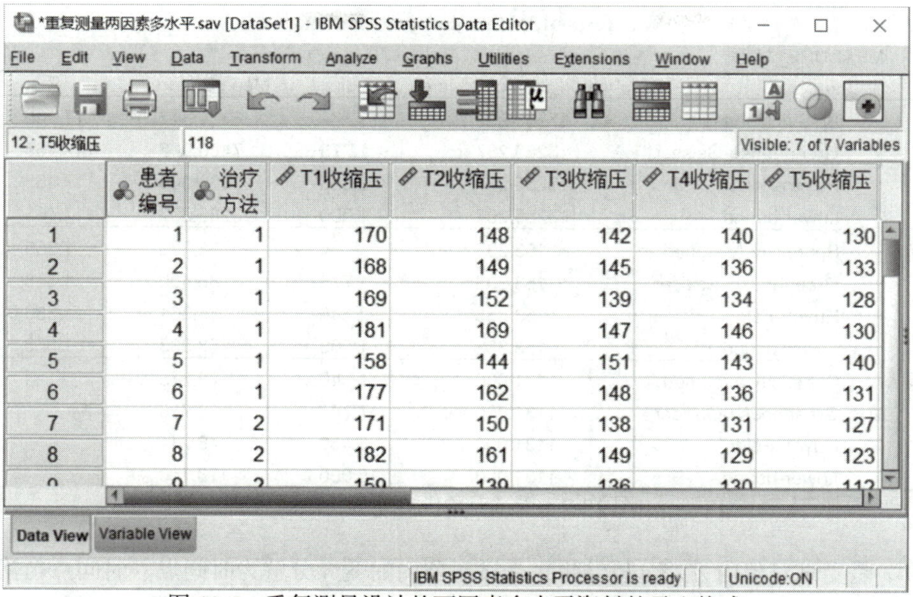

	患者编号	治疗方法	T1收缩压	T2收缩压	T3收缩压	T4收缩压	T5收缩压
1	1	1	170	148	142	140	130
2	2	1	168	149	145	136	133
3	3	1	169	152	139	134	128
4	4	1	181	169	147	146	130
5	5	1	158	144	151	143	140
6	6	1	177	162	148	136	131
7	7	2	171	150	138	131	127
8	8	2	182	161	149	129	123
9	9	2	159	130	136	130	112

图 10-5 重复测量设计的两因素多水平资料的录入格式

击 OK 即可得到结果。主要结果见图 10-6～图 10-9。

各时间点的多重比较要按照治疗方法分别输出结果，为此，对数据文件进行拆分：点击→Data →Split File。在 Split File（拆分文件）对话框中，选择 Organize output by groups 项，将治疗方法移到右侧 Groups Based on 框内，最后点击 OK 即可，结果将按照 A、B 两种方法分别输出。各时间点的多重比较：Analyze→Compare Means→Paired-Samples T Test。在 Paired-Samples T Test 对话框中设置多重对比的方式，如，T2～T5 收缩压均与 T1 比较。在 Paired Variables 的 Variable1 框内选入 T2 收缩压，Variable2 框内选入 T1 收缩压，且两个变量要一一对应，即作为 Pair 的第 1 个对子变量。依次，将 T3 收缩压和 T1 收缩压移到右侧，作为第 2 对子变量；将 T4 收缩压和 T1 收缩压移到右侧，作为第 3 对子变量；将 T5 收缩压和 T1 收缩压移到右侧，作为第 4 对子变量。以上设置全部完成后，最后点击 OK 即可得到结果。部分主要结果见图 10-10。

3. 结果与解释

Mauchly's Tests of Sphericity[a]

Measure： MEASURE_1

Within Subjects Effect	Mauchly's W	Approx. Chi-Square	df	Sig.	Epsilon[b]		
					Greenhouse-Geisser	Huynh-Feldt	Lower-bound
时间点	.101	19.263	9	.025	.444	.586	.250

Tests the null hypothesis that the error covariance matrix of the orthonormalized transformed dependent variables is proportional to an identity matrix.

a. Design：Intercept + 治疗方法

Within Subjects Design：时间点

b. May be used to adjust the degrees of freedom for the averaged tests of significance. Corrected tests are displayed in the Tests of Within-Subjects Effects table.

图 10-6 "球对称"检验结果

图 10-6 为"球对称"假设检验，经 Mauchly"球对称"检验，得 χ^2=19.263，ν=9，P=0.025，拒绝"球对称"假设，需要对方差分析的自由度做"球对称"系数ε校正。

Tests of Within-Subjects Effects

Measure： MEASURE_1

Source		Type III Sum of Squares	df	Mean Square	F	Sig.
时间点	Sphericity Assumed	13285.267	4	3321.317	117.465	.000
	Greenhouse-Geisser	13285.267	1.775	7486.002	117.465	.000
	Huynh-Feldt	13285.267	2.346	5663.068	117.465	.000
	Lower-bound	13285.267	1.000	13285.267	117.465	.000
时间点*治疗方法	Sphericity Assumed	153.333	4	38.333	1.356	.266
	Greenhouse-Geisser	153.333	1.775	86.400	1.356	.280
	Huynh-Feldt	153.333	2.346	65.361	1.356	.279
	Lower-bound	153.333	1.000	153.333	1.356	.271
Error（时间点）	Sphericity Assumed	1131.000	40	28.275		
	Greenhouse-Geisser	1131.000	17.747	63.730		
	Huynh-Feldt	1131.000	23.459	48.211		
	Lower-bound	1131.000	10.000	113.100		

图 10-7 受试对象内方差分析结果

图 10-7 是受试对象内方差分析结果，受试对象内的变异分解为时间点、时间点与治疗方法交互作用和受试对象内误差三部分，自由度分解与变异分解类似。通过重复测量方程分析结果显示，对方差分析结果进行校正，三种校正方法均显示不同时间点的校正 F 值为 117.465，校正 $P<0.001$，说明不同时间点的收缩压总体均值的差异有统计学意义。

Estimated Marginal Means

Measure： MEASURE_1

治疗方法	时间点	Mean	Std. Error	95% Confidence Interval	
				Lower Bound	Upper Bound
A	1	170.500	3.299	163.150	177.850
	2	154.000	3.586	146.010	161.990
	3	145.333	2.252	140.317	150.350
	4	139.167	1.451	135.934	142.400
	5	132.000	2.085	127.354	136.646
B	1	169.667	3.299	162.317	177.016
	2	148.500	3.586	140.510	156.490
	3	138.833	2.252	133.817	143.850
	4	130.500	1.451	127.267	133.733
	5	121.833	2.085	117.188	126.479

图 10-8 治疗方法×时间点结果

图 10-8 显示，时间点与治疗方法对收缩压影响无交互作用（F=1.356，$P>0.05$）。随着时间从 T1 到 T5 变化，其收缩压均值也随之变化，如，A 方法从 T1 时收缩压均值为 170.5mmHg，到 T5 时收缩压均值为 132.0 mmHg；B 方法从 T1 时收缩压均值为 169.7mmHg，到 T5 时收缩压均值为 121.8 mmHg，两种治疗方法的收缩压均值变动趋势基本一致。

Tests of Between-Subjects Effects

Measure： MEASURE_1

Transformed Variable： Average

Source	Type III Sum of Squares	df	Mean Square	F	Sig.
Intercept	1262080.067	1	1262080.067	12817.333	.000
治疗方法	601.667	1	601.667	6.110	.033
Error	984.667	10	98.467		

图 10-9 受试对象间的方差分析结果

图 10-9 为受试对象间的方差分析结果，受试对象间的变异分解为治疗方法和受试对象间的误

差两部分，自由度也进行了相应分解。方差分析结果显示，不同治疗方法的 F 值为 6.110，P=0.033，即不同治疗方法间收缩压均值的差异有统计学意义（P<0.05），由于处理因素为两水平，不需要进行多重比较。注意：如果处理因素大于两个水平，可以进行处理因素不同水平的多重比较，在 Repeated Measures（重复测量方差分析）对话框中选择 Post Hoc 按钮，在 Post Hoc Multiple Comparisons for Observed Means 对话框，对 Factor（s）框中处理因素变量移到 Post Hoc Tests for 框，选择合适多重比较的方法。

Paired Samples Test[a]

		Paired Differences					t	df	Sig. (2-tailed)
		Mean	Std. Deviation	Std. Error Mean	95% Confidence Interval of the Difference				
					Lower	Upper			
Pair 1	T2 收缩压 - T1 收缩压	-16.500	3.619	1.478	-20.298	-12.702	-11.167	5	.000
Pair 2	T3 收缩压 - T1 收缩压	-25.167	9.579	3.911	-35.220	-15.114	-6.435	5	.001
Pair 3	T4 收缩压 - T1 收缩压	-31.333	8.824	3.602	-40.594	-22.073	-8.698	5	.000
Pair 4	T5 收缩压 - T1 收缩压	-38.500	11.432	4.667	-50.498	-26.502	-8.249	5	.000

a. 治疗方法 ＝A

Paired Samples Test[a]

		Paired Differences					t	df	Sig. (2-tailed)
		Mean	Std. Deviation	Std. Error Mean	95% Confidence Interval of the Difference				
					Lower	Upper			
Pair 1	T2 收缩压 - T1 收缩压	-21.167	3.312	1.352	-24.642	-17.691	-15.656	5	.000
Pair 2	T3 收缩压 - T1 收缩压	-30.833	4.070	1.662	-35.105	-26.562	-18.556	5	.000
Pair 3	T4 收缩压 - T1 收缩压	-39.167	8.329	3.400	-47.907	-30.426	-11.519	5	.000
Pair 4	T5 收缩压 - T1 收缩压	-47.833	6.555	2.676	-54.712	-40.954	-17.875	5	.000

a. 治疗方法 ＝B

图 10-10　多个时间点收缩压多重比较结果

对于多个时间点收缩压可以进行多重比较，结果见图 10-10，A、B 两种治疗方法 T2～T5 各时间点与 T1 间的收缩压均值比较，采用 Bonferroni 多重比较方法，按照检验水准 $\alpha'=0.05/4=0.0125$，差异均有统计学意义（P<0.0125）。若进行其他各时间点间的收缩压均值比较，可以进行自定义，且根据比较的次数，采用合理的检验水准。

小　　结

1. 重复测量资料的方差分析将总变异首先分解为受试对象间的变异和受试对象内的变异。受试对象间的变异可进一步分解为处理因素的变异和组间误差两部分；受试对象内的变异可进一步分解为不同时间的变异、处理因素与时间的交互作用和组内误差三部分。即

$$SS_{总}=SS_{受试对象间}+SS_{受试对象内}$$

$$SS_{受试对象间}=SS_{处理}+SS_{受试对象间误差}$$

$$SS_{受试对象内}=SS_{时间}+SS_{处理\times时间}+SS_{受试对象内误差}$$

2. 当重复测量次数大于 2 次，数据满足“球对称”假设，可采用随机区组方差分析的思路进行处理组间的分析。如果不满足“球对称”假设，需要对方差分析的 F 界值进行校正。校正的方法是用“球对称”系数 ε 乘以 F 界值的自由度 v_1 和 v_2，得到校正自由度 $\tau_1=v_1\varepsilon$，$\tau_2=v_2\varepsilon$，根据校正自由度查 F 界值，即 $F_{\alpha(\tau1,\tau2)}$。“球对称”系数 ε 的常用估计方法有 Greenhouse-Geisser，Huynh-Feldt 和 Lower-bound 三种方法。

3. 重复测量数据的分析也可以采用多变量分析方法，如 Hotelling T^2 检验，分析不同时间点的差异。

（张星光）

第十一章　χ^2 检　验

χ^2 检验（Chi-Square test）是由英国统计学家 Karl Pearson（1857—1936）于 1900 年首次提出的一种应用范围非常广泛的假设检验方法。它主要用于计数（分类变量）资料的统计推断，包括完全随机设计两个及多个样本率的比较、两组及多组构成比的比较、配对设计两样本率的比较、两个分类变量间的关联性分析、率的线性趋势检验以及频数分布的拟合优度检验等。

第一节　四格表资料的 χ^2 检验

完全随机设计两个样本率的比较在医学研究中比较常见，也是样本率比较中最基础的情形，下面以实例介绍 χ^2 检验的基本思想和此类数据的分析步骤。

一、完全随机设计四格表（fourfold table）资料的 χ^2 检验

（一）χ^2 检验的基本思想

例 11-1　某医师欲比较 A、B 两种药物治疗肺炎患者的疗效，将病情、病程相近且满足试验入选标准的 100 例肺炎患者随机分为两组，治疗结果见表 11-1。问 A、B 两药治疗肺炎有效率是否有差别？

表 11-1　A、B 两药治疗肺炎的有效率

药物	有效	无效	合计	有效率（%）
A	48（43.4）	3（7.7）	51	94.1
B	37（41.7）	12（7.4）	49	75.5
合计	85	15	100	85.0

两样本率比较的资料，经过对原始数据的整理，得到了表 11-1，其中，有四个基本数据，即 48、3、37 和 12，它们都是实际观测到的数值，称为实际频数（actual frequency，A），其余的数据均可由这 4 个数据推算得出，习惯上将这种数据称为四格表资料。除了四个基本数据以外，还有两个行合计 51 和 49，两个列合计 85 和 15，总例数 100，两个样本率 94.1%和 75.5%以及合并率 85%。

χ^2 检验属于计数资料的统计推断方法，因此，同样遵循假设检验的基本思想，即在零假设成立的基础上计算统计量 χ^2 值，根据其统计量在 χ^2 分布中的位置确定相应的概率，并做出统计推断。

例 11-1 中，根据零假设 H_0：$\pi_1=\pi_2$（π 为总体率），即假设两样本率之间的差别仅由抽样误差所致，那么 A、B 两种药物理论上就可以看作同一种药物，本例算得理论上的药物总有效率估计值为 85/100=85.0%。那么按照总有效率 85%来计算，A 药组 51 人中理论上有效人数为 43.4 人（51×85%=43.4），称为理论频数（theoretical frequency，T），其他格子的理论频数均可用式（11-1）求得，详见表 11-1 括号内数字。

$$T_{RC}=\frac{n_R n_C}{n} \tag{11-1}$$

式中，T_{RC}：第 R 行（row）第 C 列（column）格子的理论频数；n_R：第 R 行合计数；n_C：第 C 列合计数；n：总例数。

χ^2 统计量的计算见式（11-2），此统计量服从自由度为 ν 的 χ^2 分布，也称为 χ^2 检验的基本公式。

$$\chi^2=\sum\frac{(A-T)^2}{T},\quad \nu=(R-1)(C-1) \tag{11-2}$$

式中，A 为实际频数，即四个基本数据；T 为理论频数。

假设 H_0 成立，则实际频数 A 与理论频数 T 相差就不应该很大，因而算出的 χ^2 值也不会很大，不超过对应的 χ^2 值。由此可见，χ^2 检验是将率之间的比较转化为实际频数 A 和理论频数 T 的比较，χ^2 值的大小实际上反映了实际频数 A 和理论频数 T 的吻合程度。

统计量 χ^2 值会随着格子数的增加而变大，即 χ^2 值的大小不仅与实际频数和理论频数的偏离程度有关，还与自由度有关。χ^2 检验的自由度是指在周边合计固定不变的条件下，表内全部格子数据中可以自由取值的格子数，自由度 $\nu=(R-1)(C-1)$。四格表只有 2 行 2 列，故其自由度为 1。获得 χ^2 统计量后，按相应自由度查 χ^2 界值表，来确定 P 值范围，最后做出推断结论。

例 11-1 的完整分析步骤如下。

1. 建立检验假设，确定检验水准

H_0：两种药物治疗肺炎的总体有效率相同，即 $\pi_1=\pi_2$

H_1：两种药物治疗肺炎的总体有效率不同，即 $\pi_1\neq\pi_2$

$\alpha=0.05$

2. 计算检验统计量

$$\chi^2=\frac{(48-43.4)^2}{43.4}+\frac{(3-7.7)^2}{7.7}+\frac{(37-41.7)^2}{41.7}+\frac{(12-7.4)^2}{7.4}=6.79$$

$$\nu=(2-1)(2-1)=1$$

查 χ^2 界值表，$\chi^2_{0.05,1}=3.84$，本例 $\chi^2>\chi^2_{0.05,1}$，得 $P<0.05$，按 $\alpha=0.05$ 的水准，拒绝 H_0，接受 H_1，差别有统计学意义，可以认为 A、B 两药治疗肺炎的总体有效率有差别。

（二）完全随机设计四格表 χ^2 检验的专用公式

为了简化计算，省去计算大部分理论频数 T 的过程，对于完全随机设计的四格表资料，可以采用式（11-2）的展开形式整理得到其专用公式

$$\chi^2=\frac{(ad-bc)^2n}{(a+b)(c+d)(a+c)(b+d)} \tag{11-3}$$

式中，a、b、c、d 分别为四格表的四个基本数据。例 11-1 的数据代入得

$$\chi^2=\frac{(48\times12-3\times37)^2\times100}{51\times49\times85\times15}=6.79$$

（三）完全随机设计四格表 χ^2 检验的连续性校正

统计学家 Yates F 认为，χ^2 分布是一种连续型分布，而表 11-1 中分类变量数据表现为离散型，由此所得 χ^2 值与 χ^2 统计量的连续型分布有偏离，基于这些频数所算出来的 χ^2 值只是近似服从 χ^2 分布。对于四格表资料来说，在 $n\geqslant40$ 并且所有的理论频数 T 均大于等于 5 时，近似较好。

而当 $n\geqslant40$，但有 $1\leqslant T<5$ 时，近似程度偏低，为此 Yates 提出采用连续性校正（correction for continuity），也称 Yates 校正（Yates's correction）。

$$\chi^2_C=\sum\frac{(|A-T|-0.5)^2}{T} \tag{11-4}$$

$$\chi^2_C=\frac{(|ad-bc|-n/2)^2n}{(a+b)(c+d)(a+c)(b+d)} \tag{11-5}$$

当 $n<40$ 或有理论频数 $T<1$ 时，不宜采用 χ^2 检验，应改用本章第三节介绍的 Fisher 确切概率法计算 P 值。

例 11-2 研究人员要比较甲、乙两种疗法治疗充血性心衰的疗效，观察患者症状缓解的情况，数据见表 11-2，试比较甲、乙两种疗法治疗后两组患者的病情改善率是否有差别？

表 11-2 两种疗法对充血性心衰患者病情改善效果分析

分组	改善效果		合计	改善率（%）
	改善	未改善		
甲法	29（26）	1（4）	30	96.7
乙法	23（26）	7（4）	30	76.7
合计	52	8	60	86.7

H_0：两种疗法患者的总体改善率相同，即 $\pi_1=\pi_2$

H_1：两种疗法患者的总体改善率不同，即 $\pi_1\neq\pi_2$

$\alpha=0.05$

例中，$n=60$ 大于 40，理论频数 $T_{12}=T_{22}=4$，故应计算连续性校正 χ^2_{C} 值，

$$\chi^2_{\mathrm{C}}=\frac{\left(|29\times7-1\times23|-\dfrac{60}{2}\right)^2\times60}{30\times30\times52\times8}=3.6$$

因 $\chi^2_{\mathrm{C}}<\chi^2_{0.05,1}=3.84$，则 $P>0.05$，按 $\alpha=0.05$ 水准，不拒绝 H_0，尚不能认为两种方法对充血性心衰患者改善率有差别。此例若不采用校正公式计算，则 $\chi^2=4.89$，大于 $\chi^2_{0.05,1}=3.84$，$P<0.05$，所得结论恰好相反。因此，要根据应用条件选用不同的公式计算。

二、配对设计四格表资料的 χ^2 检验

在计数资料分析中也会存在配对设计的情形，例如，研究人员对同一观察单位采用甲、乙两种不同的方法检测，且检测结果为互不相容的二分类结局（+/–），那么此类数据经过整理就会得到配对设计四格表资料，见表 11-3。

表 11-3 配对设计四格表形式

甲	乙		合计
	+	–	
+	a	b	$a+b$
–	c	d	$c+d$
合计	$a+c$	$b+d$	n

计数资料的配对设计通常适用于两种不同的检测方法、培养方法、诊断方法等结果的比较。此类设计的特点是用两种方法对每个观察对象进行检测，然后记录每个观察对象的两种检测方法结果，并分类计数统计。一般地，观察结果有四种情形：①两法检测结果均为阳性，计数为 a；②两法检测结果均为阴性，计数为 d；③甲法检测为阳性，而乙法检测为阴性，计数为 b；④甲法检测为阴性，而乙法检测为阳性，计数为 c，即整理成表 11-3 的形式。其中 a、d 为两法检测结果一致的例数，b、c 为两法检测结果不一致的例数。甲法阳性率的计算公式为 $p_1=(a+b)/n$，乙法阳性率的计算公式为 $p_2=(a+c)/n$，可见两法阳性率的差异就取决于 b 和 c 的差异大小。在抽样研究中，不可避免地会存在抽样误差，样本中的 b 和 c 通常不等，导致 $p_1\neq p_2$，如果要分析总体率 π_1 和 π_2 的差别，则需要进行配对设计四格表的假设检验，即 McNemar χ^2 检验。

（一）McNemar χ^2 检验

例 11-3 某研究人员采取甲、乙两种不同的检测方法，对已经确诊的肺癌患者 240 例进行检测，用以评价此两种方法的检出阳性率是否有差异，结果见表 11-4。

表 11-4 两种方法的检测结果

甲法	乙法		合计
	+	−	
+	150	50	200
−	15	25	40
合计	165	75	240

McNemar χ^2 检验的适用条件为 $b+c \geqslant 40$，其检验假设 H_0 为总体 $B=C$，检验统计量为

$$\chi^2=\frac{(b-c)^2}{b+c}, \quad \nu=1 \tag{11-6}$$

H_0：甲乙两法的总体检出阳性率相同，即总体 $B=C$

H_1：甲乙两法的总体检出阳性率不同，即总体 $B \neq C$

$\alpha=0.05$

本例中，$b=50$，$c=15$，$b+c \geqslant 40$，代入公式（11-6），有

$$\chi^2=\frac{(b-c)^2}{b+c}=\frac{(50-15)^2}{50+15}=18.85, \quad \nu=1$$

经过查 χ^2 界值表，$P<0.005$，按照 $\alpha=0.05$ 的水准，拒绝 H_0，接受 H_1，差别有统计学意义，可以认为两种方法的总体检出阳性率有差异。

在拒绝 H_0 的前提下，可以根据样本统计量的大小来推断总体参数的大小，即由于 $p_1=(a+b)/n=200/240$，$p_2=(a+c)/n=165/240$，所以可以推断甲法的总体检出阳性率高于乙法。

（二）McNemar χ^2 统计量的连续性校正

当 $25 \leqslant b+c<40$ 时，需要对公式（11-6）进行连续性校正。

$$\chi^2=\frac{(|b-c|-1)^2}{b+c} \tag{11-7}$$

需要注意的是，由于 McNemar χ^2 统计量的计算只考虑了甲乙两法不一致的情况 b 和 c，而没有考虑两法检测结果一致的 a 和 d 以及总例数 n，所以当 n 很大且 a 和 d 的数值很大而 b 和 c 相对较小（一般 a、d 与 b、c 不是一个数量级）时，若得到假设检验结果差异有统计学意义，需结合两样本率差异的大小判断有无实际意义。

三、注意事项

1. 四格表 χ^2 检验的专用公式（11-3）和校正公式（11-5）只用于完全随机设计的情形，其他情形均不适用。

2. 完全随机设计和配对设计的四格表 χ^2 检验，均有校正情形存在，但是二者的校正条件却不相同。完全随机设计 $n \geqslant 40$ 且 $1 \leqslant T<5$ 时进行校正，而配对设计 $25 \leqslant b+c<40$ 时进行校正。

第二节 $R \times C$ 表的 χ^2 检验

前一节中两个率的比较，是属于 2×2（2 行 2 列）的 $R \times C$ 表（列联表或行×列表）。若分组

（行）或分类变量（列）水平数大于 2 时，可能出现以下多种情况，如，分组变量水平数为 R，分类变量水平数为 2（例 11-4 多行两列表）的多组率比较；分组变量水平数为 2，分类变量水平数为 C（例 11-6 两行多列表）的两组构成分布的比较；若为双向无序分类资料（包括多行多列表），都可采用下面介绍的 $R \times C$ 表 χ^2 检验。

$$\chi^2 = n\left(\sum \frac{A^2}{n_R n_C} - 1\right) \tag{11-8}$$

式中符号意义与公式（11-1）和公式（11-2）相同。该公式同样适用于完全随机设计的四格表资料。

一、多个率的比较

（一）完全随机设计多个率的比较

例 11-4 将二期高血压患者 160 例随机分为 3 组，分别采用甲、乙、丙三种不同方案进行治疗，一个疗程后观察疗效，具体结果整理见表 11-5，问三种方案治疗的缓解率是否有差别？

表 11-5 三种方案对二期高血压患者的治疗效果

疗法	缓解人数	未缓解人数	合计	缓解率（%）
甲	48	7	55	87.3
乙	50	10	60	83.3
丙	30	15	45	66.7
合计	128	32	160	80.0

H_0：三种方案的总体缓解率相同，即 $\pi_1=\pi_2=\pi_3$

H_1：三种方案的总体缓解率不全相同，即 π_1、π_2、π_3 不全相同

$\alpha=0.05$

代入式（11-8）得

$$\chi^2 = 160 \times \left(\frac{48^2}{55 \times 128} + \frac{7^2}{55 \times 32} + \frac{50^2}{60 \times 128} + \frac{10^2}{60 \times 32} + \frac{30^2}{45 \times 128} + \frac{15^2}{45 \times 32} - 1\right) = 7.235$$

$$\nu = (3-1) \times (2-1) = 2$$

查 χ^2 界值表，得 $0.025 < P < 0.05$，按 $\alpha=0.05$ 水准，拒绝 H_0，接受 H_1，差别有统计学意义，故可认为三种方案对二期高血压的总体缓解率总的来讲有差别。

（二）率的多重（两两）比较

经 $R \times 2$ 表 χ^2 检验得出多个总体率总的来讲有差别的结论时，要进一步了解哪两个总体率有差别，应采用多个率的两两比较（多重比较）方法。由于该类方法较多，这里主要介绍简单易理解的 Bonferroni 检验水准调整法。

Bonferroni 检验水准调整法的基本思想是要在进行多个率两两之间多次比较后保证总的一类错误 α 仍然是 0.05。按照 Bonferroni 校正公式 $\alpha' = \dfrac{\alpha}{\text{从}k\text{组中任取两组的组合数}}$，对检验水准 α 作调整。一般仍然取总的检验水准 $\alpha=0.05$，k 为比较的组数，调整后检验水准记作 α'。只有当要比较的两组之间的 P 值小于 α' 才认为这两组之间总体率有差别。用此法对例 11-4 进行两两比较。

H_0：任两对比组的总体缓解率相等，即 $\pi_1=\pi_2$

H_1：任两对比组的总体缓解率不等，即 $\pi_1 \neq \pi_2$

$\alpha=0.05$

调整后检验水准 $\alpha'=0.05/3=0.0167$。按 α' 水准推断，结果见表 11-6。

表 11-6 三种方案治疗二期高血压的总体缓解率两两比较（Bonferroni 法）

对比组	χ^2 值	P 值
甲与乙	0.354	>0.0167
乙与丙	3.938	>0.0167
甲与丙	6.124	<0.0167

根据上表的结果，可见甲组与丙组的总体缓解率有差别，其余两组之间总体缓解率没有差别。

需要指出的是，Bonferroni 法是两两比较方法中最保守的，当组数不多、比较次数较少时，效果较好；但若比较次数较多时（k=5 时任取两组的组合数为 10 次），则调整后检验水准偏低（$\alpha' < 0.005$），很难得到有差别的阳性结果，结论偏于保守。

（三）百分率线性趋势 χ^2 检验

当多个百分率按照自然顺序的等级分层或者连续型变量按照等级分层时，为了分析多个百分率与等级分层变量或连续型变量间是否存在线性变化趋势，宜用百分率线性趋势检验，具体计算方法如下。

1. 分别为分组变量和指标变量赋值（1，2，3，…，m）。

2. 按公式（11-9）计算 χ^2 值

$$\chi^2 = \frac{b^2}{S_b^2}, \quad \nu = 1 \tag{11-9}$$

式中，$b = \dfrac{l_{XY}}{l_{XX}}$；$S_b^2 = \dfrac{l_{YY}}{n \cdot l_{XX}}$；$l_{XX}$ 和 l_{YY} 分别为 X 和 Y 的离均差平方和，l_{XY} 是 X 与 Y 的离均差乘积和；n 为总的样本含量。

$$l_{XX} = \sum (X - \bar{X})^2 = \sum X^2 - \frac{\left(\sum X\right)^2}{n}$$

$$l_{YY} = \sum (Y - \bar{Y})^2 = \sum Y^2 - \frac{\left(\sum Y\right)^2}{n}$$

$$l_{XY} = \sum (X - \bar{X})(Y - \bar{Y}) = \sum XY - \frac{\left(\sum X\right)\left(\sum Y\right)}{n}$$

例 11-5 为了解某校的小学生近视情况，抽样调查了 900 名小学生，得表 11-7 中资料，问该校小学生近视率是否有随年级增加而增高的趋势？

表 11-7 某校小学生近视的抽样调查结果

年级	调查人数（f）	近视人数	近视率（%）
一年级	150	12	5.8
二年级	150	18	8.7
三年级	150	25	12.0
四年级	150	35	16.8
五年级	150	51	24.5
六年级	150	67	32.2
合计	900	208	23.1

H_0：该校小学生近视率无随年级增加而增高的趋势

H_1：该校小学生近视率有随年级增加而增高的趋势

$\alpha = 0.05$

对年级变量 X 赋值为 1，2，3，4，5，6，调查人数 f 为权重；指标变量 Y 不近视赋值为 1，近视赋值为 2，同样设 f 为权重。按公式（11-9）计算 χ^2 值：

$\sum fX = 1\times150 + 2\times150 + \cdots + 6\times150 = 3150$

$\sum fX^2 = 1^2\times150 + 2^2\times150 + \cdots + 6^2\times150 = 13650$

$l_{XX} = 13650 - \dfrac{3150^2}{900} = 2625$

$l_{YY} = 1^2\times692 + 2^2\times208 - \dfrac{(1\times692 + 2\times208)^2}{900} = 159.93$

$l_{XY} = 192$

$b = \dfrac{l_{XY}}{l_{XX}} = 0.07314 \qquad S_b^2 = \dfrac{l_{YY}}{n\cdot l_{XX}} = 6.77\times10^{-5}$

$\chi^2 = \dfrac{b^2}{S_b^2} = 79.017$，$\nu = 1$

查 χ^2 界值表，得 $P<0.005$，按 $\alpha=0.05$ 水准，拒绝 H_0，接受 H_1，故可以认为该校小学生近视率有随年级增加而增高的趋势。

二、多分类结果的比较

例 11-6 医院对某病患者 180 名和健康人 200 名的血型分布数据进行收集，整理后的数据见表 11-8，问该病患者与健康人的血型分布是否存在差异？

表 11-8 某病患者与健康人的血型分布

分组	A 型	B 型	O 型	AB 型	合计
疾病患者	45	65	50	20	180
健康人	55	70	45	30	200
合计	100	135	95	50	380

H_0：该病患者与健康人的血型分布相同

H_1：该病患者与健康人的血型分布不同

$\alpha=0.05$

代入式（11-8）

$$\chi^2 = 380\times\left(\frac{45^2}{180\times100} + \frac{65^2}{180\times135} + \cdots + \frac{45^2}{200\times95} + \frac{30^2}{200\times50} - 1\right) = 2.402$$

$$\nu = (2-1)\times(4-1) = 3$$

查 χ^2 界值表，得 $P>0.05$，按 $\alpha=0.05$ 水准，不拒绝 H_0，尚不能认为该疾病患者与健康人的血型分布有差别。

三、注意事项

1. 计算 χ^2 值时，必须用绝对数而不能用相对数，因为 χ^2 值的大小与频数大小有关。

2. $R\times C$ 表的 χ^2 检验对理论频数有要求，即不允许有理论频数小于 1 的情况，理论频数在 1～5 的比例不能超过 $R\times C$ 表总格子数的 20%，否则就需要采用如下 4 种处理方法之一：

（1）增大样本含量，以达到增大理论频数的目的。

（2）将理论频数太小的行或者列与相邻的行或者列进行合并，相应的实际频数增大后对应的理论频数也会增大，不过要注意的是，合并时应从专业角度来判断是否合适，不能强行合并。同时这样合并后虽然样本量没有减少，但是分类信息是有所损失的。

（3）如果不能合并，就将理论频数太小的行或者列删除，这样的后果就是样本量和分类信息均有所损失。

（4）采用确切概率法，可由 SAS、SPSS 等软件实现。

3. 在进行多个率比较的 χ^2 检验时，如果假设检验的结果是拒绝 H_0，那么应该进一步推断哪两个总体率间有差别，就需要采用率的多重比较方法做进一步推断。

4. χ^2 检验仅适用于双向无序交叉分组的列联表资料，即行变量与列变量均为无序分类变量（含二分类）。而对单向有序资料，若目的是比较各处理的平均效应是否有差别，应选用非参数检验等。对于双向有序资料，又分为双向有序属性相同和双向有序属性不同者：双向有序属性相同的可以看作是配对 χ^2 的扩展，一般采用 Kappa 检验；而双向有序属性不同的就是最复杂的情形，可以根据不同的分析目的而采用不同的方法来分析，如 χ^2 检验、秩和检验、秩相关分析、线性趋势 χ^2 检验等。

第三节 Fisher 确切概率法

无论是四格表还是 $R \times C$ 表资料，在某些特殊（四格表总例数小于 40，$R \times C$ 表理论数小于 1 等）条件下，需要采用 Fisher 确切概率法来分析，下面用实例分别加以介绍。

一、四格表资料的 Fisher 确切概率法

（一）完全随机设计四格表的确切概率法

完全随机设计四格表资料的比较中，当 $n<40$ 或 $T<1$，或用其他检验方法所得的概率接近检验水准 α 时，应改用 2×2 表的 Fisher 确切概率法。本法并非 χ^2 检验的范畴，但是可以作为四格表资料 χ^2 检验应用的补充。

完全随机设计的 Fisher 确切概率法的基本思想是：在四格表周边合计固定不变的前提下，改变四个格子内的实际频数，并列出所有可能组合的四格表。各种组合的四格表的概率服从超几何概率分布，可按式（11-10）计算任一组合四格表的概率。

$$P_i = \frac{(a+b)!(c+d)!(a+c)!(b+d)!}{a!b!c!d!n!} \tag{11-10}$$

式中，i：不同组合四格表的序号；a、b、c、d：该组合四格表的实际频数；n：总例数。

假设检验时，超几何分布尾部累计概率的计算可遵循下述规则：首先计算所有组合四格表的超几何分布概率 P_i，实际样本四格表的超几何分布概率记为 P_0。若为单侧检验，取一侧 $P_i \leqslant P_0$ 的各组合四格表概率之和为假设检验的单侧 P 值。若为双侧检验，则取两侧 $P_i \leqslant P_0$ 的所有组合四格表的累计概率作为双侧 P 值；最后依预先设定的检验水准，做出统计推断结论。

例 11-7 某医师用 A 药治疗 9 例病人，治愈 3 例；用 B 药治疗 10 例病人，治愈 1 例，试比较两药疗效。见表 11-9。

表 11-9 A、B 两种药物治愈率的比较

药物	治愈	未愈	合计	治愈率（%）
A	3	6	9	33.3
B	1	9	10	10.0
合计	4	15	19	21.1

本例属于完全随机设计，$n<40$，宜选用 Fisher 确切概率法，检验步骤为：

H_0：两药总体治愈率相等，即 $\pi_1 = \pi_2$

H_1：两药总体治愈率不等，即 $\pi_1 \neq \pi_2$

$\alpha = 0.05$

在样本四格表周边合计固定不变的前提下，变动 a、b、c、d 四个数据的数值，可以得到所有可能组合的四格表，所得到四格表的个数为“周边合计最小数+1”，本例可列出 4+1=5 个四格表，依次为：

4	5
0	10

3	6
1	9

2	7
2	8

1	8
3	7

0	9
4	6

序号：	（1）	（2）	（3）	（4）	（5）
P_i：	0.032508	**0.216718**	0.417957	0.278638	0.054180

各组合四格表的超几何分布概率 P_i 值如上。其中，序号为 2 的四格表是本例实测数据，由于是双侧检验，所以需要计算序号 2 组合的概率与所有概率小于它的四格表的概率之和，即序号 1、2 和 5 三个组合的概率之和，即为 P=0.303406＞0.05，按 $\alpha = 0.05$ 水准，不拒绝 H_0，还不能认为两组药物的治愈率有差别。若此资料是单侧检验，则应考虑超几何分布单尾情况。由于实测样本数据的样本率为 p_A 大于 p_B，所以单侧检验所考虑的 P_i 只包括 P_1 和 P_2，P_5 的不能包括在内，因为它对应的四格表组合中 p_A 小于 p_B。

（二）配对设计四格表的确切概率法

配对设计四格表的资料，当 $b+c$＜25 时，也应当改用确切概率法。

例 11-8 研究者用 A、B 两种试带检测 30 例确诊糖尿病病例，用 A 试带检测结果尿葡萄糖阳性 17 例，同时用 B 试带检测阳性 13 例，其中 A、B 均阳性者 11 例，问 A、B 两种试带检出阳性率是否不同？见表 11-10。

表 11-10 A、B 两种试带尿葡萄糖检测结果

A	B		合计
	+	–	
+	11（a）	6（b）	17
–	2（c）	11（d）	13
合计	13	17	30

$b+c$=8＜25，所以需要采用配对设计的确切概率法。应用二项分布概率计算法，取 $k = \min(b,c)$。在 H_0：两总体 B=C 条件下，两种方法检出不一致情况出现的概率相同（$\pi_{+-} = \pi_{-+} = \pi = 0.5$）。对单侧检验 P 值为二项分布 B（$b+c$，0.5）中 $X \leqslant k$ 的概率，即

$$P = P(X \leqslant k) = \sum_{i=0}^{k} C_{b+c}^{i} \times 0.5^{b+c} \qquad (11\text{-}11)$$

例中，$k = \min(b,c)$ =2。所以本例单侧 P 值应为

$$\begin{aligned} P &= \sum_{i=0}^{k} C_{b+c}^{i} \times 0.5^{b+c} = \sum_{i=0}^{2} C_{8}^{i} \times 0.5^{8} \\ &= 0.5^{8} \times (C_8^0 + C_8^1 + C_8^2) \\ &= 3.9 \times 10^{-3} \times (1+8+28) \\ &\approx 0.145 \end{aligned}$$

因 $\pi = 0.5$，二项分布双尾面积对称，因此双侧检验的概率为单侧检验概率的 2 倍，即

$$P = 2 \times \sum_{i=0}^{k} C_{b+c}^{i} \times 0.5^{b+c} = 0.290$$

$P>0.05$，按照 $\alpha=0.05$ 水准，不拒绝 H_0，还不能认为 A、B 两种试带的检出阳性率有差别。

二、$R\times C$ 表资料的 Fisher 确切概率法

在 $R\times C$ 表资料的 χ^2 检验中提到，对理论频数的要求是不允许有理论频数小于 1 的情况，理论频数在 1～5 的比例不能超过 $R\times C$ 表总格子数的 20%，如果出现了这些情况可以考虑采用确切概率法。

例 11-9 某研究者将腰椎间盘突出症患者 31 例随机分为三组，分别用甲、乙、丙三种方法进行治疗，结果见表 11-11。请分析三种疗法的有效率有无不同？

表 11-11 三种疗法治疗腰椎间盘突出症有效率的比较

疗法	有效	无效	合计
甲法	8（6.2）	4（5.8）	12
乙法	4（5.2）	6（4.8）	10
丙法	4（4.6）	5（4.4）	9
合计	16	15	31

上表中，括号内数字为理论频数，可见六个格子中有三个格子的理论频数介于 1～5，所以需要采用确切概率法。由于本例依然是完全随机设计，所以其确切概率法的基本做法与例 11-7 相同，具体的手工计算过程此处不再赘述，经过 SPSS 软件分析，确切概率法的结果为双侧检验 P=0.441，不拒绝 H_0，还不能认为三种疗法的总体有效率有差别，SPSS 软件分析过程详见第四节。需要注意的是，本例属于多个率的比较，假如多个总体率之间有差别，同样需要按照前述的多重比较方法进一步分析。

第四节 SPSS 软件实现

一、完全随机设计四格表资料分析

（一）独立样本四格表资料的 χ^2 检验

建立数据集：以例 11-1 的资料为例，介绍独立样本四格表资料 χ^2 检验的 SPSS 实现过程及结果解释。

打开 SPSS 25.0 版本，在 Variable View 子窗口，建立三个变量，其变量名（Name）分别为药物、疗效、频数；Type 均为 Numeric；Decimals 为 0；变量药物对应的 Values 中设置，Value 填入 1，下面的 Label 填入 A 药，点击 Add；然后继续 Value 填入 2，下面的 Label 填入 B 药，再点击 Add，右侧框中即出现 1=A 药，2=B 药，点击 OK，变量药物的赋值结束。按照同样步骤对变量疗效进行赋值，分别为 1 代表有效，2 代表无效，变量频数为定量变量，不赋值，其他选项均可以设置为默认。在 Data View 子窗口按照变量的赋值进行数据录入，点击 View→勾选 Value Labels，见图 11-1。后面例子的赋值过程仅简单介绍，不再详述。

软件分析过程：

点击 Data→Weight Cases，在 Weight Cases 对话框中，选择 Weight Cases By 项，将变量频数移到 Frequency variable 框中，点击 OK。由于 χ^2 检验都需要对频数进行加权后分析，故此后面例子的加权过程不再详述。

卡方检验操作：点击 Analyze→Descriptive Statistics→Crosstabs。在 Crosstabs 主对话框中，将变量药物移到 Row（s）框，将变量疗效移到 Column（s）框。点击主对话框的 Statistics 按钮，勾选 Chi-Square 选项，点击 Continue 返回，点击主对话框的 Cells 按钮，Observed 选项已被默认勾选，代表实际频数 A，进一步勾选 Expected，代表需要计算理论频数 T，勾选 Row，代表需要计算四格表每个格子对应的行百分比（如果还需要计算列百分比和总百分比，分别勾选 Column 和 Total），点击 Continue 返回，点击 OK 即可得到结果，见图 11-2 或图 11-3。

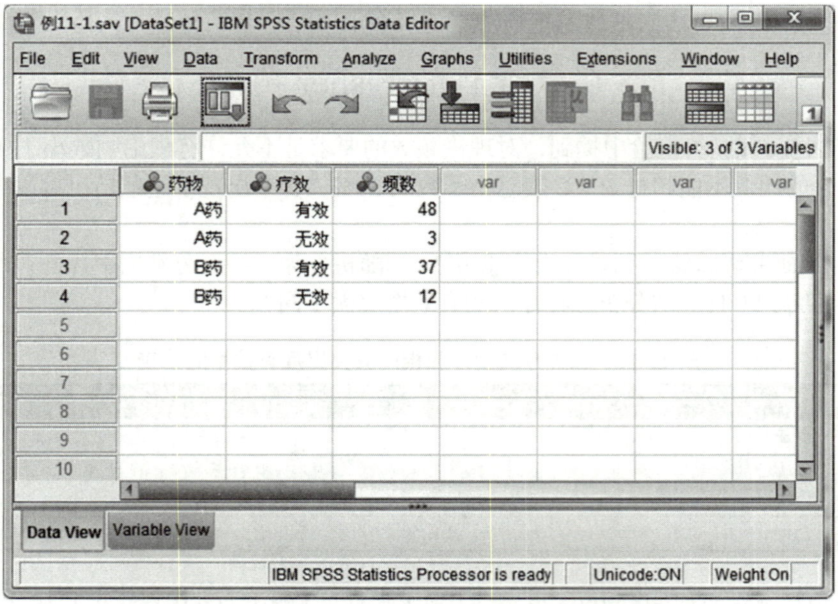

图 11-1 例 11-1 独立样本四格表资料的录入格式

药物 × 疗效 Crosstabulation

			疗效		Total
			有效	无效	
药物	A 药	Count	48	3	51
		Expected Count	43.4	7.7	51.0
		% within 药物	94.1%	5.9%	100.0%
	B 药	Count	37	12	49
		Expected Count	41.7	7.4	49.0
		% within 药物	75.5%	24.5%	100.0%
Total		Count	85	15	100
		Expected Count	85.0	15.0	100.0
		% within 药物	85.0%	15.0%	100.0%

图 11-2 药物×疗效交叉表

图 11-2 即为独立样本的四格表，每个格子中包括三个数字，Count 代表实际频数，Expected Count 代表理论频数，%within 药物代表每个格子的实际频数占其对应行合计的百分比。

Chi-Square Tests

	Value	df	Asymptotic Significance (2-sided)	Exact Sig.(2-sided)	Exact Sig. (1-sided)
Pearson Chi-Square	6.786[a]	1	.009		
Continuity Correction[b]	5.405	1	.020		
Likelihood Ratio	7.170	1	.007		
Fisher's Exact Test				.012	.009
Linear-by-Linear Association	6.718	1	.010		
N of Valid Cases	100				

a. 0 cells (0.0%) have expected count less than 5. The minimum expected count is 7.35.

b. Computed only for a 2x2 table

图 11-3 药物×疗效四格表卡方检验结果

图 11-3 为独立样本四格表卡方检验的结果表。其中，包括了五种统计分析方法的结果，分别是不校正的 Pearson 卡方检验、连续性校正的卡方检验、似然比卡方检验、Fisher 确切概率法和线

性趋势卡方检验。数据分析人员需要做的就是按照数据的条件从中选择一个作为所分析数据的结果。由于本例中，总例数 100>40，且最小的理论频数为 7.35>5，所以应该选择第一种方法，即 Pearson 卡方检验的结果，χ^2=6.786，P=0.009<0.05，按 α=0.05 的水准，拒绝 H_0，接受 H_1，差别有统计学意义，可以认为 A、B 两药治疗肺炎的总体有效率有差别（A 药 94.1%优于 B 药 75.5%）。

实际上，即使没有图 11-2 的药物×疗效交叉表，数据分析人员也可以从图 11-3 的卡方分析结果中判断总例数和理论频数的情况并做出正确选择。图 11-3 的卡方分析结果中的 N of Valid Cases 即为总例数，下方的注释 a 中提到 0 个格子的理论频数小于 5，最小的理论频数为 7.35，因此也能判断应该选择 Pearson 卡方检验的结果。要注意图 11-3 中下方的注释 b 中提到连续性校正只是针对四格表资料才有，因此，在进行 $R\times C$ 表分析时并无此结果。

例 11-2 与上例操作过程相同，输出结果看图 11-3 中的第二行 Continuity Correction 即可。

（二）配对四格表资料的 χ^2 检验

以例 11-3 资料为例，介绍配对四格表资料的 χ^2 检验 SPSS 实现过程及结果解释。

建立数据集：

打开 SPSS 25.0 版本，在 Variable View 子窗口，建立三个变量，其变量名（Name）分别为甲法、乙法、频数，甲法、乙法变量赋值均为 0 和 1，分别代表阴性和阳性。在 Data View 子窗口进行数据录入，如图 11-4。

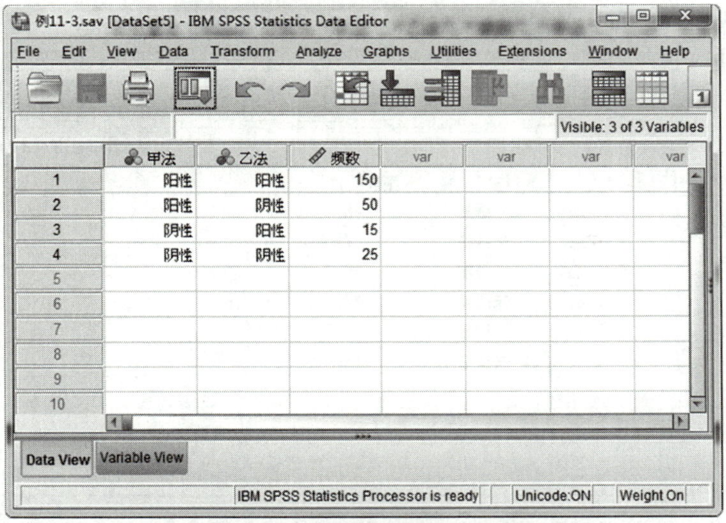

图 11-4 例 11-3 配对四格表资料的录入格式

软件分析过程：

加权操作：同例 11-1。

卡方检验操作：点击 Analyze→Descriptive Statistics→Crosstabs。在 Crosstabs 主对话框中，将变量甲法移到 Row（s）框，将变量乙法移到 Column（s）框。点击主对话框的 Statistics 按钮，勾选 McNemar 选项，点击 Continue 返回，点击 OK 即可得到结果，见图 11-5。需要注意的是，配对设计四格表分析时应该勾选 McNemar 选项而不是 Chi-Square 选项。

Chi-Square Tests

	Value	Exact Sig.（2-sided）
McNemar Test		.000[a]
N of Valid Cases	240	

a. Binomial distribution used.

图 11-5 配对四格表卡方检验结果

由图 11-5，可见其双侧确切概率为 $P<0.001$，说明两种方法总体检出阳性率有差别，进一步可以根据样本率的大小来推断总体率的高低。结果显示，甲法阳性（乙法阴性）50 例，乙法阳性（甲法阴性）15 例，检出阳性越高该方法越好，因此，总体检出阳性率甲法高于乙法。

需要注意的是，图 11-5 下方有个说明“Binomial distribution used”，意思是此表中的检验结果是根据二项分布的理论来计算的确切概率（Exact Sig.）而不是近似概率（Asymptotic Sig.），与本教材中的公式计算结果不同，因此没有 χ^2 统计量的数值。不过，两者的结论是完全一致的。

二、$R\times C$ 表资料分析

（一）完全随机设计多个率的比较

以例 11-4 资料为例，介绍完全随机设计多个率的比较 SPSS 软件实现过程及结果解释。

建立数据集：

打开 SPSS 25.0 版本，在 Variable View 子窗口，建立三个变量，其变量名（Name）分别为疗法、结局、频数，疗法的甲、乙、丙分别赋值为 1、2、3，结局的缓解和未缓解分别赋值为 1 和 2。在 Data View 子窗口进行数据录入，由于是 3 行 2 列的 $R\times C$ 表，所以数据中有 6 行，如图 11-6。

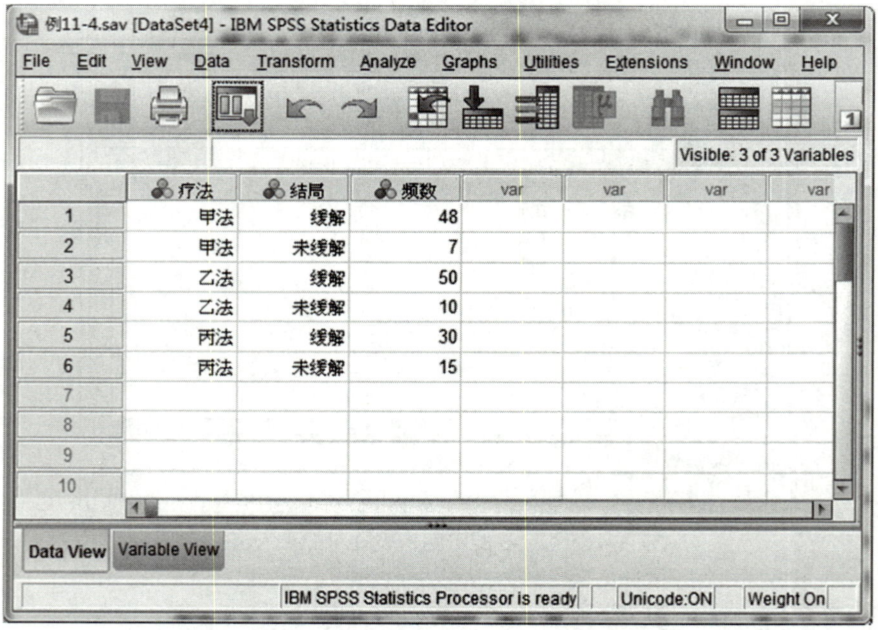

图 11-6 例 11-4 多个率比较 $R\times C$ 表资料的录入格式

软件分析过程：

加权操作：同例 11-1。

卡方检验操作：多个率比较也属于完全随机设计类型，所以过程与独立样本四格表类似。点击 Analyze→Descriptive Statistics→Crosstabs。在 Crosstabs 主对话框中，将变量“疗法”移到 Row（s）框，将变量“结局”移到 Column（s）框。点击主对话框的 Statistics 按钮，勾选 Chi-Square 选项，点击 Continue 返回；由于 Fisher 确切概率法只有在四格表数据分析中才能自动给出，所以还需要点击主对话框的 Exact 按钮，默认是 Asymptotic Only，意为只计算渐近或近似 P 值，点击 Exact，默认 5 分钟即可，点击 Continue 返回，然后点击 OK 即可得到结果，见图 11-7。

Chi-Square Tests

	Value	df	Asymptotic Significance (2-sided)	Exact Sig. (2-sided)	Exact Sig. (1-sided)	Point Probability
Pearson Chi-Square	7.235[a]	2	.027	.026		
Likelihood Ratio	6.847	2	.033	.034		
Fisher's Exact Test	6.718			.030		
Linear-by-Linear Association	6.250[b]	1	.012	.017	.009	.004
N of Valid Cases	160					

a. 0 cells (0.0%) have expected count less than 5. The minimum expected count is 9.00.

b. The standardized statistic is 2.500.

图 11-7　$R \times C$ 表资料卡方检验结果

图 11-7 中可见，所有的理论频数都大于 5，最小的理论频数是 9.0；表格同时给出了四种不同方法的检验结果，与四格表的结果相比缺少了连续性校正 χ^2 值。同样根据表中提供的理论频数信息，应该选择第一个 Pearson 卡方检验的结果。$\chi^2=7.235$，$\nu=2$，P=0.027。按 $\alpha=0.05$ 水准，拒绝 H_0，接受 H_1，差别有统计学意义，故可认为三种方案对二期高血压的总体缓解率总的来讲有差别。进一步采用 Bonferroni 检验水准调整法进行多重比较，即再做 3 次四格表卡方检验，不再赘述，最终结果是甲乙两法比较的 P=0.552＞0.0167，甲丙两法比较的 P=0.013＜0.0167，乙丙两法比较的 P=0.047＞0.0167，所以多重比较的结果是甲法和丙法之间有差别，其余两法之间没有差别。虽然在数据分析阶段也加上了确切概率法的选项，但是本例数据并不需要用此方法，实际数据分析中也可以先不选择 Exact 选项，需要时加上重新分析即可。

（二）百分率线性趋势 χ^2 检验

以例 11-5 资料为例，介绍 $R \times C$ 表资料百分率线性趋势 χ^2 检验 SPSS 软件实现过程及结果解释。

建立数据集：

打开 SPSS 25.0 版本，在 Variable View 子窗口，建立三个变量，其变量名（Name）分别为年级、近视情况、频数，年级的本身从 1 到 6，不需要专门赋值，近视情况的近视和不近视分别赋值为 2 和 1。在 Data View 子窗口进行数据录入，由于是 6 行 2 列的 $R \times C$ 表，所以数据中有 12 行，如图 11-8。

软件分析过程：

加权操作：同例 11-1。

卡方检验操作：点击 Analyze→Descriptive Statistics→Crosstabs。在 Crosstabs 主对话框中，将变量年级移到 Row（s）框，将变量近视情况移到 Column（s）框。点击主对话框的 Statistics 按钮，勾选 Chi-Square 选项，点击 Continue 返回；然后点击 OK 即可得到结果，见图 11-9。

由于本例关心的问题是年级与近视率有无线性关系，即进行的是线性趋势卡方检验，所以在结果中应该选 Linear-by-Linear Association 的结果，$\chi^2=78.942$，P＜0.001。按 $\alpha=0.05$ 水准，拒绝 H_0，接受 H_1，故可以认为该校小学生近视率有随年级增加而增高的趋势。

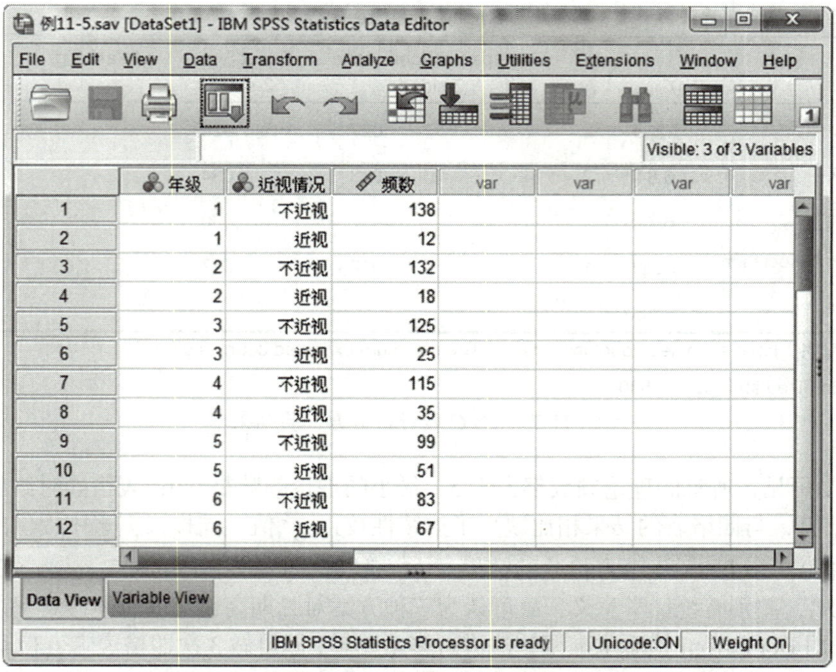

	年级	近视情况	频数	var	var	var	var
1	1	不近视	138				
2	1	近视	12				
3	2	不近视	132				
4	2	近视	18				
5	3	不近视	125				
6	3	近视	25				
7	4	不近视	115				
8	4	近视	35				
9	5	不近视	99				
10	5	近视	51				
11	6	不近视	83				
12	6	近视	67				

图 11-8 例 11-5 线性趋势卡方检验资料的录入格式

Chi-Square Tests

	Value	df	Asymptotic Significance (2-sided)
Pearson Chi-Square	82.437[a]	5	.000
Likelihood Ratio	82.704	5	.000
Linear-by-Linear Association	78.942	1	.000
N of Valid Cases	900		

a. 0 cells（0.0%）have expected count less than 5. The minimum expected count is 34.67.

图 11-9 年级与近视率线性趋势卡方检验结果

（三）$R\times C$ 表资料多个构成比的比较（多分类结果比较）

以例 11-6 资料为例，介绍 $R\times C$ 表资料各个构成比的比较 SPSS 实现过程及结果解释。

建立数据集：

打开 SPSS 25.0 版本，在 Variable View 子窗口，建立三个变量，其变量名（Name）分别为分组、血型、频数，分组的患者、正常人分别赋值为 1、2，血型的 1～4 分别代表 A、B、O、AB 四种血型。在 Data View 子窗口进行数据录入，由于是 2 行 4 列的 $R\times C$ 表，所以数据有 8 行，如图 11-10。

软件分析过程：

加权操作：同例 11-1。

卡方检验操作：点击 Analyze→Descriptive Statistics→Crosstabs。在 Crosstabs 主对话框中，将变量分组移到 Row（s）框，将变量血型移到 Column（s）框。点击主对话框的 Statistics 按钮，勾选 Chi-Square 选项，点击 Continue 返回，点击主对话框的 Cells 按钮，勾选 Expected 和 Row，点击 Continue 返回，点击 OK 即可得到结果。见图 11-11。

由于所有格子的理论频数都大于 5，所以结果中应该选择 Pearson 卡方检验的结果，$\chi^2=2.402$，$P=0.493$。按 $\alpha=0.05$ 水准，不拒绝 H_0，尚不能认为该疾病患者与健康人的血型分布有差别。

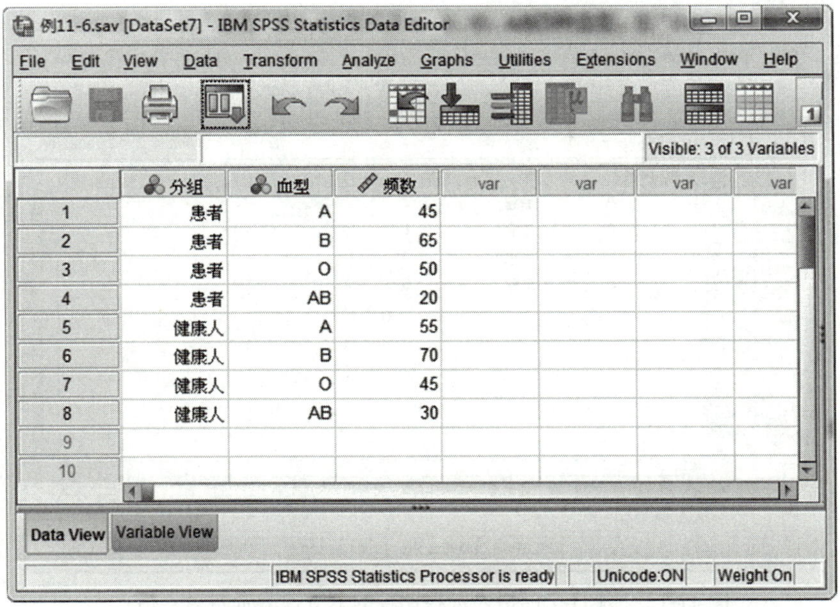

图 11-10 例 11-6 两组构成比比较的卡方检验资料录入格式

Chi-Square Tests

	Value	df	Asymptotic Significance (2-sided)
Pearson Chi-Square	2.402[a]	3	.493
Likelihood Ratio	2.411	3	.492
Linear-by-Linear Association	.000	1	1.000
N of Valid Cases	380		

a. 0 cells (0.0%) have expected count less than 5. The minimum expected count is 23.68.

图 11-11 两组构成比比较卡方检验结果

三、Fisher 确切概率分析

(一)完全随机设计四格表的确切概率分析

以例 11-7 资料为例，介绍完全随机设计四格表的确切概率分析 SPSS 软件实现过程及结果解释。

建立数据集：

打开 SPSS 25.0 版本，在 Variable View 子窗口，建立三个变量，其变量名（Name）分别为药物、效果、频数，药物 A、B 分别赋值为 1、2，效果的 1 和 2 分别代表治愈和未愈。在 Data View 子窗口进行数据录入，如图 11-12。

软件分析过程：

加权操作：同例 11-1。

卡方检验操作：点击 Analyze→Descriptive Statistics→Crosstabs。在 Crosstabs 主对话框中，将变量药物移到 Row（s）框，将变量效果移到 Column（s）框。点击主对话框的 Statistics 按钮，勾选 Chi-Square 选项，点击 Continue 返回，勾选主对话框的 Suppress tables 选项（此时系统要求同时勾选上面的 Display clustered bar charts 才可以），意味着不需要看到四格表或 $R \times C$ 表，此时主对话框中的 Cells 按钮变成灰色不可点击；点击 OK 即可得到结果。见图 11-13。

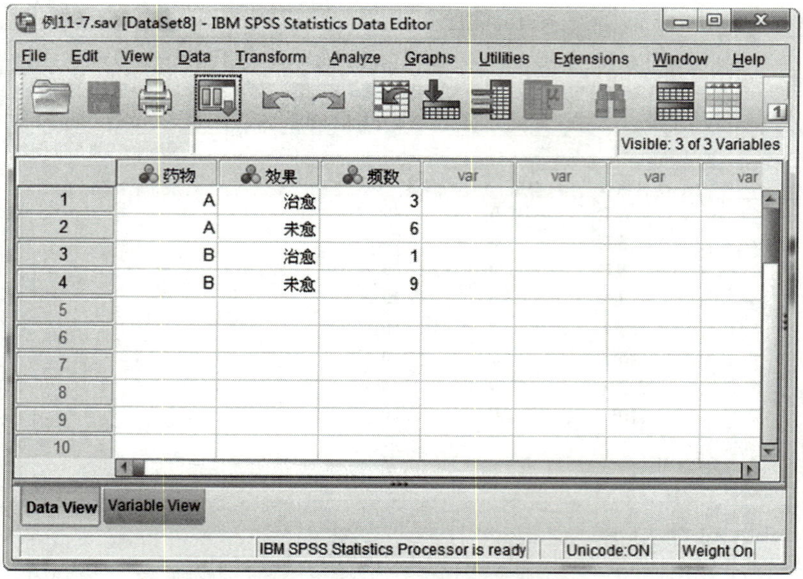

图 11-12 例 11-7 四格表资料比较的卡方检验资料录入格式

Chi-Square Tests

	Value	df	Asymptotic Significance (2-sided)	Exact Sig. (2-sided)	Exact Sig. (1-sided)
Pearson Chi-Square	1.552[a]	1	.213		
Continuity Correction[b]	.465	1	.495		
Likelihood Ratio	1.598	1	.206		
Fisher's Exact Test				.303	.249
Linear-by-Linear Association	1.470	1	.225		
N of Valid Cases	19				

a. 2 cells（50.0%）have expected count less than 5. The minimum expected count is 1.89.

b. Computed only for a 2x2 table

图 11-13 四格表资料卡方检验结果

前面提到了即使没有四格表或者 $R \times C$ 表也可以判断理论频数的情况，所以此例只展示假设检验的结果。表下方的说明 a 表示理论频数有 2 个小于 5，最小的理论频数是 1.89；同时也能看到总例数是 19<40。所以最终选择确切概率法的结果：双侧 P=0.303，与前述结果一致。

（二）配对设计四格表的确切概率分析

以例 11-8 资料为例，介绍配对设计四格表的确切概率分析 SPSS 实现过程。

本例中配对设计的四格表的 $b+c<25$，不能采用公式（11-6）和公式（11-7）来计算，需要用确切概率法。但是，例 11-3 的软件分析过程中已经提到过，配对设计四格表数据在 SPSS 中均是按照确切概率法来计算的，所以具体数据录入和分析过程不再赘述，数据录入格式如图 11-4；最终确切概率法结果见图 11-14。确切概率 P=0.289，与第三节手工计算的结论基本相符。

Chi-Square Tests

	Value	Exact Sig.(2-sided)
McNemar Test		.289[a]
N of Valid Cases	30	

a. Binomial distribution used.

图 11-14 配对四格表（$b+c<25$）卡方检验结果

（三）*R*× *C* 表资料的 Fisher 确切概率分析

以例 11-9 资料为例进行介绍。

打开 SPSS 25.0 版本，在 Variable View 子窗口，建立三个变量，其变量名（Name）分别为疗法、疗效、频数，疗法的甲、乙、丙分别赋值为 1、2、3，疗效的 1 和 2 分别代表有效和无效。在 Data View 子窗口进行数据录入，如图 11-15。

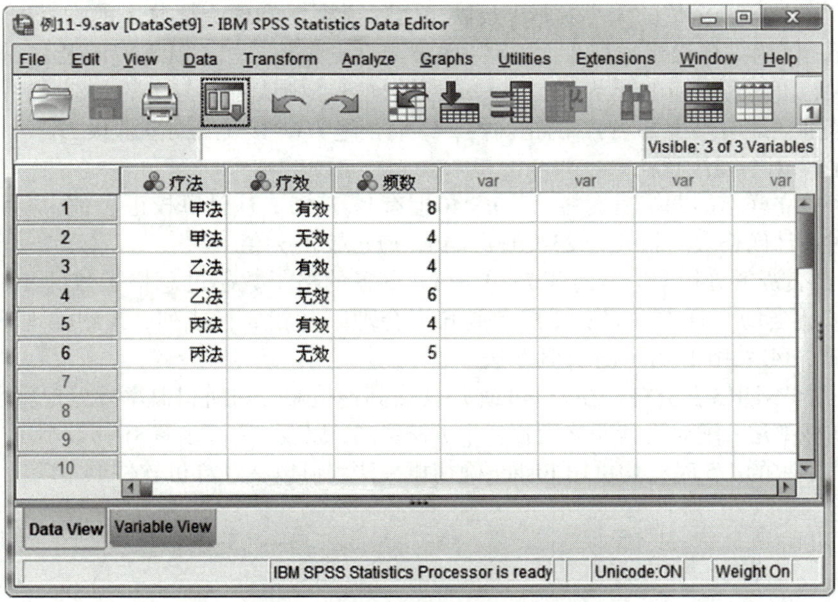

图 11-15　例 11-9 的卡方检验资料录入格式

软件分析过程：

加权操作：同例 11-1。

卡方检验操作：点击 Analyze→Descriptive Statistics→Crosstabs。在 Crosstabs 主对话框中，将变量疗法移到 Row（s）框，将变量疗效移到 Column（s）框。点击主对话框的 Statistics 按钮，勾选 Chi-Square 选项，点击 Continue 返回；点击主对话框的 Exact 按钮，选择 Exact，默认 5 分钟即可，点击 Continue 返回，然后点击 OK 即可得到结果，见图 11-16。

Chi-Square Tests

	Value	df	Asymptotic Significance（2-sided）	Exact Sig.（2-sided）	Exact Sig.（1-sided）	Point Probability
Pearson Chi-Square	1.814[a]	2	.404	.441		
Likelihood Ratio	1.841	2	.398	.441		
Fisher's Exact Test	1.814			.441		
Linear-by-Linear Association	1.125[b]	1	.289	.388	.200	.099
N of Valid Cases	31					

a. 3 cells（50.0%）have expected count less than 5. The minimum expected count is 4.35.

b. The standardized statistic is 1.060.

图 11-16　卡方检验结果

从结果备注可见，6 个格子中有 3 个格子的理论频数介于 1～5，占总格子数的 50%，超过了 20%，所以需要选择确切概率法，双侧检验的 P=0.441，不拒绝 H_0，还不能认为三种疗法的总体有效率有差别。

小　结

1. χ^2 检验可以用于推断两个及多个总体率或总体构成比之间有无差别，两个无序分类变量之间有无关联性，率的线性趋势检验以及频数分布的拟合优度检验等。

2. χ^2 检验统计量的基本公式：$\chi^2=\sum\frac{(A-T)^2}{T}$，$\chi^2$ 检验是将率之间的比较转化为实际频数 A 和理论频数 T 的比较，χ^2 值的大小实际上反映了实际频数 A 和理论频数 T 的吻合程度。在零假设成立的条件下，因为抽样误差的存在，实际频数 A 与理论频数 T 相差就不应该很大，因而算出的 χ^2 值也不会很大，不超过对应的 χ^2 界值，$P>\alpha$；若 $P\leqslant\alpha$，则认为 A 与 T 的差别已超出了抽样误差可以解释的范围，即有理由怀疑 H_0 的正确性，继而拒绝 H_0，接受其对立假设 H_1。

3. χ^2 检验应用中需注意：

（1）两个独立样本的四格表资料，若 $n\geqslant 40$ 但有 $1\leqslant T<5$，应计算校正 χ^2 值。

（2）配对设计四格表资料，若 $25\leqslant b+c<40$，应求校正 χ^2 值。

（3）$R\times C$ 表资料分析中，若出现 $T<1$ 或 $1\leqslant T<5$ 的格子数超过总格子数的 1/5 时，可采取以下方法：①适当增大样本含量；②按专业知识合理归并相邻行或列；③删除理论频数较小的行或列等措施；④采用 Fisher 确切概率法。

4. 两独立样本四格表资料，在 $n<40$ 或 $T<1$ 或其他检验方法所得概率接近检验水准时，可采用 Fisher 确切概率法；配对设计四格表资料中 $b+c<25$，以及 $R\times C$ 表资料中 $T<1$ 或 $1\leqslant T<5$ 的格子数大于总格子数的 1/5 时，均可用 Fisher 确切概率法，可以在计算机软件上实现。

（萨　建）

第十二章 秩和检验

在前几章我们陆续介绍了 t 检验、F 检验等参数检验的方法以及卡方检验的参数检验方法。这章，我们继续学习另一种常用的非参数检验方法，即秩和检验，此方法用秩次代替原始数据后，所得秩次之和，称为秩和，用秩和进行假设检验即为秩和检验（rank sum test）。

第一节 概　述

非参数检验（nonparametric test）是统计分析方法的重要组成部分，它与参数检验共同构成统计推断的基本内容。参数检验是在总体分布形式已知的情况下，对总体分布的参数（如均值、方差等）进行推断的方法。但是，在数据分析过程中，由于种种原因，人们往往无法对总体分布形态作简单假定，此时参数检验的方法就不再适用了。非参数检验正是一类基于这种考虑，在总体方差未知或知道甚少的情况下，利用样本数据对总体分布形态等进行推断的方法。由于非参数检验方法在推断过程中不涉及有关总体分布的参数，因而得名为“非参数”检验。

一、参数检验和非参数检验的区别

参数检验是基于总体分布已知（如正态分布）、总体方差齐性条件下对未知参数（如总体均数的比较）进行的检验。大都假定样本来自的总体为正态分布，但是参数未知，统计推断的目的是对这些未知的参数进行检验。如前面章节介绍的 t 检验、方差分析等，其优点是符合条件时，检验效率高；缺点是对资料要求严格，如等级数据、非确定数据（＞60mg）不能使用参数检验，而且要求资料的分布型已知和总体方差齐性。

非参数检验是总体分布未知或已知某总体分布与所要求的检验使用条件不符时，所采用的一种对总体分布位置进行的检验。在实践中常常遇到总体分布类型未知，或已知分布类型却呈偏态分布等情况，不满足参数检验的适用条件，为了克服参数条件的限制，一系列不以特定的总体分布为前提的方法相继出现。优点是应用范围广、简便、易掌握；缺点是若对符合参数检验条件的资料用非参数检验，则检验效率低于参数检验。如无效假设是正确的，非参数法与参数法效能一样，但如果无效假设是错误的，则非参数检验效果较差，如需检验出同样大小的差异往往需要较多的样本。

凡符合或经过变换后符合参数检验条件的资料，最好用参数检验。当资料不具备参数检验的条件时，非参数检验是一种有效的分析方法。非参数检验由于方法简单，用的计量水准较低，若为追求简单而使用非参数统计方法，其检验功效就会降低。这就是说，在给定的显著性水平下进行检验时，非参数统计方法与参数统计方法相比，第Ⅱ类错误的概率 β 会增大。

二、非参数检验的适用条件

在单因素计量资料的统计分析中，我们通常要对均数作参数估计或假设检验，但这些方法应满足下述三个条件：①抽样总体为正态分布或近似正态分布；②各抽样总体为等方差或方差齐性；③各变量值间是相互独立的。如，用积差法计算简单直线相关系数，要求抽样总体为正态双变量。但在实际应用中，某些总体的分布类型有时并不知道，或者总体分布的正态性假定并不能得到实现，尤其在医学和生物学领域中，有些总体的分布难以满足正态性的要求。于是，就需要采用一种非参数检验。归纳起来，非参数检验适用于下列情况。

1. 等级顺序资料　即将观察单位按某种属性的不同程度分组计数，得到各组观察单位数。例如：用某药治疗一批慢性支气管炎患者，其疗效分为治愈、显效、有效、无效四个等级，其等级是按疗效好坏的顺序划分的；又如，肾炎患者尿中蛋白含量以–、±、+、++、+++、++++顺序等级划分，然后按各等级点计人数。上述情况均属等级顺序资料，若要比较疗效，可用非参数方法中的秩和检验。

2. 偏态资料 当观察资料呈偏态或极端偏态分布，而又未经变量变换或经变换仍未达到正态或近似正态分布时，宜选用非参数检验。如，环境监测中水或空气中的一些有害物质的测定数据就呈偏态分布。一般认为偏态资料用非参数方法处理与用参数方法处理作比较时，其渐近相对效率将大于 1，分布越偏，其渐近相对效率越大。

3. 未知分布型的资料 生物医学领域中尚有不少观察资料不知其分布型，可用非参数检验处理。

4. 要比较的各组资料变异度相差较大，其方差不齐，且不易变换达到齐性，宜用非参数法分析。

5. 初步分析 有些医学资料由于统计工作量过大，可采用非参数统计法进行初步分析，挑选其中有意义者再作进一步分析，包括参数分析。

6. 对于一些特殊情况，如，从几个总体所获得的数据，往往难以对其原有总体分布做出估计，在这种情况下，宜采用非参数统计法。

第二节 常见类型的秩和检验

秩和检验是将原始数据转换为秩次，比较各组秩和的非参数检验。不同设计类型的秩和检验其编秩、求秩和、计算统计量、确定 P 值的方法有所不同。本节主要介绍不同类型资料所适用的秩和检验。

一、配对样本比较的 Wilcoxon 符号秩和检验

Wilcoxon 于 1945 年提出符号秩和检验，亦称符号秩检验。Wilcoxon 符号秩检验用于推断两个样本的差值是否来自中位数不为零的总体，可用于不满足配对 t 检验条件的配对设计定量资料的比较，也可用于单一样本与已知总体中位数的比较。其基本思想是：假设两种处理效果相同，则两样本的差值的总体是以 0 为中心对称分布的。

例 12-1 现有 15 份不同对象的血液样本，每一份样本等分为两份，分别用 PTA 自动化法和酶法测定样本血液中尿酸值的含量，结果见表 12-1，两种测定结果有无差别？

表 12-1 两种方法测定尿酸的含量比较（μmol/L）

血样（1）	PTA 自动化法（2）	酶法（3）	差值 d（4）	秩次（5）
1	222	396	174	15
2	490	500	10	8
3	125	130	5	3.5
4	433	421	–12	–9
5	473	493	20	13
6	369	470	101	14
7	567	560	–7	–6
8	299	303	4	2
9	451	456	5	3.5
10	351	360	9	7
11	654	637	–17	–11

续表

血样（1）	PTA 自动化法（2）	酶法（3）	差值 d（4）	秩次（5）
12	491	507	16	10
13	503	485	–18	–12
14	236	235	–1	–1
15	324	330	6	5

T_+=81，T_-=–39

具体检验步骤如下：

1. 建立检验假设，确定检验水准

H_0：差值的总体中位数为 0，即 M_d=0

H_1：差值的总体中位数不为 0，即 $M_d \neq 0$

α =0.05

2. 计算统计量 *T* 值

（1）求差值 d：见表 12-1 第（4）列。

（2）编秩：根据差值的绝对值由小到大进行编秩，按差值的正负在秩次前加上正负号，见表 12-1 第（5）列。若差值为 0，舍去不计；若差值的绝对数相等，取其平均秩数。

（3）求秩和，确定统计量 T：正秩和为 T_+，负秩和为 T_-，本例 T_+=81，T_-=39。秩和计算是否正确可通过 $T_+ + T_- = n(n+1)/2$ 来验证。任取 T_+或 T_-为统计量 T，本例取 T=81 或 T=39。本例 $T_+ + T_-$=81+39=120，$n(n+1)/2$=15（15+1）/2=120，表明计算无误。

3. 确定 *P* 值或 *P* 值范围，做出统计推断

（1）查表法：当 5≤n≤50 时，查配对比较的秩和检验 T 界值表，若统计量 T 在附表所对应的范围内，则 $P > \alpha$；若统计量在附表所对应的界值范围外或范围上，则 $P \leq \alpha$ 。本例 n=15，T=39 或 81，查 T 界值表，T 值在 $T_{0.1(15)}$所对应的范围内，故 P>0.1，按 α=0.05 水准，不拒绝 H_0，差异无统计学意义，可以认为两种方法测定结果没有差别。

（2）正态近似法：随着 n 的增大，T 分布逐渐逼近均数为 $n(n+1)/4$，方差为 $n(n+1)(2n+1)/24$ 的正态分布。当 n>50 时可以采用正态近似法进行分析。若无相同秩次，标准正态统计量按式（12-1）计算。

$$z = \frac{|T - n(n+1)/4| - 0.5}{\sqrt{n(n+1)(2n+1)/24}} \qquad (12\text{-}1)$$

式中，0.5 为连续性校正数。根据上式计算的 z 值确定 P 值，做出判断。

当出现相同秩次（即相持）较多时，式（12-1）求得的 z 值偏小，可按式（12-2）计算统计量 z。

$$z_c = \frac{|T - n(n+1)/4| - 0.5}{\sqrt{\dfrac{n(n+1)(2n+1)}{24} - \dfrac{\sum\left(t_j^3 - t_j\right)}{48}}} \qquad (12\text{-}2)$$

式中 t_j（j=1，2，3，…）为第 j 个相同秩次（即平均秩次）的个数，假设有 2 个差值为 1，3 个差值为 4，5 个差值为 8，则 t_1=2，t_2=3，t_3=5，则

$$\sum\left(t_j^3 - t_j\right) = (2^3-2) + (3^3-3) + (5^3-5) = 150$$

无论是查表法还是正态法，若统计结论为有统计学意义时，判定结果依然看差值（例 12-1 用酶法–PTA 自动化法），正秩和（81）大于负秩和（39），得出酶法测定结果高的结论；反之亦然。若单一样本与已知总体中位数的比较，应该用每个样本值分别减总体值计算差值后来判定结果。

二、两个独立样本比较的秩和检验

Wilcoxon 秩和检验用于推断连续型变量资料或有序变量资料的两个独立样本代表的总体分布位置是否不同。可用于分布偏态或者方差不齐的计量资料比较，也可用于单项有序资料或无法精确测量的资料的比较。

（一）两组连续型变量资料的秩和检验

例 12-2 某医师测量得到铅作业工人和非铅作业工人的血铅值如表 12-2，铅作业工人和非铅作业工人的血铅值水平有无差别？

表 12-2 铅作业工人和非铅作业工人血铅值比较

非铅作业		铅作业	
血铅值（1）	秩次（2）	血铅值（3）	秩次（4）
5.5	1	6.7	3
6.5	2	9.5	7
7.5	4	11.5	9
8.5	5	12.0	11
9.0	6	13.0	12
11.0	8	14.0	13
11.7	10	14.2	14
		16.0	15
n_1=7	T_1=36	n_2=8	T_2=84

人体的血铅值呈偏态分布，现采用 Wilcoxon 秩和检验。

1. 建立检验假设，确定检验水准

H_0：铅作业工人和非铅作业工人的血铅值的总体分布相同

H_1：铅作业工人和非铅作业工人的血铅值的总体分布不同

α =0.05

2. 编秩 将两组原始数据混合由从小到大的顺序编秩，遇到相同的数据，取平均秩次。分别将两组的秩次相加，得到两组的秩和 T_1 和 T_2。

3. 计算统计量 *T* 值 若两组样本含量相等，取任意一组的秩次和为统计量 T。若两组样本含量不等，则以样本含量较小的秩和作为统计量。本例两组样本量不一样，取 T_1 为统计量 T，即 T=36。

4. 确定 *P* 值，做出统计推断

（1）查表法：当 $n_1 \leqslant 10$ 且 $n_2-n_1 \leqslant 10$，可根据 n_1 和 n_2-n_1 查 T 界值表。T 值在 T 界值范围内，P 大于 T 界值范围相应的概率；T 值等于 T 界值范围的上限或者下限，P 等于 T 界值范围相应的概率；T 值在 T 界值范围之外，P 小于 T 界值范围相应的概率。本例 n_1=7，n_2-n_1=1，T=36，在双侧 0.05 对应的 T 值范围（38～74）外，$P<0.05$。按 α=0.05 水准，拒绝 H_0，接受 H_1，差异有统计学意义，可以认为铅作业工人和非铅作业工人的血铅值水平不同，铅作业工人血铅值高于非铅作业工人。

（2）正态近似法：当样本量较大时，超出 T 界值表范围，用正态近似法确定 P 值，统计量 z 的计算公式如下式：

$$z=\frac{\left|T-n(N+1)/2\right|-0.5}{\sqrt{\dfrac{n_1 n_2 (N+1)}{12}}} \qquad (12\text{-}3)$$

当相持出现较多时（如超过 25%），则需要进行校正，统计量 z 的计算公式如式（12-4）：

$$z_c=\frac{\left|T-n(N+1)/2\right|-0.5}{\sqrt{\frac{n_1n_2(N+1)}{12}\left(1-\frac{\sum(t_j^3-t_j)}{N^3-N}\right)}} \qquad (12\text{-}4)$$

式中 t_j（j=1，2，3，…）为第 j 个相同秩次（即平均秩次）的个数。若 $z \geqslant z_{0.05/2}$=1.96，$P \leqslant 0.05$，拒绝 H_0，认为两总体分布不同，若 $z < z_{0.05/2}$=1.96，$P>0.05$，不拒绝 H_0，尚不能认为两总体分布不同。

（二）两组有序分类变量资料的秩和检验

例 12-3 某医师用 A 药和 B 药治疗小儿肺炎患者，结果见表 12-3，问 A 药和 B 药治疗小儿肺炎的效果是否相同?

表 12-3 A 药和 B 药治疗小儿肺炎的疗效比较

疗效	A 药（1）	B 药（2）	合计（3）	秩次范围（4）	平均秩次（5）	秩和	
						A 药（6）=（1）（5）	B 药（7）=（2）（5）
治愈	17	30	47	1～47	24	408	720
显效	32	28	60	48～107	77.5	2480	2170
好转	30	23	53	108～160	134	4020	3082
无效	15	25	40	161～200	180.5	2707.5	4512.5
合计	94	106	200	—	—	9615.5	10484.5

这种类型的资料在临床试验中比较常见，一个变量为有序变量，一个变量为定性变量（可视为等级资料），在比较各组疗效时，用秩和检验比较合适。

1. 建立检验假设，确定检验水准

H_0：A 药和 B 药疗效相同

H_1：A 药和 B 药疗效不同

α=0.05

2. 编秩

（1）求治疗疗效的秩次范围：先计算各治疗疗效的合计数第（3）列，按照疗效顺序按合计数确定秩次范围第（4）列。

（2）求治疗疗效的平均秩次：平均秩次为秩次范围的上限值加下限值除以 2，即平均秩次。本例治愈人数 47 例，秩次范围 1～47，平均秩次=（1+47）/2=24。

（3）求秩和：秩和等于各组治疗疗效的人数乘以平均秩次。

3. 计算统计量 *T* 值

本例中，n_1=94，n_2=106，检验统计量 T=9615.5，由于 n_1=94，超过附表范围，故采用 u 检验。

$$z_c=\frac{\left|T-n(N+1)/2\right|-0.5}{\sqrt{\frac{n_1n_2(N+1)}{12}\left(1-\frac{\sum(t_j^3-t_j)}{N^3-N}\right)}}$$

$$=\frac{\left|9615.5-94\times(200+1)/2\right|-0.5}{\sqrt{\frac{94\times106\times(200+1)}{12}\left(1-\frac{(47^3-47)+(60^3-60)+(53^3-53)+(40^3-40)}{200^3-200}\right)}}$$

$$\approx 0.442$$

4. 确定 *P* 值，做出统计推断 $z < z_{0.05/2}$=1.96，$P>0.05$，不拒绝 H_0，尚不能认为 A 药和 B 药

治疗小儿肺炎的效果有差异。

三、多个独立样本比较的秩和检验

多组独立样本比较的秩和检验，又称 Kruskal-Wallis H 检验，是在 Wilcoxon 秩和检验的基础上扩展而来的，用于推断定量变量或有序分类资料变量的多个总体分布位置有无差别。

（一）多组连续变量资料的秩和检验

例 12-4 为调查 A、B、C 三种治疗措施对患者丙氨酸转氨酶（ALT）的影响，某科室将 21 例患者随机等分为三组，分别采取 A、B、C 三种治疗措施。测得治疗后 ALT 水平（U/L）如表 12-4。试问应用三种治疗措施后，患者的 ALT 水平是否有差异？

表 12-4 三种不同治疗措施后患者的 ALT 水平

组别	ALT 值（U/L）						
A 组	6.6	8.5	9.6	11.2	2.6	9.8	6.7
B 组	39.6	23.2	30.4	32.2	17.6	24.5	16.4
C 组	22.5	10.3	7.3	16.9	11.5	19.1	13.9

经过对本资料进行方差齐性检验，得知方差不齐且不能用方差分析，故这里采用 Kruskal-Wallis H 检验。

1. 建立检验假设，确定检验水准

H_0：三种治疗措施后，患者的 ALT 水平的总体分布相同

H_1：三种治疗措施后，患者的 ALT 水平的总体分布不全相同

$\alpha=0.05$

2. 编秩 将各组数据混合，从小到大进行编秩，若有相等秩次则取平均秩次，各组秩次分别相加得到各组的秩和。本例秩和 $R_1=33$，$R_2=121$，$R_3=77$，见表 12-5。

表 12-5 经过不同治疗措施后三组患者的 ALT 水平比较

A 组		B 组		C 组	
ALT 水平	秩次	ALT 水平	秩次	ALT 水平	秩次
6.6	2	39.6	21	22.5	16
8.5	5	23.2	17	10.3	8
9.6	6.5	30.4	19	7.3	4
11.2	9	32.2	20	16.9	13
2.6	1	17.6	14	11.5	10
9.6	6.5	24.5	18	19.1	15
6.7	3	16.4	12	13.9	11
$n_1=7$	$R_1=33$ $\overline{R_1}=4.7$	$n_2=7$	$R_2=121$ $\overline{R_2}=17.3$	$n_3=7$	$R_3=77$ $\overline{R_3}=11$

3. 计算统计量 H 值

$$H=\frac{12}{N(N+1)}\sum\frac{R_i^2}{n_i}-3(N+1) \qquad (12\text{-}5)$$

式中，R_i 为各组的秩和，n_i 为各组的相应的例数，N 为各组例数之和。本例，

$$H=\frac{12}{21\times(21+1)}\left(\frac{33^2}{7}+\frac{121^2}{7}+\frac{77^2}{7}\right)-3(21+1)=14.37$$

当相同秩次较多（超过 25%）时，按式（12-6）计算校正值 H_C。

$$H_C = \frac{H}{C} \tag{12-6}$$

$$C = 1 - \frac{\sum_{i=1}^{j}\left(t_j^3 - t_j\right)}{N^3 - N} \tag{12-7}$$

式中 t_j 为第 j 次相持时相同秩次（即平均秩次）的个数。

4. 确定 *P* 值，做出统计推断

（1）查 H 界值表（三样本比较的秩和检验用）：当组数 k=3，且各组例数小于 5 时，可查 H 界值表得到 P 值。

（2）查 χ^2 界值表：当组数或各组例数超过 H 界值表时，H 近似地服从自由度为 $\nu = k-1$ 的 χ^2 分布，可查 χ^2 界值表得到 P 值。本例 n_i＞5，$\nu = k-1$=2，查 χ^2 界值表，得 $\chi^2_{0.05,2}$ =7.38，P＜0.05。按 α =0.05 水准，拒绝 H_0，接受 H_1，差异有统计学意义，可以认为采取不同治疗措施后三组患者 ALT 水平不全相同。

（二）多组有序变量资料的秩和检验

例 12-5 某医师用三种方法治疗胃溃疡，结果见表 12-6，问这 3 种方法的疗效是否有差别？

表 12-6 三种方法治疗胃溃疡的疗效比较

疗效（1）	例数				秩次范围（6）	平均秩次（7）
	甲法（2）	乙法（3）	丙法（4）	合计（5）		
无效	23	16	13	52	1～52	26.5
好转	37	22	12	71	53～123	88
显效	15	31	25	71	124～194	159
治愈	89	12	12	113	195～307	251
合计	164	81	62	307	—	—

1. 建立检验假设，确定检验水准

H_0：三种方法对胃溃疡疗效的总体分布相同

H_1：三种方法对胃溃疡疗效的总体分布不全相同

α =0.05

2. 编秩

（1）求治疗疗效的秩次范围：先计算各治疗疗效的合计数第（5）列，按照疗效顺序按合计数确定秩次范围第（6）列。

（2）求治疗疗效的平均秩次：平均秩次为秩次范围的上限值加下限值除以 2，即平均秩次。

（3）求秩和：秩和等于各组治疗疗效的人数乘以平均秩次。

$R_{甲}$=26.5×23+88×37+159×15+251×89=28589.5

$R_{乙}$=26.5×16+88×22+159×31+251×12=10301

$R_{丙}$=26.5×13+88×12+159×25+251×12=8387.5

3. 计算统计量 *H* 值

$$H = \frac{12}{N(N+1)}\sum\frac{R_i^2}{n_i} - 3(N+1)$$

$$= \frac{12}{307(307+1)}\left(\frac{28589.5^2}{164} + \frac{10301^2}{81} + \frac{8387.5^2}{62}\right) - 3(307+1)$$

$$\approx 18.75$$

由于相同秩次较多，H 值需要校正。

$$C = 1 - \frac{\sum_{i=1}^{j}(t_j^3 - t_j)}{N^3 - N}$$

$$= 1 - \frac{(52^3 - 52) + (71^3 - 71) + (71^3 - 71) + (113^3 - 113)}{307^3 - 307}$$

$$\approx 0.94$$

$$H_C = \frac{H}{C} = \frac{18.75}{0.94} \approx 19.95$$

4. 确定 *P* 值，做出统计推断 本例 $n_i > 5$，$\nu = k - 1 = 2$，查 χ^2 界值表，得 $\chi^2_{0.005,2}$ =10.60，$P < 0.005$。按 α=0.05 水准，拒绝 H_0，接受 H_1，差异有统计学意义，可以认为三组方法治疗胃溃疡的效果有差别。

（三）多个独立样本间的两两比较

例 12-4 统计结论为拒绝 H_0，接受 H_1，差异有统计学意义，可以认为三组患者 ALT 水平不全相同。这时与前面介绍的多组比较方法类似，不能直接判断该三组资料中具体哪些组间具有统计学意义，所以需要进行两两比较。多个样本秩和检验中，进行两两比较，采用调整检验水准，分别做两个独立样本的秩和检验。

检验水准的调整：对于 k 个样本，分别进行两两比较会增加第 I 类错误的概率。为使第 I 类错误概率总共不超过 α，应采用式（12-8）调整检验水准为

$$\alpha' = \frac{\alpha}{\text{总比较次数}} \tag{12-8}$$

（1）多组间的两两比较 k 组样本间，任意两组进行比较时，总的比较次数为 $k(k-1)/2$，调整的检验水准为

$$\alpha' = \frac{\alpha}{k(k-1)/2} = \frac{2\alpha}{k(k-1)} \tag{12-9}$$

（2）各个实验组与同一个对照组的比较 k 组样本中，只有对照组与其余各个实验组比较时，总的比较次数为 k–1，调整的检验水准为

$$\alpha' = \frac{\alpha}{k-1} \tag{12-10}$$

1. 建立检验假设，确定检验水准

H_0：A 组与 B 组的总体分布相同

H_1：A 组与 B 组的总体分布不同

α =0.05

2. 计算检验统计量

（1）调整检验水准：

$$\alpha' = \frac{0.05}{3(3-1)/2} = 0.017$$

（2）两两比较：采用 SPSS 软件包，进行两个独立样本比较的秩和检验，结果见表 12-7，三组两两比较差异均有统计学意义。

3. 确定 *P* 值，做出统计学推断 按 α=0.05 水准，拒绝 H_0，接受 H_1，差异有统计学意义，可以认为三组患者的 ALT 水平均不相同。

根据三组秩和（表 12-7）可得：B 组患者的 ALT 水平＞C 组＞A 组。

表 12-7 三组患者 ALT 水平的两两比较

比较组	*z* 值	*P* 值	调整的检验水准
A 组和 B 组	−3.134	0.002	0.017
A 组和 C 组	−2.494	0.013	0.017
B 组和 C 组	−2.492	0.013	0.017

第三节 SPSS 软件实现

一、配对样本比较的 Wilcoxon 符号秩检验

用例 12-1 资料，在 SPSS 中实现配对样本比较的 Wilcoxon 符号秩检验，具体过程如下：

打开 SPSS25.0 版本，数据录入格式如图 12-1，在 Variable View 界面定义变量如图 12-2。

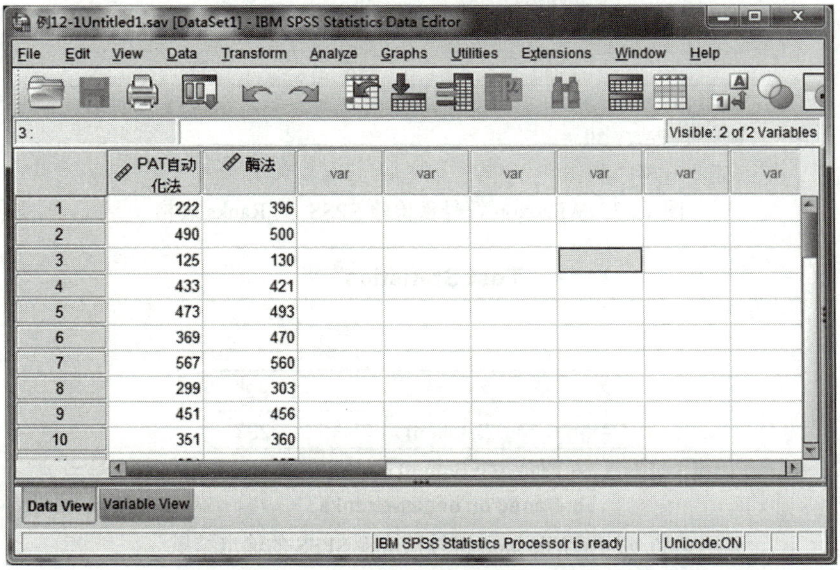

图 12-1 Wilcoxon 符号秩检验 SPSS 的 Data View 窗口

软件分析过程：

选择菜单 Analyze→Nonparametric Tests→Legacy Dialogse→2 Related Samples。弹出 Two-Related- Samples Tests 对话框后，将变量 PAT 自动化法和酶法放入 Test Pairs 栏后，点击 OK，输出结果。

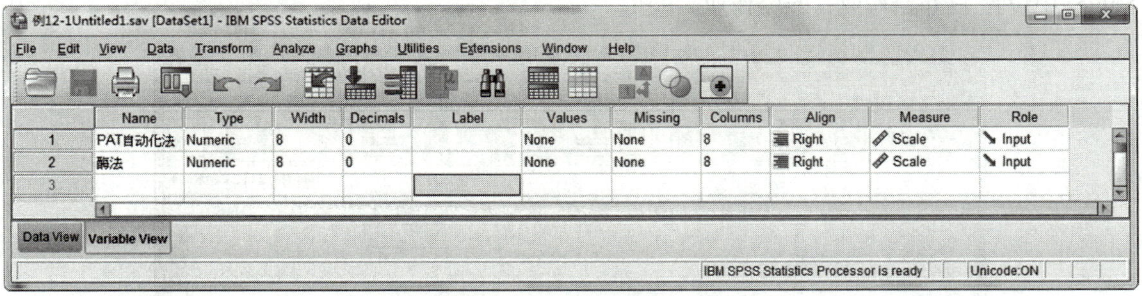

图 12-2 Wilcoxon 符号秩检验 SPSS 的 Variable View 窗口

结果中，Ranks 表格即为编制情况表（图 12-3），采用的是两种方法的差值。从左到右依次为例数（N）、平均秩次（Mean Rank）、秩和（Sum of Ranks）；从上到下依次是负秩（Negative Ranks）、正秩（Positive Ranks）、相持（Ties）、合计（Total）。

表格 Test Statistics 为假设检验结果（图 12-4），$z=-1.193$，$P=0.23$，可见 $P>0.05$，尚不能认为两种方法测定结果有差别。

Wilcoxon Signed Ranks Test

Ranks

		N	Mean Rank	Sum of Ranks
酶法 - PAT自动化法	Negative Ranks	5[a]	7.80	39.00
	Positive Ranks	10[b]	8.10	81.00
	Ties	0[c]		
	Total	15		

a. 酶法 < PAT自动化法

b. 酶法 > PAT自动化法

c. 酶法 = PAT自动化法

图 12-3　Wilcoxon 符号秩检验 SPSS 的 Ranks 表格

Test Statistics[a]

	酶法 - PAT自动化法
Z	-1.193[b]
Asymp. Sig. (2-tailed)	.233

a. Wilcoxon Signed Ranks Test

b. Based on negative ranks.

图 12-4　Wilcoxon 符号秩检验 SPSS 的输出结果

二、两个独立样本比较的秩和检验

（一）两组连续型变量资料的秩和检验

用例 12-2 资料，在 SPSS 中实现两组连续型变量资料的秩和检验，具体过程如下：

打开 SPSS25.0 版本，数据录入格式如图 12-5，在 Variable View 界面定义变量，分组变量的 Values 中设置 1=非铅作业，2=铅作业。

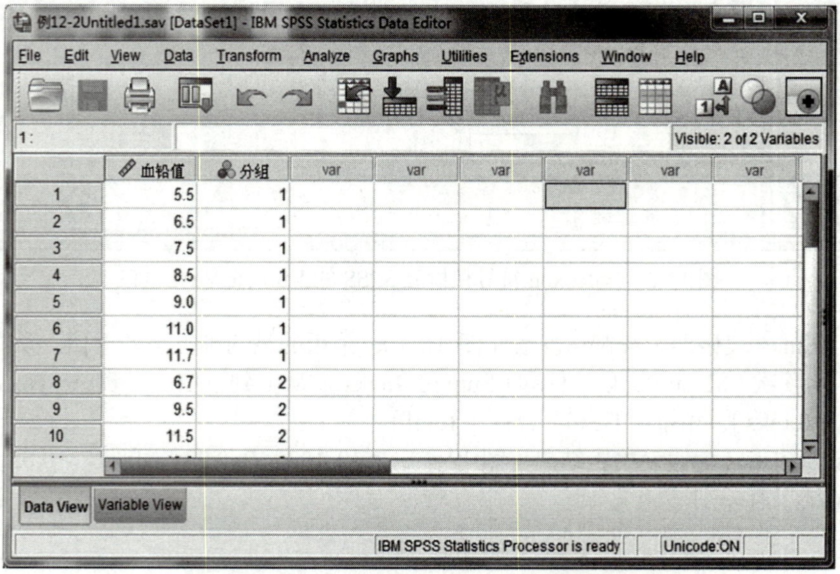

图 12-5　两独立样本秩和检验 SPSS 的 Data View 窗口

软件分析过程：

选择菜单 Analyze→Nonparametric Tests→Legacy Dialogs→2 Independent Samples。弹出 Two Independent Samples Tests 对话框，将分析变量（血铅值）放进 Test Variable List 框中，分组变量（分组）放入 Grouping Variable 框中，Group 变量需要定义，点击 Define Groups，将 Group1 填为 1，Group2 填为 2（具体填写的数值取决于自己所赋的值），点击 Continue 返回 Two Independent Samples Tests 对话框，选中 Test Type 的 Mann-Whitney U，最后点击 OK，输出结果。

结果中（图 12-6），Ranks 表格即为编秩情况表，从左到右依次为例数（N）、平均秩次（Mean Rank）、秩和（Sum of Ranks）。表格 Test Statistics 为假设检验结果，依次为 Mann-Whitney U 统计量、WilcoxonW 统计量、$Z=-2.315$、$P=0.021$，可见 $P<0.05$，认为两种方法测定结果有差别。

Mann-Whitney Test

Ranks

	分组	N	Mean Rank	Sum of Ranks
血铅值	非铅作业	7	5.14	36.00
	铅作业	8	10.50	84.00
	Total	15		

Test Statistics[a]

	血铅值
Mann-Whitney U	8.000
Wilcoxon W	36.000
Z	-2.315
Asymp. Sig. (2-tailed)	.021
Exact Sig. [2*(1-tailed Sig.)]	.021[b]

a. Grouping Variable: 分组

b. Not corrected for ties.

图 12-6　两独立样本秩和检验 SPSS 的输出结果

（二）两组有序分类变量资料的秩和检验

用例 12-3 资料，在 SPSS 中实现两组有序分类变量资料的秩和检验，具体过程如下：

打开 SPSS25.0 版本，数据录入格式如图 12-7，在 Variable View 界面定义变量（分组、疗效、频数），Values 中设置分组（1=A 药，2=B 药）、疗效（1=治愈，2=显效，3=好转，4=无效）。

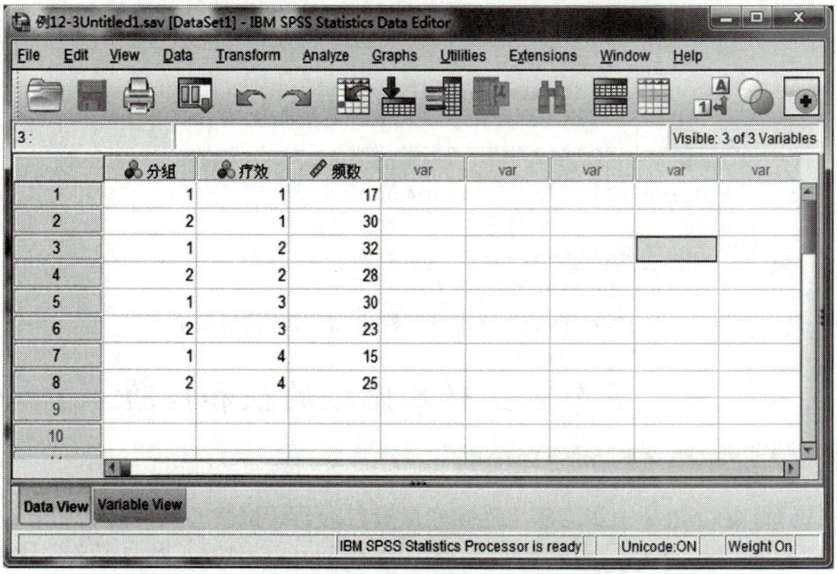

图 12-7　两独立样本秩和检验 SPSS 的 Data View 窗口

软件分析过程：

频数加权：选择菜单 Date→Weight Cases，弹出 Weight Cases 对话框，选择 Weight Cases by，将频数放入 Frequency Variable 框中，如图 12-8 所示，点击 OK。

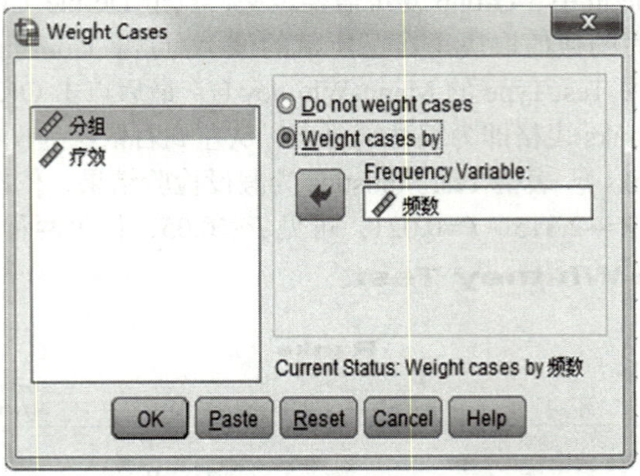

图 12-8 Weight Cases 对话框

选择菜单 Analyze→Nonparametric Tests→Legacy Dialogs→Two Independent Samples。弹出 Two Independent Samples Tests 对话框：将分析变量（疗效）放进 Test Variable List 框中，分组变量（分组）放入 Grouping Variable 框中，Group 变量需要定义，点击 Define Groups，将 Group1 填为 1，Group2 填为 2(具体填写的数值取决于自己所赋的值)，点击 Continue 返回 Two Independent Samples Tests 对话框，选中 Test Type 的 Mann-Whitney U，最后点击 OK，输出结果（图 12-9）。

结果解释和两组连续型变量资料的秩和检验相同，Z=–0.427，P=0.669，P>0.05，不拒绝 H_0，尚不能认为 A 药和 B 药治疗小儿肺炎的效果有差异。

Mann-Whitney Test

Ranks

	分组	N	Mean Rank	Sum of Ranks
疗效	1	94	102.29	9615.50
	2	106	98.91	10484.50
	Total	200		

Test Statistics[a]

	疗效
Mann-Whitney U	4813.500
Wilcoxon W	10484.500
Z	-.427
Asymp. Sig. (2-tailed)	.669

a. Grouping Variable: 分组

图 12-9 两独立样本秩和检验 SPSS 的输出结果

三、多个独立样本比较的秩和检验

（一）多组连续变量资料的秩和检验

用例 12-4 资料，在 SPSS 中实现多组连续变量资料的秩和检验，具体过程如下：

打开 SPSS25.0 版本，数据录入格式如图 12-10，在 Variable View 界面定义变量（ALT 水平、分组），分组变量 Values 中设置 1=A 组，2=B 组，3=C 组。

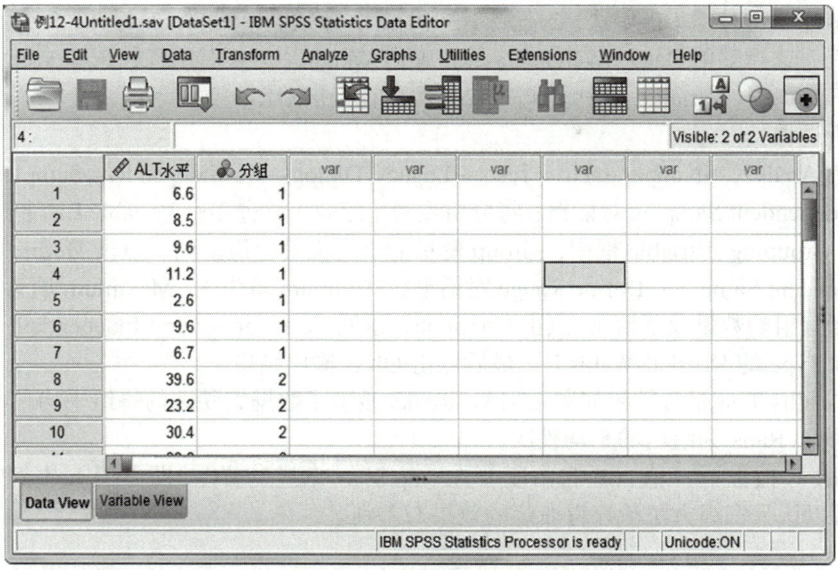

图 12-10 多个独立样本秩和检验 SPSS 的 Data View 窗口

软件分析过程：

选择菜单 Analyze→Nonparametric Tests→Legacy Dialogs→K Independent Samples。弹出 Tests for Several Independent Samples 对话框：将分析变量（ALT 水平）放进 Test Variable List 框中，分组变量（分组）放入 Grouping Variable 框中，Group 变量需要定义其分组区间，点击 Define Range，弹出 Several Independent Samples：Define Range 对话框，Minimum 填为 1，Maximum 填为 3（具体填写的数值取决于分组的数量及赋值），点击 Continue，返回 Tests for Several Independent Samples 对话框，选中 Test Type 的 Kruskal-Wallis H，最后点击 OK，输出结果。

Kruskal-Wallis Test 报告结果如图 12-11，Ranks 显示了 ALT 数据编秩后的每组平均秩次 *N* 为每组的样本数，Mean Rank 为组内的平均秩次。

Test Statistics 报告了 *H* 值、*df*（自由度）、Asymp.Sig.（渐进显著性，即 *P* 值），本例中 H=14.377，P=0.001。可以认为三组患者 ALT 水平不全相同。

Kruskal-Wallis Test

Ranks

	分组	N	Mean Rank
ALT水平	A组	7	4.71
	B组	7	17.29
	C组	7	11.00
	Total	21	

Test Statistics[a,b]

	ALT水平
Kruskal-Wallis H	14.377
df	2
Asymp. Sig.	.001

a. Kruskal Wallis Test

b. Grouping Variable: 分组

图 12-11 多个独立样本秩和检验 SPSS 的输出结果

（二）多组有序变量资料的秩和检验

用例 12-5 为资料，在 SPSS 中实现多组有序变量资料的秩和检验，具体过程如下：

打开 SPSS25.0 版本，数据录入格式如图 12-12，在 Variable View 界面定义变量（分组、疗效、频数），Values 中设置分组（1=甲法，2=乙法，3=丙法），疗效（1=无效，2=好转，3=显效，4=治愈）。

频数加权：选择菜单 Date→Weight Cases，弹出 Weight Cases 对话框，选择 Weight Cases by，将频数放入 Frequency Variable 框中，如图 12-8 所示，点击 OK。

软件分析过程：

选择菜单 Analyze→Nonparametric Tests→Legacy Dialogs→K Independent Samples。弹出 Tests for Several Independent Samples 对话框：将分析变量（疗效）放进 Test Variable List 框中，分组变量（分组）放入 Grouping Variable 框中，Group 变量需要定义其分组区间，点击 Define Range，弹出 Several Independent Samples：Define Range 对话框，Minimum 填为 1，Maximum 填为 3（具体填写的数值取决于分组的数量及赋值），点击 Continue，返回 Tests for Several Independent Samples 对话框，选中 Test Type 的 Kruskal-Wallis H，最后点击 OK，输出结果。

Kruskal-Wallis Test 报告结果如图 12-13，Ranks 显示了数据编秩后的每组平均秩次，N 为每组的样本数，Mean Rank 为组内的平均秩次。

Test Statistics 报告了 H 值、df（自由度）、Asymp.Sig.（渐进显著性，即 P 值），本例中 H=20.373，P<0.001，可以认为三组方法治疗胃溃疡的效果有差别。

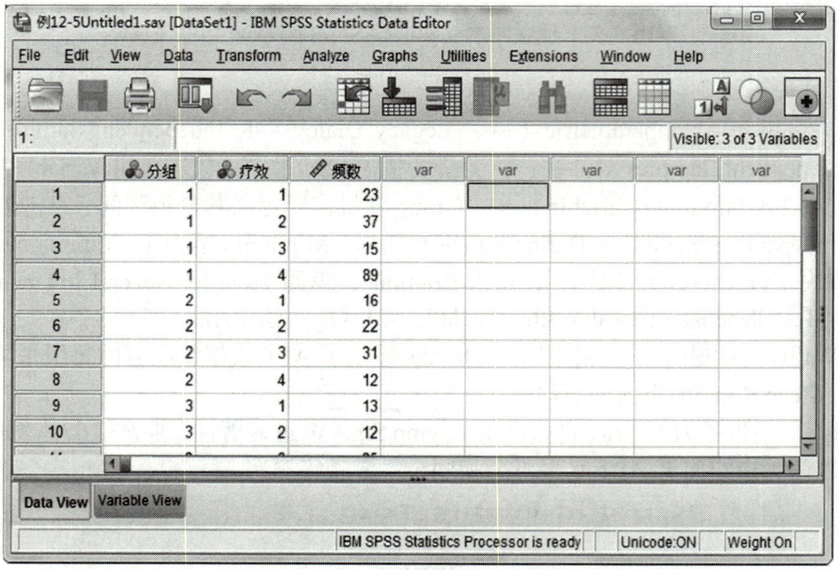

图 12-12 多个独立样本秩和检验 SPSS 的 Data View 窗口

Kruskal-Wallis Test

Ranks

	分组	N	Mean Rank
疗效	甲法	164	174.33
	乙法	81	127.17
	丙法	62	135.28
	Total	307	

Test Statistics[a,b]

	疗效
Kruskal-Wallis H	20.373
df	2
Asymp. Sig.	.000

a. Kruskal Wallis Test

b. Grouping Variable: 分组

图 12-13 多个独立样本秩和检验 SPSS 的输出结果

（三）多个独立样本间的两两比较

方法一：两两进行两组间的 Wilcoxon 秩和检验。

调用 SPSS 的 Two Independent Samples 过程实现（操作步骤详见例 12-2 SPSS 操作）。

方法二：秩变化分析法。

1. 秩变换 以例 12-4 为例，在 SPSS 软件中实现秩变换，具体操作为：

打开 SPSS 25.0 版本，选择菜单 Transform→Rank Cases，弹出 Rank Cases 对话框，选择变量“ALT 水平”放入 Variable（s）框中，如图 12-14 所示，点击 OK。系统会建立新的变量，其取值为全部变量值统一编秩所得秩次，如图 12-15 所示。

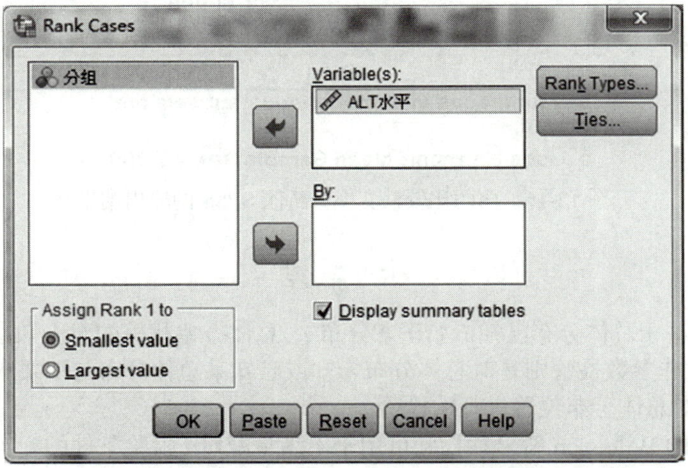

图 12-14 Rank Cases 对话框

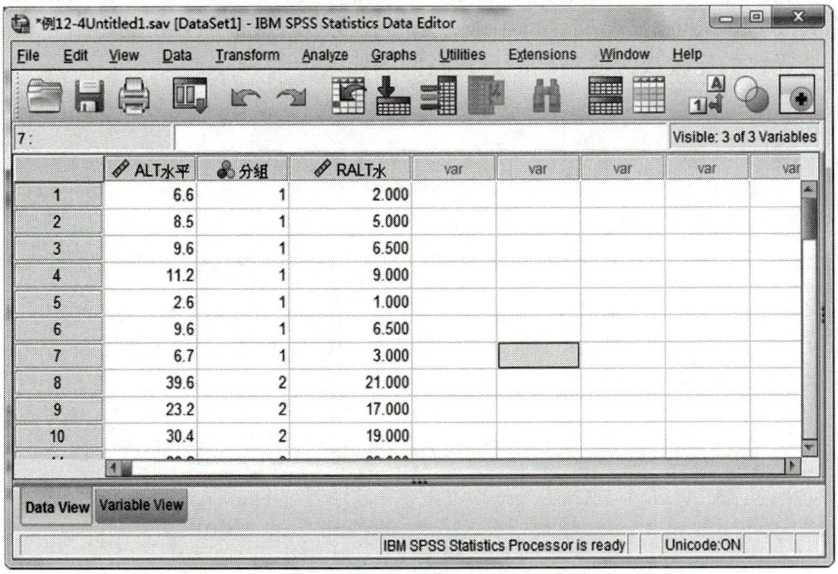

图 12-15 SPSS 的 Data View 窗口

2. 统计分析 调用 SPSS 的 One-Way ANOVA 过程实现。

以变量“RALT 水平”为应变量，变量“分组”为分组因素进行单因素方差分析，采用 Student-Newman-Keuls 法进行两两比较，结果报告如图 12-16。本例中，A 组在第 1 亚组，B 组在第 3 亚组，C 组在第 2 亚组，可以认为三组患者 ALT 水平各不相同。

Post Hoc Tests

Homogeneous Subsets

Rank of ALT水平

Student-Newman-Keuls[a]

分组	N	Subset for alpha = 0.05		
		1	2	3
A组	7	4.71429		
C组	7		11.00000	
B组	7			17.28571
Sig.		1.000	1.000	1.000

Means for groups in homogeneous subsets are displayed.

a. Uses Harmonic Mean Sample Size = 7.000.

图 12-16 两两比较秩变换分析法 SPSS 的输出结果

小 结

1. 参数检验是基于总体分布已知（如正态分布）、总体方差相等的对未知参数（如总体均数的比较）进行的检验。非参数检验则是对总体分布未知或已知某总体分布与所要求的检验使用条件不符时所采用的一种对总体分布位置进行的检验。

2. 非参数检验的 Wilcoxon 符号秩检验可用于不满足配对 t 检验条件的配对设计定量资料的比较，也可用于单一样本与已知总体中位数的比较。Wilcoxon 秩和检验可用于分布偏态或者方差不齐的计量资料比较，也可用于单项有序资料或无法精确测量的资料的比较。多组独立样本比较的秩和检验，又称 Kruskal-Wallis H 检验，可用于方差不齐或不服从正态分布的多组定量资料，也可用于多组有序分类资料的比较或无法精确测量资料间的比较。

（许传志）

第十三章 双变量的相关

在医学研究中经常会遇到“两变量间是否存在关联”及“如果存在关联，它们之间的关联方向和密切程度如何？”等研究问题。例如，研究成人的身高与体重的关系，凝血时间与凝血酶浓度的关系、血压与年龄、体温与脉搏、吸烟方式与慢性支气管炎的关系等。本章将讨论两定量变量间的线性相关和两定性变量间关联问题。

第一节 线性相关分析

如果两个变量之间存在线性趋势的联系，则可以采用线性相关分析来描述其关联性。

一、相关系数的概念和意义

例 13-1 在一项糖尿病相关研究中，随机抽取了 20 例糖尿病患者，测量其胰岛素水平（mU/L）与血糖水平（mmol/L）的值，列于表 13-1，据此数据如何判断这两变量间有无关联？

表 13-1 20 例糖尿病患者胰岛素水平与血糖水平

编号	胰岛素（mU/L）	血糖（mmol/L）	编号	胰岛素（mU/L）	血糖（mmol/L）
1	15.0	12.09	11	24.8	5.96
2	16.5	14.39	12	16.2	9.40
3	11.8	12.15	13	21.8	10.06
4	13.9	11.92	14	22.9	8.30
5	19.6	7.80	15	23.0	8.41
6	16.0	10.99	16	24.8	7.63
7	16.8	10.33	17	16.6	11.27
8	10.2	13.19	18	11.1	10.71
9	5.8	19.39	19	13.6	12.37
10	18.5	8.96	20	24.2	9.12

要确定上例中的两变量间有无关联，最简单的办法就是在直角坐标系中绘图，把一个变量取为 X，另一个变量取为 Y，20 例患者的每对测得值可看成两变量所服从的某种分布中的一系列样本取值，据此在直角坐标系中一一标出对应的点，如图 13-1 所示，这样的图形称作散点图（scatter plot）。

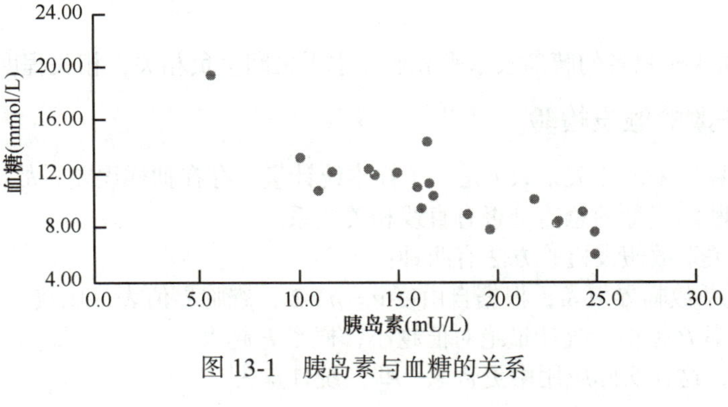

图 13-1 胰岛素与血糖的关系

从上图可看出，同一胰岛素水平的人，血糖水平有的高一些，而有些又要低一些，但从总的趋势来看胰岛素水平高的人，血糖水平较低，反之，胰岛素水平低的，血糖水平较高，说明胰岛素水平与血糖水平之间可能存在着呈线性趋势的联系，且变化方向相反。两个随机变量 X、Y 之间这种呈线性趋势的关系称为线性相关（linear correlation），又称简单相关，简称相关，线性相关的性质可由散点图直观地说明。

如图 13-2 的（1）、（2）显示散点的趋势接近一直线，称为线性相关。宏观而言，散点图（1）中两变量 X、Y 同时增大或减小，变化趋势是同向的，称为正相关（positive correlation）；（2）中 X、Y 间呈反向变化，这种趋势称为负相关（negative correlation）；散点图中各点恰好在一条直线上的情况（称为完全相关），这在实际中是不存在的。散点图（3）中各点的趋势不呈直线趋势，而呈一曲线关系；（4）中的散点杂乱无序。散点图（3）和（4）这两种情形都不属于线性相关，但有所区别，前者表示两变量存在非线性联系，而后者表示两变量毫无联系。

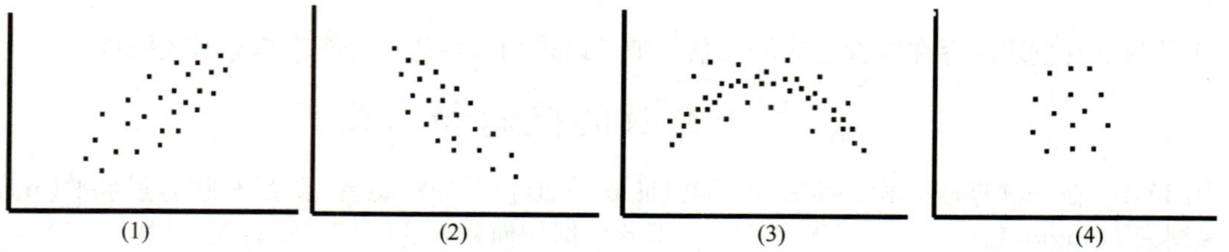

图 13-2　常见的散点图

二、相关系数的计算和检验

线性相关系数（linear correlation coefficient）又称 Pearson 积矩相关系数，是定量描述两个变量间线性关系密切程度和相关方向的统计指标。样本相关系数用 r 表示，总体相关系数用 ρ 表示。

（一）相关系数的计算

线性相关系数 r 是表示两个随机变量之间线性相关强度和方向的统计量，它没有单位，取值范围为 $-1<r<1$。r 的正负值表示两变量之间线性相关的方向，即 $r>0$ 为正相关；$r<0$ 为负相关；$r=0$ 为零相关。r 的绝对值大小则表示两变量之间线性相关的密切程度，$|r|$ 越接近于 1，说明密切程度越高，$|r|$ 越接近于 0，说明密切程度越低。

线性相关系数计算公式为

$$r=\frac{l_{xy}}{\sqrt{l_{xx}l_{yy}}}=\frac{\sum(X-\bar{X})(Y-\bar{Y})}{\sqrt{\sum(X-\bar{X})^2\sum(Y-\bar{Y})^2}} \quad (13\text{-}1)$$

式中 l_{xx},l_{yy},l_{xy} 分别表示 x 的离均差平方和、y 的离均差平方和、x 与 y 的离均差乘积和。

例 13-2　利用表 13-1 中血糖与胰岛素的数据带入公式（13-1）计算样本相关系数，可算出 $r=-0.841$。

说明该 20 例糖尿病患者的胰岛素水平和血糖水平之间呈负相关，相关程度较大。

（二）相关系数的假设检验

用样本资料计算出来的相关系数 r 是一个样本统计量，存在抽样误差，故应做 $\rho=0$ 是否成立的假设检验，以判断两变量的总体是否有直线相关关系。

常用的线性相关系数假设检验方法有两种：

1. 直接查相关系数临界值表，根据自由度 $\nu=n-2$，查临界值表，比较 $|r|$ 与临界值，统计量绝对值越大，概率 P 越小；统计量绝对值越小，概率 P 越大。

2. 采用 t 检验，这在实际应用中更普遍一些。统计量为

$$t_r = \frac{r-0}{S_r} \tag{13-2}$$

式中，S_r 为样本相关系数 r 的标准误：

$$S_r = \sqrt{\frac{1-r^2}{n-2}} \tag{13-3}$$

H_0 成立时，t_r 服从自由度为 $\nu = n-2$ 的 t 分布。

以上两种方法的判定规则相同：若 $P>0.05$，不拒绝零假设，即认为两变量线性相关无统计学意义；若 $P<0.05$，拒绝零假设，即认为两变量间线性相关有统计学意义。

例 13-3　例 13-2 中算得 $r=-0.841$ 后，试检验相关是否具有统计学意义。

检验假设为 H_0：$\rho=0$，　H_1：$\rho \neq 0$，　$\alpha=0.05$

1. 直接查表法：由自由度 ν=20－2=18，直接查 r 临界值表，可得 $r_{0.05/2,18}$=0.444，$P<0.05$，即相关系数有统计学意义。可以认为胰岛素水平和血糖水平之间存在线性相关关系。

2. t 检验法：

$$t_r = \frac{|-0.841|}{\sqrt{\frac{1-(-0.841)^2}{20-2}}} = 6.595$$

据自由度 ν=20－2=18，查 t 临界值表，得双侧 $t_{0.05/2,18}=2.101$，$P<0.05$，故拒绝 H_0。可以认为胰岛素水平和血糖水平之间存在线性相关关系。此结果与直接查表法的结果一致。

（三）线性相关分析的应用条件

线性相关的条件是双变量正态性。另外，需注意：

1. 两变量有线性关系。从散点图能直观地看出两变量间有无线性关系，所以，在进行相关分析前应先绘出散点图，当散点有线性趋势时，才进行相关分析。

2. 线性相关分析要求两个变量都是随机变量，一个变量的数值为人为选定时不应做线性相关。

3. 出现异常值时慎用相关。异常值对正确评价两变量线性关系有较大影响，应及时核查数据，对于错误数据，应予以修正或删除。

4. 相关关系不一定是因果关系。某对夫妇生儿种树，儿长树高，相关关系有统计学意义，可两者并非因果关系，是由于时间变量与两者的潜在联系，造成了身长与树高相关的假象。两变量之间相关系数有统计学意义，欲下因果关系的结论，还需从专业角度作进一步研究。

5. 分层资料盲目合并易出现假象。

第二节　秩相关分析

线性相关分析仅适用于双变量正态分布资料，对那些不服从正态分布的资料，还有总体分布未知的资料和原始数据用等级表示的资料，都不宜用线性相关系数来描述关联性，此时，可采用秩相关。

一、相关系数的概念和意义

秩相关（rank correlation），也称等级相关，用来描述不满足线性相关分析条件的两个变量间关联的程度与方向。这类方法对原变量的分布不作要求，属非参数统计方法。其中，最常用的统计量是Spearman 秩相关系数 r_s，又称等级相关系数，它介于−1～1，$r_s<0$ 为负相关，$r_s>0$ 为正相关。类似于线性相关，秩相关系数 r_s 是总体秩相关系数 ρ_s 的估计值。

秩相关系数 r_s 的计算分两步：先将原始数据编秩次，然后将秩次带入线性相关系数公式计算秩相关系数。

例 13-4 某研究者预研究血红蛋白含量与贫血体征之间的相关性，随机抽取了 10 例贫血患儿作为研究样本，其血红蛋白含量与贫血体征数据见表 13-2，试作秩相关分析。

表 13-2 贫血患儿的血红蛋白含量（g/dl）和贫血体征

患儿编号（1）	血红蛋白含量 X（2）	秩次 p（3）	贫血体征 Y（4）	秩次 q（5）
1	5.0	1	+++	10
2	5.7	2	++	8
3	6.0	3	+	6
4	7.2	4	–	3
5	8.7	5	++	8
6	9.0	6	++	8
7	11.0	7	–	3
8	12.2	8	–	3
9	13.4	9	–	3
10	13.7	10	–	3

将两变量 X、Y 成对的观察值分别从小到大排序编秩，以 p_i 表示 X_i 秩次；q_i 表示 Y_i 的秩次，见表中秩次栏，观察值相同的取平均秩；将 p_i、q_i 直接替换式（13-1）中的 X 与 Y，可以得到公式

$$r_s = \frac{l_{pq}}{\sqrt{l_{pp}l_{qq}}} \tag{13-4}$$

秩相关系数 r_s 用来反映两个变量间的相关关系的密切程度与相关的方向。

二、相关系数的计算和检验

（一）秩相关系数的计算

例 13-5 计算例 13-4 中血红蛋白含量与贫血体征之间的秩相关系数。

代入公式（13-4）可得

$$r_s = \frac{l_{pq}}{\sqrt{l_{pp}l_{qq}}} = -0.741$$

说明该贫血患儿血红蛋白含量与贫血体征之间呈负相关，相关程度较大。同样，由样本算得的秩相关系数是否有统计学意义，也应作假设检验。

（二）秩相关系数的假设检验

类似于积矩相关系数，关于秩相关系数的检验假设为

$$H_0: \ \rho_s = 0, \ H_1: \ \rho_s \neq 0, \ \alpha = 0.05$$

当 $n \leqslant 50$ 时，可查书后关于秩相关系数的临界值表，若 r_s 超过临界值，则拒绝 H_0；$n > 50$ 时，也可采用式（13-2）和式（13-3）作 t 检验。

例 13-6 对例 13-5 的秩相关系数作假设检验。

例 13-5 中算得 $r_s = -0.741$，$n = 10$，查秩相关系数临界值表，$|r_s| > r_{10,0.05}$=0.648，$P<0.05$，按 $\alpha = 0.05$ 的水准，拒绝 H_0，可以认为贫血患儿的血红蛋白含量与贫血体征之间有负相关关系。

第三节 无序分类变量的相关分析

两个定量变量的关联性可用 Pearson 积矩相关系数或秩相关系数来描述；对两分类变量关联

性分析，通常是先根据交叉分类计数所得的列联表进行两种属性独立性的 χ^2 检验，然后计算关联系数。

一、相关系数的概念和意义

例 13-7 为观察婴儿腹泻是否与喂养方式有关，某医院儿科随机选择了消化不良的婴儿 92 例，对每个个体分别观察腹泻与否和喂养方式两种属性，结果如表 13-3 所示，试分析两种属性的关联性。

表 13-3 婴儿腹泻与喂养方式的关系

喂养方式	腹泻		合计
	有	无	
人工	40	10	50
母乳	17	25	42
合计	57	35	92

本例为单个样本两属性 X 和 Y（喂养方式和腹泻）是否存在关联，即两属性 X 和 Y 是否互相独立。交叉分类资料独立性检验与比较两独立样本频率的假设检验所用的 χ^2 检验公式、理论频数计算公式和自由度的计算公式完全相同。关于两分类变量之间的关联程度，用 Pearson 列联系数（r）来度量，其计算公式为

$$r=\sqrt{\frac{\chi^2}{\chi^2+n}} \qquad (13\text{-}5)$$

二、相关系数的计算和检验

现就例 13-7 资料检验两属性是否存在关联，并计算关联系数。

H_0：喂养方式与腹泻之间互相独立

H_1：喂养方式与腹泻之间相互关联

$\alpha=0.05$

将表中各数字代入四格表专用公式

$$\chi^2=\frac{(ad-bc)^2n}{(a+b)(a+c)(b+d)(c+d)}=\frac{(40\times25-10\times17)^2\times92}{50\times57\times35\times42}=15.13$$

$\chi^2>\chi^2_{0.05,1}=3.84$，$P<0.05$，拒绝 H_0。可以认为婴儿腹泻与喂养方式之间存在着关联性，两变量的关联系数为

$$r=\sqrt{\frac{\chi^2}{\chi^2+n}}=\sqrt{\frac{15.13}{15.13+92}}=0.376$$

第四节 SPSS 软件实现

一、线性相关分析

用例 13-1 资料为例，介绍线性相关分析 SPSS 软件实现过程。

打开 SPSS 25.0 版本，在 Variable View 子窗口，建立 2 个变量，其变量名（名称）分别为胰岛素、血糖；数据类型均为数值型，其他选项均可以设置为默认。在 Data View 子窗口进行数据录入，数据格式见图 13-3。

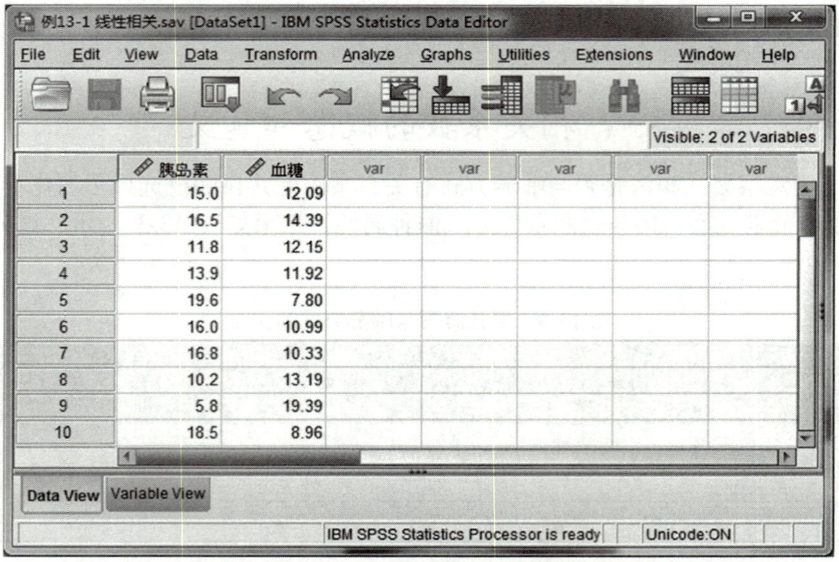

图 13-3 线性相关分析的数据录入格式

软件分析过程：点击 Analyze→Correlate→Bivariate。在 Bivariate Correlations 主对话框中，将胰岛素、血糖 2 个变量移到 Variables 框中，勾选 Correlation Coefficients 中 Pearson 选项，点击 OK 即可得到结果，见图 13-4。

Correlations

		胰岛素	血糖
胰岛素	Pearson Correlation	1	-.841**
	Sig.（2-tailed）		.000
	N	20	20
血糖	Pearson Correlation	-.841**	1
	Sig.（2-tailed）	.000	
	N	20	20

**. Correlation is significant at the 0.01 level（2-tailed）.

图 13-4 线性相关分析 SPSS 输出结果

结果中，$r = -0.841$，$P = 0.000$，可以认为胰岛素水平和血糖水平之间存在线性相关关系，与例 13-2 计算结果一致。

二、秩相关分析

以例 13-4 资料为例，介绍秩相关分析 SPSS 软件实现过程。

打开 SPSS 25.0 版本，在 Variable View 子窗口，建立 2 个变量，其变量名（名称）分别为血红蛋白含量、贫血体征；数据类型均为数值型，其他选项均可以设置为默认。在 Data View 子窗口进行数据录入，–、+、++，++变量取值分别为 1、2、3、4，数据录入格式见图 13-5。

软件分析过程：点击 Analyze→Correlate→Bivariate。在 Bivariate Correlations 主对话框中，将血红蛋白含量、贫血体征 2 个变量移到 Variables 框中，勾选 Correlation Coefficients 中 Spearman 选项，点击 OK 即可得到结果，见图 13-6。

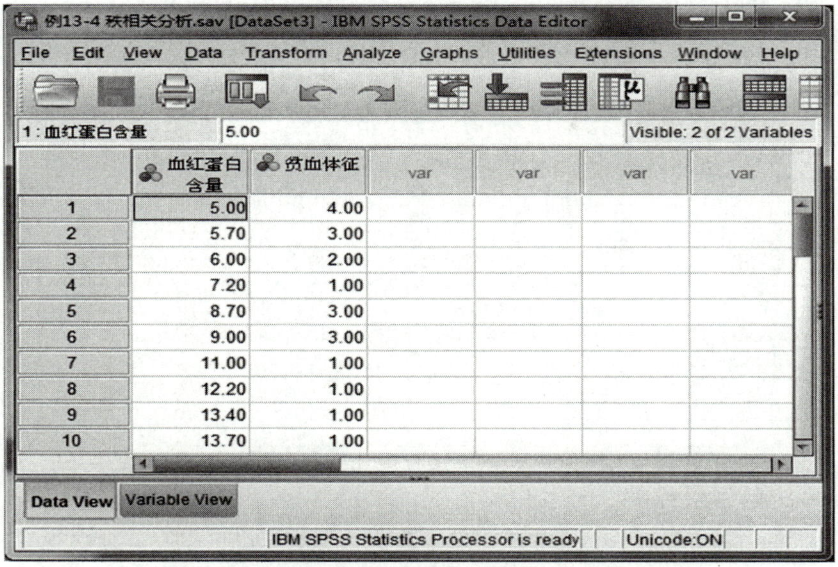

图 13-5　秩相关分析的数据录入格式

Correlations

			血红蛋白含量	贫血体征
Spearman's rho	血红蛋白含量	Correlation Coefficient	1.000	-.741*
		Sig.（2-tailed）	.	.014
		N	10	10
	贫血体征	Correlation Coefficient	-.741*	1.000
		Sig.（2-tailed）	.014	.
		N	10	10

*. Correlation is significant at the 0.05 level（2-tailed）.

图 13-6　秩相关分析 SPSS 输出结果

结果中，$r_s = -0.741$，$P=0.014$，与例 13-5 中计算结果一致。

三、无序分类变量的相关分析

以例 13-1 为例，介绍无序分类变量的相关分析在 SPSS 中实现过程。

打开 SPSS 25.0 版本，在 Variable View 子窗口，建立 3 个变量，其变量名（名称）分别为喂养方式、腹泻、例数；数据类型均为数值型，小数点位数为 0，其他选项均可以设置为默认。在 Data View 子窗口进行数据录入（图 13-7），变量喂养方式中的人工喂养、母乳喂养分别赋值为 1、2，变量腹泻中的有腹泻、无腹泻分别赋值为 1、2。

软件分析过程：

加权操作：点击 Data→Weight Cases。在 Weight Cases 对话框中，选择 Weight Cases by 项，将变量例数移到 Frequency Variable 框中，点击 OK。

卡方检验操作：点击 Analyze→Descriptive Statistics→Crosstables。在 Crosstables 主对话框中，将变量喂养方式移到 Row（s）框，将变量腹泻移到 Column（s）框。点击主对话框的 Statistics 按钮，勾选 Chi-Square、Contingency Coefficients 选项，点击 Continue 返回，点击 OK 即可得到结果，见图 13-8。

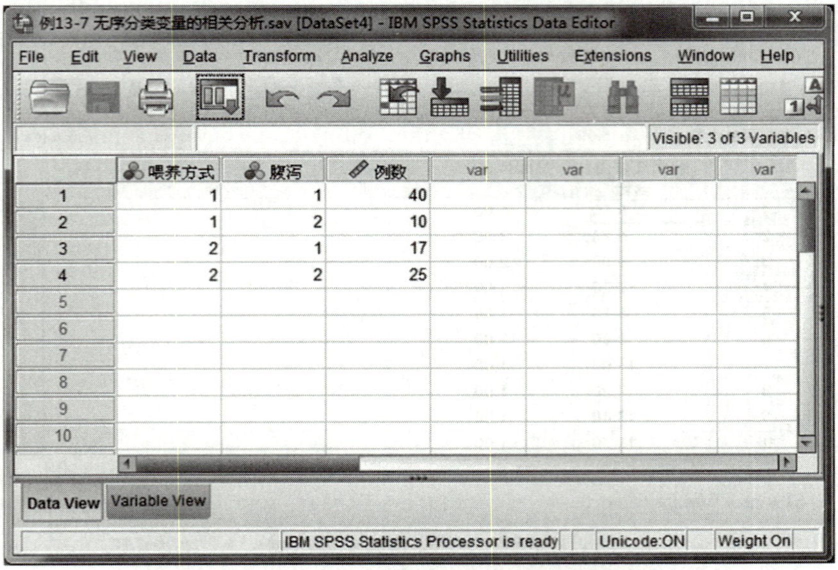

图 13-7 无序分类变量的相关分析的数据录入格式

Chi-Square Tests

	Value	df	Asymptotic Significance (2-sided)	Exact Sig. (2-sided)	Exact Sig. (1-sided)
Pearson Chi-Square	15.128[a]	1	.000		
Continuity Correction[b]	13.498	1	.000		
Likelihood Ratio	15.495	1	.000		
Fisher's Exact Test				.000	.000
Linear-by-Linear Association	14.964	1	.000		
N of Valid Cases	92				

a. 0 cells (0.0%) have expected count less than 5. The minimum expected count is 15.98.

b. Computed only for a 2x2 table

Symmetric Measures

		Value	Approximate Significance
Nominal by Nominal	Contingency Coefficient	.376	.000
N of Valid Cases		92	

图 13-8 无序分类变量相关分析 SPSS 分析结果

$\chi^2=15.128$，$P=0.000$，$r=0.376$，可以认为婴儿腹泻与喂养方式之间存在着关联性。

小 结

本章主要介绍了两变量的关联性。对不同类型的变量，可用不同的统计方法分析它们之间的关联性。

1. 服从二元正态分布的两变量，可绘制散点图，发现有线性相关关系之后，计算 Pearson 相关系数描述两变量的线性相关关系。

2. 对有序分类或不满足正态分布的两变量可用Spearman 秩相关系数来描述两变量的关联性。

3. 对两个反映属性的分类变量，可作交叉分类列联表，利用 Pearson 列联系数、独立性 χ^2 检验描述和推断两变量的关联性。

（胡乃宝）

第十四章　简单线性回归分析

在上一章中，我们讨论了两变量的直线相关关系，在医学研究中，我们还需要研究两变量间的数量依存关系，比如，利用身高、年龄、胰岛素水平等指标对体重、血压、血糖等进行估计。本章将介绍怎样利用简单线性回归的方法分析此类问题。

第一节　直线回归

两个变量之间的数量依存关系有很多种，其中最简单的情形就是二者之间呈直线变化关系，我们可以借助直线回归的方法来研究两个变量之间是否具有直线关系，以及二者间在数量上究竟是如何变化的。

一、直线回归的基本概念和应用条件

（一）直线回归的概念

在含有两个变量的资料中，当一个变量 Y 随另一个变量 X 的改变而改变，则称 X 为解释变量（explanatory variable），又称为自变量（independent variable）；Y 为反应变量（response variable），又称为因变量（dependent variable）。在医学研究中，常出现一个变量受另一个变量影响而改变的情况，但两者并非完全确定的函数关系，而是呈现不确定的数量依存关系。如果两个变量间的这种数量变化关系呈直线趋势，而且可以用一个直线方程来描述，称为简单线性回归（simple linear regression）或直线回归（linear regression），该直线方程称为直线回归方程，可以表示为

$$\mu_{Y|X}=\alpha+\beta X \tag{14-1}$$

式中，X 为自变量，$\mu_{Y|X}$ 表示自变量 X 每个取值对应变量 Y 的总体均数。α 为回归直线在 Y 轴上的截距（intercept），称为常数项（constant term），$\alpha>0$，直线与纵轴的交点在原点上方；$\alpha<0$，直线与纵轴的交点在原点下方；$\alpha=0$，直线经过原点。β 为回归直线的斜率（slope），称为直线回归方程的回归系数（regression coefficient），表示自变量 X 每增加或减小一个单位，应变量 Y 平均改变 β 个单位。$\beta>0$，表示 Y 随 X 的增大而增大；$\beta<0$，表示 Y 随 X 的增大而减小；$\beta=0$，表示直线与 X 轴平行，X 与 Y 无直线回归关系。

一般认为，自变量 X 为定值时，对应的应变量 Y 服从正态分布，总体均数 $\mu_{Y|X}=\alpha+\beta X$，方差为 σ^2，可以表示为：$Y\sim N(\mu_{Y|X},\sigma^2)$，$\sigma^2$ 只受随机因素影响，与自变量 X 的取值无关。由于存在个体变异性，个体观察值 Y 与 $\mu_{Y|X}$ 存在误差，用 ε 表示，称为误差项，$\varepsilon=Y-\mu_{Y|X}$，且 $\varepsilon\sim N(0,\sigma^2)$。直线回归方程也可表示为

$$Y=\alpha+\beta X+\varepsilon \tag{14-2}$$

式中，$\alpha+\beta X$ 表示由于 X 的变化引起的 Y 的线性变化；ε 反映随机因素对 Y 的影响，表示不能用 X 和 Y 之间的线性关系解释的那部分变异。

实际研究中，一般只能获得有限数量的样本数据，很难得到真实的 α 和 β，但可以利用样本数据求得一个估计的直线方程，表示为

$$\hat{Y}=a+bX \tag{14-3}$$

式中，$\hat{Y}$ 为直线回归方程的预测值，即给定 X 所对应 Y 的总体均数 $\mu_{Y|X}$ 的估计值。a、b 分别为回归直线的截距和斜率，是由样本数据得到的 α 和 β 的无偏估计值。

（二）直线回归的应用条件

1. 线性趋势（linear） 指因变量 Y 与自变量 X 呈线性变化趋势，可以通过绘制散点图判断 Y 与 X 是否存在线性变化趋势。

2. 独立性（independent） 指因变量 Y 的取值相互独立。

3. 正态性（normal） 指自变量 X 为固定值时，对应的应变量 Y 服从正态分布，或直线回归模型的误差项 ε 服从正态分布。

4. 方差齐性（equal variable） 指无论自变量 X 在取值范围内取什么值，Y 都有相同的方差。

二、直线回归方程的求法

直线回归方程的两个参数 α 和 β 一般需要通过样本数据进行估计。我们可以利用样本数据求 a、b 的值，从而确定回归方程。实测点 Y 与回归直线上的估计值 $\hat{Y}$ 的纵向距离 $Y-\hat{Y}$ 称为残差（residual）。通常取使各点残差平方和最小的直线作为所求直线，也就是最小二乘法（least squares method）原则，该直线即为回归直线，回归直线经过点（$\overline{X}$，$\overline{Y}$）。利用以下两个公式可以求得 a 和 b。

$$b=\frac{l_{XY}}{l_{XX}}=\frac{\sum(X-\overline{X})(Y-\overline{Y})}{\sum(X-\overline{X})^2} \tag{14-4}$$

$$a=\overline{Y}-b\overline{X} \tag{14-5}$$

式（14-4）和式（14-5）中，l_{XX} 表示 X 的离均差平方和，l_{XY} 表示 X 与 Y 的离均差乘积和，$\overline{X}$、$\overline{Y}$ 分别表示两变量值的均数。其中

$$l_{XY}=\sum(X-\overline{X})(Y-\overline{Y})=\sum XY-\frac{(\sum X)(\sum Y)}{n} \tag{14-6}$$

例 14-1 某研究者欲研究学龄前儿童的身高与体重的关系，测量了 20 名学龄前儿童的身高与体重，结果见表 14-1，试对学龄前儿童的体重 Y 与身高 X 进行回归分析。

表 14-1 20 名学龄前儿童的身高与体重测量结果

编号	身高 X（cm）	体重 Y（kg）	编号	身高 X（cm）	体重 Y（kg）
1	97.2	15.1	11	107.0	17.0
2	101.0	15.2	12	104.0	16.0
3	108.0	17.5	13	102.4	18.0
4	108.5	16.0	14	106.0	19.4
5	104.5	16.0	15	93.6	13.9
6	103.0	16.5	16	116.5	20.5
7	102.0	16.0	17	109.1	16.2
8	108.6	18.0	18	99.5	15.6
9	111.0	20.5	19	98.1	16.0
10	113.1	20.0	20	94.5	15.7

（1）绘制散点图：根据表 14-1 数据绘制散点图，观察散点图的趋势（图 14-1）。

由图 14-1 可以看出，大多数学龄前儿童的体重随身高的增加而增加，并呈直线变化趋势，可以作直线回归分析。

（2）计算回归系数 b 与常数项 a：根据表 14-1 数据，计算相关指标如表 14-2。

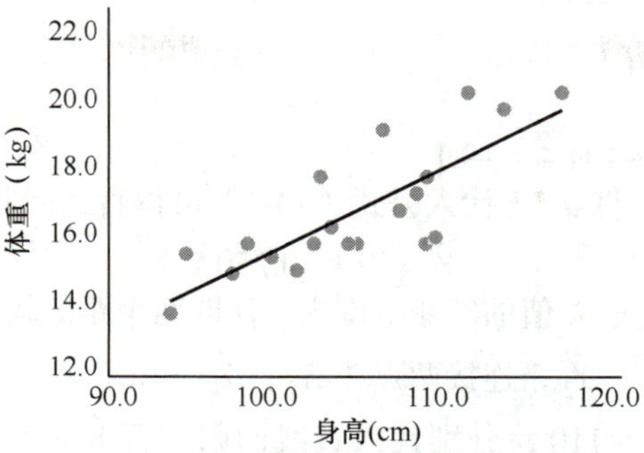

图 14-1　身高与体重关系散点图

表 14-2　20 名学龄前儿童身高与体重测量结果回归分析计算表

编号	身高 X（cm）	体重 Y（kg）	X^2	Y^2	XY
1	97.2	15.1	9447.8	228.0	1467.7
2	101.0	15.2	10201.0	231.0	1535.2
3	108.0	17.5	11664.0	306.3	1890.0
4	108.5	16.0	11772.3	256.0	1736.0
5	104.5	16.0	10920.3	256.0	1672.0
6	103.0	16.5	10609.0	272.3	1699.5
7	102.0	16.0	10404.0	256.0	1632.0
8	108.6	18.0	11794.0	324.0	1954.8
9	111.0	20.5	12321.0	420.3	2275.5
10	113.1	20.0	12791.6	400.0	2262.0
11	107.0	17.0	11449.0	289.0	1819.0
12	104.0	16.0	10816.0	256.0	1664.0
13	102.4	18.0	10485.8	324.0	1843.2
14	106.0	19.4	11236.0	376.4	2056.4
15	93.6	13.9	8761.0	193.2	1301.0
16	116.5	20.5	13572.3	420.3	2388.3
17	109.1	16.2	11902.8	262.4	1767.4
18	99.5	15.6	9900.3	243.4	1552.2
19	98.1	16.0	9623.6	256.0	1569.6
20	94.5	15.7	8930.3	246.5	1483.7
合计	2087.6 （$\sum X$）	339.1 （$\sum Y$）	218601.8 （$\sum X^2$）	5816.9 （$\sum Y^2$）	35569.5 （$\sum XY$）

$\sum X = 2087.6$， $\bar{X} = 104.4$， $\sum X^2 = 218601.8$

$\sum Y = 339.1$， $\bar{Y} = 17.0$， $\sum Y^2 = 5816.9$

$\sum XY = 35569.5$

$$l_{XY} = \sum (X - \bar{X})(Y - \bar{Y}) = \sum XY - \frac{\sum X \sum Y}{n}$$

$$= 35569.5 - \frac{2087.6 \times 339.1}{20} = 174.242$$

$$l_{XX} = \sum (X - \bar{X})^2 = \sum X^2 - \frac{(\sum X)^2}{n} = 218601.8 - \frac{(2087.6)^2}{20} = 698.112$$

$b=\frac{l_{XY}}{l_{XX}}=\frac{174.242}{698.112}=0.250$

$a=\overline{Y}-b\overline{X}=17.0-0.250\times104.4=-9.1$

（3）构建直线回归方程：将 a、b 代入公式（14-3）可得直线回归方程

$$\hat{Y}=-9.1+0.250X$$

（4）作回归直线：在自变量 X 值的实测范围内，任取两个距离较远的 X_1、X_2，分别代入直线回归方程 $\hat{Y}=a+bX$，求得 $\hat{Y}_1$、$\hat{Y}_2$，连接两点（X_1，$\hat{Y}_1$）和（X_2，$\hat{Y}_2$），即得回归直线。

本例可取 $X_1=100$，$X_2=110$，分别代入直线回归方程 $\hat{Y}=-9.1+0.250X$，求得 $\hat{Y}_1=15.9$，$\hat{Y}_2=18.4$，连接两点（100，15.9）和（110，18.4）即得所求回归直线（图 14-1）。

三、直线回归方程的假设检验

计算直线回归方程时，回归系数 b 与常数项 a 是由样本数据得到的，求得的回归直线只是描述样本中两变量 X 与 Y 的关系。由于存在抽样误差，X 与 Y 的总体回归系数 β 不一定等于 b，$b\neq0$ 时，并不表明 X 与 Y 之间存在直线回归关系，还需要进行假设检验，常用的假设检验方法有方差分析和 t 检验。

（一）直线回归方程的方差分析

如图 14-2，某观察点 P（X，Y）的纵坐标 Y 可以被回归直线及均数 $\overline{Y}$ 分解为三部分：$(Y-\hat{Y})$、$(\hat{Y}-\overline{Y})$、$\overline{Y}$，其中 $(Y-\hat{Y})$ 为该点与回归直线的纵向距离，即 Y 的实际值与估计值之差，称为残差；$(\hat{Y}-\overline{Y})$ 为 Y 的估计值与均数之差；$\overline{Y}$ 为 Y 的均数。观察点纵坐标 Y 的离均差 $(Y-\overline{Y})$ 可以被回归直线分为两部分：$(\hat{Y}-\overline{Y})$ 和 $(Y-\hat{Y})$，且存在以下关系：

$$Y-\overline{Y}=(\hat{Y}-\overline{Y})+(Y-\hat{Y}) \qquad (14\text{-}7)$$

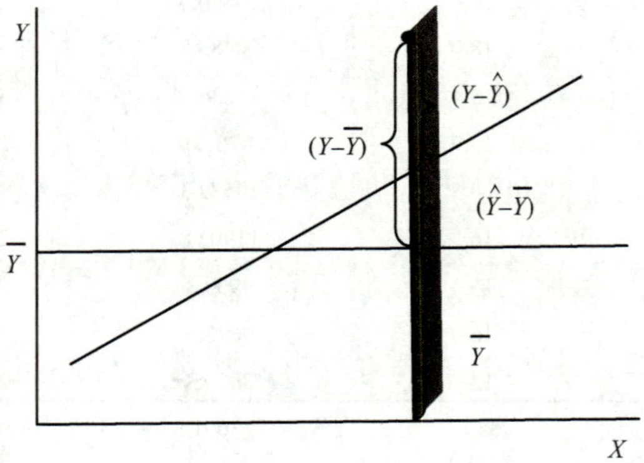

图 14-2　Y 及 $(Y-\overline{Y})$ 的分解示意

数理统计可以证明

$$\sum(Y-\overline{Y})^2=\sum(\hat{Y}-\overline{Y})^2+\sum(Y-\hat{Y})^2 \qquad (14\text{-}8)$$

公式（14-8）也可表示为

$$SS_{总}=SS_{回归}+SS_{残差} \qquad (14\text{-}9)$$

公式（14-9）中，$SS_{总}=\sum(Y-\overline{Y})^2$，为 Y 的离均差平方和，表示因变量 Y 的总变异。

$SS_{回归}=\sum(\hat{Y}-\overline{Y})^2$，为回归平方和，表示在 Y 的总变异中可以由 Y 与 X 间的直线关系解释的那部分变异，$SS_{回归}$ 越大，回归效果越好。

$SS_{残差}=\sum(Y-\hat{Y})^2$，为残差平方和，又称为剩余平方和，表示 X 对 Y 的线性影响之外的因素

引起的 Y 的变异，说明回归直线估计误差的大小，$SS_{残差}$ 越小，直线回归方程的估计误差越小，回归效果越好。

公式（14-9）中各部分对应的自由度及相互关系为

$$\nu_{总}=n-1,\ \nu_{回归}=1,\ \nu_{残差}=n-2,\ \nu_{总}=\nu_{回归}+\nu_{残差} \tag{14-10}$$

根据方差分析的基本思想

$$F=\frac{MS_{回归}}{MS_{残差}} \tag{14-11}$$

式中，$MS_{回归}=\dfrac{SS_{回归}}{\nu_{回归}}$，表示回归均方；$MS_{残差}=\dfrac{SS_{残差}}{\nu_{残差}}$，表示剩余均方。回归均方与剩余均方的比值服从自由度为 $\nu_{回归}=1$ 和 $\nu_{残差}=n-2$ 的 F 分布，故可借助 F 检验来检验线性回归方程的显著性。

我们可以对例 14-1 所求的直线回归方程进行假设检验。具体步骤如下：

（1）建立检验假设，确定检验水准。

$H_0: \beta=0$，即总体直线回归方程不成立

$H_0: \beta\neq 0$，即总体直线回归方程成立

$\alpha=0.05$

（2）计算检验统计量：本例中，具体计算结果如表 14-3。

表 14-3 直线回归方程方差分析表

变异来源	SS	ν	MS	F	P
回归	43.479	1	43.479	32.622	<0.01
残差	23.990	18	1.333		
总变异	67.470	19			

（3）确定 P 值，作统计推断结论：查 F 界值表，$F_{0.01(1,18)}=8.28$，$F=32.622>F_{0.01(1,18)}$，$P<0.01$，按 $\alpha=0.05$ 的检验水准，拒绝 H_0，接受 H_1，可以认为总体回归方程成立，学龄前儿童的体重与身高存在直线回归关系。据 $\hat{Y}=-9.094+0.250X$，表示身高每增加 1cm，体重平均增加 0.25kg。

（二）回归系数的 t 检验

可以用 t 检验对总体回归系数 β 是否为 0 进行假设检验。

计算公式为

$$t=\frac{b-0}{S_b},\quad \nu=n-2 \tag{14-12}$$

式（14-12）中，S_b 为样本回归系数 b 的标准误：

$$S_b=\frac{S_{Y\cdot X}}{\sqrt{\sum(X-\overline{X})^2}} \tag{14-13}$$

式中，$S_{Y\cdot X}$ 为回归的残差标准差（standard deviation of residuals），又称为剩余标准差或标准估计误差，表示各观察点与回归直线在纵轴方向上的离散程度。

$$S_{Y\cdot X}=\sqrt{\frac{\sum(Y-\hat{Y})^2}{n-2}}=\sqrt{\frac{SS_{残差}}{n-2}}=\sqrt{MS_{残差}} \tag{14-14}$$

例 14-1 t 检验的具体步骤如下：

（1）建立检验假设，确定检验水准。

$H_0: \beta=0$，即总体直线回归方程不成立

$H_1: \beta \neq 0$，即总体直线回归方程成立

$\alpha = 0.05$

（2）计算检验统计量：$S_{Y \cdot X} = \sqrt{\dfrac{\sum(Y-\hat{Y})^2}{n-2}} = \sqrt{\dfrac{SS_{残差}}{n-2}} = \sqrt{\dfrac{23.990}{18}} = 1.154$

$$S_b = \frac{S_{Y \cdot X}}{\sqrt{\sum(X-\overline{X})^2}} = \frac{1.154}{\sqrt{698.112}} = 0.044$$

$$t = \frac{b-0}{S_b} = \frac{0.250-0}{0.044} = 5.7, \quad \nu = n-2 = 20-2 = 18$$

（3）确定 P 值，作统计推断结论：查 t 界值表，$t_{0.01/2,18} = 2.878$，$t=5.7>t_{0.01/2,18}$，$P<0.01$，按 $\alpha = 0.05$ 的检验水准，拒绝 H_0，接受 H_1，可以认为学龄前儿童的体重与身高存在直线回归关系。

通过例 14-1 可以看出，$t = 5.7 = \sqrt{32.622} = \sqrt{F}$，$t$ 检验的结论与方差分析的结论一致，且 $t = \sqrt{F}$。事实上统计学已经证明两种方法等价，类似问题可任选一种方法进行检验。

四、直线相关与回归的区别与联系

直线相关与回归分析都用于分析两变量间的关系，两者既有区别，又有联系。

1. 区别

（1）直线相关分析用于描述具有直线关系的两变量间关系的密切程度与方向；直线回归分析则用于描述两变量间的数量依存关系。

（2）直线相关分析要求两变量 X 与 Y 均服从正态分布；直线回归分析要求每个 X 值对应的 Y 服从正态分布，X 可以是随机变量，也可以是精确测量或严格控制的变量。

（3）相关系数 r 说明具有直线关系的两个变量间相关的密切程度与相关方向；回归系数 b 表示 X 每改变一个单位，Y 的平均改变量。

（4）相关系数 r 没有单位，回归系数 b 有单位。

（5）相关系数 r 的取值范围为[−1，1]；回归系数 b 的取值范围为（$-\infty$，$+\infty$）：$-\infty<b<+\infty$。

2. 联系

（1）同一样本数据进行直线相关与回归分析时，计算所得的相关系数 r 和回归系数 b 的正负号相同。

（2）同一样本数据进行相关系数 r 和回归系数 b 的假设检验时，$t_r=t_b$，两者的假设检验等价。

（3）可以用回归解释相关。做直线回归分析时，求得的决定系数 R^2 为回归平方和与总离均差平方和之比，反映 Y 的总变异中可以用回归关系解释的百分比。

$$R^2 = r^2 = \frac{l_{XY}^2}{l_{XX}l_{YY}} = \frac{SS_{回归}}{SS_{总}} \tag{14-15}$$

当变量 X 与变量 Y 既能做相关分析，又能做回归分析时，R^2 为相关系数 r 的平方，即为 r^2。R^2 越大，$SS_{回归}$ 与 $SS_{总}$ 越接近，回归方程构建的越好，变量间的直线相关关系也越密切。

第二节 SPSS 软件实现

以例 14-1 为例，介绍 SPSS 软件进行直线回归分析的过程。

打开 SPSS 25.0 版本，进入 Statistics Data Editor 的子窗口 Variable View，建立两个变量，变量名（Name）分别为身高、体重；数据类型均为数值型；小数点位数均为 1，其他选项均可以设置为默认。在 Data View 子窗口进行数据录入，见图 14-3。

软件分析过程：

点击 Analyze→Regression →Linear，在 Linear Regression 主对话框中，将变量体重移到 Dependent

框，将变量身高移到 Independent（s）框，点击 OK 即可得到结果，具体结果见图 14-4～图 14-7。

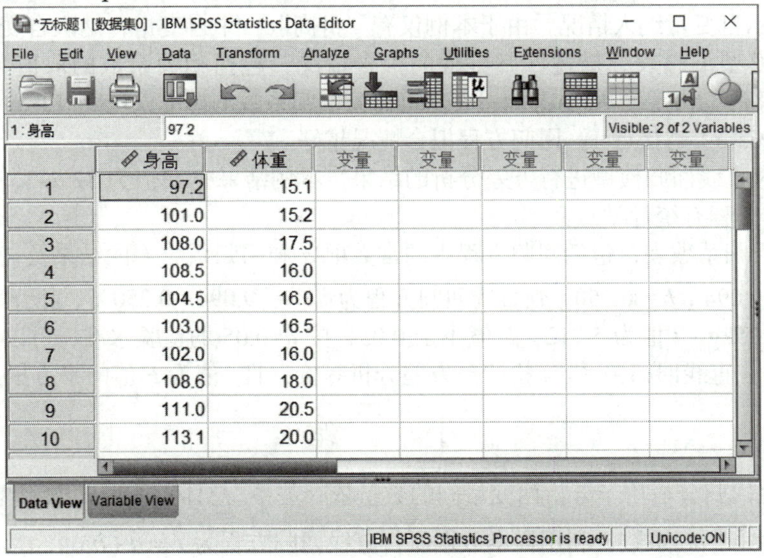

图 14-3 直线回归分析数据的录入格式

Variables Entered/Removed[a]

Model	Variables Entered	Variables Removed	Method
1	身高（cm）[b]	.	Enter

a. Dependent Variable：体重（kg）

b. All requested variables entered

图 14-4 直线回归分析自变量纳入情况

Model Summary

Model	R	R Square	Adjusted R Square	Std. Error of the Estimate
1	.803[a]	.644	.625	1.1545

a. Predictors：（Constant），身高（cm）

图 14-5 直线回归分析模型汇总表

ANOVA[a]

	Model	Sum of Squares	df	Mean Square	F	Sig.
1	Regression	43.479	1	43.479	32.622	.000[b]
	Residual	23.990	18	1.333		
	Total	67.470	19			

a. Dependent Variable：体重（kg）

b. Predictors：（Constant），身高（cm）

图 14-6 直线回归方差分析表

Coefficients[a]

Model		Unstandardized Coefficients		Standardized Coefficients	t	Sig.
		B	Std. Error	Beta		
1	（Constant）	-9.094	4.568		-1.991	.062
	身高（cm）	.250	.044	.803	5.712	.000

a. Dependent Variable：体重（kg）

图 14-7 直线回归系数表

结果解释：

图 14-4 显示自变量纳入情况，由于本例仅有“身高”一个自变量，纳入自变量为“身高”。

图 14-5 为模型汇总表，描述回归方程的拟合情况，包括相关系数的取值（*R*），决定系数（*R* Square），调整后的决定系数（Adjusted *R* Square），回归系数的标准误（Std. Error of the Estimate）。决定系数（*R* Square）越接近 1，回归方程拟合情况越好。

图 14-6 为对直线回归模型进行方差分析的结果，本例结果中 F 值为 32.622，P 值小于 0.05，说明该拟合回归方程有统计学意义。

图 14-7 为回归系数表，包括回归方程中的常数项 a 和回归系数 b 的结果及 t 检验的结果，本例结果为，$a=-9.094$，$b=0.250$，则直线回归方程为：$\hat{Y}=-9.094+0.250X$，表示身高每增加 1cm，体重平均增加 0.25kg。t 值为 5.712，P 值小于 0.05，按 α=0.05 的检验水准，可以认为学龄前儿童的体重与身高存在直线回归关系。t 检验与方差分析等价，且 t 值为 F 值的平方根。

小　　结

1. 简单线性回归分析用于分析两变量间的数量依存关系。总体直线回归方程为 $\mu_{Y|X}=\alpha+\beta X$，α、β 分别为截距和回归系数，利用样本数据所得直线回归方程为 $\hat{Y}=a+bX$，a、b 分别为 α 和 β 的无偏估计值。求直线回归方程时遵从“最小二乘法”原则。

2. 直线回归分析的应用条件为线性趋势、独立性、正态性、方差齐性。

3. 直线回归分析的基本步骤为：①做散点图；②求常数项 a 和回归系数 b；③建立回归方程；④做回归直线。

4. 根据样本数据求得直线回归方程后需要进行假设检验，可以对回归模型进行方差分析或对回归系数进行 t 检验，两者检验效果等价。

5. 线性相关与回归既有区别，又有联系，应注意根据资料类型和目的进行合理分析。

（戴明艳）

第十五章　多重线性回归分析

在第十四章，我们介绍了如何使用简单线性回归研究一个自变量和一个因变量之间的线性依存变化关系。然而，由于医学研究问题的复杂性，某研究指标（因变量）可能与多个因素（自变量）有关，如正常人的肺活量，不仅与胸围有关，还与性别、年龄、生活习惯等多种因素有关。对于这种一个因变量（肺活量）与多个自变量（胸围、性别、年龄、生活习惯等）的数量关系的研究，简单线性回归显然无法解决。此时，我们需要采用多重线性回归（multiple linear regression）来解决这类问题。

第一节　概　　述

多重线性回归属于多因素分析方法，多因素分析的概念及其常见方法如下。

一、多因素分析的概念

多因素分析是由单因素分析延伸出来的一类应用更加广泛的统计分析方法。在医学研究中，研究对象的某个特征同时受多个因素（或称变量、指标）影响时，只对单个因素进行分析往往难以阐明多个因素的共同作用结果，因此，我们要充分选择相关因素进行综合分析，才能更加全面地解释医学问题。这种同时对研究对象的两个或两个以上的因素进行分析的方法称为多因素分析。

二、常见的多因素分析方法

常用的多因素分析方法有多重线性回归、Logistic 回归、COX 比例风险回归模型、因子分析、主成分分析等。多重线性回归用于分析一个连续型变量的因变量与多个自变量之间的线性依存关系；当因变量是分类变量时，则可以应用 Logistic 回归分析该因变量与多个自变量之间的关系；在生存分析中，COX 比例风险回归模型用于分析多种因素对生存结局和生存时间的影响；因子分析则是研究多个具有一定相关性的可直接测量的变量的内部关系，根据相关性大小对变量进行分组，每组代表一个方面（因子），以探讨这些变量如何受少数几个不能直接测量的相对独立的因子的支配；主成分分析是探讨如何用几个综合指标来反应多个变量的信息，由于这些变量是对同一个体进行测量的结果，因此往往提供了不同程度的重叠信息。

本书对多重线性回归、Logistic 回归（第十六章）进行了介绍，其他多因素分析方法可以参考其他统计教材。

第二节　多重线性回归

多重线性回归对资料有一定要求，采用最小二乘原理估计偏回归系数。回归方程建立后，要对整体回归方程和偏回归系数进行假设检验，自变量的筛选应遵循一定原则。

一、基本概念和应用条件

在多重线性回归中，因变量只有一个，设为 Y，自变量有多个，设为 X_1，X_2，X_3，…，X_m，其一般形式为

$$Y = \beta_0 + \beta_1 X_1 + \beta_2 X_2 + \beta_3 X_3 + \cdots + \beta_m X_m \tag{15-1}$$

其中，β_0 为常数项，也称截距，β_m 为偏回归系数，表示当其他自变量保持不变时，X_m 每变化一个单位，因变量 Y 的平均变化量，β_m 的符号可用于判断自变量 X_m 对因变量 Y 影响的方向。在实

际应用中，总体参数 Y，β_0，β_1，β_2，β_3，…，β_m 均是未知的，因此，常常利用样本数据拟合多重线性回归方程得到其估计值，相应的样本回归方程为

$$\hat{Y}=b_0+b_1X_1+b_2X_2+b_3X_3+\cdots+b_mX_m \tag{15-2}$$

其中，$\hat{Y}$ 为 Y 的总体均数的估计值，b_0，b_1，b_2，b_3，…，b_m 分别为 β_0，β_1，β_2，β_3，…，β_m 的估计值。

我们研究多个自变量对一个因变量的综合影响时，由于各个自变量的计量单位不同，所以不能简单用方程中偏回归系数 b_1，b_2，b_3，…，b_m 的数值大小来直接比较这 m 个自变量对因变量 Y 的影响大小，需要寻找一个共同的"标准"，即对所观测数据进行标准化处理，重新拟合回归方程，获得标准化回归方程，相应的回归系数则称为标准化偏回归系数（standardized partial regression coefficient），其数值大小与自变量的单位无关。标准化偏回归系数可利用统计软件进行计算，它仅用于比较不同自变量对因变量影响程度的相对大小，绝对值越大的回归系数，所对应的自变量在数值上对因变量的影响越大。

应用多重线性回归时，资料须满足以下条件：

（1）线性：即各自变量与因变量的关系是线性的。

（2）独立性：即各自变量之间相互独立。

（3）正态性：即各自变量取值符合正态分布。

（4）方差齐性：各自变量取值的方差相等。

二、偏回归系数的估计

通过样本拟合的多重线性回归方程式（15-2）中，总体参数的估计值 b_0，b_1，b_2，b_3，…，b_m 是采用最小二乘原理估计而得的，即寻找适宜的 b_0，b_1，b_2，b_3，…，b_m 使式（15-3）的残差平方和 SS 达到最小。

$$SS=\sum_{i=1}^{n}(Y_i-b_0-b_1X_{i1}-b_2X_{i2}-b_3X_{i3}-\cdots-b_mX_{im})^2 \tag{15-3}$$

其中，n 为样本含量。由于多重线性回归的最小二乘法计算过程复杂，所以在实际应用中往往借助统计软件完成。

三、多重线性回归的假设检验

尽管利用有限的样本数据建立了多重线性回归方程，但就总体而言，我们仍不能断定因变量与多个自变量之间是否存在真正的线性关系，以及所建立的回归方程能否恰当地描述因变量与多个自变量之间的线性依存关系。因此，在建立了样本回归方程后，还应对因变量 Y 与 X_1，X_2，X_3，…，X_m 之间线性关系的假设进行检验，其检验内容可以分为整体回归方程的假设检验和偏回归系数的假设检验。

（一）整体回归方程的假设检验（方差分析）

在建立了样本回归方程后，通过假设检验，确定就总体而言，所得的多重线性回归方程是否有统计学意义，这里应用方差分析进行检验。

1. 建立检验假设，确定检验水准

H_0：$\beta_1=\beta_2=\beta_3=\cdots=\beta_m=0$

H_1：β_1，β_2，β_3，…，β_m 不全为 0

$\alpha=0.05$

2. 计算检验统计量

$$F=\frac{MS_{回归}}{MS_{残差}} \tag{15-4}$$

3. 确定 P 值，做出推断　若不拒绝 H_0，即当各个自变量的偏回归系数均为 0 时，则总体回归方程为 $Y = \beta_0$，即因变量 Y 的总体均数与任何一个自变量都不存在线性依存关系，于是所建立的回归方程就失去了意义。因此，当 $P > \alpha$ 时，不拒绝 H_0，可以认为就总体而言，由样本数据建立的多重线性回归方程无统计学意义；相反地，当 $P < \alpha$ 时，拒绝 H_0，说明就总体而言，该回归方程有统计学意义。

（二）偏回归系数的假设检验（t 检验）

经上述方差分析，确定所建立的多重线性回归方程有统计学意义，只能说明各自变量对因变量 Y 存在综合线性影响，但不能说因变量 Y 与每一个自变量都存在线性关系，不排除其中有与因变量 Y 无线性关系的自变量存在，因此，整个回归方程经方差分析有统计学意义时，还须进一步采用 t 检验方法检验某一个偏回归系数是否为 0，以确定在多个自变量中，哪些与因变量 Y 不存在线性关系，从而剔除这些自变量，重新建立更为合适的多重线性回归方程。

1. 建立检验假设，确定检验水准

H_0：$\beta_m = 0$

H_1：$\beta_m \neq 0$

$\alpha = 0.05$

2. 计算检验统计量

$$t_{b_m} = \frac{b_m}{S_{b_m}} \tag{15-5}$$

其中，S_{b_m} 为第 m 个偏回归系数的标准误。

3. 确定 P 值，做出推断　当 $P < \alpha$ 时，拒绝 H_0，$\beta_m \neq 0$，则可以认为因变量 Y 与第 m 个自变量存在线性依存关系；而当 $P > \alpha$，即统计检验的结果不能拒绝 H_0，即 $\beta_m = 0$，则可以认为因变量 Y 与第 m 个自变量不存在线性依存关系，可将该自变量从回归方程中剔除，重新建立回归方程。

经过上述检验过程，建立新的回归方程后，仍须再次对整个方程和各个偏回归系数进行假设检验，如还有无意义的自变量存在，则再剔除，建立新的回归方程，再检验……如此循环，直至方程中的自变量均有统计学意义时为止，此时所建立的回归方程才能较好地解释各自变量与因变量的线性依存关系。

值得注意的是，我们对一组资料做多重线性回归分析，必须首先考虑各自变量与因变量之间在专业上有无实际意义。例如，在肝炎患者中，有人用年龄和 ALT 测量值预测谷草转氨酶（GOT）的测量值，经多重线性回归分析得到 ALT 的偏回归系数为 0.787（$P < 0.05$），即 ALT 每增加一个单位，GOT 增加 0.787 个单位，但检测肝功能时 ALT 和 GOT 往往能够同时给出，因此对他们之间进行回归分析意义不大。其次，适合相关分析的变量之间并不一定适合做回归分析，相关和回归的区别与联系详见第十四章。

四、自变量筛选

在多重线性回归分析中，将所有与因变量 Y 可能有关的自变量全部引入到回归方程中是不明智的，因为有些自变量对因变量影响极小，没有实际意义，如果将这部分自变量引入方程中，不仅徒增计算量，同时也会降低回归方程的拟合效果。相反地，如果漏掉一些对因变量有重要作用的自变量，回归效果也会降低。因此，为了用尽量少的自变量，达到较好地解释因变量 Y 的目的，就要尽可能剔除一些对因变量作用较小的自变量，纳入对因变量贡献较大的自变量，即对自变量进行筛选。

（一）自变量筛选的原则

要想使方程的拟合效果较好，同时又不会纳入一些无统计学意义的自变量，应遵循以下原则。

1. 决定系数 R^2（determination coefficient） 是指由自变量 X 引入后而减少的 Y 的变异的总和 $SS_{回归}$ 占 Y 的总变异 $SS_{总}$ 的比重，即

$$R^2 = \frac{SS_{回归}}{SS_{总}} = 1 - \frac{SS_{残差}}{SS_{总}} \tag{15-6}$$

不难看出，若当自变量引入后，使 $SS_{残差}$ 减小很多，$SS_{回归}$ 增大幅度较大，则线性回归模型能更大程度地解释因变量的变异，可认为引入的自变量 X 对因变量 Y 的作用较大，则可被引入；反之，引入时需慎重。自变量引入使决定系数 R^2 越大越好。

2. 校正决定系数 R_a^2（adjusted determination coefficient）

$$R_a^2 = 1 - \frac{MS_{残差}}{MS_{总}} = R^2 - \frac{p(1-R^2)}{n-p-1} \tag{15-7}$$

其中，n 为样本含量，p 为方程中的自变量个数。当方程中自变量增加时，决定系数总是增加的，即使增加的变量无统计学意义。而校正决定系数在增加一些无统计学意义的自变量后反而会减小，弥补了决定系数的不足，与决定系数相同，校正决定系数越大拟合效果越好。

3. 剩余标准差 $S_{剩余}$（residual standard deviation）

$$S_{剩余} = \sqrt{\frac{SS_{残差}}{n-p-1}} \tag{15-8}$$

剩余标准差是指在去除自变量引入而减少的变异后剩余那部分变异的标准差，在实际应用中，剩余标准差越小越好。

4. Cp 统计量（ Cp statistic）

$$Cp = p + (n-p)\frac{MS_{残p} - MS_T}{MS_T} \tag{15-9}$$

Cp 由 C.L.Mallow（1964）提出的，$MS_{残p}$ 为引入 p 个自变量后的残差均方，MS_T 为引入所有自变量后的残差均方。在使用 Cp 统计量时，Cp 值越接近于 p 的那个模型越好。

5. 赤池信息量准则（Akaike information criterion，AIC）

$$\text{AIC} = n\ln(L) + 2p \tag{15-10}$$

其中，L 是最大似然函数，p 是自变量的个数，在实际应用中使用赤池信息量准则时，AIC 越小越好。

（二）自变量筛选的方法

在自变量的筛选过程中，要根据实际情况选择不同的筛选方法，常见的自变量筛选方法有以下几种。

1. 强制进入法（enter） 强制引入法是将所有可能的自变量全部一次性纳入到模型中进行拟合的方法，在 SPSS 软件操作中为默认选项。该方法没有考虑自变量对回归的贡献大小及引入的自变量是否有统计学意义，不符合自变量筛选的“少而精”原则，常用于自变量较少的情况。

2. 前进法（forward method） 使用前进法筛选自变量时，方程中的自变量是从无到有，从少到多的过程。该方法首先规定一个入选标准，然后计算所选自变量对该回归模型的贡献大小，将贡献最大且大于入选标准的自变量首先引入模型，在此基础上计算剩余所选自变量对回归模型的贡献大小，再将贡献最大的自变量引入，反复进行上述操作，依次引入自变量，直到模型外的自变量对回归模型的贡献值均小于入选标准时，筛选完成。

3. 后退法（backward method） 与前进法相反，后退法是在筛选之初就把所有可能的自变量纳入回归模型，然后再逐步剔除无统计学意义的自变量的筛选方法。该方法首先规定一个剔除标准，然后计算模型中所有自变量对该回归模型的贡献大小，将贡献最小且小于剔除标准的自变量从模型中剔除，在此基础上计算剔除变量后模型中剩余自变量对回归模型的贡献大小，再剔除贡献最小的

自变量，重复上述操作，逐个剔除自变量，直到模型中的自变量对回归模型的贡献值均大于剔除标准时，筛选完成。

4. 逐步回归（stepwise regression method） 逐步回归分析相当于前进法和后退法的综合，每选入一个自变量后，对已进入的自变量重新计算，将不符合标准的自变量剔除方程，重复此操作，直到没有变量可被引入，也没有变量可被剔除，筛选过程结束。该方法考虑了进入模型后的自变量间的相互影响，避免了新变量引入后使原有变量作用不显著，在自变量筛选过程中更为精准，既不会遗漏一些重要的变量，也不会纳入一些对模型贡献较小或无统计学意义的变量，在自变量筛选中较为常用，也是用于解决多重共线性的最简单的方法。

五、应用实例

例 15-1 为了研究新发Ⅱ型糖尿病患者血糖的影响因素，某研究者随机选取某医院新诊断的40例Ⅱ型糖尿病患者，所有的患者均无既往降糖史，收集所有患者的年龄 X_1（岁）、体重 X_2（kg）、身高 X_3（cm）、收缩压 X_4（mmHg）、舒张压 X_5（mmHg）、总胆固醇 X_6（mmol/L）、甘油三酯 X_7（mmol/L）、高密度脂蛋白 X_8（mmol/L）、低密度脂蛋白 X_9（mmol/L）和血糖 Y（mmol/L）等指标。具体数据见表 15-1，试用该数据进行多重线性回归分析。

表 15-1 某医院新诊断的 40 例Ⅱ型糖尿病患者调查资料

ID	X_1	X_2	X_3	X_4	X_5	X_6	X_7	X_8	X_9	Y
1	42.0	51.3	163.6	128.0	79.0	4.83	1.22	2.31	2.30	9.6
2	53.0	48.9	156.2	133.0	65.0	3.66	0.96	1.80	2.65	8.4
3	35.0	42.8	167.8	143.0	88.0	5.30	1.02	2.97	3.49	9.8
4	37.0	55.0	145.0	127.0	92.0	4.99	1.42	2.86	0.85	10.7
5	42.0	63.1	165.5	112.0	72.0	5.55	1.55	3.10	0.81	9.2
6	36.0	45.3	153.3	142.0	85.0	4.92	0.87	2.98	3.14	9.0
7	59.0	51.4	163.7	139.0	89.0	4.58	1.01	3.01	2.20	8.9
8	48.0	53.8	169.9	123.0	96.0	5.70	1.26	2.99	0.28	11.2
9	51.0	63.8	178.2	110.0	81.0	4.75	1.38	2.69	0.48	9.5
10	36.0	53.9	170.1	109.0	76.0	4.54	0.85	1.92	0.69	9.3
11	41.0	48.8	158.2	132.0	83.0	5.23	1.05	3.89	1.79	9.3
12	43.0	52.6	166.0	108.0	94.0	3.78	1.63	1.98	0.96	8.8
13	46.0	42.7	162.0	117.0	93.0	4.35	1.50	3.29	0.75	8.8
14	52.0	63.8	178.2	120.0	87.0	3.76	1.41	1.79	4.25	9.4
15	38.0	55.1	167.3	98.0	68.0	5.63	1.35	3.27	1.05	9.6
16	36.0	45.2	162.2	101.0	94.0	4.40	1.00	2.96	2.63	8.2
17	42.0	51.4	168.0	131.0	101.0	6.30	1.56	4.98	1.28	11.3
18	53.0	48.7	168.3	96.0	68.0	3.71	1.06	1.88	0.94	7.9
19	62.0	51.3	175.1	108.0	71.0	5.90	1.35	4.01	0.88	9.8
20	45.0	45.2	163.2	103.0	83.0	5.09	1.26	3.97	0.93	9.7
21	58.0	63.1	175.3	123.0	96.0	3.14	0.92	2.38	0.79	8.4
22	62.0	55.7	173.5	130.0	106.0	4.94	1.15	3.28	1.07	9.8
23	69.0	49.6	168.2	142.0	110.0	5.18	0.85	4.55	2.97	9.4

续表

ID	X_1	X_2	X_3	X_4	X_5	X_6	X_7	X_8	X_9	Y
24	55.0	59.1	176.2	133.0	103.0	5.06	1.23	3.01	1.67	9.1
25	36.0	55.9	169.2	125.0	97.0	5.29	1.35	2.34	1.09	10.7
26	42.0	63.7	179.3	106.0	89.0	4.82	1.08	1.97	1.14	10.5
27	66.0	62.9	175.9	109.0	90.0	5.15	1.23	2.89	0.40	11.3
28	61.0	58.7	176.1	99.0	63.0	5.08	1.02	3.94	0.80	9.9
29	59.0	49.6	165.3	120.0	98.0	5.71	1.31	3.50	1.11	10.5
30	48.0	54.9	166.0	116.0	93.0	4.53	1.40	2.80	0.97	10.2
31	63.0	65.5	181.2	104.0	82.0	4.15	0.72	2.29	0.66	10.5
32	36.0	72.1	183.5	113.0	92.0	4.99	1.45	3.56	0.94	9.0
33	39.0	63.2	179.1	104.0	79.0	5.26	1.13	3.86	1.11	10.3
34	49.0	49.9	163.2	128.0	92.0	4.05	0.87	2.27	1.00	9.8
35	57.0	52.3	170.2	135.0	109.0	4.91	0.68	2.30	1.23	10.2
36	63.0	59.7	175.1	147.0	113.0	4.51	1.36	1.98	1.18	8.8
37	40.0	60.4	173.5	125.0	101.0	4.09	1.28	2.46	0.33	9.9
38	37.0	59.8	177.4	109.0	78.0	4.78	0.85	2.60	0.77	11.1
39	48.0	62.1	179.5	107.0	88.0	5.20	1.42	1.85	0.79	9.9
40	52.0	46.9	166.1	97.0	68.0	5.09	1.48	5.07	1.03	9.5

由于多重线性回归分析计算量大，对所得资料建库后，借助 SPSS25.0 进行分析计算，得到结果见表 15-2 和表 15-3。

表 15-2 偏回归系数的估计及其假设检验

模型		回归系数	标准误	标准化系数	t	P
1	常数	6.193	0.825		7.503	<0.001
	X_6	0.723	0.170	0.569	4.264	<0.001
2	常数	4.200	1.203		3.492	0.001
	X_6	0.753	0.162	0.593	4.643	<0.001
	X_2	0.034	0.015	0.280	2.192	0.035

表 15-3 回归方程的方差分析表 [a]

模型	变异来源	SS	df	MS	F	P
1	回归	9.185	1	9.185	18.178	<0.001[b]
	剩余	19.199	38	0.505		
	总变异	28.384	39			
2	回归	11.392	2	5.696	12.403	<0.001[c]
	剩余	16.992	37	0.459		
	总变异	28.384	39			

注：a. 因变量：Y；b. 模型中包含变量：（常数），X_6；c. 模型中包含变量：（常数），X_6，X_2。

（一）偏回归系数的估计

本例采用逐步回归法筛选自变量，根据表 15-2 可知，首先进入方程的是 X_6（模型 1），第二步进

入方程的是 X_2（模型 2），其余自变量均未达到进入方程的标准，因此最终建立的多重线性回归方程为

$$\hat{Y} = 4.200 + 0.034X_2 + 0.753X_6$$

该模型表明体重和总胆固醇升高是Ⅱ型糖尿病的主要危险因素。当总胆固醇保持不变时，患者的体重每增加 1kg，血糖含量将增加 0.034 mmol/L；而当患者体重不变时，血总胆固醇每增加 1mmol/L，血糖含量将增加 0.753 mmol/L；以上数量变化均有统计学意义。在回归方程中，自变量体重和总胆固醇的标准化偏回归系数分别为 0.280 和 0.593，可以认为总胆固醇相对体重来说对Ⅱ型糖尿病患者的血糖影响更大。

（二）整体回归方程的假设检验

1. 建立检验假设，确定检验水准

H_0：$\beta_2=\beta_6=0$

H_1：β_2，β_6不全为 0

$\alpha=0.05$

2. 计算检验统计量　采用方差分析对整体回归方程进行假设检验，如表 15-3 所示，采用逐步回归建立的最终回归模型的检验结果 $F=12.403$。

3. 确定 *P* 值，做出推断　当 X_6 和 X_2 均作为自变量进入方程时，$P<0.001$，按照 $\alpha=0.05$ 的检验水准，拒绝 H_0，可认为因变量 Y 与方程内各自变量之间存在综合线性关系，即血糖与体重、总胆固醇之间存在综合线性关系，建立的回归方程有统计学意义。

（三）偏回归系数的假设检验

1. 建立检验假设，确定检验水准

H_0：$\beta_m= 0$

H_1：$\beta_m\neq 0$

$\alpha=0.05$

2. 计算检验统计量　如表 15-2 所示，采用 t 检验分别对 X_6 和 X_2 所对应的偏回归系数进行假设检验，所得 t 值分别为 4.643 和 2.192。

3. 确定 *P* 值，做出推断　对 X_6 和 X_2 所对应的偏回归系数进行 t 检验，所得 P 值均小于 0.05，拒绝 H_0，β_6 和 β_2 均不为 0，可以认为因变量 Y 与 X_6、X_2 之间均存在线性依存关系，体重和总胆固醇均是影响Ⅱ型糖尿病患者血糖的主要因素。

第三节　SPSS 软件实现

以例 15-1 的资料为例，介绍通过 SPSS 软件建立多重线性回归方程的实现过程，具体如下。

（一）数据库建立

打开 SPSS 25.0 版本，在 Variable View 子窗口，建立 11 个变量，其变量名（Name）分别为 ID：编号，X_1：年龄，X_2：体重，X_3：身高，X_4：收缩压，X_5：舒张压，X_6：总胆固醇，X_7：甘油三酯，X_8：高密度脂蛋白，X_9：低密度脂蛋白，Y：血糖；数据类型均为数值型；小数点位数与表 15-1 保持一致，其他选项均可以设置为默认。在 Data View 子窗口将表 15-1 数据分列输入 SPSS 中，见图 15-1。

（二）软件分析过程

点击 Analyze→Regression→Linear，在 Linear Regression 主对话框中，将血糖（Y）移入 Dependent 框内，将年龄（X_1）、体重（X_2）、身高（X_3）、收缩压（X_4）、舒张压（X_5）、总胆固醇（X_6）、甘油三酯（X_7）、高密度脂蛋白（X_8）、低密度脂蛋白（X_9）移入 Independent（s）框内，Method 选项勾选 Stepwise 项。点击主对话框的 Statistics 按钮，勾选 Estimates、Model fit 选项，点击 Continue 返

回，点击 OK 即可得到结果，见图 15-2 和图 15-3。

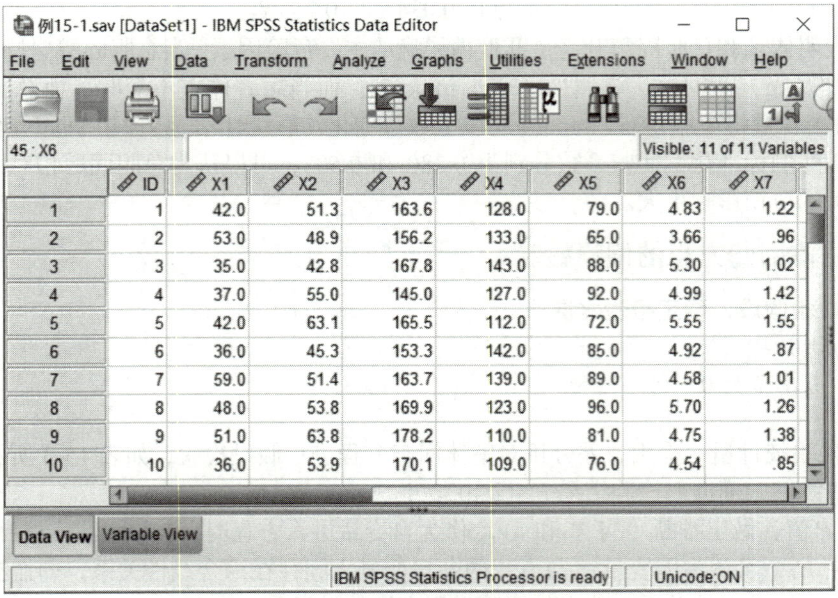

	ID	X1	X2	X3	X4	X5	X6	X7
1	1	42.0	51.3	163.6	128.0	79.0	4.83	1.22
2	2	53.0	48.9	156.2	133.0	65.0	3.66	.96
3	3	35.0	42.8	167.8	143.0	88.0	5.30	1.02
4	4	37.0	55.0	145.0	127.0	92.0	4.99	1.42
5	5	42.0	63.1	165.5	112.0	72.0	5.55	1.55
6	6	36.0	45.3	153.3	142.0	85.0	4.92	.87
7	7	59.0	51.4	163.7	139.0	89.0	4.58	1.01
8	8	48.0	53.8	169.9	123.0	96.0	5.70	1.26
9	9	51.0	63.8	178.2	110.0	81.0	4.75	1.38
10	10	36.0	53.9	170.1	109.0	76.0	4.54	.85

图 15-1 多重线性回归数据库录入格式

Model		Unstandardized Coefficients		Standardized Coefficients	t	Sig.
		B	Std. Error	Beta		
1	（Constant）	6.193	.825		7.503	.000
	总胆固醇	.723	.170	.569	4.264	.000
2	（Constant）	4.200	1.203		3.492	.001
	总胆固醇	.753	.162	.593	4.643	.000
	体重	.034	.015	.280	2.192	.035

图 15-2 偏回归系数估计（Coefficients[a]）

a. Dependent Variable：血糖

Model		Sum of Squares	df	Mean Square	F	Sig.
1	Regression	9.185	1	9.185	18.178	.000[a]
	Residual	19.199	38	.505		
	Total	28.384	39			
2	Regression	11.392	2	5.696	12.403	.000[b]
	Residual	16.992	37	.459		
	Total	28.384	39			

图 15-3 回归方程方差分析表（ANOVA[c]）

a. Predictors：（Constant），总胆固醇；b. Predictors：（Constant），总胆固醇，体重；c. Dependent Variable：血糖

（三）结果与解释

结果中，图 15-2 给出了偏回归系数的估计值及其假设检验结果，X_2 和 X_6 进入了最终的回归模型，其相应的回归系数假设检验 P 值均小于 0.05，可见总胆固醇和体重是有统计学意义的，因此，我们可以建立多重线性回归方程：$\hat{Y}=4.200+0.034X_2+0.753X_6$。图 15-3 给出的是整个回归方程的方差分析结果，可见最终建立的回归方程假设检验 $P<0.001$，说明所建立的多重线性回归方程

是成立的，总胆固醇和体重均是影响Ⅱ型糖尿病患者血糖的主要因素。

小　结

1. 偏回归系数 β_m 表示当其他自变量保持不变时，X_m 每变化一个单位，因变量 Y 的平均变化量，β_m 的符号可用于判断自变量 X_m 对因变量 Y 影响的方向。

2. 由于各变量量纲不同，不能通过直接比较自变量的偏回归系数判断自变量对因变量的影响大小。标准化偏回归系数消除了量纲的影响，可以用来比较各自变量对因变量 Y 影响的大小。

3. 应用多重线性回归时，资料需满足以下条件：①线性：即各自变量与因变量的关系是线性的；②独立性：即各自变量之间相互独立；③正态性：即各自变量取值符合正态分布；④方差齐性：各自变量取值的方差相等。

4. 多重线性回归分析可以通过建立回归方程用已知自变量的数值预测因变量的数值，回归方程的总体偏回归系数的估计采用最小二乘法原理。

5. 多重线性回归的假设检验包括整体回归方程的假设检验和单个偏回归系数的假设检验。当整体回归方程的方差分析具有统计学意义时，可以认为回归方程具有统计学意义，在此条件下，对每个自变量的偏回归系数进行 t 检验，以判断方程中的各个自变量是否具有统计学意义。

6. 自变量的筛选是为了纳入对因变量贡献较大的自变量，剔除一些对因变量作用较小的自变量，使方程简洁精准。引入自变量时，筛选原则包括：①决定系数 R^2 越大越好；②校正决定系数 R_a^2 越大越好；③剩余标准差 $S_{剩余}$ 越小越好；④ Cp 值越接近于 p 模型越好；⑤赤池信息量准则：AIC越小越好。

7. 自变量筛选常用的方法包括：①强制进入法；②前进法；③后退法；④逐步回归法。

8. 进行多重线性回归时注意多重共线性问题，多重共线性是指两个或多个自变量提供了较多的共同信息，可采用岭回归，主成分分析等进行解决。

（邹延峰）

第十六章　Logistic 回归分析

多重线性回归是分析一个因变量为连续变量时，其与多个自变量间的线性依存关系，但在临床研究中，也经常出现二分类因变量，如患病与未患病、死亡与生存、有效与无效等，对于这类资料，多重线性回归分析就不再适用。而 Logistic 回归（logistic regression）分析则是处理该类数据的有效办法。

Logistic 回归按研究设计的不同，分为非条件（成组设计）Logistic 回归和条件（配对或配伍设计）Logistic 回归；按因变量分类情况，分为二分类 Logistic 回归、无序多分类 Logistic 回归及有序多分类 Logistic 回归。本章主要介绍二分类非条件 Logistic 回归分析的相关内容。

第一节　Logistic 回归

例 16-1　某研究者采用多阶段分层随机抽样的方式抽取了 60 岁以上老年人 920 人进行入户调查。调查因素包括：性别、年龄、吸烟、饮酒、高血脂、BMI 和高血压。调查因素的赋值说明见表 16-1，收集资料的基本形式见表 16-2（原始数据见数据集），试分析该地区老年人高血压患病的可能影响因素。

表 16-1　高血压患病可能的影响因素与赋值说明

因素	变量名	赋值说明
性别	X_1	男=1，女=0
年龄（岁）	X_2	原始数据
吸烟	X_3	有=1，无=0
饮酒	X_4	有=1，无=0
高血脂	X_5	有=1，无=0
BMI	X_6	正常或偏瘦=1，超重=2，肥胖=3
高血压	Y	患病=1，不患病=0

表 16-2　高血压患病影响因素分析的部分原始数据

编号	性别	年龄	吸烟	饮酒	高血脂	BMI	高血压
	X_1	X_2	X_3	X_4	X_5	X_6	Y
1	1	61	0	1	0	1	0
2	1	79	0	1	0	1	0
3	0	66	0	1	0	1	0
4	1	82	0	1	0	1	0
5	0	73	0	1	0	2	1
…	…	…	…	…	…	…	…
916	1	88	0	1	0	3	1
917	1	80	0	1	0	3	1
918	1	94	0	0	0	3	1
919	1	75	0	1	0	3	1
920	1	67	0	0	0	3	1

一、基本概念和应用条件

（一）基本概念

Logistic 回归模型的因变量 Y 为二分类变量，通常编码为 0，1。Y=1 是研究者关注的结局（患病、发病、治愈等），Y=0 是与之对立或相反的结局（未患病、未发病、未治愈等）。假设因变量 Y 的可能影响因素有 m 个，记为 X_1，X_2，…，X_m 称为自变量或解释变量。在 m 个自变量作用下，Y=1 发生的概率记为 P，Y=0 的概率为 1–P。因 P（Y=1）取值在[0，1]区间范围，而 X_1～X_m 对其影响效应 $\beta_0+\beta_1X_1+\beta_2X_2+\cdots+\beta_mX_m$ 的线性函数取值区间在 $(-\infty,+\infty)$ 间变化，使 P（Y=1）与 $X_1,X_2,\cdots,X_m$ 无法直接关联。若对 P（Y=1）做 logit 变换，$\text{logit}(P)=\ln\left(\dfrac{P}{1-P}\right)$，使在[0，1]上取值的 P 变成在 $(-\infty,+\infty)$ 上取值的 logit（P）。当 P 趋向于 0 时，logit（P）趋向于 $-\infty$；当 P 趋向于 1 时，logit（P）趋向于 $+\infty$。通过变换后的变换后 logit（P）便可与影响因素的线性函数关联起来，Logistic 回归模型的基本形式为

$$\text{logit}(P)=\ln\left(\frac{P}{1-P}\right)=\beta_0+\beta_1X_1+\beta_2X_2+\cdots+\beta_mX_m \tag{16-1}$$

式中，β_0 为常数项（constant），$\beta_1\beta_2,\cdots,\beta_m$ 称为 Logistic 回归系数（coefficient of logistic regression），其意义为：在其他自变量不变的情况下，自变量 X_i 改变一个单位所引起的 logit（P）改变量。

在 Logistic 回归模型中，事件 A 出现的概率与非事件 A（$\bar{A}$）出现的概率之比称为优势（odds），$\text{odds}=\dfrac{P}{1-P}$，因此 Logistic 回归模型亦可表达为

$$\text{logit}(P)=\ln(\text{odds})=\beta_0+\beta_1X_1+\beta_2X_2+\cdots+\beta_mX_m \tag{16-2}$$

$$\text{odds}=\exp(\beta_0+\beta_1X_1+\beta_2X_2+\cdots+\beta_mX_m) \tag{16-3}$$

两个优势之比为优势比（odds ratio，OR），又称比值比，它可以反映流行病学的暴露与结局的关联强度。

$$OR=\frac{\text{odds}_1}{\text{odds}_0}=\mathrm{e}^{\beta_j} \tag{16-4}$$

因此，Logistic 回归系数 β_i 和 OR_i 值存在以下关系：当其他自变量不变时，β_i 为暴露于某影响因素 X_i 相对于非暴露 OR_i 值的自然对数。研究中，当因变量 Y=1 表示患病或死亡等较“坏”的情况时，若 β_i＞0，则 OR_i＞1，表明 X_i 对应的因素为危险因素；若 β_i＜0，则 OR_i＜1，表明 X_i 对应的因素为保护因素；若 β_i=0，OR_i=1，表明暴露与结局间无关联。

（二）应用条件

1. 数据必须来自随机样本，因变量各观测值 $Y_i\,(i=1,\cdots,n)$ 应相互独立，故不能用于研究传染性疾病或家族聚集性疾病分析。

2. Logistic 回归模型的因变量 Y 可为二分类、无序多分类或有序分类变量；当因变量是一个无序多分类或有序分类变量，应选择无序 Logistic 回归或有序 Logistic 回归模型进行分析。

3. 自变量 X_i 既可以是定量数据，也可以是定性或有序数据，不要求自变量服从正态分布。因变量和自变量之间为非线性关系，呈 S 形曲线关系，但自变量与 $\left(\ln\dfrac{P}{1-P}\right)$ 呈线性关系。

二、基本步骤

Logistic 回归分析通常需要通过以下几个步骤实现多个自变量对因变量的估计。

（一）变量的赋值

在二分类 Logistic 回归中，因变量 Y 采用 0 和 1 赋值，研究关心的结局为 Y=1，对立结局为 Y=0，模型分析的是发生研究关注的结局可能的影响因素。

自变量可以为无序分类变量、有序分类变量和定量变量。两分类变量可用 0 和 1 的赋值方法，1 为关注的暴露，0 为非暴露。无序 K 分类变量常用 K–1 个哑变量来表示，哑变量赋值与多重线性

回归相同。自变量为有序分类数据时，可以按照分类的等级程度，赋值为 1，2，3，…，回归系数的解释为每增加一个等级得到的优势比的自然对数。例如，分析年龄对高血压发病的影响，若将年龄转换为有序分类数据，则赋值的方式为："60～" =1；"65～" =2；"70～" =3；"75～" =4；"80～" =5；"≥85" =6。其回归系数为 0.141，*OR* 值为 1.152，解释为当其他自变量一定时，年龄每增大 5 岁，优势比为 1.152，即年龄越大，越容易患上高血压。

定量变量可以按原数据形式进入模型分析,也可结合专业将定量变量转换成有序或无序分类变量再进行分析。原数据形式建模相对简单且保持了完整的信息，但估计参数的实际意义不突出，参数解释有时比较困难，实际采用有序或无序变量分类编码，这样会使得参数意义更明确。对分析结果做解释时，要结合各指标的赋值形式，变量赋值方式不同，参数估计值及符号将有所不同，对结果解释方式也有差异。如，分析年龄对高血压发病的影响，若按年龄的原数据形式进入模型，参数估计可以得到年龄每增加 1 岁高血压的发病风险增加（或减少）多少倍，其实际意义不大。若将年龄转换为有序数据,则可解释为年龄每增大 5 岁高血压的患病风险增高的程度。需要特别注意的是，因变量 *Y* 的赋值顺序相反的话，回归系数的正负号也相反，但其绝对值不变。

（二）Logistic 回归的检验

1. Logistic 回归的假设检验 建立由样本估计参数的 Logistic 回归模型后，需要对拟合的 Logistic 回归模型进行检验，判断总体回归模型是否成立或是否有统计学意义。检验主要包括：一是对 Logistic 整个回归模型的检验；二是对回归系数的检验。

（1）似然比检验：似然比检验常用对 Logistic 整个回归模型的检验。检验假设为：

H_0：$\beta_1 = \beta_2 = \cdots = \beta_i$，即所有自变量的总体回归系数均为 0

H_1：所有自变量的总体回归系数不全为 0

检验统计量 *G* 为

$$G = 2\left(\ln L_1 - \ln L_0\right) \tag{16-5}$$

式中 L_1 为包含所有自变量的似然函数，L_0 为仅包含常数项的似然函数，*G* 统计量服从自由度为 *m*（自变量的个数）的 χ^2 分布，根据 χ^2 分布，确定 *P* 值，做出统计推断。当 $G \geqslant \chi^2_{\alpha,m}$ 时，表示新加入的 *m* 个自变量对回归模型有显著贡献。

（2）Wald 检验：Wald 检验用于对模型中的单个自变量的回归系数进行检验，判断每一个自变量是否对模型有贡献，回归系数的检验假设为：

H_0：$\beta_i = 0$，即每一个自变量的总体回归系数为 0

H_1：$\beta_i \neq 0$，即每一个自变量的总体回归系数不全为 0

Wald 检验统计量为

$$z = \frac{b-0}{S_b} \quad \text{或} \quad \chi^2 = \left(\frac{b}{S_b}\right)^2，\ \nu = 1 \tag{16-6}$$

在 H_0 成立的前提下，当样本量较大时，*z* 近似服从标准正态分布 *N*（0，1），χ^2 值近似服从自由度为 1 的 χ^2 分布。

2. Logistic 回归的参数估计 Logistic 回归模型中的回归参数 $\beta_0, \beta_1, \beta_2, \cdots, \beta_m$，需要通过样本资料进行估计，通常采用极大似然估计（maximum likelihood estimate，MLE）。

当样本含量 *n* 较大时，b_i 的抽样分布近似服从正态分布，则总体回归系数 β_i 的 100（1−α）% 置信区间为 $b_i \pm z_{\alpha/2} S_{b_i}$，为了区分，把 β_i 称为偏回归系数（partial regression coefficient）。但由于回归模型中各自变量的计量单位不同，不能直接通过 β_i 比较各自变量对因变量的影响，而要采用标准化回归系数的绝对值的大小判断各自变量对因变量的贡献程度。标准化回归系数估计值 b_i' 的公式为

$$b_i' = b_i\left(S_i / S\right) \tag{16-7}$$

优势比 OR 的 100（1–α）%置信区间为

$$\exp\left(b \pm z_{\alpha/2} S_b\right) \quad (16\text{-}8)$$

（三）模型的拟合效果评价

Logistic 回归模型的假设检验只回答模型及回归系数是否具有统计学意义，不能说明模型的拟合效果。评价 Logistic 回归模型的拟合效果，需通过比较模型预测的与实际观测的事件发生与不发生的频数有无差别来检验。如果模型拟合的效果好，说明所得出的结论更加符合事实；如果模型拟合的效果不好，预测值与实际值差别较大，说明得出的结论是不可靠的。评价拟合优度常用方法有似然比检验、Hosmer-Lemeshow 检验（H-L 检验）、偏差检验（Deviance）和 Pearson χ^2 检验，统计指标主要有 Pearson χ^2 、偏差统计量等。统计量值越小，对应的概率越大，说明模型拟合的越好，具体方法的实现可参考专业书籍。

（四）自变量的筛选

对多个自变量建立 Logistic 回归模型，并不是每一个自变量对模型都有贡献。Logistic 回归分析通常要求进入模型的自变量对模型有贡献，也就是其对因变量具有解释能力。与多重线性回归分析相似，需要对所有自变量进行筛选，Logistic 回归模型中应保留具有统计意义的自变量。需注意的是，实际应用 Logistic 回归的自变量筛选时，要在统计分析的基础上，常用自变量的筛选方法有前进法（forward selection）、后退法（backward selection）和逐步法（stepwise selection），检验统计量是似然比检验统计量 G、Wald χ^2 统计量等。不同的自变量筛选方法，规定不同的检验水准，得到的回归模型不尽相同。模型的选定要综合考虑研究目的、研究经验和专业知识，选出“最优”模型。

（五）预测和判别

Logistic 回归模型是一个概率型模型，因此可进行预测与判别分析。如果通过假设检验得到拟和优度较好的 Logistic 回归模型，根据自变量取值范围内的数值，通过非条件 Logistic 回归模型计算某事件发生的概率，从而对结局做出概率性的判断。对于条件 Logistic 回归，因在设计阶段进行配对处理，所以模型只能帮助分析变量的效应，不能进行预测和判别。

对例 16-1 进行 Enter 法 Logistic 回归分析，结果见表 16-3。

表 16-3　Logistic 回归模型的参数估计、Wald 检验和 *OR* 值估计

变量		回归系数	标准误	Wald χ^2 值	P	OR	OR 的 95%可信区间
性别		–0.046	0.149	0.095	0.758	0.955	（0.713，1.280）
年龄		0.027	0.009	8.642	0.003	1.027	（1.009，1.046）
吸烟		0.194	0.241	0.646	0.422	1.214	（0.757，1.947）
饮酒		0.159	0.178	0.803	0.370	1.173	（0.828，1.662）
高血脂		0.583	0.231	6.349	0.012	1.791	（1.138，2.819）
BMI	正常或偏瘦			21.379	<0.001		
	超重	0.399	0.184	4.671	0.031	1.490	（1.038，2.138）
	肥胖	0.860	0.188	20.941	<0.001	2.363	（1.635，3.416）
常数项		–2.689	0.738	13.277	<0.001	0.068	

对每个自变量的回归系数进行 Wald 检验，结果显示，年龄、高血脂和 BMI 有统计学意义（$P<0.05$），且 OR 值均大于 1，提示年龄、高血脂和 BMI 是高血压患病的危险因素。

第二节 SPSS 软件操作

一、二分类无条件 Logistic 回归的 SPSS 软件实现

本章案例 16-1 Logistic 回归分析的 SPSS 软件实现过程如下。

1. 数据准备 打开 SPSS 25.0 软件，输入数据：性别 X1、年龄 X2、吸烟 X3、饮酒 X4、高血脂 X5、BMI X6、高血压 Y，见图 16-1。

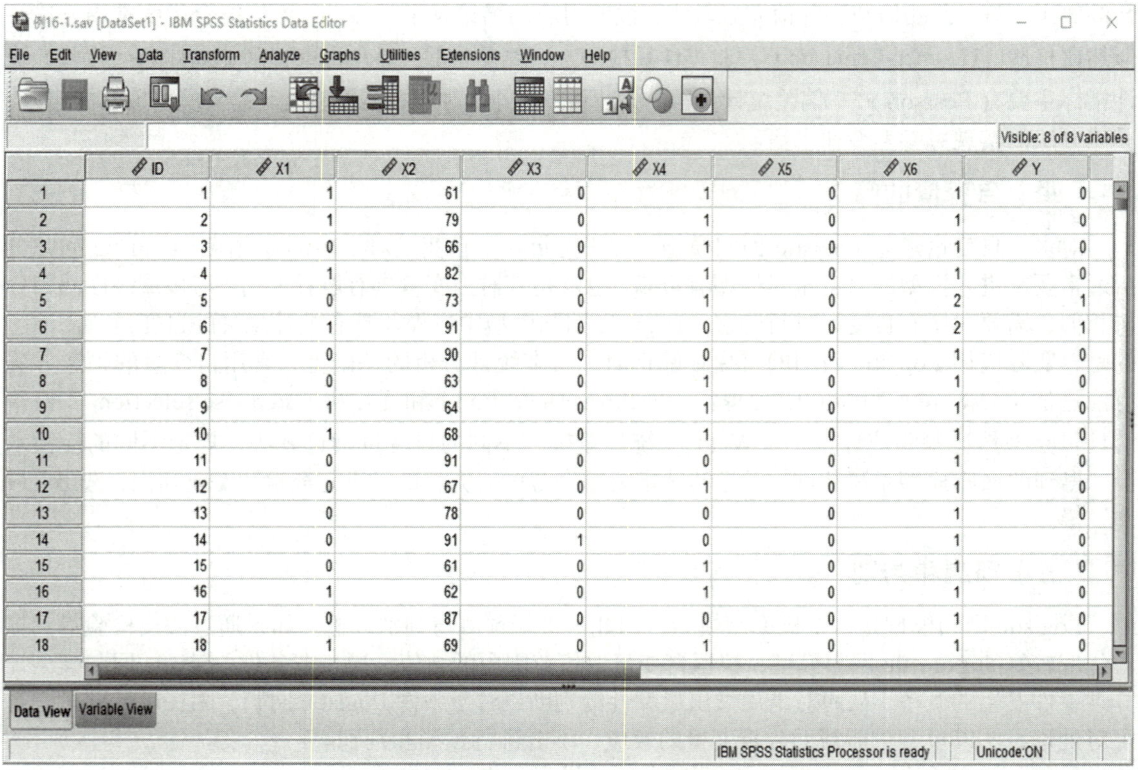

	ID	X1	X2	X3	X4	X5	X6	Y
1	1	1	61	0	1	0	1	0
2	2	1	79	0	1	0	1	0
3	3	0	66	0	1	0	1	0
4	4	1	82	0	1	0	1	0
5	5	0	73	0	1	0	2	1
6	6	1	91	0	0	0	2	1
7	7	0	90	0	0	0	1	0
8	8	0	63	0	1	0	1	0
9	9	1	64	0	1	0	1	0
10	10	1	68	0	1	0	1	0
11	11	0	91	0	0	0	1	0
12	12	0	67	0	1	0	1	0
13	13	0	78	0	0	0	1	0
14	14	0	91	1	0	0	1	0
15	15	0	61	0	1	0	1	0
16	16	1	62	0	1	0	1	0
17	17	0	87	0	0	0	1	0
18	18	1	69	0	1	0	1	0

图 16-1 SPSS 软件 logistic 回归分析数据录入

2. 回归分析 Logistic 回归分析的 SPSS 软件实现过程：Analyze→Regression→Binary Logistic…在弹出的对话框左侧的变量列表中单击选择高血压[Y]，单击按钮 ➡，将变量选入到应变量栏 Dependent 中，同时选择性别[X1]、年龄[X2]、吸烟[X3]、饮酒[X4]、高血压[X5]和 BMI[X6]，单击按钮 ➡，将变量选入到协变量即自变量栏 Block 中，Method 下拉菜单，默认选择 Enter，见图 16-2。在 Logistic Regression 主对话框中单击 Categorical，会出现 Logistic Regression：Define Categorical Variables 子对话框，可对等级变量或分类变量进行哑变量设置，在 Covariates 中选择 BMI[X6]，单击按钮 ➡，将“BMI”选入 Categorical Covariates 对话框中，选择 First，单击 Change 按钮，单击 Continue（图 16-3），返回 Logistic Regression 主对话框。单击 Options，会出现 Logistic Regression：Options 子对话框，选择 CI for exp（B）：95%，其余选项选择系统默认设置即可，单击 Continue（图 16-4），返回 Logistic Regression 主对话框，最后单击 OK 完成（图 16-2）。注意：SPSS 软件的 Binary Logistic 过程默认以反应变量较大取值的概率 P（Y=1）建立模型。

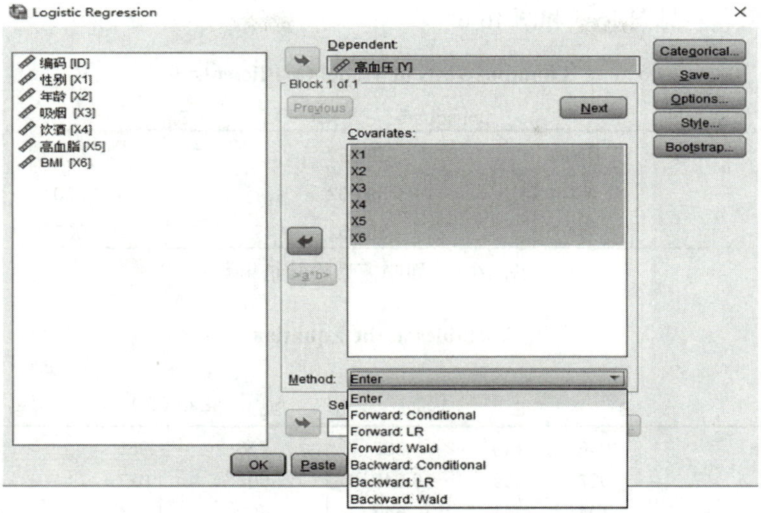

图 16-2　SPSS 软件 Logistic 回归分析主对话框

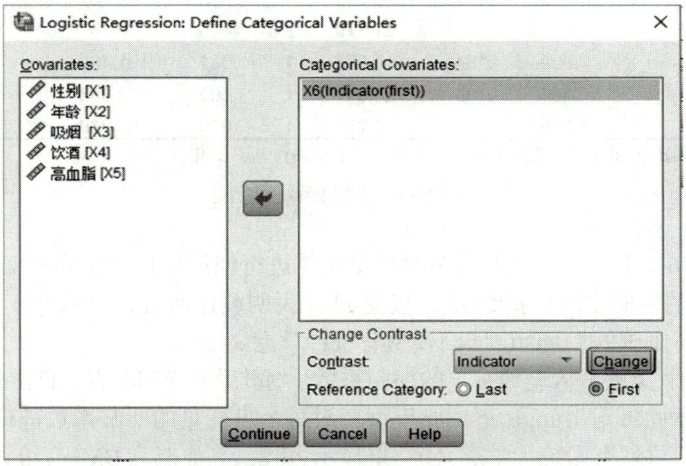

图 16-3　Logistic 回归 Categorical 选项对话框

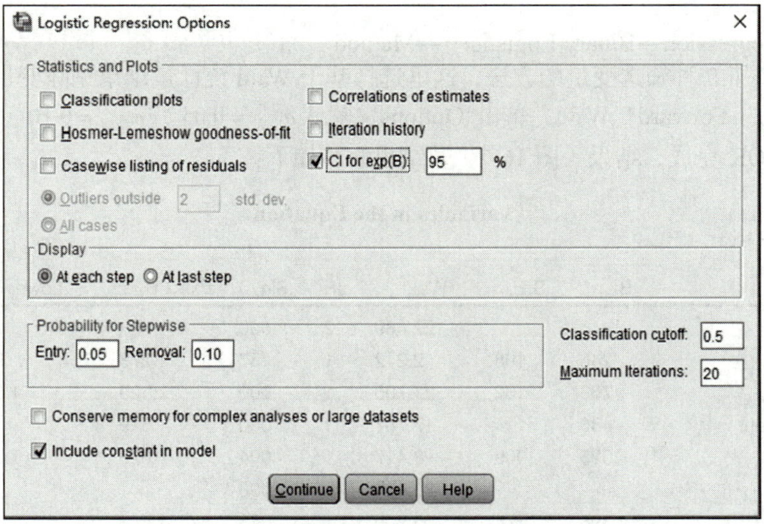

图 16-4　Logistic 回归 Options 选项对话框

结果及结果解释：见图 16-5 和图 16-6。

Omnibus Tests of Model Coefficients

		Chi-square	df	Sig.
Step 1	Step	39.052	7	.000
	Block	39.052	7	.000
	Model	39.052	7	.000

图 16-5　回归模型检验结果

Variables in the Equation

		B	S.E.	Wald	df	Sig.	Exp（B）	95% C.I.for EXP（B） Lower	Upper
Step 1[a]	性别	-.046	.149	.095	1	.758	.955	.713	1.280
	年龄	.027	.009	8.642	1	.003	1.027	1.009	1.046
	吸烟	.194	.241	.646	1	.422	1.214	.757	1.947
	饮酒	.159	.178	.803	1	.370	1.173	.828	1.662
	高血脂	.583	.231	6.349	1	.012	1.791	1.138	2.819
	BMI			21.379	2	.000			
	BMI（1）	.399	.184	4.671	1	.031	1.490	1.038	2.138
	BMI（2）	.860	.188	20.941	1	.000	2.363	1.635	3.416
	Constant	-2.689	.738	13.277	1	.000	.068		

a. Variable（s）entered on step 1：性别，年龄，吸烟，饮酒，高血脂，BMI .

图 16-6　回归系统估计

图 16-5 为例 16-1 Logistic 回归分析对模型整体进行似然比检验结果，似然比 $\chi^2=39.052$，$P<0.001$，按 0.05 的检验水准，拒绝 H_0，接受 H_1。说明整体而言，由以上 6 个自变量解释 60 岁以上老年人是否患高血压的 Logistic 回归模型有统计学意义。

图 16-6 输出每个变量（从左到右）的回归系数、标准误、Wald 值、自由度、*P* 值、*OR* 值及其 95%可信区间。据此可写出 logistic 回归模型，对每个自变量的回归系数进行假设检验，判断各自变量对反应变量的贡献有无统计学意义。结果显示，年龄、高血脂和BMI有统计学意义（$P<0.05$）。

二、自变量筛选常用方法的 SPSS 软件实现

Analyze→Regression→Binary Logistic…→Method

SPSS 中提供了 7 种筛选变量的方法，这里选择基于 Wald 统计量结果剔除变量的逐步前进法，单击 Method 中的 Forward：Wald，单击 Options，默认 $\alpha_{引入}=0.05$，$\alpha_{剔除}=0.10$（图 16-4），单击 Continue，单击 OK 完成，结果（图 16-7）及结果解释如下：

Variables in the Equation

		B	S.E.	Wald	df	Sig.	Exp（B）	95% C.I.for EXP（B） Lower	Upper
Step 1[a]	BMI			22.489	2	.000			
	BMI（1）	.246	.165	2.212	1	.137	1.278	.925	1.767
	BMI（2）	.753	.162	21.705	1	.000	2.123	1.546	2.913
	Constant	-.480	.114	17.787	1	.000	.619		
Step 2[b]	年龄	.025	.009	8.417	1	.004	1.025	1.008	1.043
	BMI			28.404	2	.000			
	BMI（1）	.398	.174	5.200	1	.023	1.489	1.057	2.096
	BMI（2）	.909	.172	27.956	1	.000	2.481	1.772	3.475
	Constant	-2.393	.671	12.718	1	.000	.091		

Step 3[c]	年龄	.025	.009	8.417	1	.004	1.025	1.008	1.043
	高血脂	.588	.231	6.489	1	.011	1.800	1.145	2.828
	BMI			24.900	2	.000			
	BMI（1）	.392	.175	5.011	1	.025	1.480	1.050	2.085
	BMI（2）	.860	.173	24.650	1	.000	2.364	1.683	3.320
	Constant	-2.440	.674	13.103	1	.000	.087		

a. Variable（s）entered on step 1：BMI .

b. Variable（s）entered on step 2：年龄.

c. Variable（s）entered on step 3：高血脂.

图 16-7 逐步前进法筛选自变量的分析结果

经过 3 次变量筛选后，最终进入模型的因素是 X_2、X_5 和 X_6，具有统计学意义（$P<0.05$），且其 *OR* 值均大于 1，表明年龄、高血脂、BMI 是老年人高血压患病的危险因素，提示年龄越大、患高脂血症、超重或肥胖均可增加老年人高血压的患病风险。

小　　结

1. Logistic 回归根据研究设计类型分为非条件(成组)Logistic 回归和条件(配对或配伍)Logistic 回归。它是研究因变量 Y 为分类变量时，Y 与多个自变量 X_1，X_2，…，X_i（定量、定性）间回归关系的一种分析方法，该方法广泛应用于临床医学和流行病学研究中，如筛选危险因素、校正混杂因素、预测与判别。

2. Logistic 回归要求各观察对象之间相互独立，因此不适用于传染病、遗传学疾病或家族聚集性疾病的影响因素研究。

3. Logistic 回归模型的参数估计常采用最大似然法，得到 Logistic 回归方程后，仍需对方程和每个回归系数进行假设检验。回归方程的检验一般采用似然比检验、Wald 检验等，回归系数的检验常采用 Wald 检验。

4. 为使建立的 Logistic 回归模型更稳定，需对回归自变量进行筛选，根据自变量的作用大小决定是否将其引入回归方程，常用的方法有前进法、后退法和逐步法。

5. 研究中，若因变量 $Y=1$ 表示患病或死亡等较“坏”的情况，当 $\beta_i>0$，则 $OR_i>1$，表明 X_i 对应的因素为危险因素；当 $\beta_i<0$，则 $OR_i<1$，表明 X_i 对应的因素为保护因素；若 $\beta_i=0$，$OR_i=1$，表明暴露与结局间无关联。

6. 应用 Logistic 回归模型进行数据分析，随自变量个数的增加，自变量各水平的交叉分类数将随之增加，每一分类下要有一定观察例数，这样才能获得可靠的参数估计。因此在进行较多自变量的 Logistic 回归分析时，应有足够的样本量来保障参数估计的稳定性。

（王　萍）

第十七章 随访资料的生存分析

在医学随访研究中，如慢性病、恶性肿瘤等的随访观察，研究者除了考虑某事件发生与否外，有时还需考虑出现该事件经历的时间长短，我们将这种兼具时间和结局两种属性的资料，称为生存资料。生存分析就是将终点事件出现与否和到达终点所经历的时间结合起来分析的一类统计分析方法。本章将介绍生存资料的特点、生存分析的基本概念、生存曲线的估计和比较，以及生存分析的SPSS 软件实现等。

第一节 概 述

生存分析起源于医学与生物科学，研究的事件是生存与死亡，因此而得名，生存分析资料通常采用纵向随访观察获取。

一、生存资料的特点

例 17-1 某医师通过临床随访，收集了 2011 年 1 月 1 日到 2013 年 12 月 31 日 3 年间 22 例肝癌患者的资料（表 17-1），希望回答下列问题：①肝癌患者接受治疗后的生存状况如何？②哪种疗法的效果更好？③影响患者生存状况的因素有哪些？表 17-1 列出了收集的部分数据，具体指标包括：性别（男=1，女=2）、年龄（岁）、治疗方法（A 疗法=1，B 疗法=2）、治疗结束日期、随访终止日期、结局状态（死于肝癌=1，其他=2）、生存时间（月）。

表 17-1 2011—2013 年 22 例肝癌患者生存资料

序号	性别	年龄（岁）	治疗方法	治疗结束日期	随访终止日期	结局状态	生存时间（月）
1	1	55	1	2011/01/28	2011/5/25	死亡	4
2	2	53	2	2011/02/07	2012/06/11	死于车祸	4^+
3	1	49	1	2011/07/25	2013/06/30	失访	23^+
4	2	57	2	2012/01/19	2013/02/21	死亡	13
5	1	55	1	2012/10/23	2013/12/31	存活	14^+
…	…	…	…	…	…	…	…

从表 17-1 可以看出，评价患者的生存状况和治疗效果，既要考虑治疗后患者的结局："生存"或"死亡"，还要考虑出现这种结局所经历的时间长短。如第 1 例与第 4 例虽然都为死亡，但前者只存活了 4 个月，而后者存活了 13 个月。在医学研究中，类似的资料还有很多。例如，评价糖尿病、高血压等疾病治疗措施的效果，不仅要考虑治愈率或缓解率，还要考虑治愈时间或缓解时间的长短；评价某戒烟措施的效果，不仅要考虑吸烟者接受该措施干预后是否复吸，还要考虑从戒烟到复吸的时间的长短。这类资料统称为生存资料（survival data），该资料具有以下几个特点。

（1）结局为两分类互斥事件，如生存或死亡。

（2）包括结局和时间两方面的信息。

（3）一般通过随访研究获得，观察对象可以同一时间点接受治疗或干预，进入随访观察，也可以不同时间点接受治疗或干预，进入随访观察。

（4）由于失访等原因造成某些研究对象的生存时间数据不完整，生存时间一般不服从正态分布，常呈现右偏态分布。

生存分析是针对生存资料的特点，将事件的结局和发生这种结局所经历的时间结合起来分析的一类统计分析方法。它能充分利用所获得的信息，达到较准确、全面地评价和比较随访资料的目的，是临床试验和队列研究的一种重要分析手段，生存分析的研究内容主要包括以下 3 个方面。

（1）描述生存过程：研究生存时间的分布特点，估计生存率及其标准误，绘制生存曲线等。如，用表 17-1 的数据可估计不同时间点肝癌患者的生存率及其标准误，并绘制生存曲线，常用的方法有乘积极限法和寿命表法。

（2）比较生存过程：对不同组别样本的生存曲线进行比较，以推断各总体的生存状况是否存在差别。如，表 17-1 数据中可比较两种疗法治疗肝癌患者的生存曲线，以评价两种治疗方法的优劣，常用的方法有时序检验。

（3）分析影响生存状况的因素：通常以生存时间和结局作为因变量，而将可能的影响因素作为自变量或协变量，建立统计模型，分析影响生存状况的因素。如，表 17-1 数据中可将性别、年龄和治疗方式等作为自变量或协变量，建立统计模型，分析其对肝癌患者生存时间和生存结局的影响，常用的方法有 Cox 比例风险回归模型（参见相关书籍）。

二、生存分析的基本概念

1. 终点事件　终点事件（end point event）又称失效事件（failure event），是指发生研究者所规定的特定结局。在生存分析中，终点事件的定义应尽可能清楚明了，在设计阶段根据研究目的确定，且在整个研究过程中保持不变。例如，表 17-1 中的终点事件是患者死于肝癌，另外，如复发、发病和治愈等，也可作为终点事件。

2. 生存时间　生存时间（survival time），又称失效时间（failure time），是一个广义概念，定义为从观察起点到终点事件的时间间隔。在表 17-1 中，研究者关心的是肝癌患者接受治疗后的生存状况，所以观察起点是患者治疗结束后，终点事件是患者死于肝癌，两个事件之间的时间间隔，即为患者接受治疗后的生存时间。观察表 17-1 中肝癌患者的生存时间可以看出，根据其不同的特点，生存时间可分为以下两种类型。

（1）完全数据（complete data）：指随访研究中，在规定的观察期内，观察到了终点事件的发生，可以获得从观察起点到发生终点事件的生存时间，这样的数据称为完全数据。

（2）删失数据（censored data）：又称为截尾数据，指随访研究中，在规定的观察期内，由于某种原因未能观察到终点事件的发生，无法获得确切的生存时间，这样的数据称为删失数据。删失数据产生的原因主要有：①失访，由于患者失去联系、未继续就诊或拒绝访问等，未能观察到终点事件的发生；②退出，患者死于其他与研究无关的原因而退出研究；③终止，研究结束时终点事件尚未发生。

无论产生删失的原因如何，这类患者的生存时间均定义为从观察起点到发生删失时间所经历的时间间隔，如 3 号患者生存时间为观察起点到最后一次随访的时间点，2 号患者为观察起点到车祸死亡的时间点，5 号患者为观察起点到研究结束的时间点。删失数据在其右上角标记“+”，表示真实的生存时间比观察到的时间长，如表 17-1 中，2 号、3 号、5 号患者的生存时间分别记为 4^{+}、23^{+}、14^{+}，由于删失数据无确切的生存时间，仅提供了部分信息，因此，若删失数据太多会影响生存分析的效果。

3. 死亡概率和生存概率

（1）死亡概率（mortality probability）：记为 q，表示某单位时段开始时存活的个体，在该时段内死亡的可能性，如年死亡概率的计算公式为

$$q=\frac{\text{某年内死亡例数}}{\text{某年年初观察例数}} \tag{17-1}$$

（2）生存概率（survival probability）：记为 p，表示在某单位时段开始时存活的个体，在该时段结束时仍存活的可能性，如年生存概率的计算公式为

$$p = 1 - q = \frac{\text{某年活满一年例数}}{\text{某年年初观察例数}} \tag{17-2}$$

4. 生存率和生存曲线

（1）生存率（survival rate）：又称为生存函数（survival function），指观察对象的生存时间 T 大于时间 t 的概率，常用 $S(t)$ 表示。如肝癌患者接受治疗后存活时间大于等于 8 个月的概率可表示为 $S(t=8)=P(T \geqslant 8)$，若无删失数据，则生存率可用下式估计：

$$\hat{S}(t) = P(T \geqslant t) = \frac{t\text{时刻仍存活的例数}}{\text{观察总例数}} \tag{17-3}$$

若含有删失数据，须分时段计算生存概率，再利用概率的乘法原理估计生存率。假定观察对象在各个时段的生存事件独立，生存概率分别为 p_1，p_2，…，p_k，则根据概率乘法原理得到生存率的估计公式为

$$\hat{S}(t_k) = P(T \geqslant t_k) = p_1 p_2 \cdots p_k \tag{17-4}$$

从式（17-4）可知，$\hat{S}(t_k)$ 实质上是累积生存概率（cumulative probability of survival）。如肿瘤治疗后的 3 年生存率等于第 1 年、第 2 年和第 3 年生存概率的乘积，是 3 年生存概率的累积结果，而这 3 年每年有不同的生存概率，其关系可用图 17-1 表示。

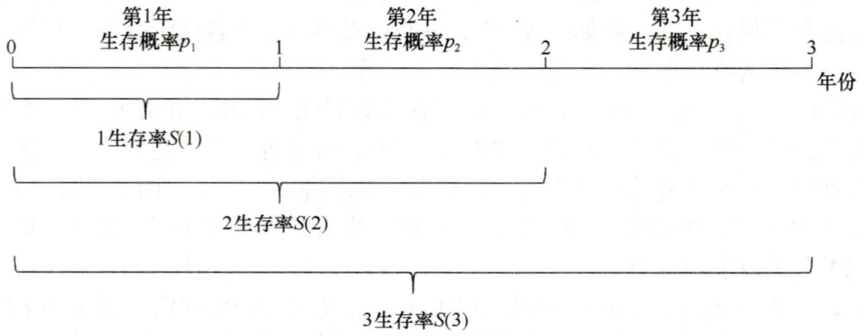

图 17-1 生存概率与生存率关系示意

（2）生存曲线：以生存时间为横坐标，生存率为纵坐标，将各时点的生存率连接而成的连续曲线，称为生存曲线（survival curve），它可以直观的描述生存率随生存时间的变化过程。

5. 中位生存时间（median survival time） 又称中位生存期或半数生存期，是指生存率取值为 0.5 时对应的生存时间，记为 T_{50}。它表示尚有 50%的个体存活的时间，常用于描述生存期的平均水平。例如，肝癌患者接受治疗后，若中位生存时间为 14.6 个月，则表示有 50%的患者经治疗后可以存活到 14.6 个月以上。

第二节 生存曲线的估计

在医学研究中，由于大多数生存时间的分布是偏态的、不规则的或分布未知的，对生存曲线的估计常采用非参数统计方法，常用的有乘积极限法和寿命表法。

一、乘积极限法

乘积极限法又称 Kaplan-Meier 法（K-M 法），K-M 法一般用于观察例数较少的未分组资料，它能够充分利用每条记录的信息，估计不同生存时间点的生存率。该法的基本思想是将所有观察对象的生存时间由小到大排序，对每个时间点计算死亡概率和生存概率，基于概率的乘法原理估计各时间点的生存率。

例 17-1 中，有 11 人采用 A 疗法治疗，生存时间（月）分别为：4，7，9，12，14，14$^+$，17，17，19$^+$，22，23$^+$。见表 17-2。试估计采用该疗法患者的生存率并绘制生存曲线。

表 17-2 A 疗法组肝癌患者的生存率及其标准误

序号 i (1)	时间（月）t_i (2)	死亡例数 d_i (3)	删失例数 c_i (4)	期初人数 n_i (5)	死亡概率 q_i (6)	生存概率 p_i (7)	生存率 $\hat{S}(t_i)$ (8)	生存率标准误 $SE[\hat{S}(t_k)]$ (9)
1	4	1	0	11	1/11	1−1/11	0.9091	0.0867
2	7	1	0	10	1/10	1−1/10	0.8182	0.1163
3	9	1	0	9	1/9	1−1/9	0.7273	0.1343
4	12	1	0	8	1/8	1−1/8	0.6364	0.1450
5	14	1	0	7	1/7	1−1/7	0.5455	0.1501
6	14$^+$	0	1	6	0/6	1−0/6	0.5455	0.1501
7	17	2	0	5	2/5	1−2/5	0.3273	0.1497
8	19$^+$	0	1	3	0/3	1−0/3	0.3273	0.1497
9	22	1	0	2	1/2	1−1/2	0.1637	0.1378
10	23$^+$	0	1	1	0/1	1−0/1	0.1637	0.1378

（一）生存率及其标准误的计算

1. 将生存时间 t 从小到大排序并编号 i，本例 i=1，2，…，10。若某时间点既有完全数据，又有删失数据，删失数据排在完全数据之后，如，14$^+$排在 14 之后，相同的生存时间只取一个参加排序，见表 17-2 第（2）列。

2. 列出各时点死亡例数（d_i）和删失例数（c_i），见表 17-2 第（3）、（4）列。如，生存时间为 4 个月时有 1 例死亡，相应的 d_1=1，c_1=0；生存时间为 23 个月时有 1 例失访，相应的 d_{10}=0，c_{10}=1。

3. 计算各时点的期初例数（n_i），即恰好在各时点之前的生存例数，计算公式为

$$n_i = n_{i-1} - d_{i-1} - c_{i-1} \tag{17-5}$$

式中 n_i 为总观察人数，n_i 列于表 17-2 第（5）列，如生存时间点为 9 个月时，对应的期初例数 n_3=9，表示恰好在 9 个月时点前有 9 人存活。

4. 计算各时点的死亡概率（q_i）和生存概率（p_i），见表 17-2 第（6）、（7）列，其计算公式为

$$q_i=d_i/n_i \tag{17-6}$$

$$p_i=1-q_i=1-d_i/n_i \tag{17-7}$$

如，q_3 和 p_3 分别表示在 9 个月时点前存活的 9 例患者在 9 个月时点上的死亡概率和生存概率。

5. 根据式（17-4）计算各时点生存率 $\hat{S}(t_i)$，结果列于表 17-2 第（8）列。如，生存时间 t 为 9 月的生存率为

$$\hat{S}(t_3) = p_1 \times p_2 \times p_3 = \left(1-\frac{1}{11}\right)\left(1-\frac{1}{10}\right)\left(1-\frac{1}{9}\right) = 0.7273$$

6. 计算生存率的标准误 $SE[\hat{S}(t_i)]$，由于 $\hat{S}(t_k)$ 是根据样本资料计算的，存在抽样误差，因此进一步计算各时间点生存率的标准误，其近似计算公式为

$$SE[\hat{S}(t_i)] = \hat{S}(t_i)\sqrt{\sum_{j=1}^{i}\frac{d_j}{n_j(n_j-d_j)}} \tag{17-8}$$

如 $\hat{S}(t_3)$ 的标准误 $SE[\hat{S}(t_3)]$ 为

$$SE[\hat{S}(t_3)] = 0.7273\sqrt{\frac{1}{11(11-1)}+\frac{1}{10(10-1)}+\frac{1}{9(9-1)}} = 0.1343$$

（二）估计总体生存率的95%置信区间

求出各时点样本生存率及其标准误后，可用正态近似法估计某时点总体生存率的置信区间，公式为

$$\hat{S}(t_i)\pm z_{\alpha/2}SE\left[\hat{S}(t_i)\right] \tag{17-9}$$

如，本例 9 个月总体生存率的 95%置信区间为：

下限：$\hat{S}(t_3)-1.96SE\left[\hat{S}(t_3)\right]=0.7273-1.96\times0.1343=0.4641$

上限：$\hat{S}(t_3)+1.96SE\left[\hat{S}(t_3)\right]=0.7273+1.96\times0.1343=0.9905$

即肝癌患者接受 A 疗法治疗后 9 个月生存率的 95%置信区间为（46.41%，99.05%）。

靠近生存曲线两端点处的生存率近似正态性欠佳，按照正态分布原理计算的可信区间可能会出现超出[0，1]范围的不合理现象，造成结果解释困难，故不宜用该法估计总体生存率的置信区间。

（三）生存曲线的绘制

以生存时间为横轴，生存率为纵轴，将各时间点的生存率连接而成的连续曲线称为生存曲线。采用 K-M 法估计的生存曲线也称 K-M 曲线，呈阶梯形，曲线中水平横线的长短代表一个时点 t_i 到下一个时点 t_{i+1} 的距离，相邻两个时点之间生存率不变，而在下一个时点处若有死亡的发生，则生存率降低。见图 17-2。生存曲线图可直观地反映观察对象的生存过程，随着生存时间的增加，曲线呈下降趋势。曲线高、下降平缓表示高生存率或生存期长；曲线低、下降陡峭表示低生存率或生存期短。

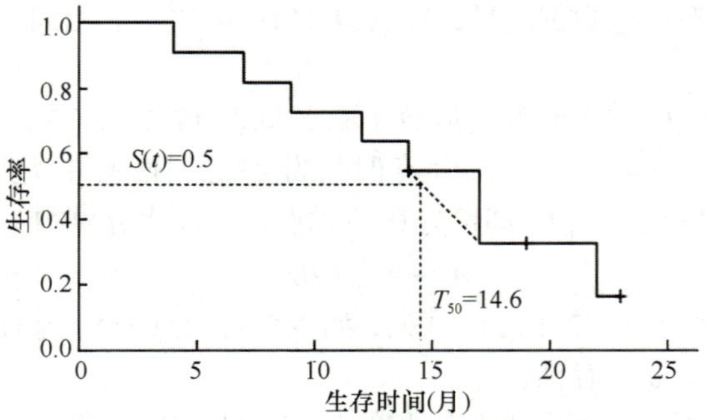

图 17-2　A 疗法组肝癌患者的生存曲线（K-M 曲线）

（四）中位生存时间的计算

生存曲线上纵轴生存率为50%时所对应的横轴生存时间即为中位生存时间，从表17-2和图17-2均可以看出肝癌患者接受 A 疗法治疗的中位生存期在 14～17 个月之间。采用内插法可以计算更精确的中位生存时间，计算公式为

$$\frac{14-17}{14-T_{50}}=\frac{0.5455-0.3273}{0.5455-0.5}$$

$$T_{50}=14-\frac{(14-17)(0.5455-0.5)}{0.5455-0.3273}=14.6(\text{月})$$

即采用 A 疗法治疗后肝癌患者的中位生存时间为 14.6 个月。

二、寿命表法

实际工作中，许多研究的随访是每年 1 次或每月 1 次，随访结果只有某年或某月的观察人数、死亡人数和删失人数，而没有每个观察对象确切的生存时间，即只能获得按随访时间分组的资料。此外，当样本含量较大（如 $n\geqslant50$）时，采用乘积极限法估计生存率及标准误较为复杂，可以先将

原始资料按照生存时间分组后再进行分析。这类分组资料的生存率及其标准误的估计常采用寿命表法（life-table method），实际上，寿命表法可看作乘积极限法的一种近似（频数表法），下面结合实例说明该方法的应用。

例 17-2　胃癌是死亡率较高的一种恶性肿瘤，为了解胃癌患者的生存状况，某研究者收集了某地确诊为胃癌的 573 例患者的随访数据，列于表 17-3，试估计胃癌患者的生存率并绘制生存曲线。

表 17-3　某地 573 例胃癌患者确诊后生存率及其标准误

序号 i（1）	时间（年）t_i（2）	死亡例数 d_i（3）	删失例数 c_i（4）	期初例数 n_i（5）	期初校正例数 n_i'（6）	死亡概率 q_i（7）	生存概率 p_i（8）	生存率 $\hat{S}(t_i)$（9）	生存率标准误 $SE[\hat{S}(t_i)]$（10）
1	0～	65	0	573	573.0	0.1134	0.8866	0.8866	0.0132
2	1～	109	5	508	505.5	0.2156	0.7844	0.6954	0.0192
3	2～	94	14	394	387.0	0.2429	0.7571	0.5265	0.0209
4	3～	74	11	286	280.5	0.2638	0.7362	0.3876	0.0206
5	4～	72	12	201	195.0	0.3692	0.6308	0.2445	0.0185
6	5～	44	15	117	109.5	0.4018	0.5982	0.1462	0.0157
7	6～	26	9	58	53.5	0.4860	0.5140	0.0752	0.0125
8	7～	14	4	23	21.0	0.6667	0.3333	0.0251	0.0085
9	8～	2	3	5	3.5	0.5714	0.4286	0.0107	0.0066

（一）生存率及其标准误的计算

1. 确定分组区间[t_i，t_i+1)，根据随访时间的长短以及观察例数的多少确定组数和区间宽度，一般每个区间为等宽的半闭半开区间。本例以 1 年为区间宽度，分成 9 个时间区间。

2. 计算期内死亡例数（d_i）、期内删失例数（c_i），结果见表 17-3 第（3）、（4）列。

3. 按式（17-5）计算期初观察例数（n_i），假定删失数据在区间内均匀分布，平均每个删失个体观察到该区间宽度的一半，期初校正例数的计算公式为

$$n_i' = n_i - c_i / 2 \tag{17-10}$$

结果见表 17-3 第（5）、（6）列。

4. 计算各期内死亡概率（q_i）和生存概率（p_i），计算公式为

$$q_i = d_i / n_i' \tag{17-11}$$

$$p_i = 1 - q_i = 1 - d_i / n_i' \tag{17-12}$$

结果见表 17-3 第（7）、（8）列。

5. 按式（17-4）计算各时点生存率 $\hat{S}(t_i)$，结果列于表 17-3 第（9）列。

6. 计算生存率的标准误 $SE[\hat{S}(t_i)]$，其近似计算公式为

$$SE[\hat{S}(t_i)] = \hat{S}(t_i)\sqrt{\frac{q_1}{p_1 \cdot n_1} + \frac{q_2}{p_2 \cdot n_2} + \frac{q_3}{p_3 \cdot n_3} + \cdots + \frac{q_i}{p_i \cdot n_i}} \tag{17-13}$$

如，本例中 3 年生存率的标准误为

$$SE[\hat{S}(t_3)] = 0.5265\sqrt{\frac{0.1134}{0.8866 \times 573} + \frac{0.2156}{0.7844 \times 508} + \frac{0.2429}{0.7571 \times 394}} = 0.0209$$

（二）估计总体生存率的 95%置信区间

求出各样本生存率及其标准误后，亦可根据正态近似原理，采用式（17-9）估计其总体生存率的置信区间，如 3 年生存率的 95%置信区间为

下限：$\hat{S}(t_3) - 1.96SE\left[\hat{S}(t_3)\right] = 0.5265 - 1.96 \times 0.0209 = 0.4855$

上限：$\hat{S}(t_3) + 1.96SE\left[\hat{S}(t_3)\right] = 0.5265 + 1.96 \times 0.0209 = 0.5675$

即胃癌患者 3 年生存率的 95%置信区间为（48.55%，56.75%）。

（三）生存曲线的绘制和中位生存时间的计算

利用寿命表法分析的生存资料是按生存时间分组的，每个时间区间可能有多个个体死亡，即每个组内的两个时点的生存率可能是不同的，故估计的生存率不宜绘制成阶梯形曲线，可以绘制成连续的折线形生存曲线，见图 17-3。中位生存时间的计算与乘积极限法一致，由表 17-3 可见，中位生存期在 3～4 年之间，运用内插法计算如下：

$$\frac{3-4}{3-T_{50}}=\frac{0.5265-0.3876}{0.5265-0.5}$$

$$T_{50}=3-\frac{(3-4)(0.5265-0.5)}{0.5265-0.3876}=3.2(\text{年})$$

即胃癌患者的中位生存期为 3.2 年。

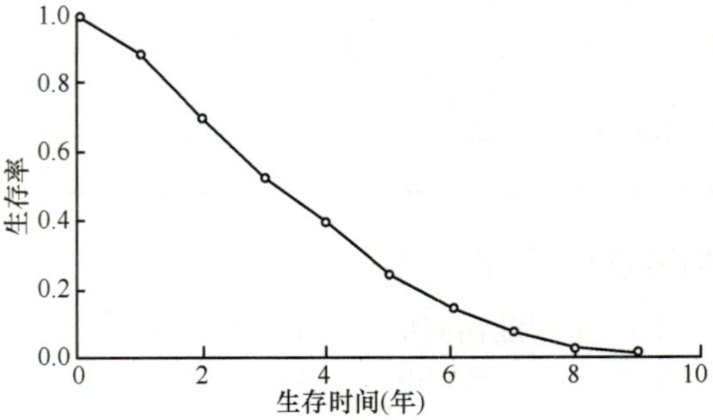

图 17-3　573 例胃癌患者的生存曲线（寿命表法）

第三节　生存曲线的比较

在随访研究中，我们除描述观察对象的生存状况外，有时还关心不同治疗或干预方法的生存状况是否有差异。如，表 17-1 肝癌的研究中，我们关心患者经两种不同疗法治疗后生存期的差异；再如，将吸烟者随机分为甲、乙两组，采用不同戒烟措施，并随访其复吸情况，记录所有人从戒烟到复吸的时间，计算甲、乙两组各时点未复吸率，以评价不同戒烟措施的优劣。

时序检验（log-rank test）是比较两组或多组生存曲线的一种常用的非参数检验方法。该方法的基本思想是假设两组或多组总体生存曲线无差别，根据不同生存时间的期初观察人数和理论死亡概率，计算两组或多组的理论死亡数，与实际死亡数进行比较，若与实际死亡数相差较大，则拒绝假设，反之，则不拒绝假设。时序检验的统计量为 χ^2 统计量，计算公式为

$$\chi^2=\sum\frac{(\mathrm{A}-\mathrm{T})^2}{T},\quad \nu=\text{组数}-1 \tag{17-14}$$

从例 17-1 中可知：22 例肝癌患者分别采用 A、B 两种疗法进行治疗，其生存时间数据见表 17-4，比较两种疗法治疗肝癌患者的生存率有无差别。

表 17-4　两种疗法患者的生存时间（月）

组别	1	2	3	4	5	6	7	8	9	10	11
A 疗法组	4	7	9	12	14	14^+	17	17	19^+	22	23^+
B 疗法组	2	2	4^+	5	7	9	9	11	13	14	16

首先用上节所介绍的乘积极限法估计出两组患者不同时点的生存率，绘制生存曲线如图 17-4 所示。

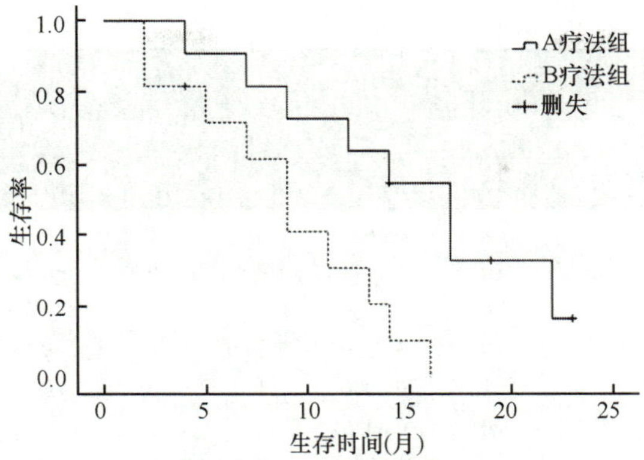

图 17-4 两种疗法治疗肝癌患者的生存曲线

对两组生存率进行时序检验的步骤如下：

1. 建立检验假设，确定检验水准

H_0：两种疗法治疗肝癌患者的生存曲线相同

H_1：两种疗法治疗肝癌患者的生存曲线不同

$\alpha=0.05$

2. 计算检验统计量

（1）将两组患者的生存时间从小到大统一排序，相同时点只排一次，若某时点既有完全数据又有删失数据，删失数据排在完全数据后面。

（2）列出各时点的期初例数、死亡例数和删失例数。用 n_{1i}、n_{2i} 和 n_i 分别表示两组各时点的期初例数以及合计的期初例数，$n_i=n_{1i}+n_{2i}$，见表 17-5 第（3）、（7）、（11）列；用 d_{1i}、d_{2i} 和 d_i 分别表示两组各时点的死亡例数以及总死亡例数，$d_i=d_{1i}+d_{2i}$，见表 17-5 第（4）、（8）、（12）列；用 c_{1i} 和 c_{2i} 分别表示两组各时点的删失例数，见表 17-5 第（5）、（9）列。

（3）计算两组各时点的理论死亡数：A 疗法组各时点的理论死亡数为 $T_{1i}=n_{1i}\times d_i/n_i$，B 疗法组各时点的理论死亡数为 $T_{2i}=n_{2i}\times d_i/n_i$，见表 17-5 第（6）、（10）列，两组合计的理论死亡数分别为 12.5649 和 5.4351。

（4）根据式（17-14）计算 χ^2 统计量：

$$\chi^2=\frac{(8-12.5649)^2}{12.5649}+\frac{(10-5.4351)^2}{5.4351}=5.4925$$

3. 确定 P 值，做出推断 查 χ^2 界值表，得 $P<0.05$，按 $\alpha=0.05$ 水准拒绝 H_0，接受 H_1，差别有统计学意义。从图 17-4 可直观地看出 A 疗法组的生存曲线位置较高，故可认为 A 疗法治疗肝癌的疗效比 B 疗法好。另外，也可以通过中位生存期的比较判断两组的生存状况，本例 A 疗法组 T_{50}=14.6（月），B 疗法组 T_{50}=8.1（月），说明 A 疗法治疗肝癌的效果比 B 疗法好。

表 17-5 两种疗法治疗肝癌患者的生存曲线的 log-rank 检验

序号 i (1)	时间（月）t_i (2)	A 疗法组				B 疗法组				合计	
		期初例数 n_{1i} (3)	死亡例数 d_{1i} (4)	删失例数 c_{1i} (5)	理论死亡数 T_{1i} (6)	期初例数 n_{2i} (7)	死亡例数 d_{2i} (8)	删失例数 c_{2i} (9)	理论死亡数 T_{2i} (10)	期初总病例数 n_i (11)	总死亡数 d_i (12)
1	2	11	0	0	1.0000	11	2	0	1.0000	22	2
2	4	11	1	0	0.5500	9	0	0	0.4500	20	1
3	4^+	10	0	0	0.0000	9	0	1	0.0000	19	0
4	5	10	0	0	0.5556	8	1	0	0.4444	18	1
5	7	10	1	0	1.1765	7	1	0	0.8235	17	2
6	9	9	1	0	1.8000	6	2	0	1.2000	15	3

续表

序号 i (1)	时间(月) t_i(2)	A疗法组				B疗法组				合计	
		期初例数 n_{1i}(3)	死亡例数 d_{1i}(4)	删失例数 c_{1i}(5)	理论死亡数 T_{1i}(6)	期初例数 n_{2i}(7)	死亡例数 d_{2i}(8)	删失例数 c_{2i}(9)	理论死亡数 T_{2i}(10)	期初总病例数 n_i(11)	总死亡数 d_i(12)
7	11	8	0	0	0.6667	4	1	0	0.3333	12	1
8	12	8	1	0	0.7273	3	0	0	0.2727	11	1
9	13	7	0	0	0.7000	3	1	0	0.3000	10	1
10	14	7	1	0	1.5556	2	1	0	0.4444	9	2
11	14^+	6	0	1	0.0000	1	0	0	0.0000	7	0
12	16	5	0	0	0.8333	1	1	0	0.1667	6	1
13	17	5	2	0	2.0000	0	0	0	0.0000	5	2
14	19^+	3	0	1	0.0000	0	0	0	0.0000	3	0
15	22	2	1	0	1.0000	0	0	0	0.0000	2	1
16	23^+	1	0	1	0.0000	0	0	0	0.0000	1	0
合计	—	—	8	3	12.5649	—	10	1	5.4351	—	18

注意：

若要同时比较多个时点生存率有无差别，检验水准应作 Bonferroni 校正，即$\alpha'=\alpha/k$，其中k为比较的次数，以保证总的I型错误概率不超过α。

第四节　SPSS 软件实现

前面介绍的生存分析，无论是乘积极限法还是寿命表法，都可以借助 SPSS 软件实现，本节简单介绍运用 SPSS 软件分析的操作步骤。

一、乘积极限法

例 17-1 的 SPSS 软件实现：打开 SPSS 25.0 版本，在 Variable View 子窗口，建立三个变量，其变量名分别为治疗方法、结局状态、生存时间（月）；数据类型均为数值型，小数点位数为 0，其他选项均可以设置为默认。在 Data View 子窗口进行数据录入，治疗方法变量取值为 1 和 2，分别代表 A 疗法组和 B 疗法组；结局状态变量取值为 1 和 0，分别代表死亡和删失；生存时间变量按原始数据录入，如图 17-5。

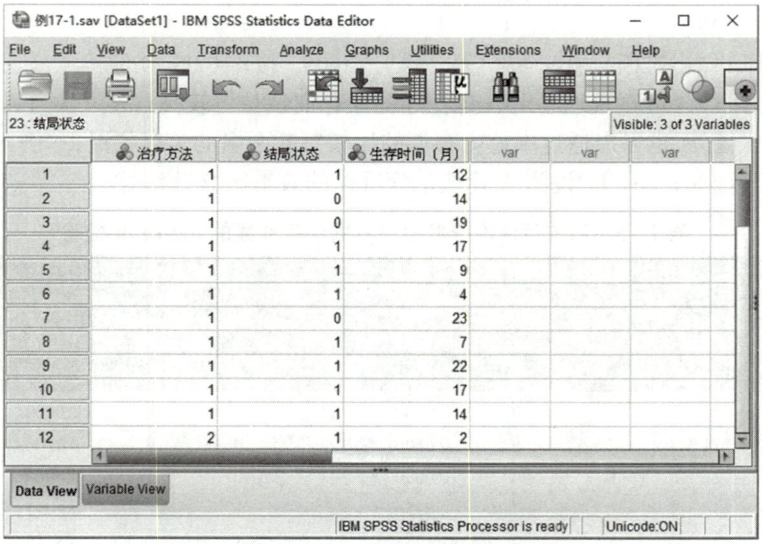

图 17-5　乘积极限法数据录入格式

软件分析过程：点击 Analyze→ Survival→Kaplan-Meier…，在 Kaplan-Meier 主对话框中，将生存时间（月）移到 Time 框；将结局状态移入 Status 框，并单击 Define Event…，在弹出的对话框内设置 Single Value，即终点事件的值，如本例输入 1，点击 Continue 返回 Kaplan-Meier 主对话框；将治疗方法移入 Factor 框。点击 Compare Factor…，在 Test Statistics 下勾选 Log rank，点击 Continue 返回 Kaplan-Meier 主对话框；点击 Options…，在 Statistics 下勾选 Survival table（s）和 Mean and median survival，以显示不同时间点的生存率以及生存时间的均数和中位数，在 Plots 下勾选 Survival，以绘制生存曲线，点击 Continue 返回 Kaplan-Meier 主对话框。点击 OK，输出的主要结果见图 17-6～图 17-10。

Case Processing Summary

治疗方法	Total N	N of Events	Censored	
			N	Percent
1	11	8	3	27.3%
2	11	10	1	9.1%
Overall	22	18	4	18.2%

图 17-6　病例概述

Survival Table

治疗方法		Time	Status	Cumulative Proportion Surviving at the Time		N of Cumulative Events	N of Remaining Cases
				Estimate	Std. Error		
1	1	4.000	1	.909	.087	1	10
	2	7.000	1	.818	.116	2	9
	3	9.000	1	.727	.134	3	8
	4	12.000	1	.636	.145	4	7
	5	14.000	1	.545	.150	5	6
	6	14.000	0	.	.	5	5
	7	17.000	1	.	.	6	4
	8	17.000	1	.327	.150	7	3
	9	19.000	0	.	.	7	2
	10	22.000	1	.164	.138	8	1
	11	23.000	0	.	.	8	0
2	1	2.000	1	.	.	1	10
	2	2.000	1	.818	.116	2	9
	3	4.000	0	.	.	2	8
	4	5.000	1	.716	.140	3	7
	5	7.000	1	.614	.153	4	6
	6	9.000	1	.	.	5	5
	7	9.000	1	.409	.156	6	4
	8	11.000	1	.307	.147	7	3
	9	13.000	1	.205	.129	8	2
	10	14.000	1	.102	.097	9	1
	11	16.000	1	.000	.000	10	0

图 17-7　生存分析表

Means and Medians for Survival Time

治疗方法	Mean[a]				Median			
	Estimate	Std. Error	95% Confidence Interval		Estimate	Std. Error	95% Confidence Interval	
			Lower Bound	Upper Bound			Lower Bound	Upper Bound
1	15.255	1.934	11.463	19.046	17.000	2.421	12.255	21.745
2	8.955	1.484	6.047	11.863	9.000	1.524	6.013	11.987
Overall	12.219	1.394	9.487	14.950	12.000	3.029	6.062	17.938

a. Estimation is limited to the largest survival time if it is censored.

图 17-8 生存时间的均值和推值

Overall Comparisons

	Chi-Square	df	Sig.
Log Rank（Mantel-Cox）	6.692	1	.010

Test of equality of survival distributions for the different levels of 治疗方法.

图 17-9 生存曲线比较结果

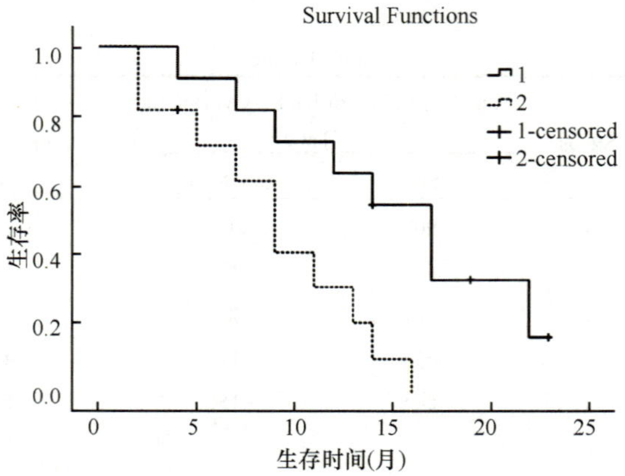

图 17-10 两种疗法组肝癌患者的生存曲线图

图 17-6 给出了病例情况概述，包括不同组别及合计的病例数（Total N）、终点事件例数（N of Events）以及删失（Censored）的例数（N）和所占百分比（Percent）；图 17-7 为不同组别中每个病例的生存情况，包括组别、生存时间（Time）、生存状态（Status）、累计生存率（Cumulative Proportion Surviving at the Time）的估计值（Estimate）及其标准误（Std. Error）、终点事件的累计发生例数（N of Cumulative Events）和剩余例数（N of Remaining Cases）。图 17-8 给出了生存时间的均数（Mean）和中位数（Median）的信息，包括各组及合计的均值和中位数的估计值（Estimate）、标准误（Std. Error）、95%置信区间（95% Confidence Interval）。本例无论是均数还是中位数，A 疗法组的生存时间均大于 B 疗法组。图 17-9 为两组生存曲线比较的时序检验结果，包括检验统计量 χ^2 值（Chi-Square）、自由度（df）和 P 值（Sig.）。本例，χ^2=6.692，P=0.010，可以认为 A、B 两疗法治疗后肝癌患者的生存曲线不同。图 17-10 为两组患者生存曲线图，以生存时间为横轴，生存率为纵轴，“+” 表示在对应的生存时间（月）上出现了删失数据。实线代表组 1（A 疗法组），虚线代表组 2（B 疗法组），由图可见，组 1 的生存曲线较高，下降较平缓，而组 2 生存曲线较低，下降陡峭，故 A 疗法组生存率高于 B 疗法组。

二、寿命表法

例 17-2 的 SPSS 软件实现：打开 SPSS 25.0 版本，在 Variable View 子窗口，建立三个变量，其变量名分别为生存时间（年）、例数、生存状况。在 Data View 子窗口进行数据录入，生存状况变量的取值为 1 和 0，分别代表死亡和删失；生存时间（年）和例数变量按原始数据录入，注意同一生存时间点的终点事件（死亡）和删失事件要分开录入，见图 17-11。

软件分析过程：

变量加权：点击 Data→Weight Cases…，在 Weight Cases 对话框中，选择 Weight Cases by，将例数选入 Frequency Variable，点击 OK。

点击 Analyze→Survival→Life Tables…，在 Life Tables 主对话框中，将生存时间（年）移入 Time 框，Display Time Intervals 框里分别填入 9 和 1，表示最长的时间跨度为 9，步长为 1；将生存状况移入 Status 框，并单击 Define Event…弹出 Life Tables：Define Event for Status Variable，定义终点事件的值，本例在 Single value 中输入 1，单击 Continues 返回 Life Tables 主对话框。点击 Options，勾选 Life Tables，以显示不同时间段的生存率，在 Plots 下勾选 Survival，以绘制生存曲线，点击 Continue 返回 Life Tables 主对话框。点击 OK，输出结果。

寿命表法输出结果较为简单，此处不再赘述。

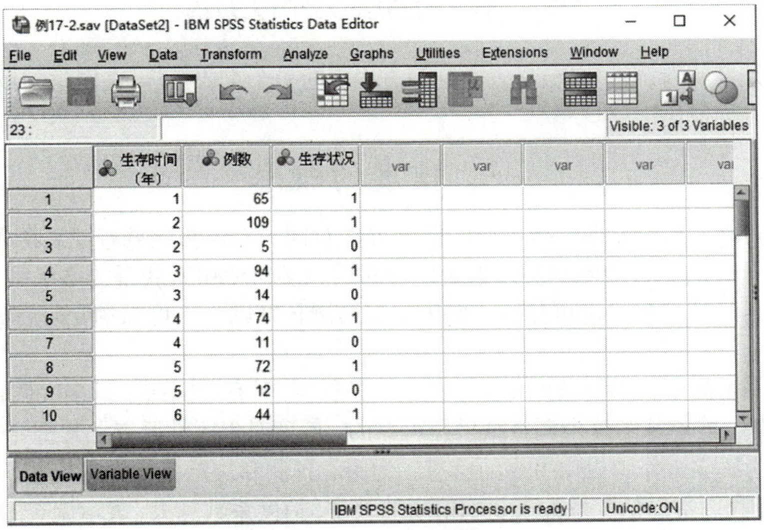

	生存时间（年）	例数	生存状况	var	var	var	var
1	1	65	1				
2	2	109	1				
3	2	5	0				
4	3	94	1				
5	3	14	0				
6	4	74	1				
7	4	11	0				
8	5	72	1				
9	5	12	0				
10	6	44	1				

图 17-11　寿命表法数据录入格式

小　　结

1. 生存分析就是将终点事件出现与否和到达终点所经历的时间结合起来分析的一类统计分析方法，常用于医学随访研究中兼具时间和结局两种属性的生存数据的分析。生存时间定义为从观察起点到终点事件的时间间隔，包含完全数据和删失数据两种类型数据。生存分析的主要内容包括生存率的估计、生存曲线的比较以及生存状态的影响因素的分析。

2. 生存曲线的非参数估计法有乘积极限法和寿命表法，乘积极限法主要适用于观察例数较少的未分组资料，寿命表法主要适用于观察例数较多的分组资料，二者均利用概率的乘法原理计算生存率。可以根据生存曲线的下降趋势和中位生存时间来描述观察对象的生存状况，评价疾病的预后、治疗或干预措施的效果等。

3. 时序检验是比较两组或多组生存曲线的一种常用的非参数检验方法，该方法可以对各组的生存曲线做整体比较，实际工作中应用较多。

（张　燕）

第十八章　信度与效度的分析方法

问卷调查法是科学研究的一种重要方法，在诸多领域广泛使用，对医学而言，其在临床研究、流行病学研究中有着重要的应用价值。根据调查目的设计的调查问卷是问卷调查法获取信息的重要工具，其质量高低对调查结果的真实性、适用性等具有决定性的作用。为了提升调查问卷的质量，进而提升整个研究的价值，问卷的信度和效度分析是研究过程中必不可少的重要环节。为了保证问卷具有较高的可靠性和有效性，在形成正式问卷之前，应当对问卷进行试测（预调查），并对试测结果进行信度和效度分析，根据分析结果筛选问卷题项，调整问卷架构，从而提升问卷的信度和效度。信度和效度分析的方法包括逻辑分析和统计分析，本书主要讨论后者。

第一节　信度分析方法

信度分析是评判问卷调查效果、量表研制等过程中的一个重要指标，在医学领域中的临床研究、流行病学研究等方面应用广泛。

一、信度的概念

信度（reliability）即可靠性，指采用同样的方法对同一对象多次调查或者测量后所得结果的一致性程度。一个好的调查或测验必须是稳定可靠的，多次使用所获得的结果是一致的。例如，用直尺测量长度，其结果是稳定可靠的；但用橡皮筋测长度则是不可靠的，前后测量结果缺乏一致性。

信度是任何一种测量的必要条件（但不是唯一条件），只有用同一工具多次调查同一特性获得相同或相近的结果，才能认为这个调查结果是可靠的。信度对于医学调查尤其重要，只有信度高的医学调查，才能为医学工作者提供可靠的信息，为医学预测和决策提供客观依据。

实际工作中，我们常以信度系数来表示信度的大小，信度系数越大，表示调查的可信程度越大。究竟信度系数要多少才算有高的信度？一般认为，一份信度系数好的量表或问卷，最好在 0.80 以上，0.70 至 0.80 之间视为可以接受的范围；分量表最好在 0.70 以上，0.60 至 0.70 之间可以接受。若分量表的内部一致性系数在 0.60 以下或者总量表的信度系数在 0.70 以下，应考虑重新修订量表或增删问卷条目。

二、信度的种类和计算方法

（一）信度的种类

信度一般包括重测信度、复本信度、分半信度、克龙巴赫 α 系数等。

（二）信度的估计方法

调查的信度用信度系数的大小来表示，在统计上，采用相关分析的方法即计算两列变量的相关系数，用相关系数的大小来表示信度的高低，主要用以下方法来求得信度。

1. 重测信度　亦称再测信度，是用同样的问卷对同一组被调查者间隔一定时间重复予以调查或测量，计算两次结果之间的相关系数，即为重测信度（test-retest reliability）。该信度反映了调查的稳定性程度，故又称稳定性系数，用 Pearson 积差相关公式计算：

$$R_{xx}=\frac{\frac{\sum X_1X_2}{N}-M_1M_2}{S_1S_2} \qquad (18\text{-}1)$$

式中，X_1、X_2为同一受试者的两次调查或测验得分，M_1、M_2为两次调查或测验的平均分数，S_1、S_2为两次调查或测验的标准差，N为调查人数。

重测信度法特别适用于事实式问卷，如性别、出生年月等在两次调查中不应有任何差异，大多数被调查者的兴趣、爱好、习惯等在短时间内也不会有十分明显的变化。如果没有突发事件导致被调查者的态度、观点突变，这种方法同样适用于态度、意见式问卷。使用时应当测试环境一致，以减少外部变量对结果的干扰。

用重测信度法也存在明显的局限性：前后两次测验结果易受到练习和记忆的影响，前后两次测量的时间间隔影响稳定性系数，特别是对知识态度类的测验影响较大。由于重测信度法需要对同一样本调查两次，被调查者容易受到各种事件、活动和他人的影响，而且间隔时间长短也有一定影响。

用重测信度法估计信度，间隔时间长短没有严格的规定，一般来说，间隔时间越长，重测信度越低，最适宜的时距应根据测量目的、性质及被试特点而定，最好不超过6个月。因成年人的身心特征相对稳定，对成年人的时距可适当长些，但对儿童的时距应该更短些。

另外，有些测量不宜用重测信度法估计信度，如测量创造力测验，受试者一旦掌握了解决问题的办法、原则，重测时将很容易做出反应。因此，只有在没有复本可用，调查或测验不易受重复使用影响，现实条件又允许重复调查的情况下才使用重测信度法估计信度。

2. 复本信度 根据同一调查目的编制的许多平行的等值测验，可测定被试的同一特征，这些等值的调查测量称为复本。复本信度是让同一组被调查者一次填答两份问卷复本，计算两个复本的相关系数。复本信度要求两个复本除表述模式不同外，在内容、格式、难度和对应题项的提问方向等方面要完全一致（如考题用A、B卷的形式）。实际调查中，很难使调查问卷达到这种要求，因此这种方法应用较少。

3. 分半信度 当测验没有复本（复本的编制太复杂）而且测验只适合测量一次的情况下，可用分半法估计信度，即将测验题目分成对等的两半，根据每人在这两半测量中的得分，计算其相关系数，进而估计整个量表的信度，这个系数又称内部一致性系数。

分半信度要求将问卷分成对等的两半。绝大多数问卷是由许多题目排列组成的，但是若将问卷简单地分成前后两部分，常常是不对等的。因此，将一个问卷分成两部分时，常用的是奇偶分半法，即将奇数题分为一部分，再将偶数题分为另一部分。特别是问卷题目按由易到难排列时，这种分法可以将问卷分为大致相等的两半，常用于态度、意见式问卷的信度分析。

在问卷调查中，态度测量最常见的形式是5级李克特（Likert）量表。进行分半信度分析时，如果量表中含有反意题项，应先将反意题项的得分作逆向处理，以确保各题项得分方向的一致性，然后将全部题项按奇偶或前后分为尽可能相等的两半，计算二者的相关系数（r_{hh}），即半个量表的信度系数。但是，对于速度型的测验（快速应答）不适合用奇偶分半法，此外，这种方法一般也不适用于事实式问卷（如年龄与性别无法相比）。

用分半法求出的测验的信度系数并不能反映整个问卷的信度，这是因为信度受测验长度的影响，测验越长，信度越高，将测验分成两半求得的信度系数，低估了整个测验的信度。因此，需对测验系数加以校正，校正公式是Spearman-Brown公式：

$$R_{xx}=\frac{2r_{hh}}{1+r_{hh}} \qquad (18\text{-}2)$$

式中，R_{xx}是整个问卷的信度估计系数，r_{hh}是两个分半问卷的相关系数。上述公式的前提假设是两个分半问卷结果的变异性基本相等。

对于由客观性题目组成的问卷（即答对1题得1分，答错得0分），则可用Kuder-Richardson

公式估计问卷的内部一致性：

$$R_{kk}=\left(\frac{k}{k-1}\right)\left(1-\frac{\sum(pq)}{S_x^2}\right) \tag{18-3}$$

式中，k 为问卷总题目数，p 为某一个题目的答对率或通过该题目的人数比例，q 为未通过该题目的人数比例，$p=1-q$，S_x^2 为问卷总分的方差。

上面这些公式不适用于速度性测验，因为只有每个人做完所有的题目，题目的方差才是准确的。

4. 克龙巴赫 α 系数 克龙巴赫（Cronbach）提出计算一个测量系统（问卷或测验）的信度称为克龙巴赫 α 系数（简称 α 系数），是目前调查研究最常使用的信度系数。当一个研究主题由很多项目组合，每个问题都与主题相关，由总分的变异数与问题的变异数作为评量信度的指标时即为 α 系数。其公式为

$$\alpha=\left(\frac{n}{n-1}\right)\left(1-\frac{\sum S_i^2}{S_T^2}\right) \tag{18-4}$$

式中，n 为问卷或量表中题项的总数，S_i^2 为第 i 题得分的方差，S_T^2 为全部题项总得分的方差 $T=x_1+x_2+\cdots+x_n$。从式（18-4）中可以看出，系数评价的是量表中各题项得分间的一致性，属于内在一致性系数，这种方法适用于态度、意见式问卷（量表）的信度分析。

α 系数取值 0～1，值越高，信度越高，问卷的内部一致性越好。α 系数不仅适用于两级计分的问卷，还适用于多级计分的问卷。一般而言，问卷的 α 系数在 0.80 以上该问卷才具有较大的使用价值，α 系数达 0.85 以上，表明问卷信度良好，$\alpha<0.35$ 一般认为属于低信度，$0.35<\alpha<0.70$ 属于中等信度。

三、提高信度的方法

一是从调查本身考虑，如测验的长度（问卷题目的多少）、难度、区分度、实施速度、程序、环境条件与计分方法等；二是从受试者角度考虑，如受试者在被测量特征上的差异大小，参加调查的动机水平，对调查的态度和积极性等。下面介绍几种提高调查信度的方法。

1. 适当延长问卷的长度 问卷长度主要指问卷或量表所包含的题目多少。条目越少，得分越容易受偶然因素的影响，调查的信度越低。反之，如果调查题目较多，扩大了受试者的得分范围，可在一定程度上排除偶然因素的影响，从而提高问卷调查的信度。

2. 调查内容尽量同质，问卷难度要适中 性质相同的问卷内容，对受试者要求的能力、知识和技能往往也基本相同，可提高问卷信度。而太难太易的问卷都使被试者得分差异减小，使实际得分方差减小，从而降低问卷的信度。

3. 调查时间要充分，程序要统一 对某一调查而言，应保证绝大多数受试者在规定时间内完成调查；否则，如果受试者不能从容回答所有问题，就不能反映受试者的真实水平。包括调查的题目统一，指导语、回答问题的方式、分收问卷的方法、调查时间等都要统一。

4. 评分要客观 评分是否客观对调查或测验信度有直接的影响。对于客观性题目，评分标准明确，评分容易做到客观；但对于主观性题目，受评分者影响较大，不易做到客观。为了尽可能客观评分，应制定明确而易掌握的评分标准，以利于后期对问卷的分析与评价。

第二节 效度分析方法

效度分析也是反映调查研究效果的另一个重要评价指标。可用于问卷调查效果评判、量表研制等过程，好的效度也是提高医学研究质量的重要保证。

一、效度的含义

效度（validity）是指调查的有效程度或测量的正确性，即调查或一个测量工具或手段能够测量出事物所要测量特性的程度。例如，用直尺测量长度是有效，而用来测量温度则无效。对效度的定义可作如下理解。

（1）任何一种测验只是对一定目的来说是有效的。

（2）效度是对调查结果而言，即一种调查或测量工具只有经过实际调查或测量，才能根据结果判断它的效度。

（3）问卷效度是相对的而非绝对的，调查是根据行为样本，对所要调查或测量的内部特征（如心理特性）做间接推断，只能达到某种程度的准确性，而不可能绝对精准。

对一个调查来说，效度比信度更为重要，调查首先要保证能如实地测量出所要调查的东西，否则，这种调查将是没有意义的。

在医学调查中，效度问题尤其重要，首先，医学调查或测量的对象是针对人群，只能对被测者的外部表现进行调查测量，以间接了解其心理活动特点或知识技能水平。其次，医学调查对象是有主观能动性的人，能够有意识地调节自己的外部行为，掩盖自己的内心活动，这就更增加了准确进行医学调查的难度。

二、效度的类型与估计

常用于调查问卷分析的效度分为三种类型：内容效度（content validity）、结构效度（construct validity）和效标效度（criterion validity）。

1. 内容效度　是指所设计的题项能否代表所要测量的内容或主题，对内容效度常采用逻辑分析与统计分析相结合的方法进行评价。逻辑分析一般由研究者或专家评判所选题项是否初步符合调查的目的和要求，统计分析主要采用单项与总和相关分析法获得评价结果，即计算每个题项得分与题项总分的相关系数，根据相关是否有统计学意义判断是否有效。若量表中有反意题项，应将其逆向处理后再计算总分。

在编制问卷或者测验时，内容效度是一个相当复杂的问题。例如，教师编制考卷测验，其目的是了解学生在某一学科或专题上对知识的掌握情况，若条件允许，应该对大纲规定的所有内容进行全面考试，这显然是很难操作的，一般只能从这一范围总体内容中选取有代表性题目组成考卷，根据测验分数推论学生对该范围总体知识的掌握。若测验题目较好地代表了这个知识范围，则推论是有效的，即测验的内容效度高；若选题有偏差，则推论是无效的，即测验的内容效度低。因此，一个问卷或测验要有较高的内容效度应具备如下两个条件：①要有定义好的内容范围；②条目取样应有代表性。

2. 结构效度　又称构想效度或架构效度，是指测量结果体现出来的某种结构与实测值之间的对应程度。由于理论结构和待测的内部特征不易把握，故判断结构效度更难一些。因此，要制订有结构效度的测验，首先要建立理论结构，在理论的基础上提出若干假设并编制测试问题。

效度分析最理想的方法是利用因子分析量表或整个问卷的结构效度。因子分析的主要功能是从量表全部变量（题项）中提取一些公因子，各公因子分别与某一群特定变量高度关联，这些公因子即代表了量表的基本架构。透过因子分析可以考察问卷是否能够测量出研究者设计问卷时假设的某种架构。

因子分析前，首先要做 KMO（Kaiser Meyer Olkin）抽样适合性检验和 Bartlett 球形性检验（Bartlett's test of sphericity），如果这两个检验合格则提示数据适合做因子分析。当 KMO 值越大时，表示变量间的共同因素越多，越适合进行因子分析，一般认为，KMO 在 0.90 以上，非常适合做因子分析；在 0.80～0.90，很适合做因子分析；在 0.70～0.80，适合做因子分析；在 0.60～0.70，尚可以做因子分析；在 0.50～0.60，表示很差，不宜进行因子分析，应该放弃。

3. 效标效度 又称标准关联效度或准则效度，效标效度分析是根据已经得到确定的某种理论，选择一种指标或测量工具作为效标（criterion），分析问卷题项与效标的联系，若二者相关显著，或者问卷题项对效标的不同取值、特性表现之间的差异存在统计学差异，则为有效的题项。评价效标效度的方法是相关分析或差异性检验。因在调查问卷的效度分析中选择一个合适的效标往往十分困难，使这种方法的应用受到一定限制。估计效标效度的方法有相关法、区分法等，具体可参见相关统计学专著。

三、提高效度的方法

1. 尽力控制系统误差 系统误差是影响测验效度的主要因素，主要包括题目和指导语有暗示性，答案安排不当（受试者可以猜到答案）等，控制这些因素可以降低系统误差，提高效度。

2. 精心编制问卷和量表 问卷内容要适合测验目的。例如，知识性问卷主要测量调查对象某个方面的知识水平；问卷条目要清楚明了，用语要让受试者理解，排列由易到难；问卷的难度和区分度要合适，适当增加问卷的长度可提高问卷的信度，也可以提高效度。

3. 严格按照调查程序进行，防止调查误差 要严格按照调查手册进行测量，不能作过多的解释，按标准评分，两次调查间隔要适当。

4. 样本量要适当 当样本量增大时，样本对总体的代表性提高，调查对象内部差异增大，使效度提高。此外，抽样方法也很重要，一般用随机抽样，当群体很大时，可分层抽样，样本量扩大时，其代表性亦越好。

5. 正确处理好信度与效度的关系 信度是效度的必要条件，效度系数不会大于信度系数。信度高的调查或测验，效度不一定高；而效度高，信度却必定高。但是，既要有高效度，又要有高信度却不容易做到。如希望信度高，则要求问卷条目（测验项目）之间有高度的组间相关和等同的难度；而效度高却要求低度的组间相关以及问卷条目间的难度有所区别。有研究发现，中等程度的组间相关通常可产生良好的效度和信度。

第三节 SPSS 软件实现

一、分析实例

某研究人员欲分析某地医疗满意度的影响因素，以便提出针对性的改进措施去提升医疗满意度。其调查对象包括医务工作者和患者两个方面。下面分析的资料为其初步调查的 299 名医护人员填写的医疗满意度调查问卷（医护人员用表）的结果（调查问卷具体数据见本书的数字资源部分），试分析其信度和效度。

二、操作流程

1. 数据录入 打开 SPSS 25.0 版本，在 Variable View 子窗口，建立 37 个变量，然后在 Data View 子窗口，依次横行录入 299 条记录（299 个调查对象的结果）。见图 18-1。

2. 信度和效度分析 信度分析一般需要计算最有代表性的指标——Cronbach α 系数。SPSS25.0 软件信度分析的操作步骤为：Analyze→Scale→Reliability Analysis，弹出 Reliability Analysis 对话框，将欲研究问卷中各条目或各因子选入 Item，Model 选择默认的“Alpha”（该处下拉菜单里面也能见到其他几个信度系数，如分半信度 Split-half、Guttman 信度系数值等），单击 Statistics 按钮，弹出信度分析统计量对话框，Descriptives for 栏中勾选 Scale if item deleted，单击 Continue 返回 Reliability Analysis 对话框，单击 OK 完成操作。

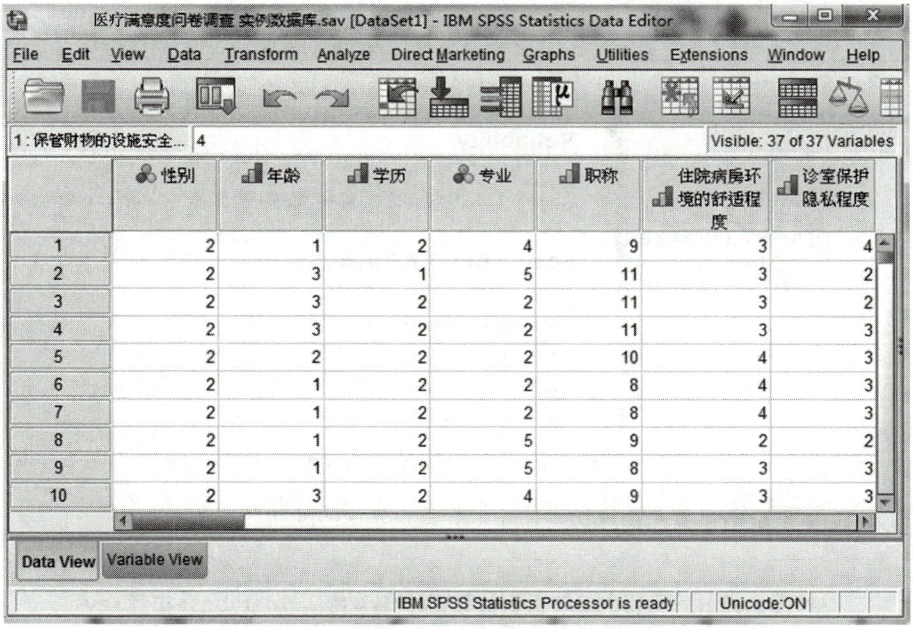

	性别	年龄	学历	专业	职称	住院病房环境的舒适程度	诊室保护隐私程度
1	2	1	2	4	9	3	4
2	2	3	1	5	11	3	2
3	2	3	2	2	11	3	2
4	2	3	2	2	11	3	3
5	2	2	2	2	10	4	3
6	2	1	2	2	8	4	3
7	2	1	2	2	8	4	3
8	2	1	2	5	9	2	2
9	2	1	2	5	8	3	3
10	2	3	2	4	9	3	3

图 18-1 SPSS 中信度与效度分析数据录入格式

效度分析一般采用的方法是因子分析。因子分析前，首先进行 KMO 检验和 Bartlett 球形性检验，其操作步骤为 Analyze→Dimension Reduction→Factor，弹出 Factor Analysis 对话框，将欲分析的条目移入 Variables，单击右上角的 Descriptives 按钮，打开 Factor Analysis：Descriptives 界面，在 Correlation Matrix 中勾选 KMO and Bartlett's test of sphericity，单击 Continue 返回 Factor Analysis 界面，并单击 Rotation 按钮打开 Factor Analysis：Rotation 界面，在 Method 里面勾选最常用的 Varimax 方法，单击 Continue 返回 Factor Analysis 界面，单击 OK 按钮完成操作。

三、结果解释

本研究信度分析结果显示 Cronbach α 系数=0.810，见图 18-2，一般来说 Cronbach α 系数在 0.60 以上是可接受的最小信度值，若某些题组具有不太高的信度时，不一定非要删去这些题目来提高信度，但若怎么都无法提高量表信度，只能考虑通过修改题目内容来提升其信度。

然后软件会报告剔除各个条目后的 Cronbach α 系数（图形略），本例除“职称”外，删除其余条目，整个调查表的 Cronbach α 系数大多下降，表明这些条目都不太适合删去。考虑到“职称”条目删去后，虽然 Cronbach α 系数反而增加了 0.074，但增加亦很小，且不同职称人员对医疗满意度的看法也是我们研究的一个重要方面，因此，结合专业知识，不宜删除。

本研究效度分析是在信度检验没有删除指标基础上，对样本数据进行 KMO 和 Bartlett 球形检验，检验结果显示 KMO 值为 0.904，Bartlett 球形检验的 χ^2 值为 4352.62（自由度为 666），有统计学意义（$P<0.001$）。本调查表 KMO 的检验值为 0.904，说明调查问卷的样本数据内容效度较好，很适合进行因子分析，见图 18-3。

然后提取因子，一般而言，如主因子解释总变异大于 60%且因子载荷大于 0.60，说明结构效度较好。本例分析发现，最终提取特征值大于 1 的因子一共 9 个，其累计解释的变异量为 60.70%，说明结构效度较好，见图 18-4。

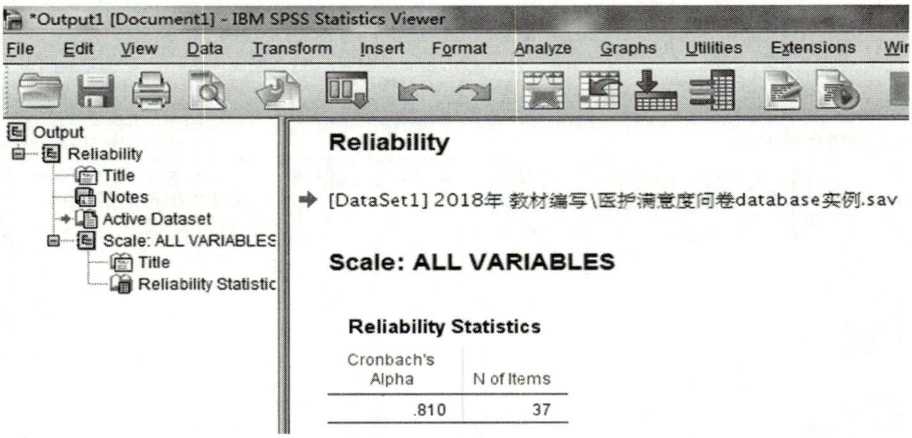

图 18-2 调查表 37 个条目的总 Cronbach α 系数

Factor Analysis

[DataSet1] F:\2018年 教材编写\医护满意度问卷database实例.sav

KMO and Bartlett's Test

Kaiser-Meyer-Olkin Measure of Sampling Adequacy.		.904
Bartlett's Test of Sphericity	Approx. Chi-Square	4352.622
	df	666
	Sig.	.000

图 18-3 KMO 抽样适当性检验和 Bartlett 球形检验结果

Total Variance Explained

Component	Initial Eigenvalues			Extraction Sums of Squared Loadings			Rotation Sums of Squared Loadings		
	Total	% of Variance	Cumulative %	Total	% of Variance	Cumulative %	Total	% of Variance	Cumulative %
1	10.439	28.213	28.213	10.439	28.213	28.213	4.238	11.455	11.455
2	2.474	6.686	34.899	2.474	6.686	34.899	3.927	10.615	22.070
3	1.763	4.764	39.663	1.763	4.764	39.663	3.540	9.568	31.638
4	1.640	4.432	44.095	1.640	4.432	44.095	3.285	8.878	40.517
5	1.509	4.077	48.172	1.509	4.077	48.172	1.888	5.102	45.619
6	1.274	3.444	51.616	1.274	3.444	51.616	1.792	4.844	50.463
7	1.182	3.195	54.811	1.182	3.195	54.811	1.418	3.833	54.296
8	1.110	2.999	57.810	1.110	2.999	57.810	1.202	3.248	57.544
9	1.070	2.893	60.703	1.070	2.893	60.703	1.169	3.160	60.703
10	.968	2.615	63.318						

图 18-4 各主成分解释方差的比例和累计比例

然后，采用主成分分析法，进行 Varimax 方差正交旋转，旋转后的因子载荷矩阵见图 18-5。

Rotated Component Matrix[a]

	Component								
	1	2	3	4	5	6	7	8	9
性别	-.021	-.087	.000	.021	-.791	.008	.046	-.105	-.040
年龄	-.025	-.081	.036	-.033	-.002	-.013	.885	.015	-.071
学历	-.013	-.018	.035	.070	.700	.099	.225	-.192	-.085
专业	-.093	.050	.019	-.008	-.035	.040	.004	.886	-.101
职称	-.040	-.240	-.048	.108	-.694	-.137	.436	-.021	-.071
住院病房环境的舒适程度	.389	.538	.210	.050	.054	.228	.094	-.119	.206
诊室保护隐私程度	.538	.514	.191	-.063	.119	-.019	-.127	.017	.135
保管财物的设施安全方便程度	.446	.428	.302	.043	.145	.194	-.063	-.065	-.012
患者住院时您及同事的服务态度	.720	.295	-.025	.209	-.044	-.083	.088	.002	.124
患者要求帮助时您及同事的反应	.701	.221	.029	.205	.023	-.117	.039	.129	.259
患者是否有向您及同事询问的机会	.612	.074	.092	.225	-.042	-.058	-.057	-.137	-.074
您及同事在向患者解释药品方面	.641	.073	.211	.271	-.042	-.046	-.023	-.072	-.303
您及同事在向患者解释治疗方面	-.331	.233	.033	-.110	-.049	.434	-.027	-.350	.011
患者投诉过你们科室吗	.081	-.125	.124	.120	.056	.658	-.041	-.131	-.167
入院后告知权利和义务	-.137	.081	.016	-.158	.004	.623	-.030	.156	.018
您对患者的治疗方案是否满意	-.023	-.056	.166	.149	-.011	.048	-.080	-.119	.788
门诊等候时间	.463	.159	.436	.253	-.006	.239	-.300	-.107	-.071
医护告知投诉渠道是否畅通	-.055	-.008	-.200	.023	.137	.627	.025	.048	.282
入院手续和等待床位时间	.427	.149	.380	.254	.039	.174	-.340	.044	-.112
您个人认为患者就诊困难吗	.580	-.022	.287	.157	.079	-.069	-.024	.019	-.065
您认为医院总体上在患者服务方面的表现	.490	.353	.352	.217	-.035	-.076	-.052	-.056	-.136
入院和出院诊断的一致性	.313	.490	.253	.184	.246	-.074	-.115	.074	-.044
医护执行规章制度情况	.256	.669	.213	.267	.078	-.109	.038	.031	-.071
使用CT检查的结果	.160	.678	.159	.279	.078	-.106	-.072	-.194	-.165
医院发生感染情况	-.039	.545	.275	.281	.212	-.048	-.164	.005	-.058
手术前后诊断一致性	.012	.590	-.004	.313	-.108	.132	.004	.104	.080
医院的住院天数	.132	.510	.327	.292	.013	.131	-.103	.087	-.105
您认为大型检查费贵吗	.165	.212	.729	.064	-.134	-.105	.126	.063	.067
您对住院期间药费比例	.128	.108	.770	.140	.165	-.013	.032	-.012	.070
您认为住院费用合理吗	.129	.219	.779	.132	.033	.095	-.099	-.016	.036
您认为患者付出的钱与得到的服务相比值不值	.193	.233	.623	.371	-.008	-.048	-.015	-.039	.083
您对所在科室的医疗技术是否满意	.305	.428	.192	.333	.069	-.021	-.197	.122	.188
您认为与患者关系紧张吗	.203	.283	.285	.576	.021	.154	-.048	.083	.076
您与患者之间的沟通	.279	.336	.050	.634	-.028	-.055	.008	.037	.043
您自觉对患者的态度好吗	.267	.259	.029	.604	-.145	.050	.005	.067	.118
您觉得患者下次还会来你们医院吗	.201	.197	.277	.697	.041	-.041	.020	-.089	.022
患者会向朋友介绍医院	.225	.151	.222	.674	.089	-.157	-.069	-.085	-.012

Extraction Method: Principal Component Analysis.
Rotation Method: Varimax with Kaiser Normalization.

a. Rotation converged in 14 iterations.

图 18-5　Varimax 方差正交旋转后各成分上的因子载荷矩阵

由图 18-5 的因子载荷矩阵，我们可看到每个条目在 9 个维度下旋转后的最大因子载荷大多超过 0.60，结合因子载荷结果，可对医疗满意度（医护人员用表）调查问卷分维度解释，见表 18-1。

表 18-1 医疗满意度调查（医护人员用表）问卷分维度解释

维度	包含条目数	维度含义	包含的具体条目
一	10	服务的态度与就医难度	诊室保护隐私程度；保管财物的设施安全方便程度；患者住院时您及同事的服务态度；患者要求帮助时您及同事的反应；患者是否有向您及同事询问的机会；您及同事在向患者解释药品方面；门诊等候时间；入院手续和等待床位时间；您个人认为患者就诊困难吗；您认为医院总体上在患者服务方面的表现
二	8	诊疗效果	住院病房环境的舒适程度；入院和出院诊断的一致性；医护执行规章制度情况；使用 CT 检查的结果；医院发生感染情况；手术前后诊断一致性；医院的住院天数；您对所在科室的医疗技术是否满意
三	4	医疗费用	您认为大型检查费贵吗；您对住院期间药费比例；您认为住院费用合理吗；您认为患者付出的钱与得到服务相比值不值
四	5	医患关系	您认为与患者关系紧张吗；您与患者之间的沟通；您自觉对患者的态度好吗；您觉得患者下次还会来你们医院吗；患者会向朋友介绍医院
五	3	医护人员基本情况	性别；学历；职称
六	4	投诉渠道	您及同事在向患者解释治疗方面；入院后告知权利和义务；患者投诉过你们科室吗；医护告知投诉渠道是否畅通
七*	3	其他影响因素	年龄；专业；您对患者的治疗方案是否满意

*如按照特征根大于 1 应分为 9 个维度，但 7～9 维度仅有一个条目，合并为其他影响因素。

从上面的因子分析可看出，调查表共分为 7 个维度 37 个条目，各维度与条目之间的联系，均能得到较合理的解释，因此，认为本次研究调查表的结构效度比较理想。

综上所述，上述分析的所有结果提示，本量表信度、效度均较高，调查表用于研究可行，结果可信。

小　　结

1. 问卷调查法在医学研究领域广泛使用，调查问卷是获取信息的重要工具，其质量高低对调查结果的真实性、适用性等具有决定性的作用。

2. 为提升调查问卷的质量，进而提升整个研究的价值，问卷的信度和效度分析是研究过程中必不可少的重要环节。

3. 信度是评判问卷调查效果好坏，量表研制等过程中的重要指标。信度一般包括重测信度、复本信度、分半信度、α 系数等。

4. 效度是反映调查研究效果的另一个重要评价指标，效度常分为内容效度、结构效度和效标效度等。

5. 效度系数不会大于信度系数。效度高则信度必定高，但信度高，效度则未必高。相对而言，效度比信度更为重要。

6. SPSS25.0 软件信度分析步骤：Analyze→Scale→Reliability Analysis，Model 处选择默认的 Alpha，即计算 Cronbach α 系数。

7. 软件效度分析步骤为 Analyze→Dimension Reduction→Factor，Descriptives 按钮内勾选 KMO and Bartlett's test of sphericity，然后做 Factor Analysis 因子分析。

（石修权）

第十九章 调 查 设 计

调查研究（survey）是通过对研究总体中的全部或者部分研究对象客观存在的特征及状态进行观察、比较和分析，利用调查资料所获取的信息对其来自的总体特征进行统计推断。

调查设计（investigation design）是对调查研究全过程的统筹安排，运用合理的统计设想和科学安排以达到用尽可能少的人力、物力、财力和时间获取尽可能丰富的、准确可靠的调查资料的目的。由于人群调查现场工作较为复杂，一般不会重复进行，而现场调查资料的质量直接影响到研究结论真实性及其统计推断的准确性和可靠性，因此，良好的调查设计是调查研究工作顺利完成的基石。

第一节 调查设计的基本步骤与主要内容

调查设计是对调查研究工作的先导和依据，首先要明确调查目的，然后确定观察单位、调查方法，根据调查内容确定调查指标并制订调查表等。

一、明确调查目的

调查目的是调查研究的核心和前提，明确调查目的有助于制订调查抽样框架和具体方法。一般来说，研究目的主要包括两个方面：一是了解总体参数，用以说明总体特征，如某地高血压的患病率、人群生化指标平均水平及参考值范围；二是研究变量之间的相互联系，通过建立统计学关联来探讨疾病发生的危险因素，如大气污染或生活习惯与冠心病的关系。

二、确定观察单位与调查指标

调查总体是根据研究目的而确定的同质观察单位的全体，观察单位是要调查的总体中的个体。如，要调查某地人群脑卒中的患病情况，则调查总体应为该地某时间范围内的常住人口，不应包括临时的外来人员。研究总体中的个体往往很多，一个不漏地观察其中的所有个体常常存在很大工作难度。而科学的办法是从研究总体中抽取部分有代表性的个体，组成调查对象。如，要调查某地成年男子血红蛋白水平，按照要求抽取 500 名成年男性测量其血红蛋白平均值。

值得注意的是，某些研究中观察单位与调查对象是不同的。例如，在母乳喂养与婴幼儿生长发育状况的关系调查中，观察单位是婴幼儿，调查对象是母亲。

调查指标是调查目的的具体体现，根据调查指标确定对每个观察单位的调查项目，包括分析项目和备查项目，前者是直接用于计算的调查指标，后者是为了保证调查的顺利以及数据合理性的审核，同时有利于研究指标的更正和添补。如，研究吸烟与冠心病风险的问卷中，被调查者的年龄、性别、吸烟频率、吸烟量及吸烟方式等为分析项目，而住址、联系方式等为备查项目。

三、确定调查方法

根据调查研究涉及的研究对象的范围可分为普查和抽样调查。

普查也称全面调查，是以特定时间、特定范围内的全部人群（总体）作为研究对象。由于调查对象为全体目标人群，理论上普查能够发现所有病例，且不存在抽样误差；但普查工作量大，涉及面广，因此会消耗大量的人力、物力。

抽样调查（sampling survey）即通过随机抽样的方法，从总体中选取有代表性的样本进行调查，采用统计推断方法，依据样本的统计量估计总体参数的范围。抽样调查显著节省了调查时间、人力及物力等资源，且具有观察范围小、调查对象少、易于组织实施的特点，应用较为广泛。

四、设计调查表

调查设计的关键是将调查目的转换为具体的调查指标或条目，调查表也称调查问卷，以问题的形式系统地记录调查内容。调查表是流行病学调查时用于资料收集的最主要工具，问卷的设计取决于研究目的和计划的分析方式，既可以收集数值变量用以计算均数，了解指标集中与离散趋势；也可以收集分类变量计算率与构成比。调查表的质量直接影响到调查结果的准确性。

（一）调查表的基本结构

1. 导言或介绍词 为了宣传及达到合作目的而写在调查表前面的话，用以解释此项调查的目的和意义，导言用词应亲切、诚挚，不宜冗长。一般情况下，知情同意书（informed consent form，ICF）可放在导言部分。

2. 调查表名称、编号 调查表题目应简明扼要，能反映调查主题，如“环境和生活方式对心脑血管等慢性病的健康影响”。编号可按照地区、调查对象类别等分层设置。

3. 一般项目 包括调查对象的基本信息和社会人口学特征资料，主要包括姓名、性别、住址、联系方式、民族、文化程度、职业、婚姻状况等。

4. 调查项目 即研究变量，是调查的核心内容，可根据研究目的分类逐项设置。调查项目要紧扣主题、明确定义，且尽量选择客观指标。应注意各调查项目在调查表中的排列顺序要符合逻辑，一般涉及个人隐私或不便在公众场合表达的敏感问题放在后面。

5. 核查项目 为了质量控制而设置的项目，与调查目的无关，如调查员签名、调查日期等，其目的是便于调查后核查，保证资料真实可靠。

6. 填表说明 写在调查表后面或单独印制，说明如何填写调查表，并对某些项目做详细解释，以便按其中的规定和要求严格执行。

（二）调查表问题设计

调查表问题的设计通常有以下三种形式。

1. 封闭式 即针对某一问题预设两个或多个固定答案，供调查对象选择，如性别（1 男，2 女）、文化程度（1 未上学，2 小学，3 初中，4 高中/中专，5 大学/大专，6 硕士及以上）。封闭式问卷的优点是答案标准化，容易回答，节省时间，应答率较高，记录整理方便，且对调查对象的文化要求低；缺点是有时所提供的固定答案不能概括所有实际答案，而如果提供的固定答案太多，又会增加调查时确切判定的难度，另外调查对象也有可能为了节省时间，随便选答。封闭式问卷适用于大样本调查、自填式问卷以及问题有已知可能的答案范围的情况。

2. 开放式 开放式问卷对所提问题的答案不加限制，一些难以确定标准答案的问题或呈连续性分布的变量可以采用开放的回答方式，如姓名、出生日期。对于呈连续性分布的变量，只能采用开放式问题，如身高。开放式问卷的优点是利于调动调查对象的主观能动性，有时甚至能发现一些新问题。开放式问题要求回答者有较高的知识水平和语言表达能力且能够正确理解题意，复杂问题不适合在自填式问卷或大规模调查中使用。

3. 混合式 在一份调查表上可以同时包括开放式和封闭式问题，有些问题答案种类较多，限于篇幅，通常采用混合式，例如，民族：汉族=1，壮族=2，回族=3，其他=4。

问卷设计时应当遵循一定的原则和程序，运用一定的技巧。合格的调查表应该有明确的主题，结构合理、逻辑性强、通俗易懂，同时应控制问卷长度，设计格式还应兼顾资料的校验、整理和统计分析。

（三）调查表的评价

1. 可行性 主要反映调查对象对调查表的接受程度，评价指标包括回收率、应答率、每份调查表完成时间等。调查表回收率指最终回收的调查表占实际发放调查表的比例，一般要求达到85%以上；应答率指合格的调查表占全部回收调查表的比例，一般要求达到90%以上。

2. 信度（reliability） 指测量结果可靠性、一致性和稳定性的程度，其评价指标包括重测信度、分半信度和内部一致性信度。

3. 效度（validity） 指调查表的有效性和准确度，其评价指标包括表面效度、内容效度、结构效度等。

五、估计样本含量

样本含量（sample size）的估计是调查设计的一个重要内容，适当的样本含量可以保证在获取有总体代表性资料的前提下最大限度地降低工作量。样本含量的大小受多种因素的影响，包括研究类型、设计方法、要求的容许误差、I类错误（α）和II类错误（β）等。不同调查方法可用各自样本含量计算公式来估计，抽样调查样本含量估计参见本章第三节。

六、组织实施

1. 调查员选择与培训 现场调查工作往往不能由一个或几个研究设计者来完成，而要有一批培训合格和工作态度良好的调查员来共同完成。对调查员的最基本要求是，有实事求是的科学工作态度和高度的责任心，善于交流并取得调查对象的合作。调查员应具有一定的文化水平，了解调查目的和意义，熟悉调查方法和每个调查项目的意义。

调查前必须对调查员进行严格的培训和考核。①调查员需要知道调查目的和意义、调查对象和范围、现场调查基本知识、可能出现的偏倚及控制方法、调查程序等；②调查技术培训主要包括询问技巧、掌握问卷中的专业术语和词汇、统一调查指导用语及提问顺序、如何进行客观的记录、语言及形象训练、进行预调查。

2. 现场组织协调 调查前应积极联系协调现场组织工作，无论是入户访问或固定地点调查，还是小组访谈或个人访谈，都需要提前取得调查对象所在地相关部门的支持与协助。如入户访问必须有居委会的配合和引导，否则难以进行；一些大规模调查需要到相关单位进行积极组织和动员，以保证现场调查顺利实施。除了人员的组织协调外，调查经费预算、调查现场的准备，现场调查项目的先后顺序，所需的工作人员数都应在调查设计中充分予以考虑。

七、质量控制

质量控制是研究者为控制调查结果与真实情况之间的偏差，保证医学研究结果的真实性和可靠性采取的一系列减少或消除各种偏倚的方法和措施。质量控制对完成调查项目至关重要，应贯穿于调查研究的全过程。

1. 研究设计阶段 根据研究目的，制定科学可行的调查方案和实施细则，明确调查对象和调查指标，科学合理地设计调查表，选择合适的调查方式以及规范调查方法。

2. 预调查阶段 在正式调查之前，尤其是大规模调查前，调查方案和各种调查表均应经过小范围或小样本的预调查。预调查的意义主要有以下几个方面：①发现调查表中存在的问题，如重要信息的遗漏、提问方式不妥、答案设置不全等，以便及时修改和完善；②发现实际调查过程中可能存在的问题，如调查对象的依从性、调查程序、组织协调等，以便提出相应的解决办法；③根据预调查的反馈，制订出切实可行的现场工作程序。

3. 调查实施阶段 调查员应严格遵守现场工作程序，在规定时间内按照事先培训的标准完整、正确地完成所有调查项目。调查员在调查过程中自始至终保持统一的工作态度和询问方式，并认真如实地记录调查对象提供的全部信息，以避免调查员所致的信息偏倚。

4. 资料整理分析阶段 数据应双轨独立录入，对资料的完整性进行评价，对逻辑性进行检查，核对无误后方可进行分析；分析时可考虑采用匹配、分层分析等方法控制潜在混杂因素。

八、撰写调查汇报

现场调查完成后，需及时对调查工作进行汇报。除记录调查时间、调查范围及调查目的等事先确定好的内容外，还应整理调查时出现的问题并评估其对调查结果的影响，审核问卷完整性及问卷质量，根据实际调查单位数计算应答率，并形成报告。

第二节 抽样方法

抽样调查是一种非全面调查，是从全部调查对象中抽选一部分单位进行调查，并据此对总体做出估计和推断的一种调查方法。抽样调查可分为概率抽样和非概率抽样。

一、概率抽样

概率抽样（probability sampling）又称随机抽样，即在抽样时，总体中每一个观察单位被选入调查的概率相同。概率抽样以随机原则抽取样本，不受主观因素的影响，避免人为因素的干扰，能够保证样本的代表性。

1. 简单随机抽样

（1）概念：简单随机抽样（simple random sampling）又称单纯随机抽样，是最简单、最基本的抽样方式，从总体中利用随机方法（如抽签法、随机数字表法等）抽取多个调查对象组成样本。设总体大小为 N，从中任意抽取 n 个调查对象，每一个调查对象都有 n/N 的概率被抽中，如调查某年级学生身高水平，将 1000 名学生编号 1～1000，每个人被抽中的概率均为 1/1000，抽取编号尾数为 1、5、8 的学生作为观察对象。

（2）简单随机抽样的优缺点：简单随机抽样是最基本的抽样方法，是其他多种抽样方法的基础，其特点是简单直观、抽样效率高。但简单随机抽样往往由于总体数量大或观察单位的地理分布范围广，导致编号复杂或抽取的样本过于分散，从而增加实施的难度。

（3）抽样误差计算：当抽样总体中的个体数无限多时，称为无限总体，反之称为有限总体。这两种情况下简单随机抽样的抽样误差，即标准误的计算方法也不相同（表 19-1）。值得注意的是，当抽样比例（即样本量 n/总体 N）较小时（如小于 0.1），可近似看作在无限总体里抽样。

表 19-1 简单随机抽样的标准误

抽样总体	均数的标准误	率的标准误
无限	$S_{\bar{x}}=\dfrac{S}{\sqrt{n}}$	$S_p=\sqrt{\dfrac{pq}{n-1}}\approx\sqrt{\dfrac{pq}{n}}$
有限	$S_{\bar{x}}=\dfrac{S}{\sqrt{n}}\sqrt{1-\dfrac{n}{N}}$	$S_p=\sqrt{\dfrac{pq}{n-1}}\sqrt{1-\dfrac{n}{N}}\approx\sqrt{\dfrac{pq}{n}}\sqrt{1-\dfrac{n}{N}}$

2. 系统抽样

（1）概念：系统抽样（systematic sampling）又称机械抽样或等距抽样，即按照一定顺序，机械地每隔若干观察单位抽取一个观察单位组成的样本。设总体单位数为 N，欲抽取的样本量为 n，则先算出系统抽样的间距 K，$K=N/n$，也称抽样距离。例如，对编号 1～1000 的学生欲抽取 100 名进行研究，就先在 1～10 中抽取（简单随机法）一个数字，假设抽中的数字是 5，则以编号 5，15，25，35，…，995 号的学生组成样本测量其身高，即间隔 10 个（K=10）单位抽取一个观察单位，此种抽样方法称为系统抽样。

（2）系统抽样的优缺点：系统抽样最突出的优点是简单易行，可以在不知道总体观察单位数的情况下进行抽样；当总体分布均匀时，系统抽样的代表性较好，其抽样误差要小于简单随机抽样。但当总体中观察单位的分布具有周期性趋势且抽样间隔恰好与该周期或其倍数吻合时，系统抽样将会产生偏倚，样本代表性差。

3. 分层抽样

（1）概念：分层抽样（stratified sampling）也称类型抽样、STR 抽样。在抽样之前，先将总体按影响观察值变异较大的某种因素或特征划分为若干个次级总体或层（strata），再从每一层中独立地随机抽取一定数量的观察单位组成样本。若研究某年级学生身高的平均水平，将该年级学生按照性别分为两层后，在各层中分别抽取一定数量的观察对象组成样本，各层所抽的样本互相独立。如果每层中的抽样都是简单随机的，则这种抽样就被称为分层随机抽样。

（2）分层抽样的优缺点：分层抽样与其他随机抽样方法相比，其最主要的优点是，在给定条件下通过合理的分层增加层内观察单位的同质性，降低抽样误差，提高总体指标估计值的精确度。但若所抽各层样本比例与总体比例不同时，对总体指标的估计产生偏性。

（3）抽样误差计算见表 19-2。

表 19-2　分层随机抽样的标准误

抽样总体	均数的标准误	率的标准误
无限	$S_{\bar{x}}=\sqrt{\left[\Sigma\left(\frac{N_i}{N}\right)^2\frac{S_i^2}{n_i}\right]}$	$S_p=\sqrt{\left[\Sigma\left(\frac{N_i}{N}\right)^2\frac{p_iq_i}{n_i}\right]}$
有限	$S_{\bar{x}}=\sqrt{\left[\Sigma\left(\frac{N_i}{N}\right)^2\frac{S_i^2}{n_i}\right]\left(1-\frac{n_i}{N_i}\right)}$	$S_p=\sqrt{\left[\Sigma\left(\frac{N_i}{N}\right)^2\frac{p_iq_i}{n_i}\right]\left(1-\frac{n_i}{N_i}\right)}$

4. 整群抽样

（1）概念：整群抽样（cluster sampling）将总体划分为若干个群（组），然后以群为单位，从中随机抽取一部分群，将被抽取的各个群组的全部观察对象组成样本，如村、班级等，这些群体是从相同类型的群体中随机抽出的，如研究某年级学生身高水平情况，可抽取若干个班级，每个班级中的全部学生组成观察对象。这种抽样组织形式应称为单纯整群抽样，各群内的观察单位可以相等，也可以不相等。如果总体中的单元可以分成多级，则可以对前几级单元采用多阶段抽样，而在最后一阶中对该阶抽样单元所包含的全部个体（最基本单元）进行调查，这种抽样称为多级整群抽样（multistage cluster sampling）。

（2）整群抽样的优缺点：此抽样方法比较简单，调查对象限于抽中的群，未抽中的群则不进行调查，调查现场组织比较方便，容易实施。在样本量固定的情况下，群间差异越小时，抽取的群越多，精确度越高，但该抽样方法较单纯随机抽样、系统抽样和分层随机抽样的抽样误差都大。

（3）抽样误差计算：如果从 K 群的总体中随机抽取 k 群，k 群中全部个体都被调查，则标准误计算公式见表 19-3 和表 19-4。

表 19-3　整群抽样的标准误（群内个体数相等）

抽样总体	均数的标准误	率的标准误
无限	$S_{\bar{x}}=\sqrt{\frac{\Sigma(\bar{x}_i-\bar{x})^2}{k(k-1)}}$	$S_p=\sqrt{\frac{\Sigma(p_i-p)^2}{k(k-1)}}$
有限	$S_{\bar{x}}=\sqrt{\frac{\Sigma(\bar{x}_i-\bar{x})^2}{k(k-1)}\left(1-\frac{k}{K}\right)}$	$S_p=\sqrt{\frac{\Sigma(p_i-p)^2}{k(k-1)}\left(1-\frac{k}{K}\right)}$

表 19-4 整群抽样的标准误（群内个体数不相等）

抽样总体	均数的标准误	率的标准误
无限	$S_{\bar{x}}=\sqrt{\dfrac{\sum m_i^2(\bar{x}_i-\bar{x})^2}{\bar{m}^2k(k-1)}}$	$S_p=\sqrt{\dfrac{\sum m_i^2(p_i-p)^2}{\bar{m}^2k(k-1)}}$
有限	$S_{\bar{x}}=\sqrt{\dfrac{\sum m_i^2(\bar{x}_i-\bar{x})^2}{\bar{m}^2k(k-1)}\left(1-\dfrac{k}{K}\right)}$	$S_p=\sqrt{\dfrac{\sum m_i^2(p_i-p)^2}{\bar{m}^2k(k-1)}\left(1-\dfrac{k}{K}\right)}$

注： $p=\sum m_i p_i/\sum m_i$， $\bar{x}=\sum m_i x_i/m_i$， $\bar{m}=\sum m_i/k$ 。

5. 多阶段抽样

（1）概念：前面介绍的四种概率抽样方式均是从总体中通过一次抽样，就可产生一个完整的样本，这类抽样可称为单阶段抽样，四种单阶抽样方法各有优缺点。抽样误差大小比较：整群抽样≥简单随机抽样≥系统抽样≥分层抽样。在实际工作中，常常面对的总体不但数量较大，而且分布区域广泛，很难通过一次抽样产生完整的样本，因此，可根据实际情况灵活地组合应用四种抽样方法，将整个抽样过程分成若干个阶段，分阶段逐一抽样，以完成整个抽样过程。如对某省心脑血管疾病患病率进行调查，从全省 150 个县级单位抽取 10 个，对这 10 个县级单位的全部居民作调查，此时每个县级单位为一级抽样单位，每个居民为二级抽样单位，像这样二阶段抽样是最常见的多阶抽样。如果在被抽中的二级单位中，再抽取部分三级单位组成样本，如在抽中的 10 个县级单位中随机抽取若干个乡，并对抽中的三级单位进行全面调查，则为三阶段抽样。

（2）多阶段抽样的优缺点：多阶段抽样常用于大型流行病学调查，其优势在于可在不同阶段采取不同的抽样方法，充分利用各方法的优势，克服各自的不足，并能节省人力、物力。但该方法效率没有简单随机抽样高，多阶段抽样时每级抽样都会产生误差，阶数越多误差估计越复杂，所以，抽取样本的阶段应当尽可能地减少，一般分 2～4 个阶段为宜。

二、非概率抽样

非概率抽样（non-probability sampling）又称为非随机抽样或不等概率抽样，是指调查者根据主观判断或受访者自愿进入样本的抽取方法。

由于非概率抽样不是严格按照随机抽样原则抽取样本，故存在以下缺点：①难以评价样本的代表性；②无法估计抽样误差；③偏倚往往较大。

非概率抽样简单易行、成本低、省时间，统计方法也比概率抽样简单。但由于无法排除抽样者的主观性，无法控制和客观地测量样本代表性，因此，样本不具有推论总体的性质。在相当一部分现场调查因条件所限很难采取严格的概率抽样时，非概率抽样可得到广泛应用。此外，非概率抽样还可用于探索性研究和预备性研究，在实际应用中，非概率抽样往往与概率抽样结合使用。

非概率抽样主要包括方便抽样、配额抽样、立意抽样、滚雪球抽样等。

1. 方便抽样（convenience sampling） 也称就近抽样、碰巧抽样、自然抽样，指研究者根据现实情况，以自己方便的形式抽取偶然遇到的人作为调查对象；或者仅仅选择那些离得最近的、最容易找到的人作为调查对象；或者研究者较为熟悉或研究现场工作基础较好的。最常见的方便抽样是偶遇抽样，即研究者将在某一时间和环境中所遇到的每一总体单位均作为样本成员，如调查员在街头、公园、商店等公共场所进行拦截调查。

2. 配额抽样（quota sampling） 也称定额抽样，是将总体依某种属性或特征分成若干类或层，然后在各层中抽样，样本中各层（类）所占比例与它们在总体中所占比例一样。抽样时不是在层中随机抽样，而是由研究者配额的。

例 19-1 假设某高校有 10000 名学生，其中男生占 60%，女生占 40%；文科学生和理科学生各占 50%；一年级、二年级、三年级、四年级学生分别占 40%、30%、20%和 10%。现要用配额抽样方法依上述三个变量抽取一个规模为 100 人的样本。依据总体的构成和样本规模，可得到下列配额比例（表 19-5）。

表 19-5 配额抽样比例表

变量	男生（60）		女生（40）	
	文科（30）	理科（30）	文科（20）	理科（20）
年级	一/二/三/四	一/二/三/四	一/二/三/四	一/二/三/四
人数	12/9/6/3	12/9/6/3	8/6/4/2	8/6/4/2

3. 立意抽样（purposive sampling） 也称主观抽样、判断抽样，是指调查者基于研究的目的和主观的分析，选择和确定调查对象的方法。因此，样本的代表性取决于研究者对总体的了解程度和判断能力，“有目的”地选择样本，如为检验调查表中问题设计是否得当，常有意选择一些观点差异大的人作为调查对象。

立意抽样多用于无法确定总体范围、总体规模小、调查所涉及的范围较窄，或调查时间、人力等条件有限而难以进行大规模抽样的情况。

4. 滚雪球抽样（snowball sampling） 也称网络抽样，当调查者无法了解总体情况时，可以若干个具有所需特征的人为最初的调查对象，然后依靠他们提供认识的合格的调查对象，再由这些人提供下一批调查对象，依次类推，如同滚雪球般由小变大，调查者可以找到越来越多具有相同性质的调查对象。如，关于男男性行为者、酗酒者、药物滥用者等的调查中，因为这些个体一般不愿意让人们了解他们，很难找到，但他们之间往往有一定的联系，此时可由最初的几个调查对象提供他们认识的合格的调查对象，再由这些人提供下一批调查对象，最终获取足够人数的观察单位组成样本。

5. 非概率抽样的特点和应用 非概率抽样不是按照概率均等的原则，而是根据人们的主观经验或其他条件来抽取样本。因而，其样本的代表性往往较小，误差有时相当大，而且这种误差又无法估计，用这样的样本推论总体是极不可靠的。

非概率抽样也有其优势：可在严格的随机抽样几乎无法进行时使用，如调查对象的总体边界不清而无法制作抽样框。随机抽样实施起来比较麻烦，费时费力，因此，为了保证随机的原则，如果调查的目的仅是对问题的初步探索，获得研究的线索和提出假设，就可以采用非概率抽样。

总之，非概率抽样操作方便、省钱省力，统计方法也较概率抽样简单。而随机抽样是进行统计推断的前提，只有随机样本才能进行假设检验和参数估计。非概率抽样的样本也可以进行分析，但不能采用统计学原理进行统计推断。

第三节 样本含量估算

一、样本含量的影响因素

抽样调查最重要的是如何取得对总体有较好代表性的样本，样本含量估计是抽样调查设计的基本内容之一，即通过调查多大的样本才能更好地估计总体信息。

样本含量（sample size）指为了保证研究结论的可靠性所需要的最低观察单位的数量，也称样本量、样本大小、样本例数。样本量直接影响抽样误差、调查的费用、调查所需的时间、调查员的数量以及其他一些重要的现场操作的限制条件。因此，在流行病学抽样调查设计中，必须考虑样本含量的估计，也称重复原则。样本含量过小，所得的数据不够稳定；抽样误差大，难以获得正确可靠的研究结果；但样本含量过大，会增加实际工作中的困难，不易做到对条件的严格控制，并且会浪费不必要的人力、物力和时间。所以这里所说的样本含量估计是指在保证研究结论具有一定可靠性的条件下，确定最少的调查例数。

影响样本含量的因素有多种，主要包括以下几个方面。

1. 数据种类及总体变异程度 一般来说，定量数据所需的样本量较小而定性数据所需样本量较大，等级数据介于二者之间。变异是指总体中所包含个体的差异程度，个体之间的差异越大，所要求的样本量越大；反之，变异越小所需样本量较少。为确定调查所需的样本含量，需要得到总体研究指标变异程度的估计值，通常可通过查阅文献确定总体参考值或通过预调查获得估计值。

2.调查所要求的精确度或允许误差大小 即实际值和预期值差异的大小，精确度越高，样本含量要求越大，反之亦然。

3. Ⅰ类错误（α）和Ⅱ类错误（β） α、β越小，所需的样本含量越大；反之，所需样本量越小。检验水准α一般取 0.05；把握度（$1-\beta$）通常要求为 80%或 90%，故β多取 0.20 或 0.10。

二、样本含量估算

计算样本量时，通常假定采用的抽样方法为简单随机抽样。当使用复杂抽样方法时，需要考虑不同抽样方法最小抽样单位数及不同抽样单位变异大小。

1. 对均数做简单随机抽样时的样本量 简单随机抽样时，通常使用允许误差和估计量的标准差来确定所需的样本量。此时，$\hat{S}$ 是总体标准差的估计值，总体均值估计量 $\hat{\bar{Y}}$ 。

$$\hat{S}\left(\hat{\bar{Y}}\right)=\sqrt{\left(1-\frac{n}{N}\right)}\frac{S}{\sqrt{n}} \tag{19-1}$$

设允许误差为 d，那么

$$d=z\sqrt{\left(1-\frac{n}{N}\right)}\frac{S}{\sqrt{n}} \tag{19-2}$$

$$n=\frac{z^2S^2}{d^2+\dfrac{z^2S^2}{N}} \tag{19-3}$$

因此为确定 n，需要知道允许误差 d、与可信区间水平相对应的 z、总体大小 N 和总体标准差估计 S。其中，总体标准差估计是最不容易得到的，通常需要根据文献或预调查确定一个近似值。在抽样总体 N 很大的时候，$\dfrac{z^2S^2}{N}\approx 0$，可以忽略不计，样本量的估计公式可简化为下式：

$$n=\frac{z^2S^2}{d^2} \tag{19-4}$$

2. 对率做简单随机抽样时的样本量 对率进行抽样时，用误差表示所需的精度，可通过总体率 P 来表示。对于大样本来说，率的估计量 P 近似服从正态分布，而率的总体方差可由公式 $S^2=P(1-P)$ 估计，于是可得到

$$n=\frac{z^2P(1-P)}{d^2+\dfrac{z^2P(1-P)}{N}} \tag{19-5}$$

在抽样总体 N 很大的时候，$\dfrac{z^2P(1-P)}{N}\approx 0$，可以忽略不计，样本量的估计公式可简化为下式：

$$n=\frac{z^2P(1-P)}{d^2} \tag{19-6}$$

P 值越接近 0.5，所需要样本量就越小。

3. 抽样设计的样本量的估计步骤

第一步：确定抽样调查的估计精度水平，包括允许误差 d 和可信度（$1-\alpha$），通过查表查得 z。

第二步：按照保守（样本量宁大勿小）原则，对总体标准差 S 预估。

S 自然是未知的，一般用下列几种方法估计：①查阅文献确定参考值；②利用预调查结果；③利用某些理论上的结论[例如总体率估计时常取 $S^2 = P(1-P) = 0.25$]；④由富有经验的专家判断。

第三步：根据给定估计精度水平和总体方差 S^2 的预估结果，同时考虑总体规模 N 的大小，计算简单随机抽样条件下所需的样本量，称初始样本量 n_0：

$$n_0 = \frac{z^2 S^2}{d^2 + \frac{z^2 S^2}{N}}$$

第四步：确定抽样方式，并根据不同抽样方式的设计效应 *deff* 对样本量进行调整，见下式：

$$n_1 = n_0 \times deff \tag{19-7}$$

设计效应 *deff* 定义为任意抽样方式下的抽样方差除以简单随机抽样方式下抽样方差的商，所以，

简单随机抽样的 *deff*=1；分层随机抽样的 *deff* ＜1；整群随机抽样的 *deff* ＞1；系统随机抽样的 *deff*=1。

通常 *deff* 由于总体方差未知而事先无法得知，此时在经费允许的前提下，样本量的取值应尽量大一点，可将分层随机抽样的 *deff* 定为 1。

第五步：判定有效应答率，并根据有效应答率对样本量进行再调整，见下式：

$$n_2 = \frac{n_1}{r} \tag{19-8}$$

第六步：在需要得到分组数据，并对这些分组数据的精度有事先约定或要求时，例如，全国性调查往往附带对各省（自治区、直辖市）的相应数值也给出规定精度的估计，还应分别计算各组所需样本量，然后经各组累计得到所需的总样本量。

第七步：为了最终确定样本量，除严格按照上述步骤审慎予以考虑外，还必须仔细权衡费用、时间、人力等各种资源方面的限制。

例 19-2 某大学有 20000 名学生，为调查该校学生抑郁症的患病率，取 α=0.05，在允许误差 d=±2%的范围内估计总体患病率，需要调查多少人？

已知：α=0.05，$Z_{0.05}$=1.96≈2；d=2%=0.02，N=20000

未知：对总体一无所知，故取 P=0.5

第一步：计算初始样本量 n_0

$$n_0 = \frac{z^2 P(1-P)}{d^2 + \frac{z^2 p(1-p)}{N}} = \frac{2^2 \times 0.5 \times (1-0.5)}{0.02^2 + \frac{2^2 \times 0.5 \times (1-0.5)}{20000}} = 2222$$

如果采用简单随机抽样，则需要调查至少 2222 人。

第二步：如果采用其他单级随机抽样或者多级随机抽样，则要根据抽样的设计效应来调整样本量，假如采用分层整群抽样，设定 *deff*=1.5，则所需样本量为：$n_1 = deff \times n_0 = 1.5 \times 2222 = 3333$。

第三步：根据预期有效应答率进行调整，确定最终的样本量。假定预期应答率为 80%，则最终所需样本量为

$$n_2 = \frac{n_1}{r} = \frac{3333}{0.8} \approx 4167$$

在实施调查时，如果实际应答率不到 80%，最终的有效样本数将小于预期的样本量，所得的患病率估计值的精度将比要求的精度低；如果实际应答率比 80%高，有效样本数将大于预期的样本量，调查得到的患病率的估计值也会更精确。

第四节　样本含量 PASS 软件的实现

PASS（Power Analysis and Sample Size）是用于效能分析和样本量估计的统计软件包，是目前市场研究中最好的效能检验的软件。该软件界面友好，功能齐全，操作简便。用户不需要精通统计学知识，只要确定医学研究设计方案，并提供相关信息，就可通过简单的菜单操作，估计出检验效能和样本含量。

采用 PASS 11 进行软件操作，可估算抽样调查的样本含量。打开软件，见图 19-1。

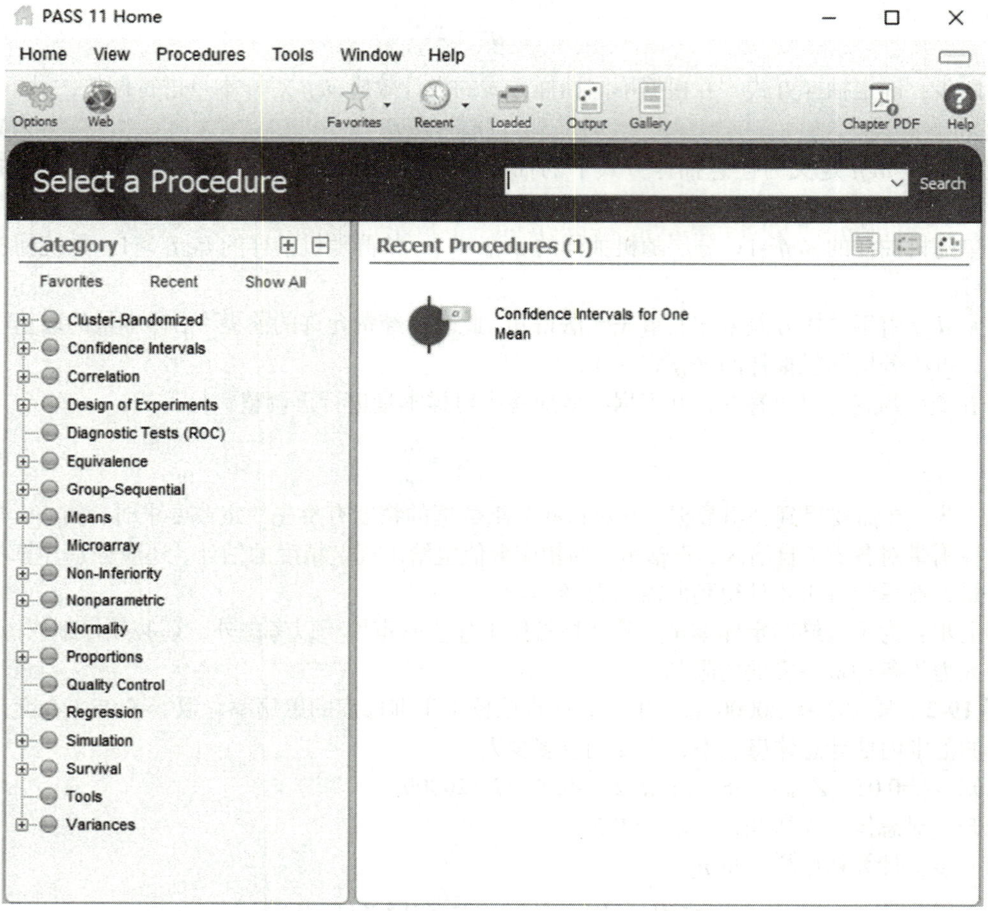

图 19-1　PASS 主界面

1. 对均数做简单随机抽样时的样本含量

例 19-3　已知某地成年男子身高的标准差是 6.0cm，现计划通过抽样调查了解该地区成年男子身高的总体平均水平，若规定容许误差不超过 0.5cm，取α=0.05，试估算需要调查的人数。其软件操作方法如下：

（1）打开 PASS 11，进入主界面，依次选择 Means→One Mean→Confidence Interval，选择 Confidence Intervals for One Mean（图 19-2）。

（2）根据要求输入参数。待解决的问题：样本含量[N（Sample Size）]；置信区间（Confidence Level）：0.95；容许误差（Precision）：0.05；标准差（Standard Deviation）：0.5；置信区间类型（Interval Type）：双侧（Two-Sided）；总人群大小（Population Size）：假设总人群不可数（Infinite），点击 Run 运行（图 19-3）。

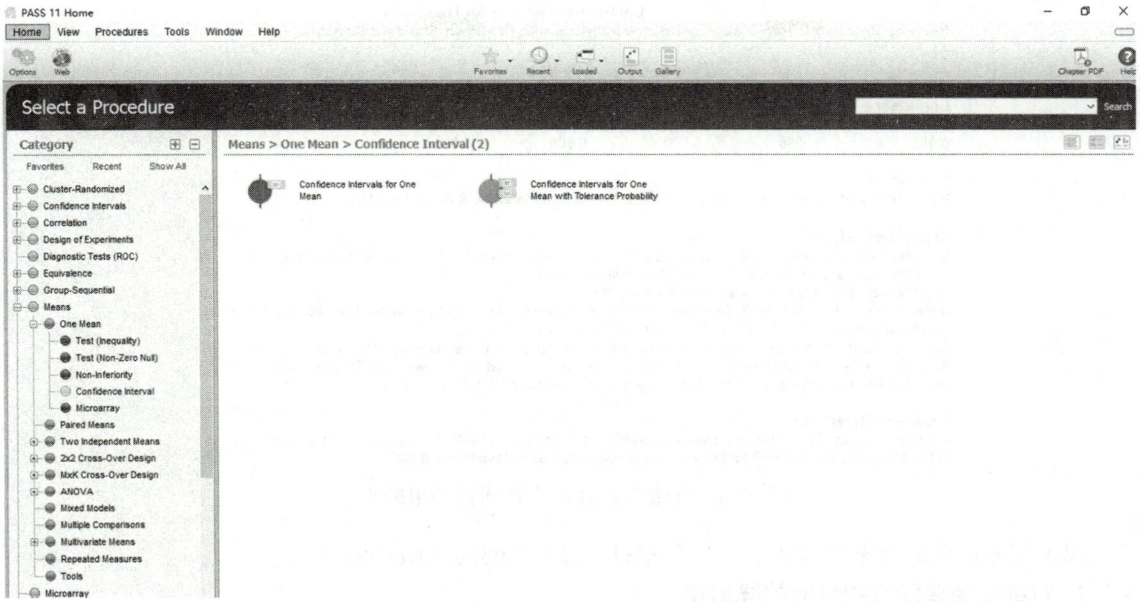

图 19-2 计量资料样本含量估计主界面

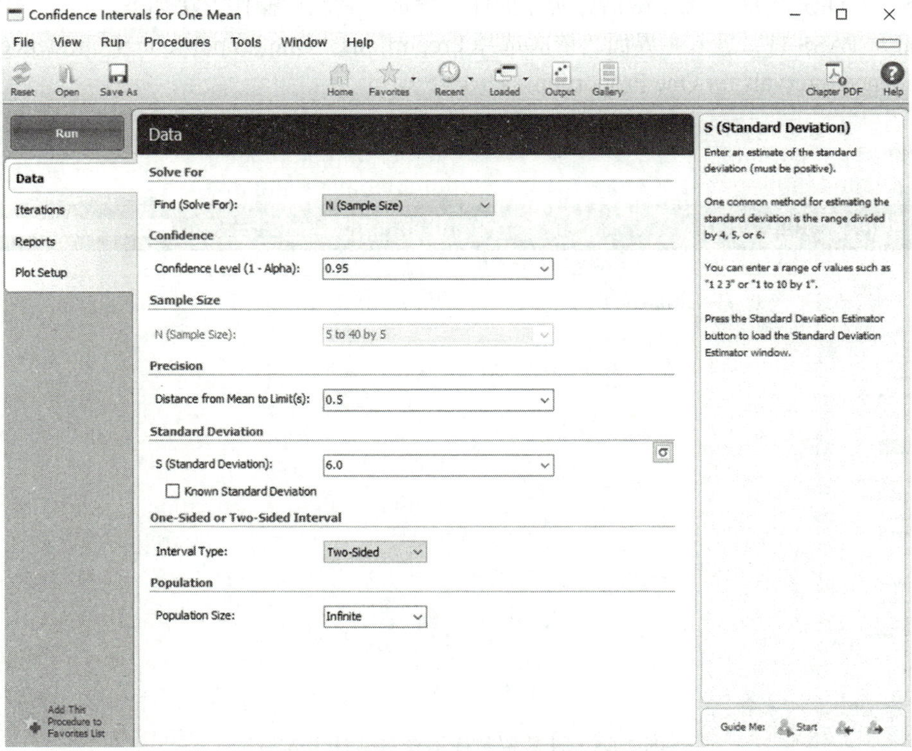

图 19-3 计量资料样本含量估计参数输入

（3）结果分析：结果表明，在置信区间为 95%，容许误差为 0.5cm 的条件下，所要抽取的样本含量为 556 人（图 19-4）。

Confidence Intervals for One Mean

Numeric Results for Two-Sided Confidence Intervals with Unknown Standard Deviation

Confidence Level	Sample Size (N)	Target Distance from Mean to Limits	Actual Distance from Mean to Limits	Standard Deviation (S)
0.950	556	0.500	0.500	6.000

References

Hahn, G. J. and Meeker, W.Q. 1991. Statistical Intervals. John Wiley & Sons. New York.

Report Definitions

Confidence level is the proportion of confidence intervals (constructed with this same confidence level, sample size, etc.) that would contain the population mean.
N is the size of the sample drawn from the population.
Distance from Mean to Limit is the distance from the confidence limit(s) to the mean. For two-sided intervals, it is also known as the precision, half-width, or margin of error.
Target Distance from Mean to Limit is the value of the distance that is entered into the procedure.
Actual Distance from Mean to Limit is the value of the distance that is obtained from the procedure.
The standard deviation of the population measures the variability in the population.

Summary Statements

A sample size of 556 produces a two-sided 95% confidence interval with a distance from the mean to the limits that is equal to 0.500 when the estimated standard deviation is 6.000.

图 19-4 计量资料样本含量估计结果输出

（4）若考虑到应答率为 80%，则实际抽样人数应为 556/80%=695 人。

2. 对率做简单随机抽样时的样本量

例 19-4 某地欲了解 50 岁以上人群中高血压病的患病率，查阅文献获得该地区的患病率 P=25%，设 α 为 0.05，允许误差为 2.5%，试估算所需的样本含量。其软件操作方法如下。

（1）打开 PASS 11，进入主界面，依次选择 Proportions→One Proportion→Confidence Interval，选择 Confidence Intervals for One Proportion（图 19-5）。

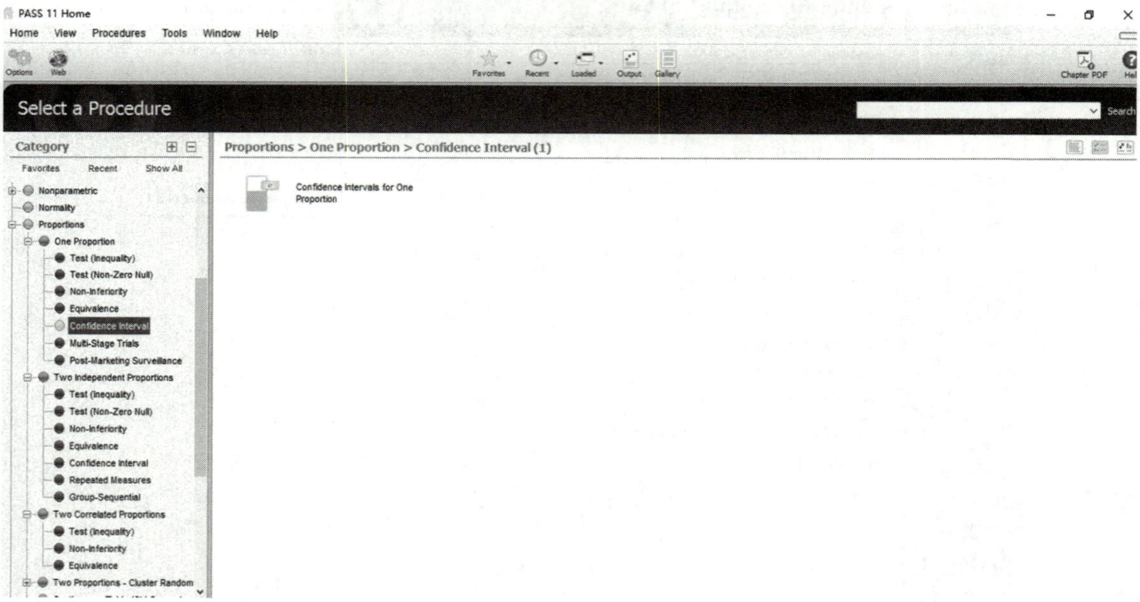

图 19-5 计数资料样本含量估计主界面

（2）根据要求输入参数。待解决的问题：样本含量[N（Sample Size）]；置信区间（Confidence Level）：0.95；容许误差[Precision（Two-Sided）]：0.05；比例（Proportion）：0.25；置信区间公式（Confidence Interval Method）：Simple Asymptotic；置信区间类型（Interval Type）：双侧（Two-Sided），点击 Run 运行（图 19-6）。

（3）结果分析：结果表明，在置信区间为 95%，容许误差为 2.5%的条件下，所要抽取的样本含量为 1153 人（图 19-7）。

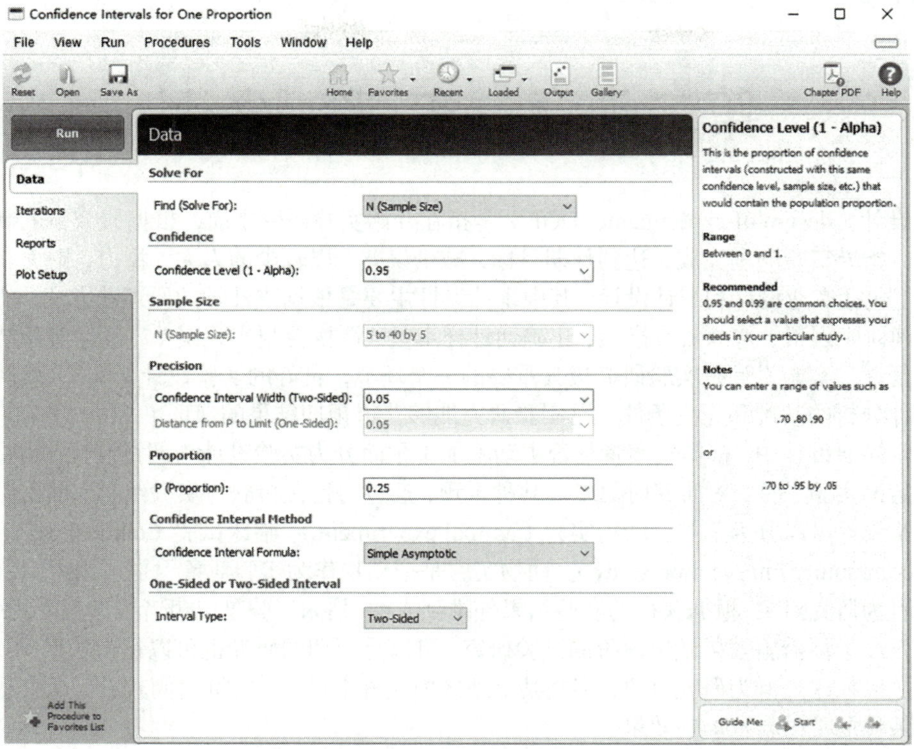

图 19-6 计数资料样本含量估计参数输入

Confidence Intervals for One Proportion - New

Numeric Results for Two-Sided Confidence Intervals for One Proportion
Confidence Interval Formula: Simple Asymptotic

Confidence Level	Sample Size (N)	Target Width	Actual Width	Proportion (P)	Lower Limit	Upper Limit	Width if P = 0.5
0.950	1153	0.050	0.050	0.250	0.225	0.275	0.058

References

Fleiss, J. L., Levin, B., Paik, M.C. 2003. Statistical Methods for Rates and Proportions. Third Edition. John Wiley & Sons. New York.
Newcombe, R. G. 1998. 'Two-Sided Confidence Intervals for the Single Proportion: Comparison of Seven Methods.' Statistics in Medicine, 17, pp. 857-872.

Report Definitions

Confidence level is the proportion of confidence intervals (constructed with this same confidence level, sample size, etc.) that would contain the population proportion.
N is the size of the sample drawn from the population.
Width is the distance from the lower limit to the upper limit.
Target Width is the value of the width that is entered into the procedure.
Actual Width is the value of the width that is obtained from the procedure.
Proportion (P) is the assumed sample proportion.
Lower Limit is the lower limit of the confidence interval.
Upper Limit is the upper limit of the confidence interval.
Width if P = 0.5 is the maximum width for a confidence interval with sample size N.

Summary Statements

A sample size of 1153 produces a two-sided 95% confidence interval with a width equal to 0.050 when the sample proportion is 0.250.

图 19-7 计数资料样本含量估计结果输出

（4）若考虑到应答率为 80%，则实际抽样人数应为 1153/80%≈1442（人）。

小 结

调查设计是调查研究工作得以顺利完成的重要保障，主要包括调查目的、观察单位与调查指标、调查方法、调查表的制订并评价，样本含量估算，现场组织实施和质量控制等。本章学习重点是调查方法的选择和样本含量估计，不同的调查方法其样本含量的计算亦不同，可借用 PASS 软件实现。

（沈 冲）

第二十章　实验设计

实验设计（design of experiment，DOE）是指在开始实验研究之前，根据研究目的制定的实验实施计划，指导实验顺利完成，达到预期目标，减少误差，以较少的人力、物力、财力获得可靠的实验结果。包括专业设计和统计设计，其中统计设计主要是依据统计学的原理和方法，从现有条件出发，明确研究因素、选择效应指标、正确估计样本量、严格控制实验误差，确保实验结果的科学性和可重复性。实验设计是实验研究极其重要的一个环节，良好的实验设计是实验过程中的依据，是进行统计分析的基础和先决条件，是实验研究能够获得预期结果的保证。

在医学科研设计中，根据观察者是否主动施加干预而分为实验设计与调查设计。实验设计是通过控制一定的实验条件，对研究对象施加某种干预，通过对比分析获得实验结果。根据研究对象的不同，实验设计可以分为三类：动物实验（animal experiment）、临床试验（clinical trial）与社区干预试验（community intervention study）。动物实验是把动物作为实验对象，也可用组织器官和细胞等生物材料为研究对象，根据获得的实验结果外推到人类。临床试验是以患者或健康者为研究对象，对药物疗效或干预措施效果做出评价的试验研究，可以是短期的研究也可以是中长期的研究。社区干预试验是以社区人群为研究对象，多在某个地区内人群中进行，持续时间较长，观察某种保护措施对抑制某种危险因素致病的效果。

第一节　基本要素

处理因素、受试对象和实验效应是实验设计的三个基本要素，例如，用两种药物干预治疗两组高血压患者，观察比较两组患者血压变化情况，这个实验中，用到的药物是处理因素，高血压患者为受试对象，血压为实验效应。三个基本要素贯穿于整个实验过程，影响着实验结果，在实验设计中要予以足够重视。

一、处理因素

处理因素（treatment factor）也称研究因素，是研究者根据研究目的而确定的给予研究对象的干预措施或实验因素。处理因素有物理性因素（如噪声、震动、温度、理疗及外科手术等）、化学性因素（药物、毒素、生物制剂、病原生物体等）、生物性因素（如年龄、性别、心理因素、营养状况、遗传特征等）。

一个处理因素的不同数量等级或不同状态称为水平，一个实验研究可以有多个处理因素，也可以分多个水平。不同处理因素与不同水平可以随意组合，但是在一个实验中，处理因素不宜安排太多，太多会使分组以及所需受试对象数量增多，整个实验难以控制，应该突出主要因素。同时水平数也应该合理，水平数太少，难以观察到剂量效应关系，水平数太多，会导致研究对象数量增加，实验成本增大。

实验设计的目的就是阐明某些处理因素作用于受试对象的效应，确定处理因素需要注意以下几个问题。

1. 把握主要因素　任何实验效应都是多种因素作用的结果，包括已知的和未知的，我们不可能控制所有影响实验的因素，也没有必要将所有因素放在一次实验中进行研究，因此需要抓住主要的因素进行实验研究。同时，一个处理因素可以有多个水平，如药物剂量的不同水平、作用时间的长短等。因此，一个良好的实验设计需要在众多因素和水平中抓住主要因素。例如，降压新药的疗效研究，药物疗效与药物剂量、疾病严重程度、是否合并其他疾病、患者年龄、患者职业、患者文化程度等因素均有关系，同时可以有多个给药剂量水平，此时需要把握主要因素，即降压药物的疗效，其他因素则可以作为非处理因素暂缓研究。

2. 区分处理因素与非处理因素 根据研究目的确定什么是该研究的处理因素，什么是该实验的非处理因素。非处理因素是指除处理因素之外所有能够影响实验结果的因素，可视为混杂因素或协变量，应当加以控制。例如，研究二甲双胍对糖尿病患者降糖效果的实验，处理因素是药物二甲双胍，非处理因素是所有可能影响结果的因素，如患者年龄、病程、疾病严重程度等，这些非处理因素若不加以控制，则组间分布不均衡，在不同组产生不同效应，成为混杂因素，会影响结果的真实性。

3. 处理因素标准化 处理因素标准化就是如何保证处理因素在整个实验过程中始终如一，保持不变。在实验设计阶段需要制订处理因素标准化的具体措施和方法，包括处理因素的施加方法、力度、频度和持续时间等。例如，在临床药物试验中，每个受试对象所接受的药物的性质、成分、批号、剂型、剂量、使用方法等应完全一致。

二、受试对象

受试对象（study subject）是研究人员施加处理的对象，可以是人或动物，也可以是细胞、组织等其他材料，根据不同的研究目的，选择不同的受试对象。如，研究生殖毒性需要选择雌性动物，做有关疾病患者的研究，就要选择符合标准的患者。受试对象选择是否合理，对实验结果有着极为重要的影响。研究对象的选择需要满足两个基本条件，一是对处理因素敏感，二是反应稳定，同时需要兼顾受益情况、代表性、均衡性和依从性。

1. 动物的选择 研究目的不同所需要的动物也不相同。选用动物适当，将给实验成功提供有利条件。动物的选择首先要考虑动物的种类、品系，另外还需注意月龄、雌雄、体重、窝别、营养状态等。

2. 病例的选择 在临床试验选择病例时，要有明确的诊断标准、纳入标准、排除标准，另外，还需对患者的年龄、病程、疾病轻重程度、依从性等因素做出明确具体的规定，保证受试对象的一致性，排除非处理因素的影响。例如，在做降糖药物疗效研究时，需要有明确的糖尿病诊断标准，患者的纳入及排除标准：年龄范围、性别比例、有无并发症、病程、有无其他疾病的合并、是否再用其他降糖药、是否为妊娠或哺乳期、是否为过敏体质、精神状态是否能很好合作、有无签署知情同意等。

三、实验效应

实验效应（experimental effect）是指受试对象接受处理因素之后所出现的反应或结局，通过各种指标进行测量和评价。因此选择指标尤为重要，结局指标分为主要指标和次要指标，主要指标反映研究的核心问题，必须齐全，不可遗漏，次要指标不宜太多，按其价值大小选择。

结局指标有主观指标和客观指标，主观指标是研究者根据自己的主观判断和研究对象的主观感受、记忆等记录的指标。例如，动物实验过程中对动物的活动度、毛色、爪子等观察记录的资料，主观指标易受观察者主观感受和经验的影响，且多数是描述性和定性的指标。客观指标是借助仪器设备测量所得，具有较好的真实性和可靠性，且多数是定量资料，如临床检测患者的血脂，肝功能、肾功能的生化检查结果等。

实验效应是否能够很好地表现出来依赖于实验指标的好坏，因此，在实验设计时应认真选择实验指标，具体要求如下。

1. 客观性 尽可能选择客观指标，保证能反映真实的实验效应，如生化检查、身高、体重等。但有时客观指标也存在主观判断问题，如 X 线胸片是客观的，但判断时存在主观性，需要在实验开始前明确判断标准。

2. 精确性 选用的指标要尽量精确，包括准确度和精密度。准确度指观察值与真实值的接近程度，主要受系统误差影响；精密度指相同条件下对同一对象的同一指标进行重复观察时，获得观察值的稳定程度，主要受随机误差影响。实验效应指标要二者兼顾，需根据研究目的来权衡二者的重要性。

3. 灵敏性 指能如实反映研究对象体内出现微量效应变化的指标。提高指标的灵敏性主要靠改进检测方法，提高检测手段，尽量选用高灵敏度的指标。

4. 特异性 指不易受其他因素干扰、专一性很强的指标，可以选择特异度较高的指标。在实际研究过程中，需要根据研究目的权衡灵敏度和特异度，选择合适的效应指标。

第二节 基本原则

医学实验研究中，由于存在各种非处理因素的干扰，可能使实验结果产生偏倚。为了减少偏倚，实验设计时必须严格遵循实验设计的基本统计原则，即对照原则、随机化原则、重复原则。

一、对照原则

对照原则（principle of control）是实验设计基本原则中的首要原则。设置对照是为了更好地评价和鉴别实验结果的科学性、真实性，避免偏倚而产生错误的结论。设置对照组可以甄别处理因素与非处理因素效应，排除非处理因素干扰，减少实验误差，使处理因素的效应更充分地显示出来。

设立对照组，应满足均衡性要求，即实验组与对照组除处理因素不同外，其他条件应尽量保持一致。应做到：①组间除干预措施不同外，其他影响结果的非处理因素，如年龄、性别、病情、病程等，尽可能地相同或相近；②各组研究对象对所研究疾病的易感度及发病机会均衡可比；③各组观察与检测受试对象的方法、诊断标准等必须一致；④对各组的受试对象要一视同仁。例如，在动物实验中，动物的来源、种属、雌雄、原始体重、健康状态应尽量相同或相近，给药途径、饲养条件、麻醉程度、消毒情况、术后护理等也应一致。又如，临床观察中，患者的诊断必须准确可靠，年龄、性别、体质、病情等应力求一致或相近。

医学研究中常用的对照有以下几种，需要根据不同的研究目的和条件选择合适的对照形式。

1. 空白对照（blank control） 指对照组不给任何处理或干预，但其他实验条件与实验组相同。例如，进行可疑致癌物的研究，试验组动物加入可疑致癌物，对照组动物不给任何处理，仅观察有关自发肿瘤的发生。又如，观察维生素 A 预防肺癌的作用，试验组的石棉矿工每天口服一定剂量的维生素 A，对照组的石棉矿工不服任何药物，追踪观察一定时期后，比较两组工人的肺癌发生率。而在临床试验中，因涉及伦理道德问题，不宜用空白对照。

2. 实验对照（experimental control） 指对照组施加与处理因素相关的实验措施，而不是处理因素，如研究中草药烟熏灭蚊的效果时，对照组也要用烟熏，只是不加灭蚊的药物（中草药），以保证实验组与对照组的均衡。

3. 安慰剂对照（placebo control） 安慰剂是指外观、剂型、处置方法及处理实验过程等方面与受试药物完全相同，但无任何研究干预作用的相似物，不能被识别。给对照组受试者使用无药理活性的安慰剂称为安慰剂对照，设置安慰剂对照的目的是消除药物以外的因素（重点是受试者精神或心理因素）影响所产生的偏倚。例如，考察感冒冲剂预防流感的效果，安慰剂对照组服用的剂型、剂量、外包装完全相同，但不含有效成分的冲剂。在临床实践中，因大多数疾病都需治疗，故使用安慰剂对照受到限制。

4. 标准对照（standardized control） 即用现有公认的标准方法或常规方法作为对照，临床试验中，采用当前确认疗效的常规药物作为对照是最好的。如，临床试验某种新药或治疗方法，对照组患者采用目前疗效确定的某种药物或治疗方法，试验组患者采用某种新药或治疗方法，前者就是标准对照组。

5. 历史对照（historical control） 不专门设立对照组，而是以过去的研究结果作为对照，又称潜在对照。例如，断手再植第一次成功，被公认是一项了不起的医学成就。它之所以有意义就在于许多过去所做的众多手术无一成功，这些失败手术就成为这一例成功手术的潜在对照。

6. 自身对照（self control） 对照与试验在同一对象身上进行，如身体对称部位或试验不同阶段分别接受不同的试验因素，一个为对照，一个为试验，比较其差异。例如，研究药物过敏反应，受试者一侧手臂用试验药，另一侧用对照药，对两种药物产生的效应进行比较。

7. 相互对照（mutual control） 各实验组互为对照。例如，研究不同药物作用的差异或者同一药物不同剂量的疗效，可以使用相互对照。

二、随机化原则

在实验中，许多不可控制的混杂因素在各组间无法完全达到均衡，而且许多因素事先无法预知会影响实验结果，也就未能在设计时加以控制，这些因素在组间的均衡就依赖于随机化来保障，即在实验对象的抽样、分组、实验顺序和结果测量等方面每个对象都有同等的概率。随机抽样可以使实验结果具有普遍推广价值；随机分组可以使非处理因素在实验组与对照组间分布均衡；实验顺序随机可以保证每个实验对象均有相同的机会先后接受处理，即样本中每个个体接受先后处理的机会相同。医学科研设计中必须遵循随机化原则，而且需要贯穿始终，这是保证实验中非处理因素均衡一致的重要手段，也是对样本信息进行统计推断的前提。随机化的方法包括传统的抽签法、随机数字表法或计算机程序法。

三、重复原则

重复原则是指要在相同实验条件下进行多次观察。重复是消除非处理因素影响的又一重要方法，包括样本量的大小和重复次数的多少。实验的样本量必须足够大，在相同实验条件下有充分的重复，以避免实验结果的偶然性，突出表现其必然规律，重复实验是检查实验结果可靠性的唯一方法。一个不可重复的研究是没有科学性的。随机误差是客观存在的，只有在同一实验条件下对同一观测指标进行多次重复测定，才能估计出随机误差的大小，只有实验单位足够多时才能获得随机误差比较小的统计量。

第三节 样本含量的估计

研究设计中的样本含量体现了科研设计中的重复原则，一个合适的样本含量，既能保证检验效能，又能节省人力、物力、财力，并能缩短研究时间。样本含量太大会造成资源的浪费，样本含量太小，出现假阴性结果的概率增大，甚至导致错误结论，因此，需要对样本含量进行估计。

一、样本含量的影响因素

1. 总体参数 根据研究目的与资料性质，要先知道一些参数的估计值。例如，要比较几组计量资料，先要知道总体标准差 σ 和总体均数 μ 的估计值，σ 越大，所需样本含量越大。

2. 实验误差 由于抽样误差的影响，用样本指标估计总体指标常有一定的误差，因此需要确定一个样本指标与总体指标相差所允许的限度——允许误差，即处理组间的差别 δ，其值要求越小，所需例数就越多。

3. 检验水准 即第Ⅰ类错误的概率 α，α 越小，所需样本含量越大。在同一 α 水准下，单侧检验所需样本含量小于双侧检验所需的样本含量。

4. 检验效能 第Ⅱ类错误概率β，或把握度、检验效能（$1-\beta$），若要求检验效能（$1-\beta$）越大，需要的样本含量也越大。

5. 资料性质 不同的分析资料，总体参数的估计方法不同，样本含量的计算方法也不同。

6. 实验结果的可能性 在保证研究结论具有一定可靠性的前提下，计算最少的观察实验例数。

7. 实验设计的类型 设计类型不同，标准误的估计方法不同，样本含量的计算也不同。

二、样本含量的估计

1. 粗估法 估计值ξ来自于以往的实践或其他单位的经验，查阅文献资料以及专业上的判断。

2. 计算法 根据以上所需考虑的影响因素，按照研究目的，可选择不同的方法计算估计样本含量（详见下一节）。

第四节 SPSS 软件实现

样本含量估算可以通过公式计算，也可以借助于软件实现，下面介绍假设检验中常用的几种方法，借助于 PASS11（Power Analysis and Sample Size）软件实现。

一、样本均数与总体均数比较

1. 公式计算

$$n=\left[\frac{\left(z_{\alpha/2}+z_{\beta}\right)\sigma}{\delta}\right]^2 \tag{20-1}$$

式中 n 为所需样本含量，δ是容许误差，σ是观测指标的总体标准差，z_α是标准正态曲线下单侧或双侧面积为α时的 z 值，z_β是标准正态曲线下右侧面积为β时的 z 值。

例 20-1 已知某地成年男性的血红蛋白含量（136±15）g/L，拟对当地建筑工人进行抽样调查，研究建筑工人的血红蛋白含量水平与当地一般成年男性有无差异。根据专业医学知识可知，当血红蛋白含量相差 10g/L 以内时，认为二者无差异。取α=0.05，β=0.10，问应检查多少建筑工人?

本例δ=10，$z_{\alpha/2}=z_{0.05/2}=1.96$，$z_\beta=z_{0.10}=1.282$，$\sigma$=15，代入式（20-1）得

$$n=\left[\frac{(1.96+1.282)\times 15}{10}\right]^2=23.6(\approx 24)$$

即需要检查 24 位建筑工人。

2. 软件实现 打开 PASS11 版本，主界面左侧为 Category 窗口。点击 Category 下的 Means（+号展开）→ One Mean（+号展开）→Test（Inequality）→Tests for One Mean，见图 20-1。

在 Tests for One Mean 界面，Solve For 部分的 Find（Solve For）下拉窗口选择 N（Sample Size）；Error Rates 部分，Power（1–Beta）输入 0.90，Alpha（Significance Level）输入 0.05；Effect Size 部分，Mean0（Null or Baseline）输入 0，Mean1（Alternative）输入 10；Standard Deviation 部分，S（Standard Deviation）输入 15；Test 部分，Alternative Hypothesis 选择 Ha：Mean0≠Mean1，点击 Run 按钮，输出结果至 Output 界面，见图 20-2 和图 20-3。

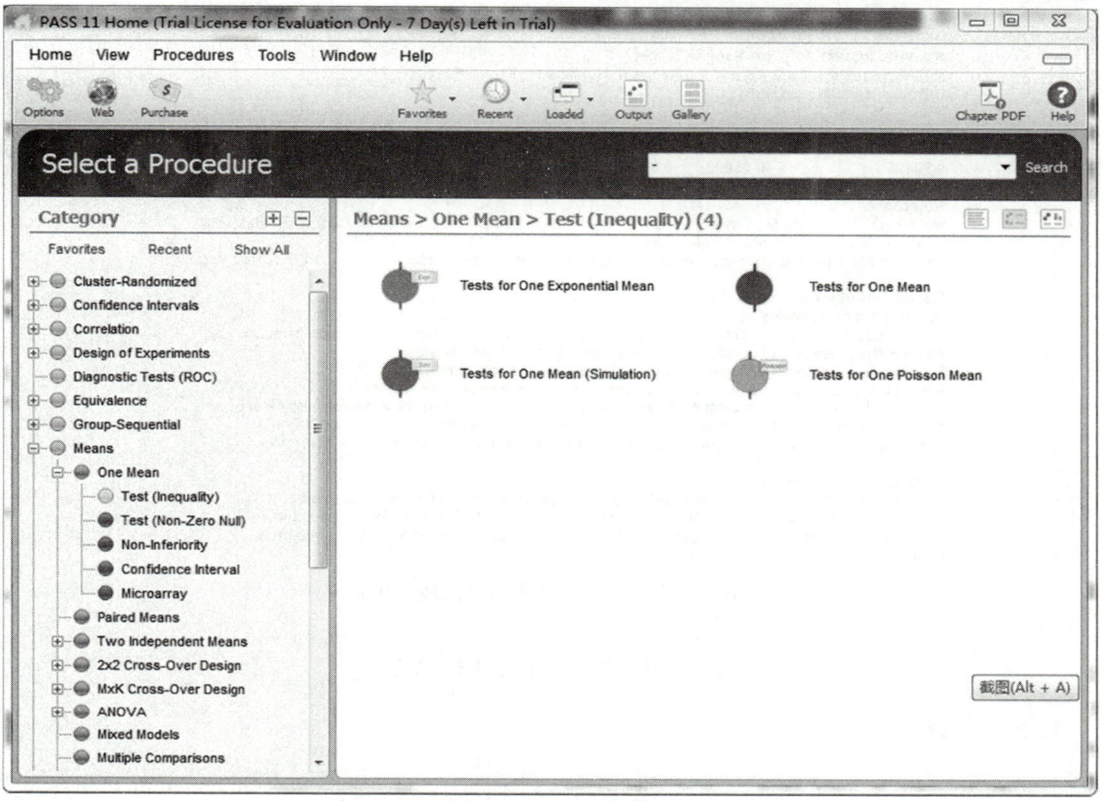

图 20-1 样本均数与总体均数比较主界面

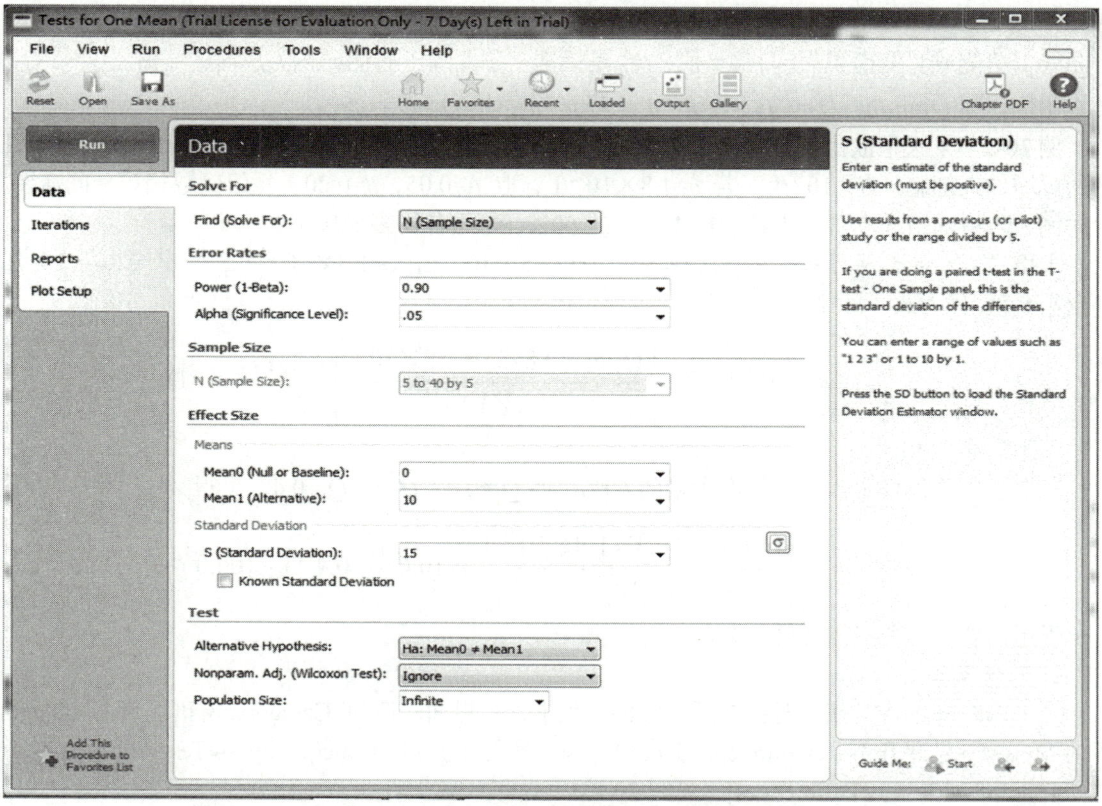

图 20-2 样本均数与总体均数比较参数录入

One-Sample T-Test Power Analysis

Numeric Results for One-Sample T-Test
Null Hypothesis: Mean0=Mean1　Alternative Hypothesis: Mean0≠Mean1
Unknown standard deviation.

Power	N	Alpha	Beta	Mean0	Mean1	S	Effect Size
0.90425	26	0.05000	0.09575	0.0	10.0	15.0	0.667

References
Machin, D., Campbell, M., Fayers, P., and Pinol, A. 1997. Sample Size Tables for Clinical Studies, 2nd Edition. Blackwell Science. Malden, MA.
Zar, Jerrold H. 1984. Biostatistical Analysis (Second Edition). Prentice-Hall. Englewood Cliffs, New Jersey.

Report Definitions
Power is the probability of rejecting a false null hypothesis. It should be close to one.
N is the size of the sample drawn from the population. To conserve resources, it should be small.
Alpha is the probability of rejecting a true null hypothesis. It should be small.
Beta is the probability of accepting a false null hypothesis. It should be small.
Mean0 is the value of the population mean under the null hypothesis. It is arbitrary.
Mean1 is the value of the population mean under the alternative hypothesis. It is relative to Mean0.
Sigma is the standard deviation of the population. It measures the variability in the population.
Effect Size, |Mean0-Mean1|/Sigma, is the relative magnitude of the effect under the alternative.

Summary Statements
A sample size of 26 achieves 90% power to detect a difference of -10.0 between the null hypothesis mean of 0.0 and the alternative hypothesis mean of 10.0 with an estimated standard deviation of 15.0 and with a significance level (alpha) of 0.05000 using a two-sided one-sample t-test.

图 20-3　样本均数与总体均数比较结果输出

二、两个样本均数比较

1. 公式计算

$$n=\left[\frac{\left(z_{\alpha/2}+z_{\beta}\right)\sigma}{\delta}\right]^2\left(Q_1^{-1}+Q_2^{-1}\right) \tag{20-2}$$

式中 n 为所需样本含量，δ 是容许误差，$\delta=\left|\mu_1-\mu_2\right|$，$\sigma$是观测指标的总体标准差，$z_\alpha$是标准正态曲线下单侧或双侧面积为$\alpha$时的 z 值，z_β 是标准正态曲线下右侧面积为β 时的 z 值，Q_1 与 Q_2 为样本比例，即 $Q_1=n_1/n$，$Q_2=n_2/n$，$n=n_1+n_2$，若 $n_1=n_2$，则 $Q_1=Q_2=0.5$。

例 20-2　某医生欲比较甲药与乙药对血压的影响，据以往经验，甲药可增加红细胞 0.8×10^{12}/L，乙药可增加红细胞 1.8×10^{12}/L。若 $\sigma=1.8\times10^{12}$/L，取 $\alpha=0.05$，$\beta=0.20$，每组例数相等，问需要多少病例？若甲药组样本含量占整个样本含量的 60%，每组各需多少病例？

本例中，$z_{\alpha/2}=z_{0.05/2}=1.96$，$z_\beta=z_{0.20}=0.842$，$\sigma=1.8\times10^{12}$/L，$\delta=1.8\times10^{12}-0.8\times10^{12}=1.0\times10^{12}$/L，$Q_1=Q_2=0.5$，代入式（20-2）得

$$n_1=n_2=n/2=2\times\left[\frac{(1.96+0.842)\times1.8\times10^{12}}{1.0\times10^{12}}\right]^2=50.9(\approx51)$$

每组需病人 51 例。

若要求甲药组样本占整个样本含量的 60%，即 $Q_1=0.6$，$Q_2=1-Q_1=0.4$，可得

$$n=\left[\frac{(1.96+0.842)\times1.8\times10^{12}}{1.0\times10^{12}}\right]^2\times(0.6^{-1}+0.4^{-1})=106.0$$

甲组需要 64 例，乙组需要 42 例。

2. 软件实现

（1）两组样本含量相等时：打开 PASS11 版本，主界面左侧为 Category 窗口。点击 Category 下的 Means(+号展开)→ Two Independent Means(+号展开)→Test(Inequality)→Tests for Two Means（Two-Sample T-Test）[Differences]，见图 20-4。

在 Tests for Two Means（Two-Sample T-Test）[Differences]界面，Solve For 部分，Find（Solve For）

选择 N1；Error Rates 部分，Power（1–Beta）输入 0.80，Alpha（Significance Level）输入 0.05；Sample Size 部分，N2（Sample Size Group 2）选择 Use R，R（Sample Allocation Ratio）输入 1.0；Effect Size 部分，Mean1（Mean of Group 1）输入 0.8，Mean2（Mean of Group 2）输入 1.8，S1（Standard Deviation Group 1）输入 1.8；Test 部分，Alternative Hypothesis 选择 Ha：Mean1≠Mean2，点击 Run 按钮，输出结果至 Output 界面。见图 20-5 和图 20-6。

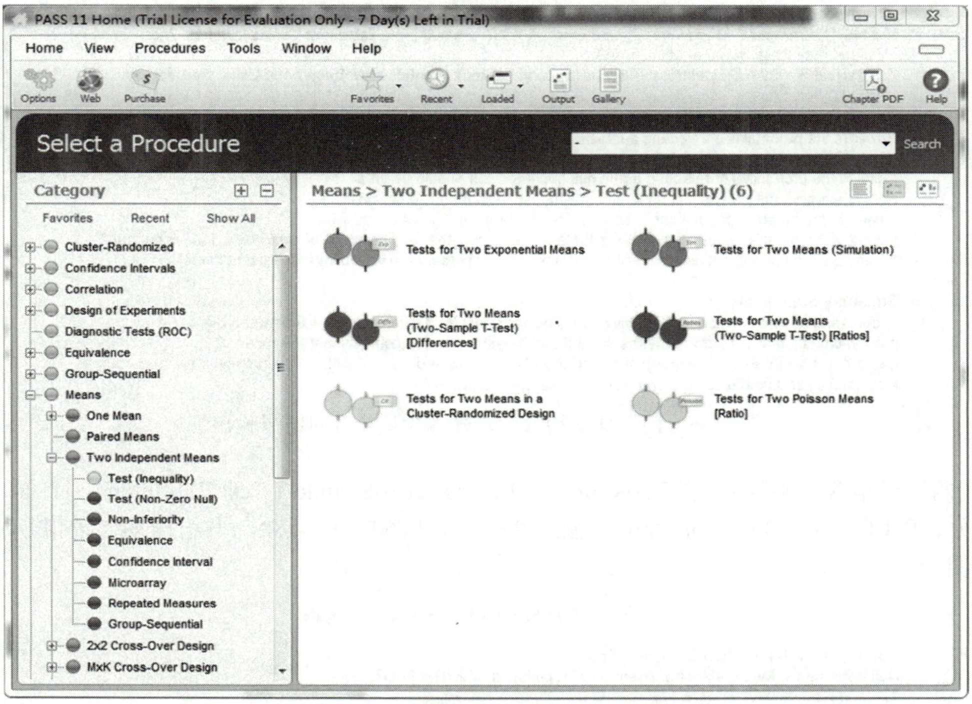

图 20-4 两个样本均数比较主界面

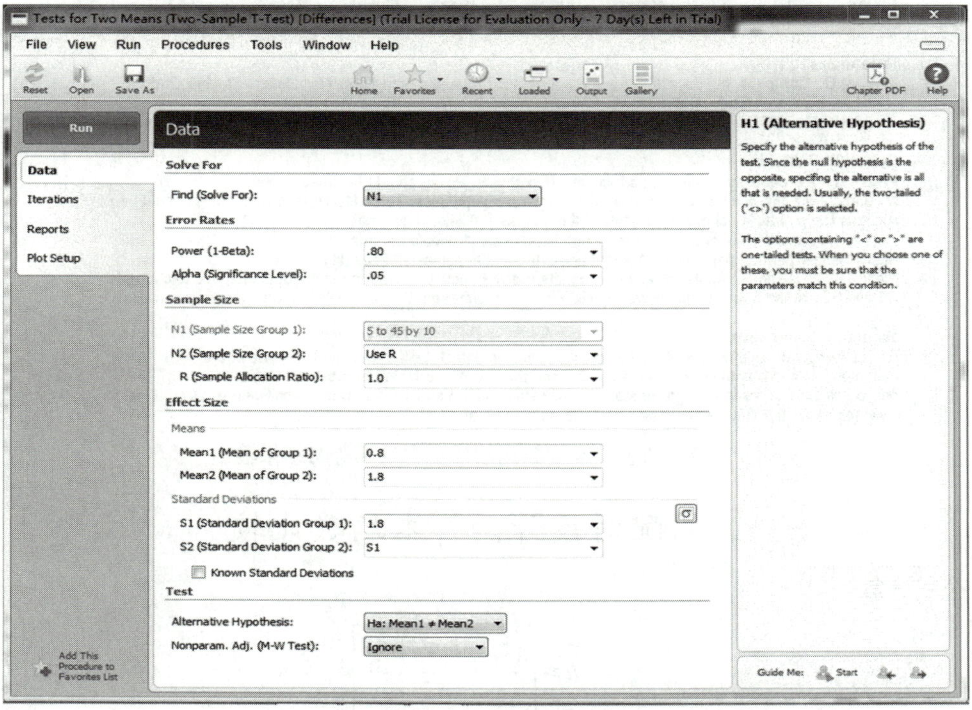

图 20-5 两个样本均数比较参数录入

Two-Sample T-Test Power Analysis

Numeric Results for Two-Sample T-Test
Null Hypothesis: Mean1=Mean2. Alternative Hypothesis: Mean1≠Mean2
The standard deviations were assumed to be unknown and equal.

Power	N1	N2	Allocation Ratio	Alpha	Beta	Mean1	Mean2	S1	S2
0.80124	52	52	1.000	0.05000	0.19876	0.8	1.8	1.8	1.8

References
Machin, D., Campbell, M., Fayers, P., and Pinol, A. 1997. Sample Size Tables for Clinical Studies, 2nd Edition. Blackwell Science. Malden, MA.
Zar, Jerrold H. 1984. Biostatistical Analysis (Second Edition). Prentice-Hall. Englewood Cliffs, New Jersey.

Report Definitions
Power is the probability of rejecting a false null hypothesis. Power should be close to one.
N1 and N2 are the number of items sampled from each population. To conserve resources, they should be small.
Alpha is the probability of rejecting a true null hypothesis. It should be small.
Beta is the probability of accepting a false null hypothesis. It should be small.
Mean1 is the mean of populations 1 and 2 under the null hypothesis of equality.
Mean2 is the mean of population 2 under the alternative hypothesis. The mean of population 1 is unchanged.
S1 and S2 are the population standard deviations. They represent the variability in the populations.

Summary Statements
Group sample sizes of 52 and 52 achieve 80% power to detect a difference of -1.0 between the null hypothesis that both group means are 0.8 and the alternative hypothesis that the mean of group 2 is 1.8 with estimated group standard deviations of 1.8 and 1.8 and with a significance level (alpha) of 0.05000 using a two-sided two-sample t-test.

图 20-6 两个样本均数比较样本含量相等时结果输出

（2）两组样本含量不等时：在 Tests for Two Means（Two-Sample T-Test）[Differences]界面，Simple Size 部分，R（Sample Allocation Ratio）输入 0.67（40%/60%），其余与两组样本含量相等时相同。结果见图 20-7。

Two-Sample T-Test Power Analysis

Numeric Results for Two-Sample T-Test
Null Hypothesis: Mean1=Mean2. Alternative Hypothesis: Mean1≠Mean2
The standard deviations were assumed to be unknown and equal.

Power	N1	N2	Allocation Ratio	Alpha	Beta	Mean1	Mean2	S1	S2
0.80515	65	44	0.670	0.05000	0.19485	0.8	1.8	1.8	1.8

References
Machin, D., Campbell, M., Fayers, P., and Pinol, A. 1997. Sample Size Tables for Clinical Studies, 2nd Edition. Blackwell Science. Malden, MA.
Zar, Jerrold H. 1984. Biostatistical Analysis (Second Edition). Prentice-Hall. Englewood Cliffs, New Jersey.

Report Definitions
Power is the probability of rejecting a false null hypothesis. Power should be close to one.
N1 and N2 are the number of items sampled from each population. To conserve resources, they should be small.
Alpha is the probability of rejecting a true null hypothesis. It should be small.
Beta is the probability of accepting a false null hypothesis. It should be small.
Mean1 is the mean of populations 1 and 2 under the null hypothesis of equality.
Mean2 is the mean of population 2 under the alternative hypothesis. The mean of population 1 is unchanged.
S1 and S2 are the population standard deviations. They represent the variability in the populations.

Summary Statements
Group sample sizes of 65 and 44 achieve 81% power to detect a difference of -1.0 between the null hypothesis that both group means are 0.8 and the alternative hypothesis that the mean of group 2 is 1.8 with estimated group standard deviations of 1.8 and 1.8 and with a significance level (alpha) of 0.05000 using a two-sided two-sample t-test.

图 20-7 两个样本均数比较样本含量不等时结果输出

三、配对设计两样本均数比较

1. 公式计算

$$n=\left[\frac{\left(z_{\alpha/2}+z_{\beta}\right)\sigma_d}{\delta}\right]^2 \qquad (20\text{-}3)$$

式中 n 为所需样本含量，δ是容许误差，σ_d是差值 d 总体的总体标准差，z_α 是标准正态曲线下单侧或双侧面积为α时的 z 值，z_β 是标准正态曲线下右侧面积为β 时的 z 值。

例 20-3 已知某药可使高血压患者血压下降（20±10）mmHg，治疗后患者血压降低 5mmHg 为有效。为验证该药疗效，作单侧检验，取 $\alpha=0.05$，$\beta=0.1$，需纳入多少对病例?

本例 $z_\alpha=z_{0.05}=1.645$，$z_\beta=z_{0.10}=1.282$，$\delta=5$，$\sigma_d=10$ 代入公式（20-3）得

$$n=\left[\frac{(1.645+1.282)\times 10}{5}\right]^2=34.3(\approx 35)$$

需要纳入 35 对病例。

2. 软件实现 打开 PASS11 版本，主界面左侧为 Category 窗口。点击 Category 下的 Means（+号展开）→ Paired Means → Tests for Paired Means，见图 20-8。

在 Tests for Paired Means 界面，Solve For 部分，Find（Solve For）选择 N（Sample Size）；Error Rates 部分，Power（1–Beta）输入 0.90，Alpha（Significance Level）输入 0.05；Effect Size 部分，Mean of Paired Differences（Alternative）输入 5，S（SD of Paired Differences）输入 10；Test 部分，Alternative Hypothesis 选择 Ha：Means of Paired Diffs>0，点击 Run 按钮，输出结果至 Output 界面。见图 20-9 和图 20-10。

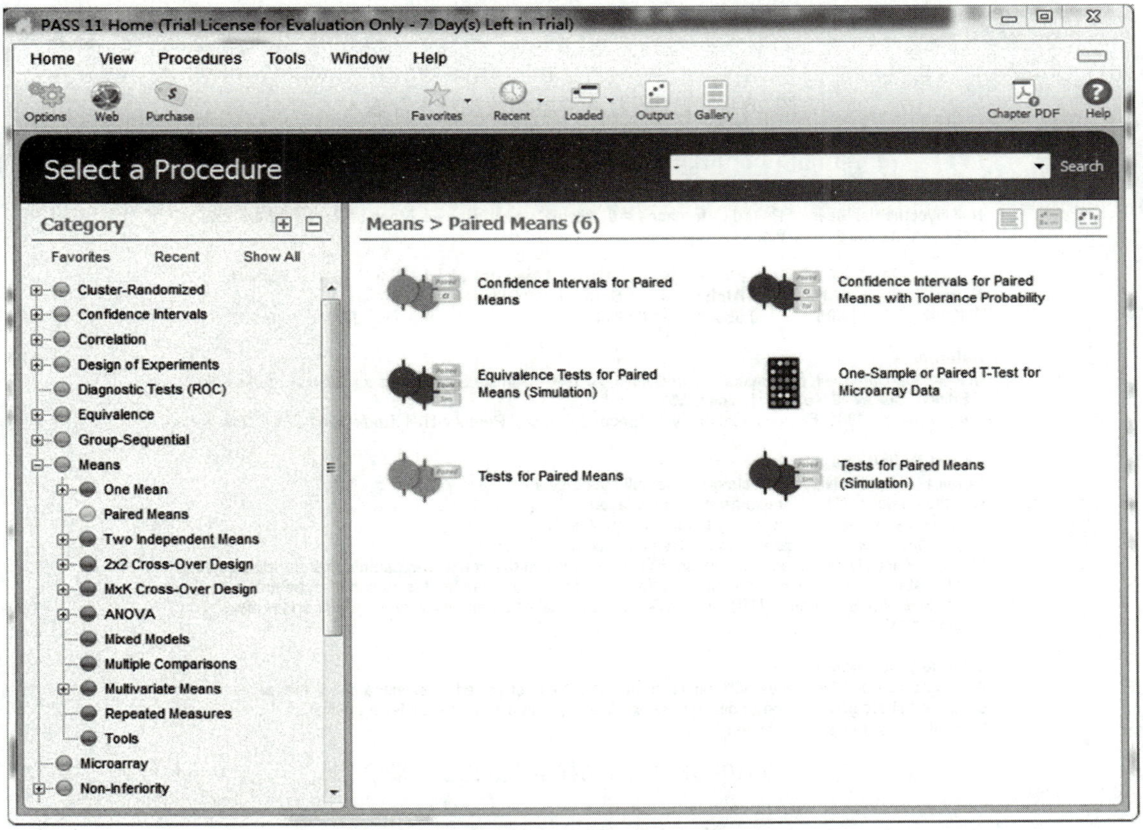

图 20-8 配对设计两样本均数比较主界面

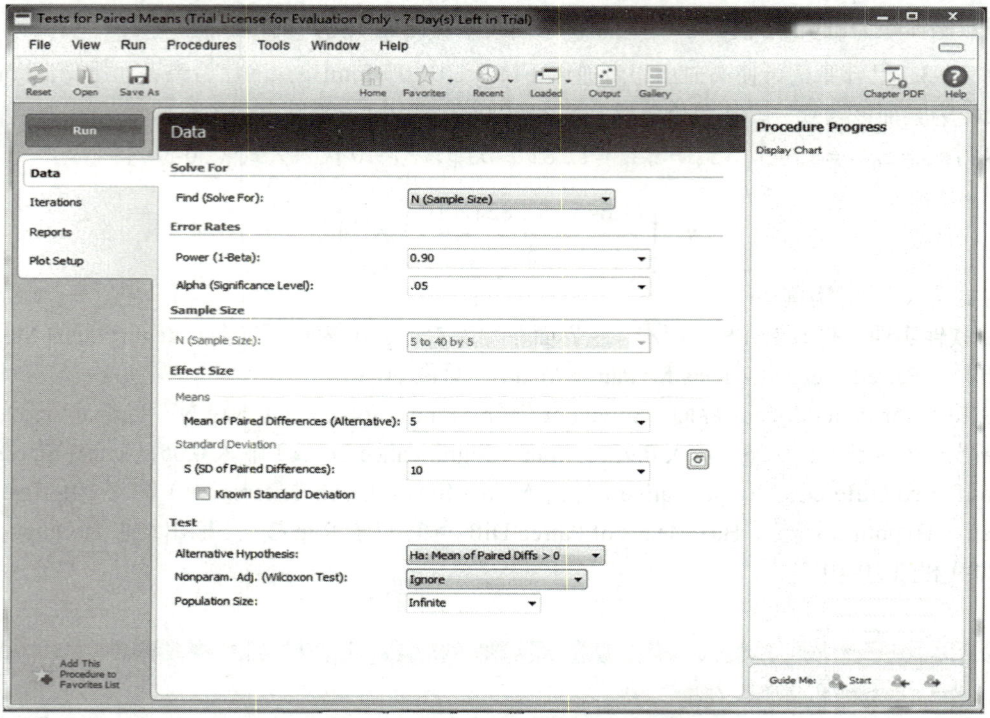

图 20-9 配对设计两样本均数比较参数输入

Paired Means Power Analysis

Numeric Results for Paired T-Test

Null Hypothesis: Mean of Paired Differences = 0, Alternative Hypothesis: Mean of Paired Differences > 0
Unknown standard deviation.

Power	N	Alpha	Beta	Mean of Paired Differences	S	Effect Size
0.90257	36	0.05000	0.09743	5.0	10.0	0.500

References

Machin, D., Campbell, M., Fayers, P., and Pinol, A. 1997. Sample Size Tables for Clinical Studies, 2nd Edition. Blackwell Science. Malden, MA.
Zar, Jerrold H. 1984. Biostatistical Analysis (Second Edition). Prentice-Hall. Englewood Cliffs, New Jersey.

Report Definitions

Power is the probability of rejecting a false null hypothesis.
N is the number of pairs drawn from the population.
Alpha is the probability of rejecting a true null hypothesis.
Beta is the probability of accepting a false null hypothesis.
Mean of Paired Differences is the mean difference at which the power and sample size are determined.
S is the standard deviation of the paired differences for the population. It is assumed to be unknown.
Effect Size, |Mean of Paired Differences|/Sigma, is the relative magnitude of the effect under the alternative.

Summary Statements

A sample size of 36 achieves 90% power to detect a mean of paired differences of 5.0 with an estimated standard deviation of differences of 10.0 and with a significance level (alpha) of 0.05000 using a one-sided paired t-test.

图 20-10 配对设计两样本均数比较结果输出

四、单样本设计的率的比较

1. 公式计算

$$n=\left(\frac{z_{\alpha/2}+z_{\beta}}{\delta}\right)^{2}\pi(1-\pi) \tag{20-4}$$

式中 n 为所需样本含量，δ是容许误差，π为阳性率，z_{α}是标准正态曲线下单侧或双侧面积为α时的

z 值，z_β 是标准正态曲线下右侧面积为 β 时的 z 值。

例 20-4 已知某常规疗法治疗某疾病的有效率是 55%，现采用新疗法治疗，估计治疗有效率可达 65%，取 α =0.05，β =0.1，需纳入多少病例?

本例，$\pi=0.55$，$\delta=0.65-0.55=0.10$，$z_{\alpha/2}=z_{0.05/2}=1.96$，$z_\beta=z_{0.10}=1.282$，代入式（20-4）得

$$n=\left(\frac{1.96+1.282}{0.10}\right)^2\times0.55\times(1-0.55)=260.1(\approx261)$$

需要 261 例病例。

2. 软件实现 打开 PASS11 版本，主界面左侧为 Category 窗口。点击 Category 下的 Proportions（+号展开）→ One Proportion（+号展开）→ Test（Inequality）→ Tests for One Proportion[Difference]，见图 20-11。

在 Tests for One Proportion[Differences]界面，Solve For 部分，Find（Solve For）选择 n；Error Rates 部分，Power（1–Beta）输入 0.90，Alpha（Significance Level）输入 0.05；Effect Size 部分，P0（Null Proportion）输入 0.55，Alternative Difference（P1–P0）输入 0.1；Test 部分，H1（Alternative Hypothesis）选择 H1：Difference≠0，点击 Run 按钮，输出结果至 Output 界面，见图 20-12 和图 20-13。

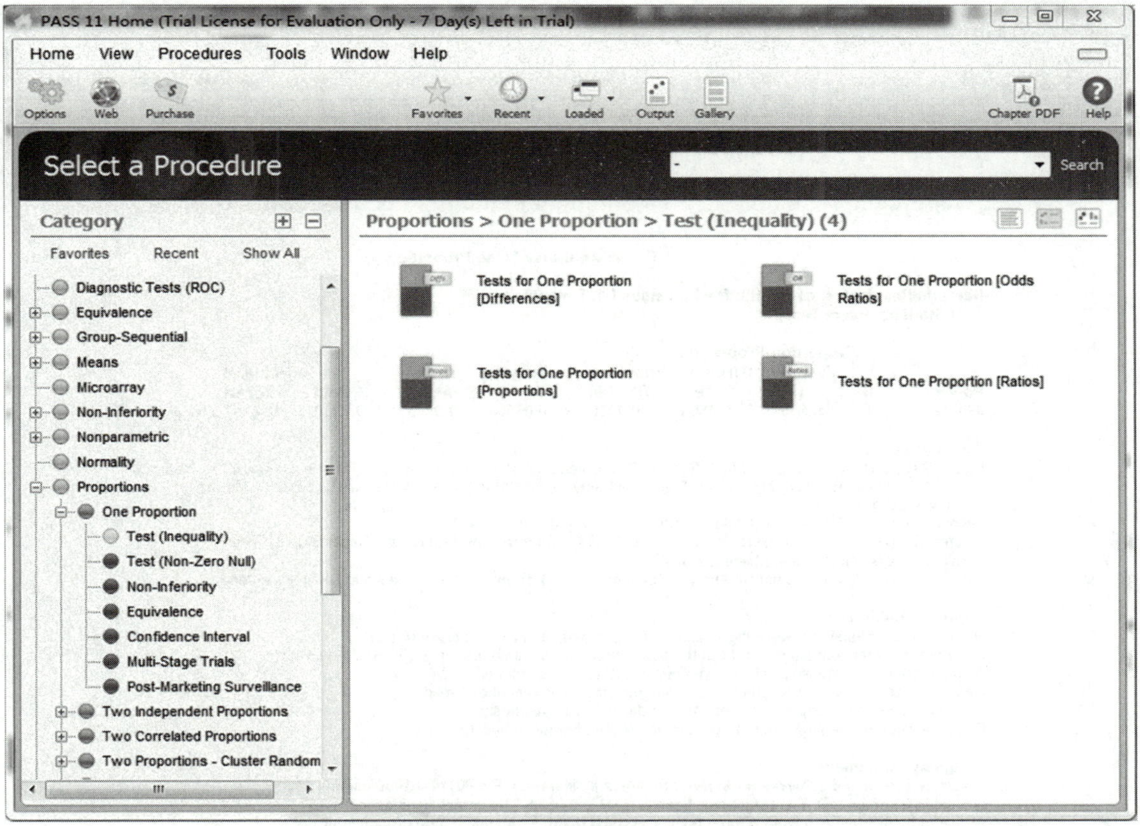

图 20-11 单样本设计的率的比较主界面

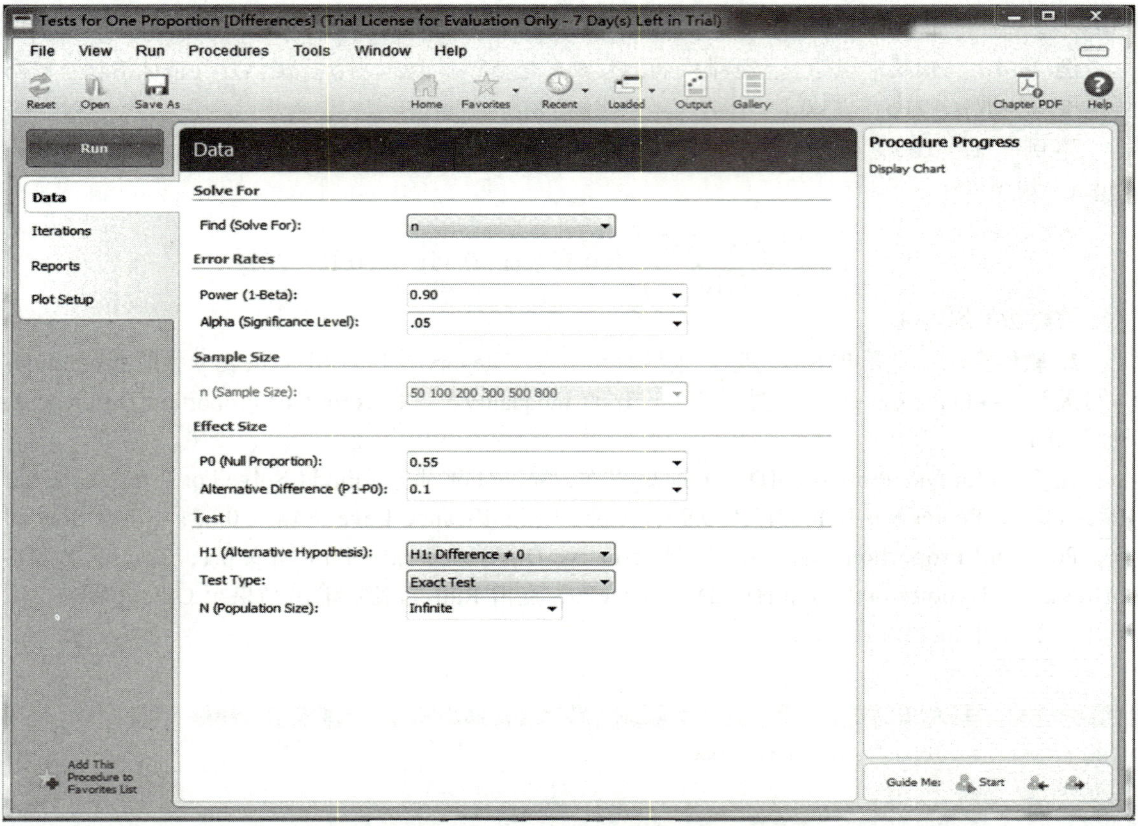

图 20-12 单样本设计的率的比较参数输入

Power Analysis of One Proportion

Numeric Results for testing H0: P = P0 versus H1: P <> P0
Test Statistic: Exact Test

Power	N	Proportion Given H0 (P0)	Proportion Given H1 (P1)	Difference (P1 - P0)	Target Alpha	Actual Alpha	Beta	Reject H0 If <=R|>=R
0.9020	256	0.5500	0.6500	0.1000	0.0500	0.0443	0.0980	124|157

References

Chow, S.C.; Shao, J.; Wang, H. 2003. Sample Size Calculations in Clinical Research. Marcel Dekker. New York.
Fleiss, J. L., Levin, B., Paik, M.C. 2003. Statistical Methods for Rates and Proportions. Third Edition. John Wiley & Sons. New York.
Lachin, John M. 2000. Biostatistical Methods. John Wiley & Sons. New York.
Machin, D., Campbell, M., Fayers, P., and Pinol, A. 1997. Sample Size Tables for Clinical Studies, 2nd Edition. Blackwell Science. Malden, Mass.
Zar, Jerrold H. 1984. Biostatistical Analysis (Second Edition). Prentice-Hall. Englewood Cliffs, New Jersey.

Report Definitions

Power is the probability of rejecting a false null hypothesis. It should be close to one.
N is the size of the sample drawn from the population. To conserve resources, it should be small.
Alpha is the probability of rejecting a true null hypothesis. It should be small.
Beta is the probability of accepting a false null hypothesis. It should be small.
P0 is the value of the population proportion under the null hypothesis.
P1 is the value of the population proportion under the alternative hypothesis.

Summary Statements

A sample size of 256 achieves 90% power to detect a difference (P1-P0) of 0.1000 using a two-sided binomial test. The target significance level is 0.0500. The actual significance level achieved by this test is 0.0443. These results assume that the population proportion under the null hypothesis is 0.5500.

图 20-13 单样本设计的率的比较结果输出

五、两个样本率的比较

1. 公式计算

$$n=\left[\frac{z_{\alpha/2}\sqrt{\pi_c(1-\pi_c)(Q_1^{-1}+Q_2^{-1})}+z_\beta\sqrt{\pi_1(1-\pi_1)/Q_1+\pi_2(1-\pi_2)/Q_2}}{\pi_1-\pi_2}\right]^2 \quad (20\text{-}5)$$

式中 n 为所需样本含量，z_α 是标准正态曲线下单侧或双侧面积为α时的 z 值，z_β 是标准正态曲线下右侧面积为β 时的 z 值，$\pi_c=\pi_1Q_1+\pi_2Q_2$，π_1 是实验组的阳性率，π_2 是对照组的阳性率，Q_1 是实验组的样本比例，Q_2 是对照组的样本比例。

例 20-5 欲研究甲、乙两地区养鸡场工人沙门氏菌带菌情况，甲地感染率为 20%，乙地为 10%，α=0.05，β=0.10，问样本例数相等时各需调查多少例？若要求甲地样本量占 60%，两地样本量各需多少？

（1）样本例数相等时，$z_{\alpha/2}=z_{0.05/2}=1.96$，$z_{\beta/2}=z_{0.10}=1.282$，$\pi_1=20\%$，$\pi_2=10\%$，$\pi_c=\pi_1Q_1+\pi_2Q_2=15\%$，代入式（20-5）得

$$n=\left[\frac{1.96\times\sqrt{0.15\times(1-0.15)\times(0.5^{-1}+0.5^{-1})}+1.282\times\sqrt{0.2\times(1-0.2)/0.5+0.1\times(1-0.1)/0.5}}{0.2-0.1}\right]^2$$
$$=531.9(\approx 532)$$

两组样本含量各需 266 例。

（2）样本例数不等时，甲地样本比例 60%，乙地样本比例 40%，则 $\pi_c=0.2\times0.6+0.1\times0.4=0.16$，可得

$$n=\left[\frac{1.96\times\sqrt{0.16\times(1-0.16)\times(0.6^{-1}+0.4^{-1})}+1.282\times\sqrt{0.2\times(1-0.2)/0.6+0.1\times(1-0.1)/0.4)}}{0.2-0.1}\right]^2$$
$$=559.6(\approx 560)$$

甲地需要样本量为 336 例，乙地需要 224 例。

2. 软件实现

（1）两组样本含量相等时：打开 PASS11 版本，主界面左侧为 Category 窗口。点击 Category 下的 Proportions（+号展开）→ Two Independent Proportions（+号展开）→Test（Inequality）→ Tests for Two Proportions[Differences]，见图 20-14。

在 Tests for Two Proportions[Differences]界面，Solve For 部分，Find（Solve For）选择 N1；Error Rates 部分，Power（1–Beta）输入 0.90，Alpha（Significance Level）输入 0.05；Sample Size 部分，N2（Sample Size Group 2）选择 Use R，R（Sample Allocation Ratio）输入 1.0；Effect Size 部分，D1（Difference | H1=P1–P2）输入 0.1，P2（Control Group Proportion）输入 0.10；Test 部分，Alternative Hypothesis（H1）选择 Two-Sided，点击 Run 按钮，输出结果至 Output 界面。见图 20-15 和图 20-16。

（2）两组样本含量不等时：参考本例上述步骤，在 Tests for Two Proportions[Differences]界面，Sample Size 部分，R（Sample Allocation Ratio）输入 0.67（40%/60%），结果见图 20-17。

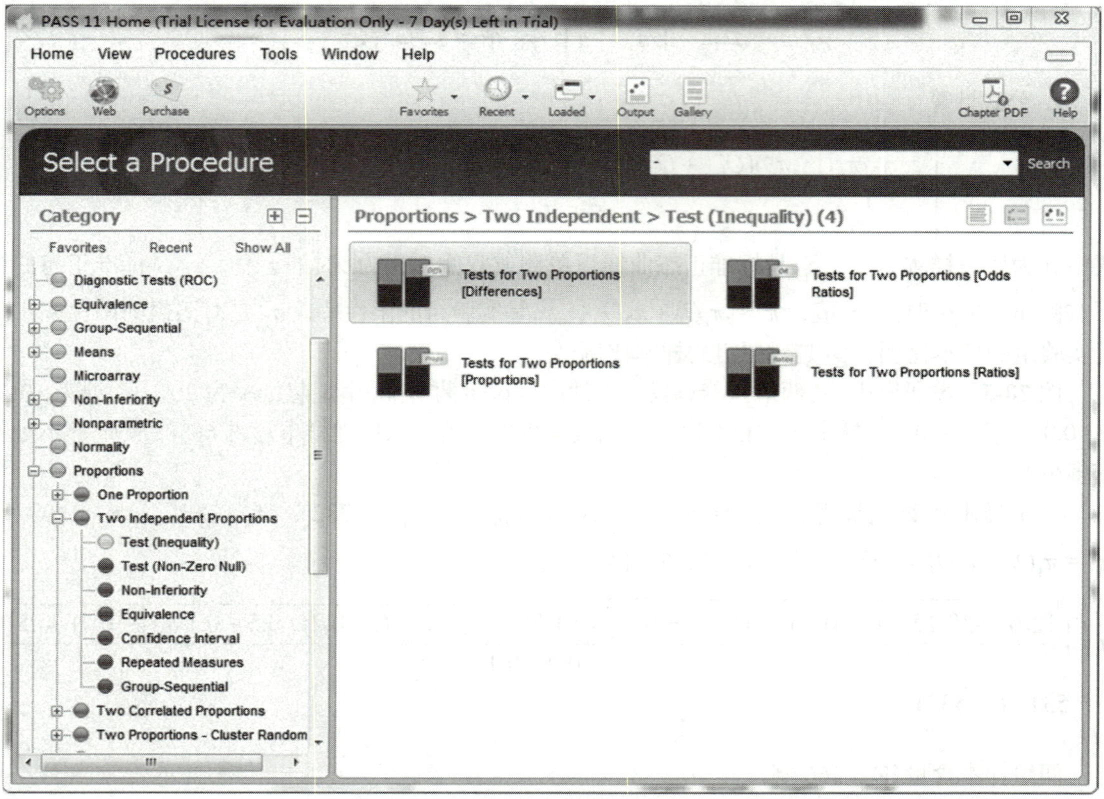

图 20-14 两个样本率的比较主界面

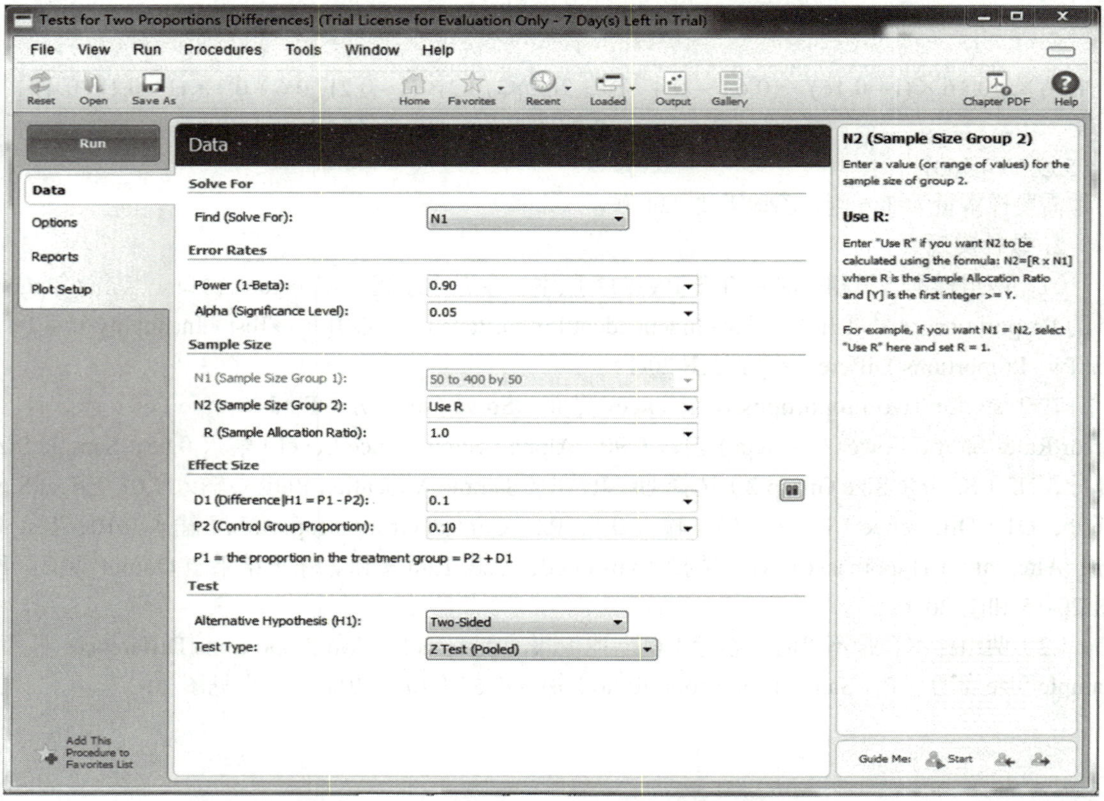

图 20-15 两个样本率的比较数据输入

Two Independent Proportions (Null Case) Power Analysis

Numeric Results of Tests Based on the Difference: P1 - P2
H0: P1-P2=0. H1: P1-P2=D1<>0. Test Statistic: Z test with pooled variance

Power	Sample Size Grp 1 N1	Sample Size Grp 2 N2	Prop|H1 Grp 1 or Trtmnt P1	Prop Grp 2 or Control P2	Diff if H0 D0	Diff if H1 D1	Target Alpha	Actual Alpha	Beta
0.9002	266	266	0.2000	0.1000	0.0000	0.1000	0.0500		0.0998

Note: exact results based on the binomial were only calculated when both N1 and N2 were less than 100.

References

Chow, S.C.; Shao, J.; Wang, H. 2003. Sample Size Calculations in Clinical Research. Marcel Dekker. New York.
D'Agostino, R.B., Chase, W., Belanger, A. 1988.'The Appropriateness of Some Common Procedures for Testing the Equality of Two Independent Binomial Populations', The American Statistician, August 1988, Volume 42 Number 3, pages 198-202.
Fleiss, J. L., Levin, B., Paik, M.C. 2003. Statistical Methods for Rates and Proportions. Third Edition. John Wiley & Sons. New York.
Lachin, John M. 2000. Biostatistical Methods. John Wiley & Sons. New York.
Machin, D., Campbell, M., Fayers, P., and Pinol, A. 1997. Sample Size Tables for Clinical Studies, 2nd Edition. Blackwell Science. Malden, Mass.

Report Definitions
'Power' is the probability of rejecting a false null hypothesis. It should be close to one.
'N1 and N2' are the sizes of the samples drawn from the corresponding populations.
'P1' is the proportion for group one under H1. This is the treatment or experimental group.
'P2' is the proportion for group two. This is the standard, reference, or control group
'D1: Diff. if H1' is the difference P1 - P2 assuming the alternative hypothesis.
'Target Alpha' is the probability of rejecting a true null hypothesis that was desired.
'Actual Alpha' is the value of alpha that is actually achieved.
'Beta' is the probability of accepting a false null hypothesis.

图 20-16 两个样本率的比较样本含量相等结果输出

Two Independent Proportions (Null Case) Power Analysis

Numeric Results of Tests Based on the Difference: P1 - P2
H0: P1-P2=0. H1: P1-P2=D1<>0. Test Statistic: Z test with pooled variance

Power	Sample Size Grp 1 N1	Sample Size Grp 2 N2	Prop|H1 Grp 1 or Trtmnt P1	Prop Grp 2 or Control P2	Diff if H0 D0	Diff if H1 D1	Target Alpha	Actual Alpha	Beta
0.9008	335	225	0.2000	0.1000	0.0000	0.1000	0.0500		0.0992

Note: exact results based on the binomial were only calculated when both N1 and N2 were less than 100.

References

Chow, S.C.; Shao, J.; Wang, H. 2003. Sample Size Calculations in Clinical Research. Marcel Dekker. New York.
D'Agostino, R.B., Chase, W., Belanger, A. 1988.'The Appropriateness of Some Common Procedures for Testing the Equality of Two Independent Binomial Populations', The American Statistician, August 1988, Volume 42 Number 3, pages 198-202.
Fleiss, J. L., Levin, B., Paik, M.C. 2003. Statistical Methods for Rates and Proportions. Third Edition. John Wiley & Sons. New York.
Lachin, John M. 2000. Biostatistical Methods. John Wiley & Sons. New York.
Machin, D., Campbell, M., Fayers, P., and Pinol, A. 1997. Sample Size Tables for Clinical Studies, 2nd Edition. Blackwell Science. Malden, Mass.

Report Definitions
'Power' is the probability of rejecting a false null hypothesis. It should be close to one.
'N1 and N2' are the sizes of the samples drawn from the corresponding populations.
'P1' is the proportion for group one under H1. This is the treatment or experimental group.
'P2' is the proportion for group two. This is the standard, reference, or control group
'D1: Diff. if H1' is the difference P1 - P2 assuming the alternative hypothesis.
'Target Alpha' is the probability of rejecting a true null hypothesis that was desired.
'Actual Alpha' is the value of alpha that is actually achieved.
'Beta' is the probability of accepting a false null hypothesis.

图 20-17 两个样本率的比较样本含量不等结果输出

小 结

本章主要介绍了实验设计的概念，处理因素、受试对象和实验效应是实验设计的三个基本要素，对照原则、随机化原则、重复原则是实验设计时必须严格遵循的基本原则，不同的研究设计样本含量的估计可以通过公式计算也可通过软件实现。在医学科学研究过程中，需要严格遵循并满足实验设计的要素和原则，良好的实验设计是研究成功的重要一环。

（赵灵燕）

复习练习题

一、单项单选题

1. 某高校欲了解大学新生心理健康状况，随机选取了 1500 例大学新生调查，这 1500 例大学新生的调查问卷资料是（　　）

A. 一个随机样本　　B. 研究总体　　C. 目标总体
D. 个体　　E. 总体

2. 某研究用 X 表示儿童在一年中患感冒的次数，共收集了 1000 人，请问：这个资料属于（　　）

A. 连续型资料　　B. 有序分类资料　　C. 离散型定量资料
D. 定性资料　　E. 以上均不对

3. 统计学中的样本是指（　　）

A. 随意抽取的总体中任意部分
B. 有意识地选择总体中的典型部分
C. 依照研究者要求选取总体中有意义的一部分
D. 依照随机原则抽取总体中有代表性的部分
E. 研究对象的全体

4. 抽样研究的目的是（　　）

A. 研究样本统计量　　B. 由样本推断总体　　C. 研究总体参数
D. 研究误差　　E. 以上均不对

5. 统计量是指（　　）

A. 参与个体数　　B. 总体中的观察单位数　　C. 样本的统计指标
D. 总体的统计指标　　E. 以上均不对

6. 下列属于连续型变量的是（　　）

A. 血压　　B. 职业　　C. 性别　　D. 民族　　E. 育龄妇女的子女数

7. 下列描述中，不正确的是（　　）

A. 总体中的个体具有同质性
B. 总体中的个体大同小异
C. 总体中的个体在同质的基础上有变异
D. 如果个体间有变异，那它们肯定不是来自同一总体
E. 个体间的同质性是构成总体的必备条件

8. 某地 200 名 16 岁中学生进行口腔检查，发现患龋齿的人数为 54 人，该资料属于（　　）

A. 连续型定量资料　　B. 离散型定量资料　　C. 计数资料
D. 等级资料　　E. 经变量转换也可作为计量资料

9. 对某样品进行测量时，由于测量仪器事先未校正，造成测量结果普遍偏高，这种误差属于（　　）

A. 系统误差　　B. 随机测量误差　　C. 抽样误差
D. 随机误差　　E. 过失误差

10. 用某年全市的出生数和婴儿死亡数计算婴儿死亡率，这种方法是属于（　　）

A. 抽样研究　　B.参数估计　　C. 统计描述
D. 统计推断　　E. 以上均不对

11. 统计表的标题是（ ）

A. 表的说明　B. 表的名称　C. 表的项目　D. 表的数量　E. 表的内容

12. 关于统计表的制作，不正确的叙述（ ）

A. 当描述的内容较多时可列多个统计表　B. 统计表的标题放在表的上方

C. 统计表不用竖线和斜线分隔表、标目和数据　D. 统计表中的数字按左对齐

E. 统计表一般用纵标目和横标目说明数字的意义和单位

13. 关于统计图的制作，正确的叙述（ ）

A. 散点图的横坐标可以不从“0”开始，但纵坐标必须从“0”开始

B. 统计图的标题置于图的上方

C. 直条图的横轴可以不从零开始

D. 直方图的组距不必相等

E. 线图中的线条越多越好

14. 用图形表示某地近 5 年来肺癌、肝癌的发病率变化情况，宜绘制（ ）

A. 普通线图　B. 散点图　C. 百分条图　D. 半对数线图　E. 直条图

15. 比较甲、乙两地区 10 年来肿瘤和心脏病死亡率的上升速度，宜选用（ ）

A. 普通线图　B. 散点图　C. 百分条图　D. 半对数线图　E. 直条图

16. 描述某地 18 岁男孩肺活量与体重的关系宜绘制（ ）

A. 普通线图　B. 散点图　C. 百分条图　D. 半对数线图　E. 直条图

17. 欲了解某医院职工职称的分布情况，应绘制（ ）

A. 普通线图　B. 散点图　C. 百分条图　D. 半对数线图　E. 直条图

18. 对于正态或近似正态分布的资料，描述其集中水平应选用的指标是（ ）

A. 算数均数　B. 几何均数　C. 中位数　D. 百分位数　E. 频数表

19. 对于正态或近似正态分布的资料，描述其变异程度应选用的指标是（ ）

A. 极差　B. 离均差平方和　C. 标准差　D. 四分位数间距　E. 变异系数

20. 对于偏态分布的资料，描述其集中水平应选用的指标是（ ）

A. 算数均数　B. 几何均数　C. 中位数　D. 百分位数　E. 频数表

21. 对于偏态分布的资料，描述其变异程度应选用的指标是（ ）

A. 极差　B. 离均差平方和　C. 标准差　D. 四分位数间距　E. 变异系数

22. 4 人接种流感疫苗一个月后测得抗体滴度分别为 1∶20、1∶40、1∶80、1∶160，求平均抗体滴度应选用以下哪个指标（ ）

A. 算数均数　B. 几何均数　C. 中位数　D. 百分位数　E. 频数表

23. 变异系数主要用于（ ）

A. 比较不同计量指标的变异程度　B. 衡量正态分布的变异程度

C. 衡量测量的准确度　D. 衡量偏态分布的变异程度

E. 衡量样本抽样误差的大小

24. 频数表和直方图的主要目的是（ ）

A. 化为计数资料　B. 便于计算　C. 提供原始数据

D. 为了能够精确地检验　E. 描述数据的分布特征

25. 均数和标准差的关系是（ ）

A. 标准差越小，均数代表性越大　B. 标准差越小，均数代表性越小

C. 均数越大，标准差越小　D. 均数越大，标准差越大

E. 标准差越大，均数代表性越大

26. 关于标准差大小的说法，下列哪个选项是对的（ ）

A. 不比均数大　B. 不比均数小　C. 取决于均数

D. 取决于变量值　　　　　　E. 取决于变量值与其均值离差的平均大小

27. 在衡量数据的变异度时，标准差和方差相比，其主要特点是（　　）

A. 标准差小于方差　　　　B. 标准差大于方差　　　　C. 标准差更容易计算

D. 标准差更为准确　　　　E. 标准差的计量单位与原始数据相同

28. 某资料的数值服从正态分布，理论上有（　　）的数值分布在 $\bar{X}\pm1.96S$ 范围内。

A. 68.27%　　B. 90%　　C. 95%　　D. 99%　　E. 45%

29. 标准正态分布曲线下，在横轴上取值从 0 到 2.58 的面积为（　　）。

A. 45%　　B. 50%　　C. 47.5%　　D. 49.5%　　E. 0.5%

30. μ 确定后，σ 越大，则正态分布曲线（　　）。

A. 越陡峭　　B. 越扁平　　C. 形状不变　　D. 向右移动　　E. 向左移动

31. 某项定量指标仅以过高为异常，且数据服从偏态分布，则其 95%的参考值范围是（　　）。

A. $X\leqslant P_{95}$　　B. $X\geqslant P_{95}$　　C. $X\leqslant P_5$　　D. $X\leqslant P_{97.5}$　　E. $P_{2.5}<X<P_{97.5}$

32. 确定医学参考值范围的注意事项中错误的是（　　）。

A. 不考虑数据的分布　　　　B. 样本含量应足够，否则无参考价值

C. 应考虑同质性　　　　D. 应注意确定的“正常人”的含义

E. 应从专业角度考虑单、双侧范围的使用

33. 某大学秋季开学军训，发生中暑 21 例，其中北方籍学生是南方籍学生的 2.5 倍，则结论为（　　）

A. 北方籍学生容易发生中暑　　　　B. 南方籍学生容易发生中暑

C. 北方籍学生中暑率比南方籍学生高　　　　D. 北方、南方籍学生都容易发生中暑

E. 尚不能得出结论

34. 某人为了研究某药物的疗效，用该药治疗了 5 例患者，其中 4 例治愈，其治疗结果最好表示为（　　）

A. 治愈率为 80%　　　　B. 治疗 5 例，4 例治愈　　　　C. 治愈例数为 4 例

D. 总体治愈率为 80%　　　　E. 样本治愈率 80%

35. 下列哪种说法是错误的（　　）。

A. 计算相对数尤其是率时应有足够数量的观察单位数或观察次数

B. 分析大样本数据时可以用构成比代替率

C. 应分别将分子和分母合计求合计率或平均率

D. 相对数的比较应注意其可比性

E. 样本率或构成比的比较应作假设检验

36. 2018 年在某医院的 2050 例农民患者中，有 265 例女性肺心病患者，其中有 15 例女性农民患者因肺心病死亡，该医院女性农民患者肺心病病死率为（　　）。

A. 0.73%　　B. 12.93%　　C.5.66%　　D. 6.78%　　E. 据已知条件无法计算

37. 计算某地某年肺癌的发病率，其分母应为（　　）

A. 该地体检人数　　　　B. 该地年平均就诊人数　　　　C. 该地年平均人口数

D. 该地平均患者人数　　　　E. 该地易感人数

38. 某医院某年住院患者中胃癌患者占 5%，则（　　）。

A. 5%是强度指标　　　　B. 5%是频率指标　　　　C. 5%是构成比指标

D. 5%是绝对数　　　　E. 5%说明胃癌在人群中的严重性

39. 关于构成比的叙述，下列叙述正确的是（　　）

A. 反映某现象发生的强度

B. 反映某事物内部各部分占全部构成的比重

C. 既反映某现象发生的强度，也反映某事物内部各部分占全部构成的比重

D. 表示两个同类指标的比

E. 表示某一现象在时间顺序的排列

40. 某地 2016 年病毒性肝炎发病人数占当年传染病发病人数的 10.1%，该指标为（　　）

A. 率　　B. 构成比　　C. 发病率　　D. 相对比　　E. 时点患病率

41. 经调查得知甲、乙两地的恶性肿瘤的粗死亡率均为 89.94/10 万，但经过标准化后甲地恶性肿瘤的死亡率为 82.74/10 万，而乙地为 93.52/10 万，发生此现象最有可能的原因是（　　）

A. 甲地的诊断技术水平更高

B. 乙地的恶性肿瘤防治工作做得比甲地更好

C. 甲地的老年人口在总人口中所占比例比乙地多

D. 乙地的老年人口在总人口中所占比例比甲地多

E. 甲地的男性人口在总人口中所占比例比乙地多

42. 实际工作中，容易将构成比当成率分析的主要原因可能是（　　）

A. 构成比较率容易计算　　B. 构成比较率难计算

C. 构成比与率的计算方法一样　　D. 构成比用得较多

E. 计算构成比的原始资料较率容易得到

43. 相对比的特点（　　）

A. 一定小于 100%　　B. 一定大于 100%

C. 可小于 100%，也可大于 100%，也可等于 100%　　D. 各相对比的和等于 100%

E. 以上都不是

44. 某年两所规模、等级相当的医院对 5 种类型肝炎病的治疗中，治疗的有效率均是甲医院高于乙医院。但求出两医院肝炎的总治疗有效率后发现：乙医院反而高于甲医院，造成这种矛盾的最可能的原因是（　　）

A. 两所医院对预后的诊断标准不一致　　B. 两所医院各型患者人数构成相差悬殊

C. 两所医院医疗技术相差悬殊　　D. 两所医院领导重视程度相差悬殊

E. 两所医院医疗服务水平相差悬殊

45. 已知男性的血吸虫感染率高于女性，仅欲比较甲、乙两地居民的血吸虫感染率，适当的方法是（　　）

A. 调查两地血吸虫感染率，直接比较　　B. 调查两地血吸虫感染率，做卡方检验

C. 对性别进行标准化后再做比较　　D. 分性别进行比较

E. 不具可比性

46. 经调查得知甲、乙两地的冠心病粗死亡率为 40/10 万。按年龄构成标化后，甲地冠心病标化死亡率为 45/10 万，乙地为 38/10 万，因此可以认为（　　）。

A. 甲地年龄别人口构成较乙地年轻　　B. 乙地年龄别人口构成较甲地年轻

C. 甲地冠心病的诊断较乙地准确　　D. 甲地年轻人患冠心病较乙地多

E. 乙地冠心病的诊断较甲地准确

47. 计算相对数的目的是（　　）

A. 为了进行显著性检验　　B. 为了表示绝对水平　　C. 为了便于比较

D. 为了表示实际水平　　E. 为了表示相对水平

48. $\sigma_{\bar{x}}$ 表示的含义是（　　）

A. 样本均数的标准误　　B. 样本均数标准误的估计值

C. 总体均数标准误　　D. 总体均数标准误的估计值

E. 以上均不对

49. 减少均数的抽样误差的可行方法之一是（　　）

A. 严格执行随机抽样　B .增大样本含量　C. 设立对照
D. 选一些处于中间状态的个体　E. 以上均不对

50. 增大样本含量，理论上可使其变小的是（　）
A. 样本的变异系数　B. 样本的标准差　C. 均数的抽样误差
D. 样本均数　E. 以上均不对

51. 在两样本均数比较的 t 检验中，无效假设是（　）。
A. 两样本均数不等　B. 两样本均数相等　C. 两总体均数不等
D. 两总体均数相等　E. 样本均数等于总体均数

52. 两样本均数比较时，检验水准取（　）的第Ⅱ类错误最小。
A. $\alpha=0.01$　B. $\alpha=0.05$　C. $\alpha=0.10$　D. $\alpha=0.20$　E. $\alpha=0.30$

53. 正态性检验，按 $\alpha=0.10$ 水准，认为总体服从正态分布，此时若判断有错，其错误的概率是（　）。
A. 大于 0.10　B. 小于 0.10　C. 等于 0.10
D. 等于 β，而 β 未知　E. 等于 $1-\beta$，而 β 未知

54. 关于假设检验，下面哪一项说法是正确的（　）。
A. 单侧检验优于双侧检验
B. 若 $P>\alpha$，则接受 H_0 下犯错误的可能性很小
C. 采用配对 t 检验还是两样本 t 检验是由实验设计方案所决定的
D. 检验水准 α 只能取 0.05
E. 用两样本 u 检验时，要求两总体方差齐性

55. 两样本均数比较的 t 检验，差别有统计学意义时，P 越小，说明（　）
A. 两样本均数差别越大　B. 两总体均数差别越大
C. 越有理由认为两总体均数不同　D. 越有理由认为两样本均数不同
E. 越有理由认为两总体均数相同

56. 关于以 0 为中心 t 分布的叙述，错误的是（　）
A. t 分布图是一簇曲线　B. t 分布图是单峰分布
C. 当 $v\to\infty$时，$t\to u$　D. t 分布图以 0 为中心，左右对称
E. 相同 v 时，$|t|$ 越大，P 越大

57. 在两样本均数比较的 t 检验中，其无效假设为（　）
A. 两样本均数不等　B. 两样本均数相等　C. 两总体均数不等
D. 两总体均数相等　E. 样本均数等于总体均数

58. 两样本均数比较时，已知 $n_1=20$，$n_2=25$，总体方差不齐但服从正态分布的资料宜用（　）
A. t 检验　B. t'检验　C. 等于 0.05　D. β，而 β 未知　E. F 检验

59. 区间 $\bar{X}\pm 2.58S_{\bar{X}}$ 的含义是（　）
A. 99%的总体均数在此范围内　B. 样本均数的 99%可信区间
C. 99%的样本均数在此范围内　D. 总体均数的 99%可信区间
E. 99%的总体均数不在此范围内

60. 完全随机设计的方差分析，若 $P\leqslant 0.05$，则结论为（　）
A. 各样本均数全相同　B. 各样本均数不全同
C. 至少有两个样本均数不同　D. 各总体均数不全同
E. 总体方差不全相同

61. 完全随机设计方差分析的 H_0 假设是（　）
A. 各处理组样本均数相等　B. 各处理组总体均数均相等

C. 各处理组样本均数不相等　　D. 各处理组总体均数不相等
E. 至少有两个总体均数不等

62. 对 4 个处理组的完全随机设计资料（n=30）进行方差分析，其组内自由度为（　　）。
A. $n-1$　B. 2　C. 3　D. $n-1-4$　E. 26

63. 对 3 个处理组和 10 个区组的随机区组设计资料进行方差分析，其处理组间和区组间自由度分别为（　　）。
A. 2、9　B. 3、10　C. 4、11　D. 3、13　E. 9、2

64. 随机区组设计的方差分析总变异可以分解为（　　）。
A. $SS_{总}=SS_{处理组}+SS_{区组}+SS_{误差}$　B. $SS_{总}=SS_{处理组}+SS_{区组}$　C. $SS_{总}=SS_{组间}+SS_{误差}$
D. $SS_{总}=SS_{组间}+SS_{组内}$　E. $SS_{总}=SS_{区组}+SS_{误差}$

65. 方差分析中要求（　　）。
A. 各个样本均数相等　B. 各个总体方差相等　C. 各个总体均数相等
D. 各个样本方差相等　E. 各个总体方差不全相等

66. 将 30 名高血压患者随机等分成三组后分别用 A、B 和 C 三种方案治疗，疗效指标为血压下降值，欲比较三种方案的效果是否相同，正确的是（　　）。
A. 作 3 个样本比较的 t 检验　B. 作 3 个独立样本比较的方差分析
C. 作 3 个样本比较的 χ^2 检验　D. 作区组设计的方差分析
E. 作 3 个样本比较的 z 检验

67. 方差分析的主要目的是比较（　　）。
A. 总体均数之间的差异性　B. 样本均数之间的差异性
C. 总体方差之间的差异性　D. 总体变异系数之间的差异性
E. 总体概率之间的差异性

68. 以下哪种检验方法不属于多个样本均数的两两比较方法（　　）。
A. SNK 法　B. Dunnett 法　C. Bonferroni 法　D. F 检验　E. LSD 法

69. 方差分析的应用条件是（　　）。
A. 独立、正态、方差齐　B. 正态、方差齐、离散　C. 资料服从正态分布
D. 各组总体方差齐　E. 资料服从正态分布且方差齐

70. 重复测量设计的特点（　　）
A. 与随机区组设计完全相同
B. 各次测量数据间互相独立
C. 在重复测量设计中，无单组设计资料
D. 在固定的时间点上获取受试对象的相关指标资料
E. 在重复测量设计中必须设置对照组

71. 重复测量设计的方差分析中，总变异分解正确的是（　　）
A. 总变异分解为处理组变异和组内变异
B. 总变异分解为受试对象内变异和受试对象内误差
C. 总变异分解为处理组变异和受试对象间变异
D. 总变异分解为受试对象间变异和误差
E. 总变异分解为受试对象间变异和受试对象内变异

72. 重复测量设计的方差分析中，对受试对象间变异分解正确的是（　　）
A. 受试对象间变异分解为处理变异和受试对象内误差
B. 受试对象间变异分解为处理变异和受试对象间误差
C. 受试对象间变异分解为不同时间点变异和误差
D. 受试对象间变异分解为处理变异和不同时间点变异

E. 受试对象间变异分解为不同时间点变异和受试对象内误差

73. 重复测量设计的方差分析中，对受试对象内变异分解正确的是（　　）

A. 受试对象内变异分解为不同时间点变异、时间与处理的交互作用、受试对象内误差

B. 受试对象内变异分解为不同时间点变异、时间与处理的交互作用、受试对象间误差

C. 受试对象内变异分解为处理变异、时间与处理的交互作用、受试对象间误差

D. 受试对象内变异分解为不同时间点变异、误差与处理的交互作用、受试对象间误差

E. 受试对象内变异分解为不同时间点变异和受试对象间误差

74. 重复测量设计的方差分析中，计算不同时间点差异时得到的 F 值的分母为（　　）

A. 受试对象间误差　B. 时间与处理因素的交互作用　C. 受试对象内误差

D. 处理组间变异　E. 总变异

75. 当“球对称”假设被拒绝时，对方差分析中不需要进行校正的是（　　）

A. 处理作用的 F 界值　B. 处理与时间交互作用的 F 界值

C. 不同时间点差异的 F 界值　D. 处理与时间交互作用的自由度

E. 不同时间点差异的自由度

76. 某医院分别用中药和西药治疗确诊的某恶性肿瘤患者各 20 例，结果中药治疗 14 例有效；西药治疗 17 例有效，问两种药物的疗效是否有差别？针对此题的分析，下面说法不正确的是（　　）

A. 四格表也是三线表的形式　B. 最小的理论频数是 4.5

C. 应该采用完全随机四格表校正公式来计算　D. 假设检验结论是两总体率没有差别

E. 应该采用配对四格表校正公式来计算

77. 对于总合计数 n 为 500 的 5 个样本率的资料进行卡方检验，其自由度为（　　）

A. 499　B. 496　C. 1　D. 4　E. 9

78. 5 个样本率进行比较，如果 $\chi^2 > \chi^2_{0.01(4)}$，则在 $\alpha=0.05$ 的检验水准下，可以认为（　　）

A. 各总体率不全相等　B. 各总体率均不等　C. 各样本率均不等

D. 各样本率不全相等　E. 至少有两个总体率相等

79. 完全随机设计四格表资料的卡方检验，其校正公式的应用条件是（　　）

A. $n \geqslant 40$ 且 $T > 5$　B. $n < 40$ 且 $T > 5$　C. $n \geqslant 40$ 且 $1 \leqslant T < 5$

D. $n < 40$ 且 $1 < T \leqslant 5$　E. $n \geqslant 40$ 且 $T < 1$

80. 现有 50 份血样，用甲法检查阳性 25 份，用乙法检查阳性 35 份，两法同为阳性和阴性的分别为 23 份和 13 份。欲比较两种方法检测结果的差别有无统计学意义，应选用（　　）

A. u 检验　B. t 检验　C. 配对 t 检验

D. 配对四格表资料的卡方检验　E. 完全随机四格表资料的卡方检验

81. 当四格表的周边合计数不变时，如果某个格子的实际频数有变化，则其理论频数（　　）

A. 增大　B. 减小　C. 不确定

D. 不变　E. 随该格子实际频数的增减而增减

82. 为了解吲达帕胺片治疗原发性高血压的效果，将 70 例高血压患者随机分为两组，实验组 26 例采用吲达帕胺片加辅助治疗，21 例有效，5 例无效；对照组 44 例采用安慰剂加辅助治疗，20 例有效，24 例无效，应选用（　　）

A. 秩和检验　B. 四格表卡方检验专用公式　C. t 检验

D. 配对四格表资料的卡方检验　E. 四格表资料的卡方检验校正公式

83. 某研究者分别收集了中国、日本和美国各 1000 人的血型资料，欲比较三个地区人群的血型分布是否有差别，可采用（　　）

A. 卡方检验　B. Fisher 精确概率法　C. 秩和检验　D. t 检验　E. F 检验

84. 等级资料的秩和检验中，各等级平均秩次为（　　）。

A. 该等级秩次范围的上限　B. 该等级秩次范围的下限

C. 该等级秩次范围的上下限的均数　　D. 该等级秩次范围的上下限的和

85. 配对比较的秩和检验，确定 P 值的方法是（　　）。

A. T 值越大，P 值越小　　B. T 值越大，P 值越大

C. T 值在界值范围内，P 值大于相应概率　　D. T 值即为 z 值，可查 z 值表

86. 完全随机设计多组资料的比较，当分布类型未知时宜选择（　　）。

A. 方差分析　　B. 卡方检验　　C. H 检验　　D. Wilcoxon 符号秩检验

87. 以下检验，不属于非参数检验的是（　　）。

A. 方差分析　　B. 卡方检验　　C. H 检验　　D. Wilcoxon 符号秩检验

88. 四组资料比较，$n_1=6$，$n_2=8$，$n_3=9$，$n_4=6$，查界值表时自由度为（　　）。

A. 3　　B. 6　　C. 9　　D. 28

89. *Pearson* 积矩相关系数的计算公式是（　　）

A. $r=\dfrac{l_{xy}}{l_{xx}l_{xy}}$　　B. $r=\dfrac{l_{xy}}{\sqrt{l_{xx}l_{xy}}}$　　C. $r=\dfrac{l_{xx}}{\sqrt{l_{xx}l_{yy}}}$　　D. $r=\dfrac{l_{yy}}{\sqrt{l_{xx}l_{yy}}}$

90. 相关系数的假设检验可用（　　）

A. 散点图直接观察法　　B. t 检验　　C. F 检验　　D. χ^2 检验

91. 两个数值变量的相关关系越强，对应的是（　　）

A. 相关系数愈大　　B. 相关系数的绝对值愈大

C. 相关系数检验统计量愈大　　D. 相关系数检验统计量愈小

92. 下列双变量中，适用于进行线性相关分析的是（　　）

A. 民族与血型　　B. 体重与体表面积

C. 年龄与体重　　D. 母亲文化程度与子女智商

93. 线性相关系数进行假设检验的备择假设 H_1 是（　　）

A. $\rho=0$　　B. $r=0$　　C. $\rho\neq 0$　　D. $r\neq 0$

94. 下列关于线性相关叙述错误的是（　　）

A. 在进行线性相关分析前应先绘出散点图，当有线性趋势时进行相关分析

B. 线性相关系数单位与原始变量单位有关

C. 线性相关分析要求两个变量都是随机变量

D. 相关关系不一定是因果关系

95. 下列关于秩相关叙述错误的是（　　）

A.对原变量的分布不作要求

B. 秩相关系数介于 0～1

C. 秩相关属于非参数统计方法

D. 秩相关用来描述不满足线性相关分析条件的两个变量间关联的程度与方向

96. 计算列联系数的公式是（　　）

A. $r=\sqrt{\dfrac{\chi^2+n}{\chi^2}}$　　B. $r=\sqrt{\dfrac{\chi^2}{\chi^2+1}}$　　C. $r=\sqrt{\dfrac{\chi^2}{\chi^2+n}}$　　D. $r=\dfrac{\chi^2}{\chi^2+1}$

97. 某人测得 20 人的身高和体重数据，求出了二者之间的线性相关系数，查相关系数临界值表时，其自由度应为（　　）

A. 20　　B. 19　　C. 18　　D. 17

98. 对相关系数 r 进行假设检验，当 $r>r_{0.05,\nu}$，则（　　）

A. 两变量之间关系密切　　B. 两变量之间相关有统计学意义

C. 两变量之间关系不密切　　D. 两变量之间相关无统计学意义

99. 直线回归分析中，用来判断两个变量之间相互关系的图形是（　　）。

A. 直方图　B. 散点图　C. 直条图　D. 线图

100. 直线回归分析中，当 X 的影响被扣除后，Y 的变异可用指标（　　）表示。

A. $S_{X \cdot Y}$　B. S_r　C. $S_{Y \cdot X}$　D. S_b

101. 回归模型 $Y=\alpha+\beta X+\varepsilon$ 中，ε 反映的是（　　）。

A. 由于 X 的变化引起的 Y 的线性变化部分

B. 由于 Y 的变化引起的 X 的线性变化部分

C. 除 X 和 Y 的线性关系之外的随机因素对 Y 的影响

D. 由于 X 和 Y 的线性关系对 Y 的影响

102. 最小二乘法原则是指各点到回归直线的（　　）最小。

A. 垂直距离的和　B. 纵向距离的平方和

C. 垂直距离的平方和　D. 纵向距离的和

103. 对直线回归系数进行 t 检验时，自由度为（　　）

A. n　B. $n-1$　C. $n-2$　D. 1

104. 在多重线性回归分析中，能够反映回归方程使反应变量 Y 的总变异所减少百分比的统计指标为（　　）

A. 偏回归系数　B. 简单相关系数　C. 复相关系数

D. 决定系数　E. 偏相关系数

105. 若对回归方程 $\hat{Y}=b_0+b_1x_1+b_2x_2+b_3x_3$ 进行整体回归效应的假设检验，那么零假设为（　　）

A. $\beta_1=0$　B. $\beta_1=0$ 或 $\beta_2=0$ 或 $\beta_3=0$　C. $\beta_2=0$

D. $\beta_1=\beta_2=\beta_3=0$　E. $\beta_3=0$

106. 关于回归模型中自变量的筛选，以下说法正确的（　　）

A. 所有的自变量都应纳入方程

B. 凡是对因变量有影响的自变量都应纳入方程

C. 凡是能使决定系数 R^2 增大的自变量都应纳入方程

D. 尽可能纳入对解释因变量变异有较大贡献的自变量

E. 逐步选择法要优于前向选择和后向选择

107. 多重线性回归分析中，可用于比较各个自变量对解释因变量变异的影响大小的统计指标为（　　）

A. 复相关系数　B. 偏相关系数　C. 偏回归系数

D. 标准化偏回归系数　E. 决定系数

108. 对于决定系数 R^2，下列说法错误的是（　　）

A. R^2 取值在 0 和 1 之间

B. 回归模型中的解释变量越多，R^2 越小

C. R^2 越接近 1，回归模型拟合得越好

D. R^2 反映了回归模型能够解释因变量 Y 总变异的程度

E. 回归方程进行拟合优度的假设检验等价于整个回归方程的方差分析

109. 对于多重线性回归方程的显著性检验，采用的检验方法是（　　）

A. t 检验　B. 秩和检验　C. 方差分析　D. 卡方检验　E. z 检验

110. 多重线性回归方程进行方差分析，其统计量 F 表示（　　）

A. 自变量间是否存在多重共线性

B. 回归方程拟合优度

C. 因变量与某些自变量之间是否具有线性回归关系

D. 因变量与自变量线性回归关系的强度

E. 因变量与所有自变量之间是否具有线性回归关系

111. 由 50 个观测值估计的线性回归模型 $\hat{Y}=3.84+2.11X_1+3.33X_2+10.82X_3+0.99X_4$ 中，计算得到 R^2 为 0.7200，那么经过调整后的决定系数为（　　）

A. 0.7000　B. 0.6927　C. 0.6951　D. 0.6834　E. 0.6855

112. 某研究者收集某校 100 名学生体重（kg）、身高（cm）与臀围（cm）的数据，并以体重为因变量，身高、臀围为自变量建立回归方程。若将身高、臀围的计量单位“cm”换算为“m”，那么建立的回归方程与原来相比（　　）

A. 身高、臀围的偏回归系数扩大 10 倍，截距不变

B. 身高、臀围的偏回归系数缩小至 1/10，截距不变

C. 身高、臀围的偏回归系数缩小至 1/100，截距不变

D. 身高、臀围的偏回归系数扩大 100 倍，截距不变

E. 身高、臀围的偏回归系数不变，截距改变

113. 某院医生收集了该院 194 例糖尿病患者的血糖水平、胰岛素水平、体重指数的观测数据，欲用胰岛素水平、体重指数这两个变量来预测患者血糖水平的变化，请问应采用的统计方法是（　　）

A. *t* 检验　B. 方差分析　C. 多重线性回归分析

D. Logistic 回归分析　E. Cox 回归分析

114. Logistic 回归适用于因变量为（　　）

A. 分类数据资料　B. 正态分布资料　C. 连续型计量资料

D. 定量资料　E. 所有数据类型

115. Logistic 回归中的自变量（　　）

A. 必须服从正态分布　B. 必须是二分类资料　C. 必须是连续型资料

D. 可以为二分类、多分类资料或等级资料　E. 必须方差齐性

116. 对于 Logistic 回归分析的描述，以下正确的是（　　）

A. 研究样本可以不独立　B. 模型参数估计常采用极大似然法

C. 适用于任意资料的分析　D. 要求因变量一定是二分类变量

E. 对样本含量不做要求

117. 欲了解直肠癌发病的影响因素，最好采用的统计方法分析是（　　）

A. χ^2 检验　B. *t* 检验　C. 相关分析

D. 多重线性回归分析　E. Logistic 回归分析

118. 在 Logistic 回归分析中，回归系数 β 与优势比 *OR* 的关系为（　　）

A. $OR=\exp(\beta)$　B. $OR=\ln(\beta)$　C. $\beta>0$，$OR>1$

D. $\beta>0$，*OR* 一定有统计学意义　E. $\beta=1$，$OR=1$

119. 对乳腺癌治疗的随访资料做生存分析，可当作删失数据处理的是（　　）

A. 死于淋巴癌　B. 死于乳腺癌　C. 死于车祸

D. A、C 都是　E. B、C 都是

120. 表 1 是 5 例肝癌患者生存资料，其中生存时间属于完全数据的是（　　）

表 1　5 例肝癌患者生存资料原始记录表

编号	性别	治疗结束日期	随访终止日期	结局状态
1	男	2013/01/30	2013/05/18	死于肝癌
2	女	2013/02/25	2014/10/08	死于车祸
3	女	2013/05/08	2014/02/05	死于肝癌
4	男	2013/10/09	2015/03/04	失访
5	女	2014/03/10	2015/12/31	存活

A. 1 号，2 号，3 号　　B. 2 号　　C. 4 号，5 号　　D. 1 号，3 号　　E. 4 号

121. 下列有关生存率与生存概率，叙述不正确的是（　　）

A. 生存率是累计生存概率

B. 若观察对象各个时段生存事件独立，则生存率等于各个时段生存概率的连乘积

C. 生存率等于生存概率

D. 年生存概率等于活满一年的观察例数除以年初的观察例数

E. 三年生存率是指观察对象生存时间大于等于三年的概率

122. 以下说法不正确的是（　　）

A. Kaplan-Meier 适用于观察例数较少的未分组资料生存率的估计

B. 样本量较大，且按随访时间分组的资料，常采用寿命表法估计生存率

C. Kaplan-Meier 法计算时需要先将生存时间从大到小进行排序

D. 采用 Kaplan-Meier 法估计的生存曲线呈阶梯形

E. Kaplan-Meier 法是一种非参数的估计生存率的方法

123. 以下关于时序检验说法正确的是（　　）

A. 时序检验是对各组某时间点的生存率进行比较

B. 时序检验是对各组整体的生存率进行比较

C. 若某时间点既有完全数据又有截尾数据，则需要将截尾数据排在完全数据的前面

D. 将两组患者生存时间进行排序时，要按组别分别排序

E. 以上说法均正确

124. 信度系数包括哪一项（　　）

A. 重测信度　　B. 复本信度　　C. 分半信度　　D. α 信度系数　　E. 以上都有

125. 反映一个调查或测验工具的正确性是指该调查或测验的（　　）

A. 效度　　B. 信度　　C. 样本　　D. 常模　　E. 概念

126. 一个测验工具中对于对象可以测量到的结果的可靠程度，是指该工具的（　　）

A. 常模　　B. 信度　　C. 效度　　D. 样本　　E. 标准

127. 用于反映测验的稳定性程度的是下列哪一个信度指标（　　）

A. 重测信度　　B. 复本信度　　C. 分半信度　　D. α 信度系数　　E. 以上都有

128. 重测信度的主要误差源是（　　）

A. 内容取样　　B. 时间取样　　C. 统计方法　　D. 评分者　　E. 测量地点

129. 衡量测验跨时间一致性的信度称为（　　）

A. 重测信度　　B. 复本信度　　C. 同质性信度　　D. 评分者信度　　E. 分半信度

130. 常用于事实式问卷的信度指标是（　　）

A. 重测信度　　B. 复本信度　　C. 分半信度　　D. α 信度系数　　E. 以上都有

131. 用重测法求信度，两次测验相隔时间越短，其信度系数（　　）

A. 不变　　B. 越小　　C. 越低　　D. 越大　　E. 大小视具体问卷而定

132. 将测验对等分半后，两半测验得分的相关系数为 0.60，校正后该测验的分半信度是（　　）

A. 0.70　　B. 0.75　　C. 0.80　　D. 0.85　　E. 0.90

133. 反映测验工具或手段测量出所要测量特性程度的指标是（　　）

A. 常模　　B. 信度　　C. 效度　　D. 样本　　E. 标准

134. 关于问卷的信度和效度关系，错误的说法是（　　）

A. 信度高，效度可能不高　　B. 效度高，信度可能不高

C. 信度高，效度可能高　　D. 效度不高，信度可能高

E. 信度不高，效度一定不高

135. 在调查问卷中，用于评价数据质量的指标有（　　）

A. 内容效度　　B. 结构效度　　C. 重测信度　　D. 分半信度　　E. 以上都是

136. 以下情况中，无法使用重测信度的是（　　）

A. 所测量的心理特质随个体发育而逐渐变化

B. 遗忘与练习的效果相同

C. 前后两次施测期间被试的学习效果不存在差异

D. 目标测验属于人格测验

E. 以上都不能

137. 下列有关因子分析的说法中，错误的是（　　）

A. 因子分析是结构效度分析最理想的方法

B. 因子分析前要先做 KMO（Kaiser Meyer Olkin）抽样适合性检验和 Bartlett 球形性检验（Bartlett's Test of Sphericity）

C. KMO 值＞0.90，说明非常适合做因子分析

D. 评价结构效度的主要指标有累积贡献率、共同度和因子载荷

E. 累积贡献率低于 60%则认为效果较好

138. 从整体中抽取样本的目的是（　　）

A. 研究典型案例　　B. 计算统计指标　　C. 研究样本统计量

D. 研究总体统计量　　E. 由样本统计量推断总体参数

139. 在相同条件下抽取一定数量的个体构成样本，则抽样误差最小的方法是（　　）

A. 简单随机抽样　　B. 系统抽样　　C. 分层抽样

D. 整群抽样　　E. 立意抽样

140. 非概率抽样的方法有（　　）

A. 方便抽样　　B. 定额抽样　　C. 立意抽样

D. 滚雪球抽样　　E. 以上都是

141. 影响样本含量的因素主要包括（　　）

A. 第Ⅰ类错误（α）和第Ⅱ类错误（β）　　B. 设计方法　　C. 真实效应的大小

D. 数据种类及变异度　　E. 以上都是

142. 实验设计的基本原则是（　　）

A. 重复、随机、配对　　B. 随机、盲法、对照

C. 对照、随机、重复　　D. 随机、盲法、配对

E. 齐同、对照、随机

143. 某医生在研究某药物缓解感冒症状的疗效时，试验组服用该药物，对照组服用淀粉制成的与试验组药物外形相同的药剂，这个对照属于（　　）

A. 试验对照　　B. 历史对照　　C. 安慰剂对照

D. 空白对照　　E. 标准对照

144. 试验设计的三个基本要素是（　　）。

A. 受试对象、实验效应、观察指标　　B. 随机化、重复、设置对照

C. 齐同、均衡性、随机化　　D. 处理因素、受试对象、实验效应

E. 以上都不对

145. 实验设计和调查设计的根本区别是（　　）。

A. 实验设计以动物为对象　　B. 调查设计以人为对象

C. 实验设计可随机分组　　D. 实验设计可人为设置处理因素

E. 以上都不对

二、简答题

1. 统计资料可分为哪几种类型？举例说明不同类型的资料之间如何转换。
2. 统计工作分为哪几个步骤？
3. 总体和样本的关系是什么？
4. 资料统计分析的基本内容有哪些？
5. 统计表由哪些要素构成？制表的基本原则是什么？
6. 统计图由哪些要素构成？绘制统计图的注意事项有哪些？
7. 统计表和统计图在表达资料中各有何特殊意义？
8. 简述频数表的用途？
9. 应用相对数时需要注意哪些问题？
10. 为什么不能以构成比代替率？
11. 率的标准化需要注意哪些问题？
12. 假设检验中 α 和 P 的区别何在？
13. 怎样正确选用单侧检验和双侧检验？
14. Ⅰ型错误与Ⅱ型错误有何区别与联系？了解这两项错误有何实际意义？
15. 进行两均数差别的假设检验时，当 $P\leqslant 0.05$ 时，则拒绝 H_0；当 $P>0.05$ 时则接受 H_0，认为两总体均数无差别。这个说法是否正确？为什么？
16. u 分布与 t 分布有何不同？
17. t 检验的应用条件是什么？
18. 在 t 检验中，一般当 $P<0.05$，则拒绝 H_0，其理论依据是什么？
19. 重复测量数据的主要特征有哪些？
20. 重复测量两因素多水平设计，如何实现随机分组？
21. 什么叫参数检验，它和非参数检验有何区别？
22. 两组或多组有序分类的资料，为什么宜用秩和检验，而不是卡方检验？
23. 做线性相关分析需要注意的问题有哪些？
24. 直线回归与直线相关有何区别与联系？
25. 多重线性回归分析的应用条件是什么？
26. 某研究者根据 40 名同学的体重指数（kg/m^2）、每日运动时间（h）与肺活量（L）的数据建立回归方程 $\hat{Y}=0.4470+0.7842X_1+0.4524X_2$（肺活量 Y，体重指数 X_1，每日运动时间 X_2），经回归方程和偏回归系数的假设检验有统计学意义。由于 X_1 的偏回归系数 0.7842 大于 X_2 的偏回归系数 0.4524，因此此研究者得到结论，体重指数对于肺活量的影响大于每日运动时间对于肺活量的影响。你认为此结论正确吗？为什么？
27. 为什么要进行回归方程的显著性检验？
28. 自变量筛选目的是什么？自变量筛选的标准和常用方法有哪些？
29. 什么叫多重共线性？说明多重共线性的影响并举例。
30. 简述 Logistic 回归与多重线性回归的异同。
31. 简述 Logistic 回归中的回归系数与优势比的关系。
32. 生存资料有什么特点？
33. 在生存资料中，删失数据的含义及出现的主要原因是什么？
34. 请简述信度的概念、分类？
35. 请简述效度的概念、分类？
36. 如何提高问卷的信度和效度？
37. 简述信度和效度之间的关系？

38. 简述调查设计的含义和基本步骤。
39. 简述抽样方法的分类。
40. 根据研究对象不同实验设计的分类有哪些?
41. 实验设计的基本原则是什么?其各自目的何在?

三、计算分析题

1. 下表为两组糖尿病合并糖尿病足患者的疗效比较,请指出不足之处并加以修改。

组别 / 并发症	新药组			对照组		
	例数	疗效		例数	疗效	
		良好	死亡		良好	死亡
糖尿病足	60	38	22	60	24	36

2. 某研究者想分析甲、乙、丙三种方法治疗慢性喉炎的效果比较。甲方法治疗 335 例患者中:治愈 191 例、显效 75 例、好转 30 例、无效 39 例;乙方法治疗 298 例患者中:治愈 109 例、显效 114 例、好转 45 例、无效 30 例;丙方法治疗 302 例患者中:治愈 121 例、显效 112 例、好转 24 例、无效 45 例。

请问上述资料宜绘制何种统计图?并绘制。

3. 某地 100 例 18～60 岁健康男性血清总胆固醇值(mg/100 ml)测定结果如下:

5.51	5.00	5.62	5.56	4.23	3.60	4.00	4.65	4.62	4.80
5.60	5.20	4.70	5.12	3.74	**6.37**	4.69	4.36	**2.86**	4.70
4.28	3.42	4.72	5.66	4.31	4.17	5.46	4.78	5.12	5.59
3.25	3.90	4.74	5.80	5.18	5.90	5.23	4.54	4.53	4.51
3.80	5.25	5.70	4.83	4.70	4.00	4.54	5.75	5.34	4.45
4.55	4.50	4.45	4.47	5.00	4.22	4.88	4.46	4.96	4.71
4.85	5.25	5.28	5.12	4.28	6.10	4.90	5.43	4.95	4.85
5.15	4.94	5.20	4.25	6.12	4.80	5.20	4.60	4.76	4.22
4.50	4.70	4.56	3.84	4.45	5.29	4.52	4.72	4.00	4.54
4.20	5.30	5.18	5.75	4.98	4.65	5.50	4.38	5.32	4.70

(1)绘制频数表和直方图,表述该组男性血清总胆固醇的分布特征。

(2)根据其频数分布特征,选择合适的集中趋势指标和离散趋势指标进行统计描述。

4. 为了解二硫化碳(CS_2)接触工人的血清热激蛋白 70 抗体滴度的水平,选择 CS_2 作业工人 125 人,测定血清热激蛋白 70 抗体滴度,结果见表 2。

表 2　125 名 CS_2 作业工人血清热激蛋白 70 抗体滴度

热激蛋白 70 抗体滴度	1:10	1:20	1:40	1:80	合计
人数	44	36	30	15	125

计算其平均抗体滴度。

5. 某医生记录 120 例链球菌感染咽炎患者咽痛至发热出现的时间间隔(潜伏期),结果见表 3。

表 3　120 例链球菌感染者发病的潜伏期

潜伏期(小时)	12～	24～	36～	48～	60～	72～	84～	96～	108～	合计
病例数	2	20	36	28	10	8	8	4	4	120

(1)描述该病潜伏期频数分布特征。

(2)根据其频数分布特征,计算该病潜伏期平均水平和变异程度。

6. 某校某年级统计学考试成绩近似服从正态分布,现随机抽取 100 人,成绩均数为 75 分,标准差为 5 分。

（1）试估计成绩在 70～80 分内的同学所占的比例。

（2）估计成绩≤60 分的同学所占的比例。

7. 某地调查了 200 名成年女子的平均血清总蛋白为 73.5g/L，标准差为 4.0g/L，试估计该地成年女子血清总蛋白 95%的参考值范围。

8. 表 4 为一抽样研究资料，试：

（1）填补空白处数据。

（2）根据最后三栏结果做简要分析。

表 4　某地各年龄组恶性肿瘤死亡情况

年龄（岁）	人口数	死亡总数	其中恶性肿瘤死亡数	恶性肿瘤占总死亡的%	恶性肿瘤死亡率（1/10 万）	年龄别死亡率（‰）
0～	82920		4	2.90		
20～		63		19.05	25.73	
40～	28161	172	42			
60～			32			
合计	167090		90	12.59		

9. 某医院对某一种疾病有两种疗法，一种是一般疗法，另一种是新疗法，为了比较两种疗法的优劣，某医师收集某月两种疗法的治疗人数和死亡人数，数据如表 5 所示，试比较两种疗法的病死率。

表 5　两种疗法的病死率比较

病型	新疗法			一般疗法		
	治疗人数	死亡人数	病死率（%）	治疗人数	死亡人数	病死率（%）
普通型	75	15	20.0	25	5	20.0
重型	35	14	40.0	65	26	40.0
合计	110	29	26.4	90	31	34.4

10. 某医生对 1027 例青光眼患者按照年龄分为不同年龄组，同时登记每个年龄组的患者人数，结果见表 6。该医生分析认为 20～岁年龄组的人更容易患青光眼，此分析是否正确？为什么？

表 6　某医院门诊青光眼患者年龄构成比

年龄组（岁）	0～	10～	20～	30～	40～	50～	60～	70～	合计
青光眼人数	47	198	330	198	128	80	38	8	1027
构成比（%）	4.6	19.3	32.1	19.3	12.4	7.8	3.7	0.8	100.0

11. 某地测量了 185 名正常人的空腹血糖，得到 $\bar{X}$ =4.92mmol/L，S=0.72mmol/L，求正常人空腹血糖的 95%的参考值范围和当地正常人群的空腹血糖的 95%可信区间。

12. 已知正常人乙酰胆碱酯酶的平均值为 1.44 单位，现测得 43 例慢性气管炎患者的乙酰胆碱酯酶平均值为 2.17 单位，标准差为 0.74 单位，问慢性气管炎患者的平均乙酰胆碱酯酶的 95%可信区间是多少？正常人乙酰胆碱酯酶的平均值是否在这个区间？

13. 现调查了喘型病毒性肺炎患者 23 例，有心力衰竭者 15 例，计算：①喘型病毒性肺炎患者的心衰发生率的标准误；②喘型病毒性肺炎患者的心衰发生率 95%的可信区间。

14. 2010 年某地随机抽样调查了部分健康成年人的红细胞数和血红蛋白含量，结果见表 7：

表 7　2010 年某地部分健康成年人的红细胞数和血红蛋白含量

指标	性别	例数	均数	标准差	标准值
红细胞数	男	360	4.66	0.58	4.84
（10^{12}/L）	女	255	4.18	0.29	4.33
血红蛋白含量	男	360	134.5	7.1	140.2
（g/L）	女	255	177.6	10.2	124.7

（1）该地健康成年男、女红细胞数是否不同?

（2）该地女性血红蛋白指标是否低于上表的标准值（若测定方法相同）?

15. 某研究者测定恶性肿瘤中 PCNA（增殖细胞核抗原）阳性表达情况（阳性细胞数/1000 个瘤细胞），结果为：低度恶性组 15 例，其值为（100.5 ± 80.0），高度恶性组 14 例，其值为（529.6 ± 100.1），试分析两组间 PCNA 表达阳性细胞计数差异有无显著性意义?

16. 某研究者研究转铁蛋白测定对病毒性肝炎诊断的临床意义，测得 12 名正常人和 15 名病毒性肝炎患者血清转铁蛋白含量，结果见表 8，问患者和健康人转铁蛋白含量是否有差异?

表 8　两组血清转铁蛋白含量对比

正常人	265.4	271.5	284.6	291.3	254.8	275.9
	281.7	268.6	264.1	273.2	270.8	260.5
患者	235.9	215.4	251.8	224.7	228.3	231.1
	253.0	221.7	218.8	233.8	230.8	230.9
	240.7	256.9	260.7			

17. 8 名原发性高血压患者服用鱼油前后测得血浆纤维蛋白原含量见表 9，能否认为服用鱼油会引起患者血浆纤维蛋白原含量变化?

表 9　服用鱼油前后原发性高血压患者纤维蛋白原含量（g/L）

患者号	服用前	服用后	差值 d（前–后）
1	4.1	2.6	1.5
2	3.6	2.2	1.4
3	3.2	2.0	1.2
4	4.5	2.4	2.1
5	3.6	2.0	1.6
6	3.8	2.2	1.6
7	4.4	2.6	1.8
8	4.0	2.5	2.0

18. 为探究口服降糖药 OAD 血糖控制不佳的 2 型糖尿病患者加用优泌乐 50 和甘精胰岛素的疗效，将口服降糖药血糖控制不佳的 30 例 2 型糖尿病患者随机分配到以下三种治疗方案组：OAD 加用优泌乐 50、OAD 加用甘精胰岛素、仅用 OAD（对照组），治疗 24 周后测餐后 2 小时血糖的下降值（表 10），问三种治疗方案的餐后 2 小时血糖下降值有无差异?

表 10 三种治疗方案的餐后 2 小时血糖下降值（mmol/L）

OAD 加用优泌乐 50	OAD 加用甘精胰岛素	对照组
2.4	3.2	0.7
2.2	3.6	0.6
2.1	2.9	0.6
2.6	2.8	0.4
1.9	2.6	0.3
2.0	2.9	0.6
2.2	3.6	0.1
2.6	3.5	0.1
2.5	3.1	0.8
2.5	3.4	0.3

19. 为探究某药物对小鼠的耐缺氧作用。将体重相近[（20±2）g]的 40 只 SPF 级 ICR 小鼠随机分为 4 组，分别是高剂量组、中剂量组、低剂量组、空白对照组，连续灌胃 16 天后采用常压耐缺氧实验观察小鼠的存活时间，见表 11。试分析不同剂量药物对小鼠常压耐缺氧时间的影响是否相同？

表 11 不同剂量药物中小鼠的存活时间（min）

高剂量组	中剂量组	低剂量组	空白对照组
32.2	31.2	31.5	27.5
33.4	37.2	26.9	28.0
33.0	38.1	27.4	28.3
27.9	30.6	33.9	27.5
26.8	29.1	34.8	23.9
27.4	32.9	36.1	24.2
28.9	36.0	29.0	27.1
28.0	28.8	27.9	32.5
34.1	27.3	36.2	31.1
34.9	25.9	31.9	23.3

20. 将 24 例原发性血小板减少症患者按年龄相近、性别相同的原则配为 8 个区组，每个区组中的 3 例患者随机分配到 A、B、C 三种治疗方案中，治疗后的血小板升高见表 12，问三种治疗方案的疗效有无差别？

表 12 不同方案治疗后血小板的升高值（$\times 10^4/mm^3$）

区组	A	B	C
1	3.6	6.4	13.9
2	4.4	6.4	14.5
3	7.6	9.2	9.2
4	8.4	10.0	11.6
5	6.6	8.9	13.6
6	6.4	8.1	13.1
7	4.5	7.3	13.5
8	6.0	7.5	12.9

21. 在一项临床试验中，欲比较两种药物对30～50岁肥胖患者的减重效果，将20例肥胖患者随机分为两组，分别在治疗前、3个月和6个月测定受试对象体重值，数据见表13，分析这两种药物对肥胖患者体重的影响。

表13 两种药物治疗肥胖患者的体重值（kg）

药物	患者	治疗前	3个月	6个月	药物	患者	治疗前	3个月	6个月
甲药	1	88	70	65	乙药	11	90	89	88
甲药	2	90	77	78	乙药	12	91	92	93
甲药	3	95	80	70	乙药	13	93	90	89
甲药	4	100	80	75	乙药	14	99	97	98
甲药	5	104	83	80	乙药	15	102	95	96
甲药	6	108	90	76	乙药	16	107	100	98
甲药	7	112	89	80	乙药	17	109	105	104
甲药	8	113	95	81	乙药	18	114	112	109
甲药	9	116	100	95	乙药	19	118	108	107
甲药	10	120	94	84	乙药	20	119	120	116

22. 某医院分别用中药和西药治疗确诊的某恶性肿瘤患者各20例，结果中药治疗14例有效；西药治疗17例有效，问两种药物的疗效是否有差别？请列出四格表，按照假设检验步骤进行推断。

23. 100例确诊糖尿病病例，用A试带检测尿葡萄糖阳性90例，同时用B试带检测阳性75例，其中A、B均阳性70例，问A、B两种试带阳性率是否不同？请列出分析表格，并进行分析。

24. 某疾病预防控制中心用两种消毒药分别对井水进行消毒，消毒前后井水中细菌总数检验结果见表14。问：

（1）消毒前后细菌总数有无差别（即消毒是否有效）？

（2）两种消毒药消毒效果有何不同？

表14 消毒前后细菌总数

A药			B药		
编号	消毒前	消毒后	编号	消毒前	消毒后
1	6879	879	1	7854	456
2	5867	698	2	230	15
3	567	28	3	875	20
4	887	45	4	5487	670
5	987	67	5	578	32
6	556	14	6	785	28
7	498	32	7	987	50

25. 某研究者测量正常人、单纯性肥胖、皮质醇增多症患者的血浆总皮质醇含量，结果见表15。试问三组人血浆总皮质醇含量有无差别？

表15 三组人的血浆总皮质醇含量测定值（μg/dl）

分组	血浆总皮质醇含量								
正常人	0.4	1.9	2.2	2.5	2.8	3.7	0.8	4.6	3.9
单纯性肥胖	2.4	4.1	10.0	13.6	5.9	2.0	3.1	15.0	0.6
皮质醇增多症患者	9.8	24.0	21.0	29.0	26.0	21.6	25.0	29.0	10.2

26. 某高校 12 名大一女生的胸围（cm）和肺活量（L）数据见表 16。试分析两个变量之间有无线性相关关系。

表 16　某高校 12 名大一女生的胸围和肺活量数据

编号	1	2	3	4	5	6	7	8	9	10	11	12
胸围（cm）	71.4	82.9	77.8	88.2	77.2	81.4	78.3	74.8	73.7	79.4	82.12	72.16
肺活量（L）	2.51	3.11	1.90	3.28	2.85	2.88	3.20	1.96	3.01	3.28	3.26	1.92

27. 某研究者想分析成年女性血红蛋白（Y）与年龄（X）间的关系，得到 10 名成年女性的血红蛋白和年龄的资料见表 17，试进行回归分析。

表 17　10 名成年女性的年龄与血红蛋白数据表

编号	年龄（岁）	血红蛋白（g/dl）	编号	年龄（岁）	血红蛋白（g/dl）
1	28	14.0	6	67	16.5
2	40	13.9	7	31	10.4
3	54	16.2	8	22	10.6
4	35	12.5	9	35	13.5
5	63	16.9	10	49	16.2

28. 欲研究大学生静息代谢率与体重指数之间的关系，调查了 40 名大学生静息代谢率 Y（kcal）、性别 X_1、腰围（cm）X_2、上臂围（cm）X_3，身高（cm）、体重（kg），并计算相应的体重指数（BMI）X_4，其中性别一栏中 1 表示男性，2 表示女性，具体数据见表 18，试用该数据进行多重线性回归分析。

表 18　40 名大学生静息代谢率与体重指数调查资料

ID	X_1	X_2（cm）	X_3（cm）	X_4（kg/m^2）	Y（kcal）
1	1	80	26	22.46	1537
2	1	75	22	22.04	1436
3	1	70	19	21.71	1538
4	1	77	22	21.63	1540
5	2	70	24	19.38	1154
6	2	66	23	20.81	1060
7	2	71	21	20.03	1068
8	2	70	24	21.37	1238
9	1	74	28	20.96	1636
10	2	70	24	19.78	1129
11	2	66	22	20.40	1230
12	2	66	22	20.13	1120
13	2	63	21	20.66	1000
14	2	75	23	21.76	1200
15	1	78	28	23.78	1569
16	1	78	31	23.72	1700
17	1	72	30	24.00	1690
18	1	74	30	23.66	1695
19	1	73	28	22.72	1563
20	1	69	29	21.78	1523
21	2	62	21	20.03	1100
22	2	63	20	19.14	1000
23	2	62	20	17.63	980
24	1	69	23	21.46	1236
25	2	62	23	17.63	1267

续表

ID	X_1	X_2（cm）	X_3（cm）	X_4（kg/m^2）	Y（kcal）
26	1	68	24	19.35	1368
27	2	64	23	20.55	1236
28	1	72	28	20.52	1569
29	2	63	23	18.83	1234
30	2	64	25	18.83	1320
31	1	74	26	21.15	1400
32	1	78	27	23.32	1457
33	2	65	26	22.89	1230
34	2	64	23	20.13	1240
35	2	64	22	20.28	1046
36	1	70	25	23.44	1377
37	1	72	24	22.04	1367
38	2	68	22	17.76	1045
39	2	62	21	20.4	1048
40	1	80	22	23.53	1397

29. 某研究者在某地开展老年人糖尿病患病的影响因素研究，采用多阶段分层随机抽样的方式抽取了380位60岁以上老年人进行入户调查，得到有效问卷324份。调查因素包括：性别、年龄、吸烟、饮酒、体育锻炼和糖尿病。调查因素的赋值说明见表19，收集资料的基本形式见表20，试分析该地老年人糖尿病患病的可能影响因素。

表19　糖尿病患病可能的影响因素与赋值说明

因素	变量名	赋值说明
性别	X_1	男=1，女=2
年龄（岁）	X_2	原始数据
吸烟	X_3	有=1，无=0
饮酒	X_4	有=1，无=0
体育锻炼	X_5	从不锻炼=1，低强度锻炼=2，中或高强度锻炼=3
高血压	Y	患病=1，不患病=0

表20　糖尿病患病影响因素分析的部分原始数据

编号	性别	年龄	吸烟	饮酒	体育锻炼	糖尿病
	X_1	X_2（岁）	X_3	X_4	X_5	Y
1	99	0	0	0	3	0
2	97	0	0	0	3	1
3	96	1	0	0	2	1
4	93	0	0	0	3	0
5	93	0	0	0	3	0
…	…	…	…	…	…	…
320	60	0	0	1	1	0
321	60	0	0	1	1	0
322	60	0	1	1	3	0
323	60	0	1	1	1	1
324	60	0	1	1	1	1

30. 某医师收集了甲、乙两种疗法治疗 22 例肺癌患者的生存时间（月）资料，见表 21。试估计两疗法组患者的生存率，绘制生存曲线，并比较两疗法组生存曲线是否有差别。

表 21　两种疗法治疗 22 例肺癌患者的生存时间（月）

治疗方法	生存时间										
甲	5	7^+	9	9	14	17	17^+	19	23	23	24^+
乙	2	3	4	5	7	7^+	9	9	10^+	11	13

31. 表 22 是 420 例乳腺癌患者诊断后的生存数据，试估计生存率和中位生存期。

表 22　420 例乳腺癌患者确诊后生存数据

诊断后年数	期初病例数	期内删失例数	死亡例数
0～	420	0	80
2～	340	10	70
4～	260	5	35
6～	220	15	52
8～	153	20	53
10～	80	9	18
12～	53	7	25
14～	21	4	12
16～	5	2	3

32. 某地拟用简单随机抽样调查的方法了解健康成人白细胞计数的平均水平，查阅资料得知健康成人白细胞计数的标准差约 1000 个/ mm^3，若误差不超过 100 个/mm^3，设定第 I 类错误α为 0.05，理论上需要抽样多少人？

33. 欲研究菜农钩虫感染率与粮农是否不同，估计菜农和粮农的感染率分别为 20%和 10%，取α=0.05，β=0.1，问样本例数相等时各需调查多少人？如果要求菜农组样本量占总样本的 60%，菜农组和粮农组各需调查多少人？

（王艳玲整理）

附录一　附　　表

附表 1　随机数字表

编号	1～10	11～20	21～30	31～40	41～50
1	22 17 68 65 81	68 95 23 92 35	87 02 22 57 51	61 09 43 95 06	58 24 82 03 47
2	19 36 27 59 46	13 79 93 37 55	39 77 32 77 09	85 52 05 30 62	47 83 51 62 74
3	16 77 23 02 77	09 61 87 25 21	28 06 24 25 93	16 71 13 59 78	23 05 47 47 25
4	78 43 76 71 61	20 44 90 32 64	97 67 63 99 61	46 38 03 93 22	69 81 21 99 21
5	03 28 28 26 08	73 37 32 04 05	69 30 16 09 05	88 69 58 28 99	35 07 44 75 47
6	93 22 53 64 39	07 10 63 76 35	87 03 04 79 88	08 13 13 85 51	55 34 57 72 69
7	78 76 58 54 74	92 38 70 96 92	52 06 79 79 45	82 63 18 27 44	69 66 92 19 09
8	23 68 35 26 00	99 53 93 61 28	52 70 05 48 34	56 65 05 61 86	90 92 10 70 80
9	15 39 25 70 99	93 86 52 77 65	15 33 59 05 28	22 87 26 07 47	86 96 98 29 06
10	58 71 96 30 24	18 46 23 34 27	85 13 99 24 44	49 18 09 79 49	74 16 32 23 02
11	57 35 27 33 72	24 53 63 94 09	41 10 76 47 91	44 04 95 49 66	39 60 04 59 81
12	48 50 86 54 48	22 06 34 72 52	82 21 15 65 20	33 29 94 71 11	15 91 29 12 03
13	61 96 48 95 03	07 16 39 33 66	98 56 10 56 79	77 21 30 27 12	90 49 22 23 62
14	36 93 89 41 26	29 70 83 63 51	99 74 20 52 36	87 09 41 15 09	98 60 16 03 03
15	18 87 00 42 31	57 90 12 02 07	23 47 37 17 31	54 08 01 88 63	39 41 88 92 10
16	88 56 53 27 59	33 35 72 67 47	77 34 55 45 70	08 18 27 38 90	16 95 86 70 75
17	09 72 95 84 29	49 41 31 06 70	42 38 06 45 18	64 84 73 31 65	52 53 37 97 15
18	12 96 88 17 31	65 19 69 02 83	60 75 86 90 68	24 64 19 35 51	56 61 87 39 12
19	85 94 57 24 16	92 09 84 38 76	22 00 27 69 85	29 81 94 78 70	21 94 47 90 12
20	38 64 43 59 98	98 77 87 68 07	91 51 67 62 44	40 98 05 93 78	23 32 65 41 18
21	53 44 09 42 72	00 41 86 79 79	68 47 22 00 20	35 55 31 51 51	00 83 63 22 55
22	40 76 66 26 84	57 99 99 90 37	36 63 32 08 58	37 40 13 68 97	87 64 81 07 83
23	02 17 79 18 05	12 59 52 57 02	22 07 90 47 03	28 14 11 30 79	20 69 22 40 98
24	95 17 82 06 53	31 51 10 96 46	92 06 88 07 77	56 11 50 81 69	40 23 72 51 39
25	35 76 22 42 92	96 11 83 44 80	34 68 35 48 77	33 42 40 90 60	73 96 53 97 86
26	26 29 31 56 41	85 47 04 66 08	34 72 57 59 13	82 43 80 46 15	38 26 61 70 04
27	77 80 20 75 82	72 82 32 99 90	63 95 73 76 63	89 73 44 99 05	48 67 26 43 18
28	46 40 66 44 52	91 36 74 43 53	30 82 13 54 00	78 45 63 98 35	55 03 36 67 68
29	37 56 08 18 09	77 53 84 46 47	31 91 18 95 58	24 16 74 11 53	44 10 13 85 57
30	61 65 61 68 66	37 27 47 39 19	84 83 70 07 48	53 21 40 06 71	95 06 79 88 54
31	93 43 69 64 07	34 18 04 52 35	56 27 09 24 86	61 85 53 83 45	19 90 70 99 00
32	21 96 60 12 99	11 20 99 45 18	48 13 93 55 34	18 37 79 49 90	65 97 38 20 46
33	95 20 47 97 97	27 37 83 28 71	00 06 41 41 74	45 89 09 39 84	51 67 11 52 49
34	97 86 21 78 73	10 65 81 92 59	58 76 17 14 97	04 76 62 16 17	17 95 70 45 80
35	69 92 06 34 13	59 71 74 17 32	27 55 10 24 19	23 71 82 13 74	63 52 52 01 41
36	04 31 17 21 56	33 73 99 19 87	26 72 39 27 67	53 77 57 68 93	60 61 97 22 61

续表

编号	1～10	11～20	21～30	31～40	41～50
37	61 06 98 03 91	87 14 77 43 96	43 00 65 98 50	45 60 33 01 07	98 99 46 50 47
38	85 93 85 86 88	72 87 08 62 40	16 06 10 89 20	23 21 34 74 97	76 38 03 29 63
39	21 74 32 47 45	73 96 07 94 52	09 65 90 77 47	25 76 16 19 33	53 05 70 53 30
40	15 69 53 82 80	79 96 23 53 10	65 39 07 16 29	45 33 02 43 70	02 87 40 41 45
41	02 89 08 04 49	20 21 14 68 86	87 63 93 95 17	11 29 01 95 80	35 14 97 35 33
42	87 18 15 89 79	85 43 01 72 73	08 61 74 51 69	89 74 39 82 15	94 51 33 41 67
43	98 83 71 94 22	59 97 50 99 52	08 52 85 08 40	87 80 61 65 31	91 51 80 32 44
44	10 08 58 21 66	72 68 49 29 31	89 85 84 46 06	59 73 19 85 23	65 09 29 75 63
45	47 90 56 10 08	88 02 84 27 83	42 29 72 23 19	66 56 45 65 79	20 71 53 20 25
46	22 85 61 68 90	49 64 92 85 44	16 40 12 89 88	50 14 49 81 06	01 82 77 45 12
47	67 80 43 79 33	12 83 11 41 16	25 58 19 68 70	77 02 54 00 52	53 43 37 15 26
48	27 62 50 96 72	79 44 61 40 15	14 53 40 65 39	27 31 58 50 28	11 39 03 34 25
49	33 78 80 87 15	38 30 06 38 21	14 47 47 07 26	54 96 87 53 32	40 36 40 96 76
50	13 13 92 66 99	47 24 49 57 74	32 25 43 62 17	10 97 11 69 84	99 63 22 32 98

附表 2 标准正态分布曲线下面积，$\Phi(z)$值

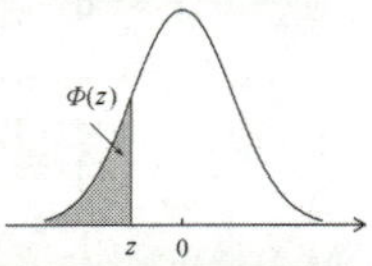

z	0.00	0.01	0.02	0.03	0.04	0.05	0.06	0.07	0.08	0.09
−3.0	0.0013	0.0013	0.0013	0.0012	0.0012	0.0011	0.0011	0.0011	0.0010	0.0010
−2.9	0.0019	0.0018	0.0018	0.0017	0.0016	0.0016	0.0015	0.0015	0.0014	0.0014
−2.8	0.0026	0.0025	0.0024	0.0023	0.0023	0.0022	0.0021	0.0021	0.0020	0.0019
−2.7	0.0035	0.0034	0.0033	0.0032	0.0031	0.0030	0.0029	0.0028	0.0027	0.0026
−2.6	0.0047	0.0045	0.0044	0.0043	0.0041	0.0040	0.0039	0.0038	0.0037	0.0036
−2.5	0.0062	0.0060	0.0059	0.0057	0.0055	0.0054	0.0052	0.0051	0.0049	0.0048
−2.4	0.0082	0.0080	0.0078	0.0075	0.0073	0.0071	0.0069	0.0068	0.0066	0.0064
−2.3	0.0107	0.0104	0.0102	0.0099	0.0096	0.0094	0.0091	0.0089	0.0087	0.0084
−2.2	0.0139	0.0136	0.0132	0.0129	0.0125	0.0122	0.0119	0.0116	0.0113	0.0110
−2.1	0.0179	0.0174	0.0170	0.0166	0.0162	0.0158	0.0154	0.0150	0.0146	0.0143
−2.0	0.0228	0.0222	0.0217	0.0212	0.0207	0.0202	0.0197	0.0192	0.0188	0.0183
−1.9	0.0287	0.0281	0.0274	0.0268	0.0262	0.0256	0.0250	0.0244	0.0239	0.0233
−1.8	0.0359	0.0351	0.0344	0.0336	0.0329	0.0322	0.0314	0.0307	0.0301	0.0294
−1.7	0.0446	0.0436	0.0427	0.0418	0.0409	0.0401	0.0392	0.0384	0.0375	0.0367
−1.6	0.0548	0.0537	0.0526	0.0516	0.0505	0.0495	0.0485	0.0475	0.0465	0.0455
−1.5	0.0668	0.0655	0.0643	0.0630	0.0618	0.0606	0.0594	0.0582	0.0571	0.0559
−1.4	0.0808	0.0793	0.0778	0.0764	0.0749	0.0735	0.0721	0.0708	0.0694	0.0681
−1.3	0.0968	0.0951	0.0934	0.0918	0.0901	0.0885	0.0869	0.0853	0.0838	0.0823
−1.2	0.1151	0.1131	0.1112	0.1093	0.1075	0.1056	0.1038	0.1020	0.1003	0.0985
−1.1	0.1357	0.1335	0.1314	0.1292	0.1271	0.1251	0.1230	0.1210	0.1190	0.1170
−1.0	0.1587	0.1562	0.1539	0.1515	0.1492	0.1469	0.1446	0.1423	0.1401	0.1379
−0.9	0.1841	0.1814	0.1788	0.1762	0.1736	0.1711	0.1685	0.1660	0.1635	0.1611
−0.8	0.2119	0.2090	0.2061	0.2033	0.2005	0.1977	0.1949	0.1922	0.1894	0.1867
−0.7	0.2420	0.2389	0.2358	0.2327	0.2296	0.2266	0.2236	0.2206	0.2177	0.2148
−0.6	0.2743	0.2709	0.2676	0.2643	0.2611	0.2578	0.2546	0.2514	0.2483	0.2451
−0.5	0.3085	0.3050	0.3015	0.2981	0.2946	0.2912	0.2877	0.2843	0.2810	0.2776
−0.4	0.3446	0.3409	0.3372	0.3336	0.3300	0.3264	0.3228	0.3192	0.3156	0.3121
−0.3	0.3821	0.3783	0.3745	0.3707	0.3669	0.3632	0.3594	0.3557	0.3520	0.3483
−0.2	0.4207	0.4168	0.4129	0.4090	0.4052	0.4013	0.3974	0.3936	0.3897	0.3859
−0.1	0.4602	0.4562	0.4522	0.4483	0.4443	0.4404	0.4364	0.4325	0.4286	0.4247
−0.0	0.5000	0.4960	0.4920	0.4880	0.4840	0.4801	0.4761	0.4721	0.4681	0.4641

注：$\Phi(-z)=1-\Phi(z)$

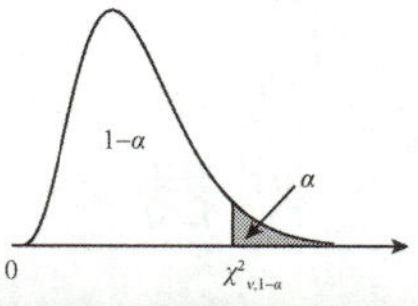

附表 3 χ^2 分布界值表

自由度 ν	1−α												
	0.005	0.010	0.025	0.050	0.100	0.250	0.500	0.750	0.900	0.950	0.975	0.990	0.995
1					0.02	0.10	0.45	1.32	2.71	3.84	5.02	6.63	7.88
2	0.01	0.02	0.05	0.10	0.21	0.58	1.39	2.77	4.61	5.99	7.38	9.21	10.60
3	0.07	0.11	0.22	0.35	0.58	1.21	2.37	4.11	6.25	7.81	9.35	11.34	12.84
4	0.21	0.30	0.48	0.71	1.06	1.92	3.36	5.39	7.78	9.49	11.14	13.28	14.86
5	0.41	0.55	0.83	1.15	1.61	2.67	4.35	6.63	9.24	11.07	12.83	15.09	16.75
6	0.68	0.87	1.24	1.64	2.20	3.45	5.35	7.84	10.64	12.59	14.45	16.81	18.55
7	0.99	1.24	1.69	2.17	2.83	4.25	6.35	9.04	12.02	14.07	16.01	18.48	20.28
8	1.34	1.65	2.18	2.73	3.49	5.07	7.34	10.22	13.36	15.51	17.53	20.09	21.95
9	1.73	2.09	2.70	3.33	4.17	5.90	8.34	11.39	14.68	16.92	19.02	21.67	23.59
10	2.16	2.56	3.25	3.94	4.87	6.74	9.34	12.55	15.99	18.31	20.48	23.21	25.19
11	2.60	3.05	3.82	4.57	5.58	7.58	10.34	13.70	17.28	19.68	21.92	24.72	26.76
12	3.07	3.57	4.40	5.23	6.30	8.44	11.34	14.85	18.55	21.03	23.34	26.22	28.3
13	3.57	4.11	5.01	5.89	7.04	9.30	12.34	15.98	19.81	22.36	24.74	27.69	29.82
14	4.07	4.66	5.63	6.57	7.79	10.17	13.34	17.12	21.06	23.68	26.12	29.14	31.32
15	4.60	5.23	6.26	7.26	8.55	11.04	14.34	18.25	22.31	25.00	27.49	30.58	32.8
16	5.14	5.81	6.91	7.96	9.31	11.91	15.34	19.37	23.54	26.30	28.85	32.00	34.27
17	5.70	6.41	7.56	8.67	10.09	12.79	16.34	20.49	24.77	27.59	30.19	33.41	35.72
18	6.26	7.01	8.23	9.39	10.86	13.68	17.34	21.60	25.99	28.87	31.53	34.81	37.16
19	6.84	7.63	8.91	10.12	11.65	14.56	18.34	22.72	27.20	30.14	32.85	36.19	38.58
20	7.43	8.26	9.59	10.85	12.44	15.45	19.34	23.83	28.41	31.41	34.17	37.57	40.00
21	8.03	8.90	10.28	11.59	13.24	16.34	20.34	24.93	29.62	32.67	35.48	38.93	41.4
22	8.64	9.54	10.98	12.34	14.04	17.24	21.34	26.04	30.81	33.92	36.78	40.29	42.8
23	9.26	10.20	11.69	13.09	14.85	18.14	22.34	27.14	32.01	35.17	38.08	41.64	44.18
24	9.89	10.86	12.40	13.85	15.66	19.04	23.34	28.24	33.20	36.42	39.36	42.98	45.56
25	10.52	11.52	13.12	14.61	16.47	19.94	24.34	29.34	34.38	37.65	40.65	44.31	46.93
26	11.16	12.20	13.84	15.38	17.29	20.84	25.34	30.43	35.56	38.89	41.92	45.64	48.29
27	11.81	12.88	14.57	16.15	18.11	21.75	26.34	31.53	36.74	40.11	43.19	46.96	49.64
28	12.46	13.56	15.31	16.93	18.94	22.66	27.34	32.62	37.92	41.34	44.46	48.28	50.99
29	13.12	14.26	16.05	17.71	19.77	23.57	28.34	33.71	39.09	42.56	45.72	49.59	52.34
30	13.79	14.95	16.79	18.49	20.60	24.48	29.34	34.8	40.26	43.77	46.98	50.89	53.67
40	20.71	22.16	24.43	26.51	29.05	33.66	39.34	45.62	51.81	55.76	59.34	63.69	66.77
50	27.99	29.71	32.36	34.76	37.69	42.94	49.33	56.33	63.17	67.50	71.42	76.15	79.49
60	35.53	37.48	40.48	43.19	46.46	52.29	59.33	66.98	74.40	79.08	83.3	88.38	91.95
70	43.28	45.44	48.76	51.74	55.33	61.70	69.33	77.58	85.53	90.53	95.02	100.43	104.21
80	51.17	53.54	57.15	60.39	64.28	71.14	79.33	88.13	96.58	101.88	106.63	112.33	116.32
90	59.20	61.75	65.65	69.13	73.29	80.62	89.33	98.65	107.57	113.15	118.14	124.12	128.3
100	67.33	70.06	74.22	77.93	82.36	90.13	99.33	109.14	118.5	124.34	129.56	135.81	140.17

附表 4　t 分布单侧与双侧界值表

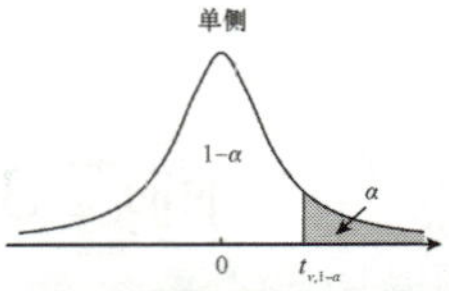

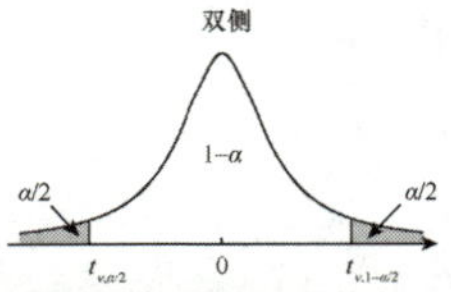

自由度 ν	单侧	0.25	0.20	0.10	0.05	0.025	0.01	0.005	0.0025	0.001	0.0005
	双侧	0.50	0.40	0.20	0.10	0.05	0.02	0.01	0.005	0.002	0.001
1		1.000	1.376	3.078	6.314	12.706	31.821	63.657	127.321	318.309	636.619
2		0.816	1.061	1.886	2.920	4.303	6.965	9.925	14.089	22.327	31.599
3		0.765	0.978	1.638	2.353	3.182	4.541	5.841	7.453	10.215	12.924
4		0.741	0.941	1.533	2.132	2.776	3.747	4.604	5.598	7.173	8.610
5		0.727	0.920	1.476	2.015	2.571	3.365	4.032	4.773	5.893	6.869
6		0.718	0.906	1.440	1.943	2.447	3.143	3.707	4.317	5.208	5.959
7		0.711	0.896	1.415	1.895	2.365	2.998	3.499	4.029	4.785	5.408
8		0.706	0.889	1.397	1.860	2.306	2.896	3.355	3.833	4.501	5.041
9		0.703	0.883	1.383	1.833	2.262	2.821	3.250	3.690	4.297	4.781
10		0.700	0.879	1.372	1.812	2.228	2.764	3.169	3.581	4.144	4.587
11		0.697	0.876	1.363	1.796	2.201	2.718	3.106	3.497	4.025	4.437
12		0.695	0.873	1.356	1.782	2.179	2.681	3.055	3.428	3.930	4.318
13		0.694	0.870	1.350	1.771	2.160	2.650	3.012	3.372	3.852	4.221
14		0.692	0.868	1.345	1.761	2.145	2.624	2.977	3.326	3.787	4.140
15		0.691	0.866	1.341	1.753	2.131	2.602	2.947	3.286	3.733	4.073
16		0.690	0.865	1.337	1.746	2.120	2.583	2.921	3.252	3.686	4.015
17		0.689	0.863	1.333	1.740	2.110	2.567	2.898	3.222	3.646	3.965
18		0.688	0.862	1.330	1.734	2.101	2.552	2.878	3.197	3.610	3.922
19		0.688	0.861	1.328	1.729	2.093	2.539	2.861	3.174	3.579	3.883
20		0.687	0.860	1.325	1.725	2.086	2.528	2.845	3.153	3.552	3.850
21		0.686	0.859	1.323	1.721	2.080	2.518	2.831	3.135	3.527	3.819
22		0.686	0.858	1.321	1.717	2.074	2.508	2.819	3.119	3.505	3.792
23		0.685	0.858	1.319	1.714	2.069	2.500	2.807	3.104	3.485	3.768
24		0.685	0.857	1.318	1.711	2.064	2.492	2.797	3.091	3.467	3.745
25		0.684	0.856	1.316	1.708	2.060	2.485	2.787	3.078	3.450	3.725
26		0.684	0.856	1.315	1.706	2.056	2.479	2.779	3.067	3.435	3.707
27		0.684	0.855	1.314	1.703	2.052	2.473	2.771	3.057	3.421	3.690
28		0.683	0.855	1.313	1.701	2.048	2.467	2.763	3.047	3.408	3.674
29		0.683	0.854	1.311	1.699	2.045	2.462	2.756	3.038	3.396	3.659
30		0.683	0.854	1.310	1.697	2.042	2.457	2.750	3.030	3.385	3.646
31		0.682	0.853	1.309	1.696	2.040	2.453	2.744	3.022	3.375	3.633
32		0.682	0.853	1.309	1.694	2.037	2.449	2.738	3.015	3.365	3.622
33		0.682	0.853	1.308	1.692	2.035	2.445	2.733	3.008	3.356	3.611
34		0.682	0.852	1.307	1.691	2.032	2.441	2.728	3.002	3.348	3.601
35		0.682	0.852	1.306	1.690	2.030	2.438	2.724	2.996	3.340	3.591
36		0.681	0.852	1.306	1.688	2.028	2.434	2.719	2.990	3.333	3.582
37		0.681	0.851	1.305	1.687	2.026	2.431	2.715	2.985	3.326	3.574
38		0.681	0.851	1.304	1.686	2.024	2.429	2.712	2.980	3.319	3.566
39		0.681	0.851	1.304	1.685	2.023	2.426	2.708	2.976	3.313	3.558
40		0.681	0.851	1.303	1.684	2.021	2.423	2.704	2.971	3.307	3.551
50		0.679	0.849	1.299	1.676	2.009	2.403	2.678	2.937	3.261	3.496
60		0.679	0.848	1.296	1.671	2.000	2.390	2.660	2.915	3.232	3.460
70		0.678	0.847	1.294	1.667	1.994	2.381	2.648	2.899	3.211	3.435
80		0.678	0.846	1.292	1.664	1.990	2.374	2.639	2.887	3.195	3.416
90		0.677	0.846	1.291	1.662	1.987	2.368	2.632	2.878	3.183	3.402
100		0.677	0.845	1.290	1.660	1.984	2.364	2.626	2.871	3.174	3.390
200		0.676	0.843	1.286	1.653	1.972	2.345	2.601	2.839	3.131	3.340
500		0.675	0.842	1.283	1.648	1.965	2.334	2.586	2.820	3.107	3.310
1000		0.675	0.842	1.282	1.646	1.962	2.330	2.581	2.813	3.098	3.300
∞		0.6745	0.8416	1.2816	1.6449	1.9600	2.3263	2.5758	2.8070	3.0902	3.2905

附表 5 F 分布界值表（单侧检验，方差分析用）

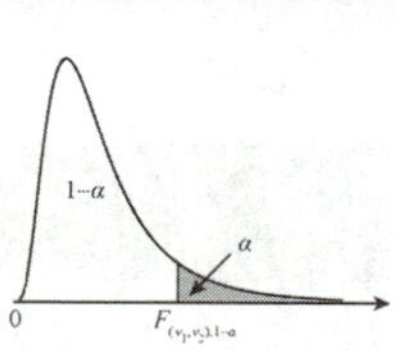

α=0.10

ν_2	ν_1																	
	1	2	3	4	5	6	7	8	9	10	15	20	30	50	100	200	500	∞
1	39.9	49.5	53.6	55.8	57.2	58.2	58.9	59.4	59.9	60.2	61.2	61.7	62.3	62.7	63.0	63.2	63.3	63.3
2	8.53	9.00	9.16	9.24	9.29	9.33	9.35	9.37	9.38	9.39	9.42	9.44	9.46	9.47	9.48	9.49	9.49	9.49
3	5.54	5.46	5.39	5.34	5.31	5.28	5.27	5.25	5.24	5.23	5.20	5.18	5.17	5.15	5.14	5.14	5.14	5.13
4	4.54	4.32	4.19	4.11	4.05	4.01	3.98	3.95	3.94	3.92	3.87	3.84	3.82	3.80	3.78	3.77	3.76	3.76
5	4.06	3.78	3.62	3.52	3.45	3.40	3.37	3.34	3.32	3.30	3.24	3.21	3.17	3.15	3.13	3.12	3.11	3.10
6	3.78	3.46	3.29	3.18	3.11	3.05	3.01	2.98	2.96	2.94	2.87	2.84	2.80	2.77	2.75	2.73	2.73	2.72
7	3.59	3.26	3.07	2.96	2.88	2.83	2.78	2.75	2.72	2.70	2.63	2.59	2.56	2.52	2.50	2.48	2.48	2.47
8	3.46	3.11	2.92	2.81	2.73	2.67	2.62	2.59	2.56	2.54	2.46	2.42	2.38	2.35	2.32	2.31	2.30	2.29
9	3.36	3.01	2.81	2.69	2.61	2.55	2.51	2.47	2.44	2.42	2.34	2.30	2.25	2.22	2.19	2.17	2.17	2.16
10	3.29	2.92	2.73	2.61	2.52	2.46	2.41	2.38	2.35	2.32	2.24	2.20	2.16	2.12	2.09	2.07	2.06	2.06
11	3.23	2.86	2.66	2.54	2.45	2.39	2.34	2.30	2.27	2.25	2.17	2.12	2.08	2.04	2.01	1.99	1.98	1.97
12	3.18	2.81	2.61	2.48	2.39	2.33	2.28	2.24	2.21	2.19	2.10	2.06	2.01	1.97	1.94	1.92	1.91	1.90
13	3.14	2.76	2.56	2.43	2.35	2.28	2.23	2.20	2.16	2.14	2.05	2.01	1.96	1.92	1.88	1.86	1.85	1.85
14	3.10	2.73	2.52	2.39	2.31	2.24	2.19	2.15	2.12	2.10	2.01	1.96	1.91	1.87	1.83	1.82	1.80	1.80
15	3.07	2.70	2.49	2.36	2.27	2.21	2.16	2.12	2.09	2.06	1.97	1.92	1.87	1.83	1.79	1.77	1.76	1.76
16	3.05	2.67	2.46	2.33	2.24	2.18	2.13	2.09	2.06	2.03	1.94	1.89	1.84	1.79	1.76	1.74	1.73	1.72
17	3.03	2.64	2.44	2.31	2.22	2.15	2.10	2.06	2.03	2.00	1.91	1.86	1.81	1.76	1.73	1.71	1.69	1.69
18	3.01	2.62	2.42	2.29	2.20	2.13	2.08	2.04	2.00	1.98	1.89	1.84	1.78	1.74	1.70	1.68	1.67	1.66
19	2.99	2.61	2.4	2.27	2.18	2.11	2.06	2.02	1.98	1.96	1.86	1.81	1.76	1.71	1.67	1.65	1.64	1.63
20	2.97	2.59	2.38	2.25	2.16	2.09	2.04	2.00	1.96	1.94	1.84	1.79	1.74	1.69	1.65	1.63	1.62	1.61
21	2.96	2.57	2.36	2.23	2.14	2.08	2.02	1.98	1.95	1.92	1.83	1.78	1.72	1.67	1.63	1.61	1.60	1.59
22	2.95	2.56	2.35	2.22	2.13	2.06	2.01	1.97	1.93	1.90	1.81	1.76	1.70	1.65	1.61	1.59	1.58	1.57
23	2.94	2.55	2.34	2.21	2.11	2.05	1.99	1.95	1.92	1.89	1.80	1.74	1.69	1.64	1.59	1.57	1.56	1.55
24	2.93	2.54	2.33	2.19	2.10	2.04	1.98	1.94	1.91	1.88	1.78	1.73	1.67	1.62	1.58	1.56	1.54	1.53
25	2.92	2.53	2.32	2.18	2.09	2.02	1.97	1.93	1.89	1.87	1.77	1.72	1.66	1.61	1.56	1.54	1.53	1.52
26	2.91	2.52	2.31	2.17	2.08	2.01	1.96	1.92	1.88	1.86	1.76	1.71	1.65	1.59	1.55	1.53	1.51	1.50
27	2.90	2.51	2.30	2.17	2.07	2.00	1.95	1.91	1.87	1.85	1.75	1.70	1.64	1.58	1.54	1.52	1.50	1.49
28	2.89	2.50	2.29	2.16	2.06	2.00	1.94	1.90	1.87	1.84	1.74	1.69	1.63	1.57	1.53	1.50	1.49	1.48
29	2.89	2.50	2.28	2.15	2.06	1.99	1.93	1.89	1.86	1.83	1.73	1.68	1.62	1.56	1.52	1.49	1.48	1.47
30	2.88	2.49	2.28	2.14	2.05	1.98	1.93	1.88	1.85	1.82	1.72	1.67	1.61	1.55	1.51	1.48	1.47	1.46
40	2.84	2.44	2.23	2.09	2.00	1.93	1.87	1.83	1.79	1.76	1.66	1.61	1.54	1.48	1.43	1.41	1.39	1.38
50	2.81	2.41	2.20	2.06	1.97	1.90	1.84	1.80	1.76	1.73	1.63	1.57	1.50	1.44	1.39	1.36	1.34	1.33
60	2.79	2.39	2.18	2.04	1.95	1.87	1.82	1.77	1.74	1.71	1.60	1.54	1.48	1.41	1.36	1.33	1.31	1.29
70	2.78	2.38	2.16	2.03	1.93	1.86	1.80	1.76	1.72	1.69	1.59	1.53	1.46	1.39	1.34	1.30	1.28	1.27
80	2.77	2.37	2.15	2.02	1.92	1.85	1.79	1.75	1.71	1.68	1.57	1.51	1.44	1.38	1.32	1.28	1.26	1.24
100	2.76	2.36	2.14	2.00	1.91	1.83	1.78	1.73	1.69	1.66	1.56	1.49	1.42	1.35	1.29	1.26	1.23	1.21
200	2.73	2.33	2.11	1.97	1.88	1.8	1.75	1.7	1.66	1.63	1.52	1.46	1.38	1.31	1.24	1.20	1.17	1.14
500	2.72	2.31	2.09	1.96	1.86	1.79	1.73	1.68	1.64	1.61	1.50	1.44	1.36	1.28	1.21	1.16	1.12	1.09
∞	2.71	2.30	2.08	1.94	1.85	1.77	1.72	1.67	1.63	1.60	1.49	1.42	1.34	1.25	1.18	1.13	1.08	1.00

α=0.05 续表

ν_2	ν_1 1	2	3	4	5	6	7	8	9	10	11	12	13	14	15
1	161.4	199.5	215.7	224.6	230.2	234.0	236.8	238.9	240.5	241.9	243.0	243.9	244.7	245.4	245.9
2	18.51	19.00	19.16	19.25	19.30	19.33	19.35	19.37	19.38	19.40	19.40	19.41	19.42	19.42	19.43
3	10.13	9.55	9.28	9.12	9.01	8.94	8.89	8.85	8.81	8.79	8.76	8.74	8.73	8.71	8.70
4	7.71	6.94	6.59	6.39	6.26	6.16	6.09	6.04	6.00	5.96	5.94	5.91	5.89	5.87	5.86
5	6.61	5.79	5.41	5.19	5.05	4.95	4.88	4.82	4.77	4.74	4.70	4.68	4.66	4.64	4.62
6	5.99	5.14	4.76	4.53	4.39	4.28	4.21	4.15	4.10	4.06	4.03	4.00	3.98	3.96	3.94
7	5.59	4.74	4.35	4.12	3.97	3.87	3.79	3.73	3.68	3.64	3.60	3.57	3.55	3.53	3.51
8	5.32	4.46	4.07	3.84	3.69	3.58	3.50	3.44	3.39	3.35	3.31	3.28	3.26	3.24	3.22
9	5.12	4.26	3.86	3.63	3.48	3.37	3.29	3.23	3.18	3.14	3.10	3.07	3.05	3.03	3.01
10	4.96	4.10	3.71	3.48	3.33	3.22	3.14	3.07	3.02	2.98	2.94	2.91	2.89	2.86	2.85
11	4.84	3.98	3.59	3.36	3.20	3.09	3.01	2.95	2.90	2.85	2.82	2.79	2.76	2.74	2.72
12	4.75	3.89	3.49	3.26	3.11	3.00	2.91	2.85	2.80	2.75	2.72	2.69	2.66	2.64	2.62
13	4.67	3.81	3.41	3.18	3.03	2.92	2.83	2.77	2.71	2.67	2.63	2.60	2.58	2.55	2.53
14	4.60	3.74	3.34	3.11	2.96	2.85	2.76	2.70	2.65	2.60	2.57	2.53	2.51	2.48	2.46
15	4.54	3.68	3.29	3.06	2.90	2.79	2.71	2.64	2.59	2.54	2.51	2.48	2.45	2.42	2.40
16	4.49	3.63	3.24	3.01	2.85	2.74	2.66	2.59	2.54	2.49	2.46	2.42	2.40	2.37	2.35
17	4.45	3.59	3.20	2.96	2.81	2.70	2.61	2.55	2.49	2.45	2.41	2.38	2.35	2.33	2.31
18	4.41	3.55	3.16	2.93	2.77	2.66	2.58	2.51	2.46	2.41	2.37	2.34	2.31	2.29	2.27
19	4.38	3.52	3.13	2.90	2.74	2.63	2.54	2.48	2.42	2.38	2.34	2.31	2.28	2.26	2.23
20	4.35	3.49	3.10	2.87	2.71	2.60	2.51	2.45	2.39	2.35	2.31	2.28	2.25	2.22	2.20
21	4.32	3.47	3.07	2.84	2.68	2.57	2.49	2.42	2.37	2.32	2.28	2.25	2.22	2.20	2.18
22	4.30	3.44	3.05	2.82	2.66	2.55	2.46	2.40	2.34	2.30	2.26	2.23	2.20	2.17	2.15
23	4.28	3.42	3.03	2.80	2.64	2.53	2.44	2.37	2.32	2.27	2.24	2.20	2.18	2.15	2.13
24	4.26	3.40	3.01	2.78	2.62	2.51	2.42	2.36	2.30	2.25	2.22	2.18	2.15	2.13	2.11
25	4.24	3.39	2.99	2.76	2.60	2.49	2.40	2.34	2.28	2.24	2.20	2.16	2.14	2.11	2.09
26	4.23	3.37	2.98	2.74	2.59	2.47	2.39	2.32	2.27	2.22	2.18	2.15	2.12	2.09	2.07
27	4.21	3.35	2.96	2.73	2.57	2.46	2.37	2.31	2.25	2.20	2.17	2.13	2.10	2.08	2.06
28	4.20	3.34	2.95	2.71	2.56	2.45	2.36	2.29	2.24	2.19	2.15	2.12	2.09	2.06	2.04
29	4.18	3.33	2.93	2.70	2.55	2.43	2.35	2.28	2.22	2.18	2.14	2.10	2.08	2.05	2.03
30	4.17	3.32	2.92	2.69	2.53	2.42	2.33	2.27	2.21	2.16	2.13	2.09	2.06	2.04	2.01
32	4.15	3.29	2.90	2.67	2.51	2.40	2.31	2.24	2.19	2.14	2.10	2.07	2.04	2.01	1.99
34	4.13	3.28	2.88	2.65	2.49	2.38	2.29	2.23	2.17	2.12	2.08	2.05	2.02	1.99	1.97
36	4.11	3.26	2.87	2.63	2.48	2.36	2.28	2.21	2.15	2.11	2.07	2.03	2.00	1.98	1.95
38	4.10	3.24	2.85	2.62	2.46	2.35	2.26	2.19	2.14	2.09	2.05	2.02	1.99	1.96	1.94
40	4.08	3.23	2.84	2.61	2.45	2.34	2.25	2.18	2.12	2.08	2.04	2.00	1.97	1.95	1.92
42	4.07	3.22	2.83	2.59	2.44	2.32	2.24	2.17	2.11	2.06	2.03	1.99	1.96	1.94	1.91
44	4.06	3.21	2.82	2.58	2.43	2.31	2.23	2.16	2.10	2.05	2.01	1.98	1.95	1.92	1.90
46	4.05	3.20	2.81	2.57	2.42	2.30	2.22	2.15	2.09	2.04	2.00	1.97	1.94	1.91	1.89
48	4.04	3.19	2.80	2.57	2.41	2.29	2.21	2.14	2.08	2.03	1.99	1.96	1.93	1.90	1.88
50	4.03	3.18	2.79	2.56	2.40	2.29	2.20	2.13	2.07	2.03	1.99	1.95	1.92	1.89	1.87
100	3.94	3.09	2.70	2.46	2.31	2.19	2.10	2.03	1.97	1.93	1.89	1.85	1.82	1.79	1.77
125	3.92	3.07	2.68	2.44	2.29	2.17	2.08	2.01	1.96	1.91	1.87	1.83	1.80	1.77	1.75
150	3.90	3.06	2.66	2.43	2.27	2.16	2.07	2.00	1.94	1.89	1.85	1.82	1.79	1.76	1.73
200	3.89	3.04	2.65	2.42	2.26	2.14	2.06	1.98	1.93	1.88	1.84	1.80	1.77	1.74	1.72
300	3.87	3.03	2.63	2.40	2.24	2.13	2.04	1.97	1.91	1.86	1.82	1.78	1.75	1.72	1.70
500	3.86	3.01	2.62	2.39	2.23	2.12	2.03	1.96	1.90	1.85	1.81	1.77	1.74	1.71	1.69
1000	3.85	3.00	2.61	2.38	2.22	2.11	2.02	1.95	1.89	1.84	1.80	1.76	1.73	1.70	1.68
∞	3.84	3.00	2.60	2.37	2.21	2.10	2.01	1.94	1.88	1.83	1.79	1.75	1.72	1.69	1.67

α=0.05

续表

ν_2	ν_1 16	18	20	25	30	35	40	45	50	100	200	300	400	500	∞
1	246.5	247.3	248.0	249.3	250.1	250.7	251.1	251.5	251.8	253.0	253.7	253.9	254.0	254.1	254.3
2	19.43	19.44	19.45	19.46	19.46	19.47	19.47	19.47	19.48	19.49	19.49	19.49	19.49	19.49	19.50
3	8.69	8.67	8.66	8.63	8.62	8.60	8.59	8.59	8.58	8.55	8.54	8.54	8.53	8.53	8.53
4	5.84	5.82	5.80	5.77	5.75	5.73	5.72	5.71	5.70	5.66	5.65	5.64	5.64	5.64	5.63
5	4.60	4.58	4.56	4.52	4.50	4.48	4.46	4.45	4.44	4.41	4.39	4.38	4.38	4.37	4.36
6	3.92	3.90	3.87	3.83	3.81	3.79	3.77	3.76	3.75	3.71	3.69	3.68	3.68	3.68	3.67
7	3.49	3.47	3.44	3.40	3.38	3.36	3.34	3.33	3.32	3.27	3.25	3.24	3.24	3.24	3.23
8	3.20	3.17	3.15	3.11	3.08	3.06	3.04	3.03	3.02	2.97	2.95	2.94	2.94	2.94	2.93
9	2.99	2.96	2.94	2.89	2.86	2.84	2.83	2.81	2.80	2.76	2.73	2.72	2.72	2.72	2.71
10	2.83	2.80	2.77	2.73	2.70	2.68	2.66	2.65	2.64	2.59	2.56	2.55	2.55	2.55	2.54
11	2.70	2.67	2.65	2.60	2.57	2.55	2.53	2.52	2.51	2.46	2.43	2.42	2.42	2.42	2.40
12	2.60	2.57	2.54	2.50	2.47	2.44	2.43	2.41	2.40	2.35	2.32	2.31	2.31	2.31	2.30
13	2.51	2.48	2.46	2.41	2.38	2.36	2.34	2.33	2.31	2.26	2.23	2.23	2.22	2.22	2.21
14	2.44	2.41	2.39	2.34	2.31	2.28	2.27	2.25	2.24	2.19	2.16	2.15	2.15	2.14	2.13
15	2.38	2.35	2.33	2.28	2.25	2.22	2.20	2.19	2.18	2.12	2.10	2.09	2.08	2.08	2.07
16	2.33	2.30	2.28	2.23	2.19	2.17	2.15	2.14	2.12	2.07	2.04	2.03	2.02	2.02	2.01
17	2.29	2.26	2.23	2.18	2.15	2.12	2.10	2.09	2.08	2.02	1.99	1.98	1.98	1.97	1.96
18	2.25	2.22	2.19	2.14	2.11	2.08	2.06	2.05	2.04	1.98	1.95	1.94	1.93	1.93	1.92
19	2.21	2.18	2.16	2.11	2.07	2.05	2.03	2.01	2.00	1.94	1.91	1.90	1.89	1.89	1.88
20	2.18	2.15	2.12	2.07	2.04	2.01	1.99	1.98	1.97	1.91	1.88	1.86	1.86	1.86	1.84
21	2.16	2.12	2.10	2.05	2.01	1.98	1.96	1.95	1.94	1.88	1.84	1.83	1.83	1.83	1.81
22	2.13	2.10	2.07	2.02	1.98	1.96	1.94	1.92	1.91	1.85	1.82	1.81	1.80	1.80	1.78
23	2.11	2.08	2.05	2.00	1.96	1.93	1.91	1.90	1.88	1.82	1.79	1.78	1.77	1.77	1.76
24	2.09	2.05	2.03	1.97	1.94	1.91	1.89	1.88	1.86	1.80	1.77	1.76	1.75	1.75	1.73
25	2.07	2.04	2.01	1.96	1.92	1.89	1.87	1.86	1.84	1.78	1.75	1.73	1.73	1.73	1.71
26	2.05	2.02	1.99	1.94	1.90	1.87	1.85	1.84	1.82	1.76	1.73	1.71	1.71	1.71	1.69
27	2.04	2.00	1.97	1.92	1.88	1.86	1.84	1.82	1.81	1.74	1.71	1.70	1.69	1.69	1.67
28	2.02	1.99	1.96	1.91	1.87	1.84	1.82	1.80	1.79	1.73	1.69	1.68	1.67	1.67	1.65
29	2.01	1.97	1.94	1.89	1.85	1.83	1.81	1.79	1.77	1.71	1.67	1.66	1.66	1.65	1.64
30	1.99	1.96	1.93	1.88	1.84	1.81	1.79	1.77	1.76	1.70	1.66	1.65	1.64	1.64	1.62
32	1.97	1.94	1.91	1.85	1.82	1.79	1.77	1.75	1.74	1.67	1.63	1.62	1.61	1.61	1.59
34	1.95	1.92	1.89	1.83	1.80	1.77	1.75	1.73	1.71	1.65	1.61	1.60	1.59	1.59	1.57
36	1.93	1.90	1.87	1.81	1.78	1.75	1.73	1.71	1.69	1.62	1.59	1.57	1.57	1.56	1.55
38	1.92	1.88	1.85	1.80	1.76	1.73	1.71	1.69	1.68	1.61	1.57	1.55	1.55	1.54	1.53
40	1.90	1.87	1.84	1.78	1.74	1.72	1.69	1.67	1.66	1.59	1.55	1.54	1.53	1.53	1.51
42	1.89	1.86	1.83	1.77	1.73	1.70	1.68	1.66	1.65	1.57	1.53	1.52	1.51	1.51	1.49
44	1.88	1.84	1.81	1.76	1.72	1.69	1.67	1.65	1.63	1.56	1.52	1.51	1.50	1.49	1.48
46	1.87	1.83	1.80	1.75	1.71	1.68	1.65	1.64	1.62	1.55	1.51	1.49	1.49	1.48	1.46
48	1.86	1.82	1.79	1.74	1.70	1.67	1.64	1.62	1.61	1.54	1.49	1.48	1.47	1.47	1.45
50	1.85	1.81	1.78	1.73	1.69	1.66	1.63	1.61	1.60	1.52	1.48	1.47	1.46	1.46	1.44
100	1.82	1.78	1.75	1.69	1.65	1.62	1.59	1.57	1.56	1.48	1.44	1.42	1.41	1.41	1.39
125	1.77	1.73	1.70	1.64	1.60	1.57	1.54	1.52	1.51	1.43	1.38	1.36	1.35	1.35	1.32
150	1.75	1.71	1.68	1.62	1.57	1.54	1.52	1.49	1.48	1.39	1.34	1.32	1.31	1.31	1.28
200	1.73	1.69	1.66	1.59	1.55	1.52	1.49	1.47	1.45	1.36	1.31	1.29	1.28	1.27	1.25
300	1.71	1.67	1.64	1.58	1.54	1.50	1.48	1.45	1.44	1.34	1.29	1.27	1.26	1.25	1.22
500	1.69	1.66	1.62	1.56	1.52	1.48	1.46	1.43	1.41	1.32	1.26	1.24	1.23	1.22	1.19
1000	1.68	1.64	1.61	1.54	1.50	1.46	1.43	1.41	1.39	1.30	1.23	1.21	1.20	1.19	1.15
∞	1.66	1.62	1.59	1.53	1.48	1.45	1.42	1.40	1.38	1.28	1.21	1.18	1.17	1.16	1.11

α=0.01

续表

ν_2	ν_1														
	1	2	3	4	5	6	7	8	9	10	12	14	16	18	20
1	4052	5000	5403	5625	5764	5859	5928	5981	6022	6056	6106	6143	6170	6192	6209
2	98.5	99.0	99.2	99.2	99.3	99.3	99.4	99.4	99.4	99.4	99.4	99.4	99.4	99.4	99.4
3	34.12	30.82	29.46	28.71	28.24	27.91	27.67	27.49	27.35	27.23	27.05	26.92	26.83	26.75	26.69
4	21.20	18.00	16.69	15.98	15.52	15.21	14.98	14.80	14.66	14.55	14.37	14.25	14.15	14.08	14.02
5	16.26	13.27	12.06	11.39	10.97	10.67	10.46	10.29	10.16	10.05	9.89	9.77	9.68	9.61	9.55
6	13.75	10.92	9.78	9.15	8.75	8.47	8.26	8.10	7.98	7.87	7.72	7.60	7.52	7.45	7.40
7	12.25	9.55	8.45	7.85	7.46	7.19	6.99	6.84	6.72	6.62	6.47	6.36	6.28	6.21	6.16
8	11.26	8.65	7.59	7.01	6.63	6.37	6.18	6.03	5.91	5.81	5.67	5.56	5.48	5.41	5.36
9	10.56	8.02	6.99	6.42	6.06	5.80	5.61	5.47	5.35	5.26	5.11	5.01	4.92	4.86	4.81
10	10.04	7.56	6.55	5.99	5.64	5.39	5.20	5.06	4.94	4.85	4.71	4.60	4.52	4.46	4.41
11	9.65	7.21	6.22	5.67	5.32	5.07	4.89	4.74	4.63	4.54	4.40	4.29	4.21	4.15	4.10
12	9.33	6.93	5.95	5.41	5.06	4.82	4.64	4.50	4.39	4.30	4.16	4.05	3.97	3.91	3.86
13	9.07	6.70	5.74	5.21	4.86	4.62	4.44	4.30	4.19	4.10	3.96	3.86	3.78	3.72	3.66
14	8.86	6.51	5.56	5.04	4.69	4.46	4.28	4.14	4.03	3.94	3.80	3.70	3.62	3.56	3.51
15	8.68	6.36	5.42	4.89	4.56	4.32	4.14	4.00	3.89	3.80	3.67	3.56	3.49	3.42	3.37
16	8.53	6.23	5.29	4.77	4.44	4.20	4.03	3.89	3.78	3.69	3.55	3.45	3.37	3.31	3.26
17	8.40	6.11	5.18	4.67	4.34	4.10	3.93	3.79	3.68	3.59	3.46	3.35	3.27	3.21	3.16
18	8.29	6.01	5.09	4.58	4.25	4.01	3.84	3.71	3.60	3.51	3.37	3.27	3.19	3.13	3.08
19	8.18	5.93	5.01	4.50	4.17	3.94	3.77	3.63	3.52	3.43	3.30	3.19	3.12	3.05	3.00
20	8.10	5.85	4.94	4.43	4.10	3.87	3.70	3.56	3.46	3.37	3.23	3.13	3.05	2.99	2.94
21	8.02	5.78	4.87	4.37	4.04	3.81	3.64	3.51	3.40	3.31	3.17	3.07	2.99	2.93	2.88
22	7.95	5.72	4.82	4.31	3.99	3.76	3.59	3.45	3.35	3.26	3.12	3.02	2.94	2.88	2.83
23	7.88	5.66	4.76	4.26	3.94	3.71	3.54	3.41	3.30	3.21	3.07	2.97	2.89	2.83	2.78
24	7.82	5.61	4.72	4.22	3.90	3.67	3.50	3.36	3.26	3.17	3.03	2.93	2.85	2.79	2.74
25	7.77	5.57	4.68	4.18	3.85	3.63	3.46	3.32	3.22	3.13	2.99	2.89	2.81	2.75	2.70
26	7.72	5.53	4.64	4.14	3.82	3.59	3.42	3.29	3.18	3.09	2.96	2.86	2.78	2.72	2.66
27	7.68	5.49	4.60	4.11	3.78	3.56	3.39	3.26	3.15	3.06	2.93	2.82	2.75	2.68	2.63
28	7.64	5.45	4.57	4.07	3.75	3.53	3.36	3.23	3.12	3.03	2.90	2.79	2.72	2.65	2.60
29	7.60	5.42	4.54	4.04	3.73	3.50	3.33	3.20	3.09	3.00	2.87	2.77	2.69	2.63	2.57
30	7.56	5.39	4.51	4.02	3.70	3.47	3.30	3.17	3.07	2.98	2.84	2.74	2.66	2.60	2.55
32	7.50	5.34	4.46	3.97	3.65	3.43	3.26	3.13	3.02	2.93	2.80	2.70	2.62	2.55	2.50
34	7.44	5.29	4.42	3.93	3.61	3.39	3.22	3.09	2.98	2.89	2.76	2.66	2.58	2.51	2.46
36	7.40	5.25	4.38	3.89	3.57	3.35	3.18	3.05	2.95	2.86	2.72	2.62	2.54	2.48	2.43
38	7.35	5.21	4.34	3.86	3.54	3.32	3.15	3.02	2.92	2.83	2.69	2.59	2.51	2.45	2.40
40	7.31	5.18	4.31	3.83	3.51	3.29	3.12	2.99	2.89	2.80	2.66	2.56	2.48	2.42	2.37
42	7.28	5.15	4.29	3.80	3.49	3.27	3.10	2.97	2.86	2.78	2.64	2.54	2.46	2.40	2.34
44	7.25	5.12	4.26	3.78	3.47	3.24	3.08	2.95	2.84	2.75	2.62	2.52	2.44	2.37	2.32
46	7.22	5.10	4.24	3.76	3.44	3.22	3.06	2.93	2.82	2.73	2.60	2.50	2.42	2.35	2.30
48	7.19	5.08	4.22	3.74	3.43	3.20	3.04	2.91	2.80	2.71	2.58	2.48	2.40	2.33	2.28
50	7.17	5.06	4.20	3.72	3.41	3.19	3.02	2.89	2.78	2.70	2.56	2.46	2.38	2.32	2.27
60	7.08	4.98	4.13	3.65	3.34	3.12	2.95	2.82	2.72	2.63	2.50	2.39	2.31	2.25	2.20
80	6.96	4.88	4.04	3.56	3.26	3.04	2.87	2.74	2.64	2.55	2.42	2.31	2.23	2.17	2.12
100	6.90	4.82	3.98	3.51	3.21	2.99	2.82	2.69	2.59	2.50	2.37	2.27	2.19	2.12	2.07
125	6.84	4.78	3.94	3.47	3.17	2.95	2.79	2.66	2.55	2.47	2.33	2.23	2.15	2.08	2.03
150	6.81	4.75	3.91	3.45	3.14	2.92	2.76	2.63	2.53	2.44	2.31	2.20	2.12	2.06	2.00
200	6.76	4.71	3.88	3.41	3.11	2.89	2.73	2.60	2.50	2.41	2.27	2.17	2.09	2.03	1.97
300	6.72	4.68	3.85	3.38	3.08	2.86	2.70	2.57	2.47	2.38	2.24	2.14	2.06	1.99	1.94
500	6.69	4.65	3.82	3.36	3.05	2.84	2.68	2.55	2.44	2.36	2.22	2.12	2.04	1.97	1.92
1000	6.66	4.63	3.80	3.34	3.04	2.82	2.66	2.53	2.43	2.34	2.20	2.10	2.02	1.95	1.90
∞	6.63	4.61	3.78	3.32	3.02	2.80	2.64	2.51	2.41	2.32	2.18	2.08	2.00	1.93	1.88

α=0.01 续表

ν_2	ν_1 22	24	26	28	30	35	40	45	50	60	80	100	200	500	∞
1	6223	6235	6245	6253	6261	6276	6287	6296	6303	6313	6326	6334	6350	6360	6366
2	99.5	99.5	99.5	99.5	99.5	99.5	99.5	99.5	99.5	99.5	99.5	99.5	99.5	99.5	99.5
3	26.64	26.60	26.56	26.53	26.50	26.45	26.41	26.38	26.35	26.32	26.27	26.24	26.18	26.15	26.13
4	13.97	13.93	13.89	13.86	13.84	13.79	13.75	13.71	13.69	13.65	13.61	13.58	13.52	13.49	13.46
5	9.51	9.47	9.43	9.40	9.38	9.33	9.29	9.26	9.24	9.20	9.16	9.13	9.08	9.04	9.02
6	7.35	7.31	7.28	7.25	7.23	7.18	7.14	7.11	7.09	7.06	7.01	6.99	6.93	6.90	6.88
7	6.11	6.07	6.04	6.02	5.99	5.94	5.91	5.88	5.86	5.82	5.78	5.75	5.70	5.67	5.65
8	5.32	5.28	5.25	5.22	5.20	5.15	5.12	5.09	5.07	5.03	4.99	4.96	4.91	4.88	4.86
9	4.77	4.73	4.70	4.67	4.65	4.60	4.57	4.54	4.52	4.48	4.44	4.41	4.36	4.33	4.31
10	4.36	4.33	4.30	4.27	4.25	4.20	4.17	4.14	4.12	4.08	4.04	4.01	3.96	3.93	3.91
11	4.06	4.02	3.99	3.96	3.94	3.89	3.86	3.83	3.81	3.78	3.73	3.71	3.66	3.62	3.60
12	3.82	3.78	3.75	3.72	3.70	3.65	3.62	3.59	3.57	3.54	3.49	3.47	3.41	3.38	3.36
13	3.62	3.59	3.56	3.53	3.51	3.46	3.43	3.40	3.38	3.34	3.30	3.27	3.22	3.19	3.17
14	3.46	3.43	3.40	3.37	3.35	3.30	3.27	3.24	3.22	3.18	3.14	3.11	3.06	3.03	3.01
15	3.33	3.29	3.26	3.24	3.21	3.17	3.13	3.10	3.08	3.05	3.00	2.98	2.92	2.89	2.87
16	3.22	3.18	3.15	3.12	3.10	3.05	3.02	2.99	2.97	2.93	2.89	2.86	2.81	2.78	2.75
17	3.12	3.08	3.05	3.03	3.00	2.96	2.92	2.89	2.87	2.83	2.79	2.76	2.71	2.68	2.65
18	3.03	3.00	2.97	2.94	2.92	2.87	2.84	2.81	2.78	2.75	2.70	2.68	2.62	2.59	2.57
19	2.96	2.92	2.89	2.87	2.84	2.80	2.76	2.73	2.71	2.67	2.63	2.60	2.55	2.51	2.49
20	2.90	2.86	2.83	2.80	2.78	2.73	2.69	2.67	2.64	2.61	2.56	2.54	2.48	2.44	2.42
21	2.84	2.80	2.77	2.74	2.72	2.67	2.64	2.61	2.58	2.55	2.50	2.48	2.42	2.38	2.36
22	2.78	2.75	2.72	2.69	2.67	2.62	2.58	2.55	2.53	2.50	2.45	2.42	2.36	2.33	2.31
23	2.74	2.70	2.67	2.64	2.62	2.57	2.54	2.51	2.48	2.45	2.40	2.37	2.32	2.28	2.26
24	2.70	2.66	2.63	2.60	2.58	2.53	2.49	2.46	2.44	2.40	2.36	2.33	2.27	2.24	2.21
25	2.66	2.62	2.59	2.56	2.54	2.49	2.45	2.42	2.40	2.36	2.32	2.29	2.23	2.19	2.17
26	2.62	2.58	2.55	2.53	2.50	2.45	2.42	2.39	2.36	2.33	2.28	2.25	2.19	2.16	2.13
27	2.59	2.55	2.52	2.49	2.47	2.42	2.38	2.35	2.33	2.29	2.25	2.22	2.16	2.12	2.10
28	2.56	2.52	2.49	2.46	2.44	2.39	2.35	2.32	2.30	2.26	2.22	2.19	2.13	2.09	2.07
29	2.53	2.49	2.46	2.44	2.41	2.36	2.33	2.30	2.27	2.23	2.19	2.16	2.10	2.06	2.04
30	2.51	2.47	2.44	2.41	2.39	2.34	2.30	2.27	2.25	2.21	2.16	2.13	2.07	2.03	2.01
32	2.46	2.42	2.39	2.36	2.34	2.29	2.25	2.22	2.20	2.16	2.11	2.08	2.02	1.98	1.96
34	2.42	2.38	2.35	2.32	2.30	2.25	2.21	2.18	2.16	2.12	2.07	2.04	1.98	1.94	1.91
36	2.38	2.35	2.32	2.29	2.26	2.21	2.18	2.14	2.12	2.08	2.03	2.00	1.94	1.90	1.87
38	2.35	2.32	2.28	2.26	2.23	2.18	2.14	2.11	2.09	2.05	2.00	1.97	1.90	1.86	1.84
40	2.33	2.29	2.26	2.23	2.20	2.15	2.11	2.08	2.06	2.02	1.97	1.94	1.87	1.83	1.81
42	2.30	2.26	2.23	2.20	2.18	2.13	2.09	2.06	2.03	1.99	1.94	1.91	1.85	1.80	1.78
44	2.28	2.24	2.21	2.18	2.15	2.10	2.07	2.03	2.01	1.97	1.92	1.89	1.82	1.78	1.75
46	2.26	2.22	2.19	2.16	2.13	2.08	2.04	2.01	1.99	1.95	1.90	1.86	1.80	1.76	1.73
48	2.24	2.20	2.17	2.14	2.12	2.06	2.02	1.99	1.97	1.93	1.88	1.84	1.78	1.73	1.71
50	2.22	2.18	2.15	2.12	2.10	2.05	2.01	1.97	1.95	1.91	1.86	1.82	1.76	1.71	1.68
60	2.15	2.12	2.08	2.05	2.03	1.98	1.94	1.90	1.88	1.84	1.78	1.75	1.68	1.63	1.60
80	2.07	2.03	2.00	1.97	1.94	1.89	1.85	1.82	1.79	1.75	1.69	1.65	1.58	1.53	1.50
100	2.02	1.98	1.95	1.92	1.89	1.84	1.80	1.76	1.74	1.69	1.63	1.60	1.52	1.47	1.43
125	1.98	1.94	1.91	1.88	1.85	1.80	1.76	1.72	1.69	1.65	1.59	1.55	1.47	1.41	1.37
150	1.96	1.92	1.88	1.85	1.83	1.77	1.73	1.69	1.66	1.62	1.56	1.52	1.43	1.38	1.33
200	1.93	1.89	1.85	1.82	1.79	1.74	1.69	1.66	1.63	1.58	1.52	1.48	1.39	1.33	1.28
300	1.89	1.85	1.82	1.79	1.76	1.70	1.66	1.62	1.59	1.55	1.48	1.44	1.35	1.28	1.22
500	1.87	1.83	1.79	1.76	1.74	1.68	1.63	1.60	1.57	1.52	1.45	1.41	1.31	1.23	1.17
1000	1.85	1.81	1.77	1.74	1.72	1.66	1.61	1.58	1.54	1.50	1.43	1.38	1.28	1.19	1.12
∞	1.83	1.79	1.76	1.72	1.70	1.64	1.59	1.55	1.52	1.47	1.40	1.36	1.25	1.15	1.00

附表 6　F 分布界值表（双侧检验，方差齐性检验用）

α=0.10

ν_2	ν_1														
	1	2	3	4	5	6	7	8	9	10	11	12	13	14	15
1	161.4	199.5	215.7	224.6	230.2	234.0	236.8	238.9	240.5	241.9	243.0	243.9	244.7	245.4	245.9
2	18.51	19.00	19.16	19.25	19.30	19.33	19.35	19.37	19.38	19.40	19.40	19.41	19.42	19.42	19.43
3	10.13	9.55	9.28	9.12	9.01	8.94	8.89	8.85	8.81	8.79	8.76	8.74	8.73	8.71	8.70
4	7.71	6.94	6.59	6.39	6.26	6.16	6.09	6.04	6.00	5.96	5.94	5.91	5.89	5.87	5.86
5	6.61	5.79	5.41	5.19	5.05	4.95	4.88	4.82	4.77	4.74	4.70	4.68	4.66	4.64	4.62
6	5.99	5.14	4.76	4.53	4.39	4.28	4.21	4.15	4.10	4.06	4.03	4.00	3.98	3.96	3.94
7	5.59	4.74	4.35	4.12	3.97	3.87	3.79	3.73	3.68	3.64	3.60	3.57	3.55	3.53	3.51
8	5.32	4.46	4.07	3.84	3.69	3.58	3.50	3.44	3.39	3.35	3.31	3.28	3.26	3.24	3.22
9	5.12	4.26	3.86	3.63	3.48	3.37	3.29	3.23	3.18	3.14	3.10	3.07	3.05	3.03	3.01
10	4.96	4.10	3.71	3.48	3.33	3.22	3.14	3.07	3.02	2.98	2.94	2.91	2.89	2.86	2.85
11	4.84	3.98	3.59	3.36	3.20	3.09	3.01	2.95	2.90	2.85	2.82	2.79	2.76	2.74	2.72
12	4.75	3.89	3.49	3.26	3.11	3.00	2.91	2.85	2.80	2.75	2.72	2.69	2.66	2.64	2.62
13	4.67	3.81	3.41	3.18	3.03	2.92	2.83	2.77	2.71	2.67	2.63	2.60	2.58	2.55	2.53
14	4.60	3.74	3.34	3.11	2.96	2.85	2.76	2.70	2.65	2.60	2.57	2.53	2.51	2.48	2.46
15	4.54	3.68	3.29	3.06	2.90	2.79	2.71	2.64	2.59	2.54	2.51	2.48	2.45	2.42	2.40
16	4.49	3.63	3.24	3.01	2.85	2.74	2.66	2.59	2.54	2.49	2.46	2.42	2.40	2.37	2.35
17	4.45	3.59	3.20	2.96	2.81	2.70	2.61	2.55	2.49	2.45	2.41	2.38	2.35	2.33	2.31
18	4.41	3.55	3.16	2.93	2.77	2.66	2.58	2.51	2.46	2.41	2.37	2.34	2.31	2.29	2.27
19	4.38	3.52	3.13	2.90	2.74	2.63	2.54	2.48	2.42	2.38	2.34	2.31	2.28	2.26	2.23
20	4.35	3.49	3.10	2.87	2.71	2.60	2.51	2.45	2.39	2.35	2.31	2.28	2.25	2.22	2.20
21	4.32	3.47	3.07	2.84	2.68	2.57	2.49	2.42	2.37	2.32	2.28	2.25	2.22	2.20	2.18
22	4.30	3.44	3.05	2.82	2.66	2.55	2.46	2.40	2.34	2.30	2.26	2.23	2.20	2.17	2.15
23	4.28	3.42	3.03	2.80	2.64	2.53	2.44	2.37	2.32	2.27	2.24	2.20	2.18	2.15	2.13
24	4.26	3.40	3.01	2.78	2.62	2.51	2.42	2.36	2.30	2.25	2.22	2.18	2.15	2.13	2.11
25	4.24	3.39	2.99	2.76	2.60	2.49	2.40	2.34	2.28	2.24	2.20	2.16	2.14	2.11	2.09
26	4.23	3.37	2.98	2.74	2.59	2.47	2.39	2.32	2.27	2.22	2.18	2.15	2.12	2.09	2.07
27	4.21	3.35	2.96	2.73	2.57	2.46	2.37	2.31	2.25	2.20	2.17	2.13	2.10	2.08	2.06
28	4.20	3.34	2.95	2.71	2.56	2.45	2.36	2.29	2.24	2.19	2.15	2.12	2.09	2.06	2.04
29	4.18	3.33	2.93	2.70	2.55	2.43	2.35	2.28	2.22	2.18	2.14	2.10	2.08	2.05	2.03
30	4.17	3.32	2.92	2.69	2.53	2.42	2.33	2.27	2.21	2.16	2.13	2.09	2.06	2.04	2.01
32	4.15	3.29	2.90	2.67	2.51	2.40	2.31	2.24	2.19	2.14	2.10	2.07	2.04	2.01	1.99
34	4.13	3.28	2.88	2.65	2.49	2.38	2.29	2.23	2.17	2.12	2.08	2.05	2.02	1.99	1.97
36	4.11	3.26	2.87	2.63	2.48	2.36	2.28	2.21	2.15	2.11	2.07	2.03	2.00	1.98	1.95
38	4.10	3.24	2.85	2.62	2.46	2.35	2.26	2.19	2.14	2.09	2.05	2.02	1.99	1.96	1.94
40	4.08	3.23	2.84	2.61	2.45	2.34	2.25	2.18	2.12	2.08	2.04	2.00	1.97	1.95	1.92
42	4.07	3.22	2.83	2.59	2.44	2.32	2.24	2.17	2.11	2.06	2.03	1.99	1.96	1.94	1.91
44	4.06	3.21	2.82	2.58	2.43	2.31	2.23	2.16	2.10	2.05	2.01	1.98	1.95	1.92	1.90
46	4.05	3.20	2.81	2.57	2.42	2.30	2.22	2.15	2.09	2.04	2.00	1.97	1.94	1.91	1.89
48	4.04	3.19	2.80	2.57	2.41	2.29	2.21	2.14	2.08	2.03	1.99	1.96	1.93	1.90	1.88
50	4.03	3.18	2.79	2.56	2.40	2.29	2.20	2.13	2.07	2.03	1.99	1.95	1.92	1.89	1.87
100	3.94	3.09	2.70	2.46	2.31	2.19	2.10	2.03	1.97	1.93	1.89	1.85	1.82	1.79	1.77
125	3.92	3.07	2.68	2.44	2.29	2.17	2.08	2.01	1.96	1.91	1.87	1.83	1.80	1.77	1.75
150	3.90	3.06	2.66	2.43	2.27	2.16	2.07	2.00	1.94	1.89	1.85	1.82	1.79	1.76	1.73
200	3.89	3.04	2.65	2.42	2.26	2.14	2.06	1.98	1.93	1.88	1.84	1.80	1.77	1.74	1.72
300	3.87	3.03	2.63	2.40	2.24	2.13	2.04	1.97	1.91	1.86	1.82	1.78	1.75	1.72	1.70
500	3.86	3.01	2.62	2.39	2.23	2.12	2.03	1.96	1.90	1.85	1.81	1.77	1.74	1.71	1.69
1000	3.85	3.00	2.61	2.38	2.22	2.11	2.02	1.95	1.89	1.84	1.80	1.76	1.73	1.70	1.68
∞	3.84	3.00	2.60	2.37	2.21	2.10	2.01	1.94	1.88	1.83	1.79	1.75	1.72	1.69	1.67

α=0.10

续表

ν_2	ν_1														
	16	18	20	25	30	35	40	45	50	100	200	300	400	500	∞
1	246.5	247.3	248.0	249.3	250.1	250.7	251.1	251.5	251.8	253.0	253.7	253.9	254.0	254.1	254.3
2	19.43	19.44	19.45	19.46	19.46	19.47	19.47	19.47	19.48	19.49	19.49	19.49	19.49	19.49	19.50
3	8.69	8.67	8.66	8.63	8.62	8.60	8.59	8.59	8.58	8.55	8.54	8.54	8.53	8.53	8.53
4	5.84	5.82	5.80	5.77	5.75	5.73	5.72	5.71	5.70	5.66	5.65	5.64	5.64	5.64	5.63
5	4.60	4.58	4.56	4.52	4.50	4.48	4.46	4.45	4.44	4.41	4.39	4.38	4.38	4.37	4.36
6	3.92	3.90	3.87	3.83	3.81	3.79	3.77	3.76	3.75	3.71	3.69	3.68	3.68	3.68	3.67
7	3.49	3.47	3.44	3.40	3.38	3.36	3.34	3.33	3.32	3.27	3.25	3.24	3.24	3.24	3.23
8	3.20	3.17	3.15	3.11	3.08	3.06	3.04	3.03	3.02	2.97	2.95	2.94	2.94	2.94	2.93
9	2.99	2.96	2.94	2.89	2.86	2.84	2.83	2.81	2.80	2.76	2.73	2.72	2.72	2.72	2.71
10	2.83	2.80	2.77	2.73	2.70	2.68	2.66	2.65	2.64	2.59	2.56	2.55	2.55	2.55	2.54
11	2.70	2.67	2.65	2.60	2.57	2.55	2.53	2.52	2.51	2.46	2.43	2.42	2.42	2.42	2.40
12	2.60	2.57	2.54	2.50	2.47	2.44	2.43	2.41	2.40	2.35	2.32	2.31	2.31	2.31	2.30
13	2.51	2.48	2.46	2.41	2.38	2.36	2.34	2.33	2.31	2.26	2.23	2.23	2.22	2.22	2.21
14	2.44	2.41	2.39	2.34	2.31	2.28	2.27	2.25	2.24	2.19	2.16	2.15	2.15	2.14	2.13
15	2.38	2.35	2.33	2.28	2.25	2.22	2.20	2.19	2.18	2.12	2.10	2.09	2.08	2.08	2.07
16	2.33	2.30	2.28	2.23	2.19	2.17	2.15	2.14	2.12	2.07	2.04	2.03	2.02	2.02	2.01
17	2.29	2.26	2.23	2.18	2.15	2.12	2.10	2.09	2.08	2.02	1.99	1.98	1.98	1.97	1.96
18	2.25	2.22	2.19	2.14	2.11	2.08	2.06	2.05	2.04	1.98	1.95	1.94	1.93	1.93	1.92
19	2.21	2.18	2.16	2.11	2.07	2.05	2.03	2.01	2.00	1.94	1.91	1.90	1.89	1.89	1.88
20	2.18	2.15	2.12	2.07	2.04	2.01	1.99	1.98	1.97	1.91	1.88	1.86	1.86	1.86	1.84
21	2.16	2.12	2.10	2.05	2.01	1.98	1.96	1.95	1.94	1.88	1.84	1.83	1.83	1.83	1.81
22	2.13	2.10	2.07	2.02	1.98	1.96	1.94	1.92	1.91	1.85	1.82	1.81	1.80	1.80	1.78
23	2.11	2.08	2.05	2.00	1.96	1.93	1.91	1.90	1.88	1.82	1.79	1.78	1.77	1.77	1.76
24	2.09	2.05	2.03	1.97	1.94	1.91	1.89	1.88	1.86	1.80	1.77	1.76	1.75	1.75	1.73
25	2.07	2.04	2.01	1.96	1.92	1.89	1.87	1.86	1.84	1.78	1.75	1.73	1.73	1.73	1.71
26	2.05	2.02	1.99	1.94	1.90	1.87	1.85	1.84	1.82	1.76	1.73	1.71	1.71	1.71	1.69
27	2.04	2.00	1.97	1.92	1.88	1.86	1.84	1.82	1.81	1.74	1.71	1.70	1.69	1.69	1.67
28	2.02	1.99	1.96	1.91	1.87	1.84	1.82	1.80	1.79	1.73	1.69	1.68	1.67	1.67	1.65
29	2.01	1.97	1.94	1.89	1.85	1.83	1.81	1.79	1.77	1.71	1.67	1.66	1.66	1.65	1.64
30	1.99	1.96	1.93	1.88	1.84	1.81	1.79	1.77	1.76	1.70	1.66	1.65	1.64	1.64	1.62
32	1.97	1.94	1.91	1.85	1.82	1.79	1.77	1.75	1.74	1.67	1.63	1.62	1.61	1.61	1.59
34	1.95	1.92	1.89	1.83	1.80	1.77	1.75	1.73	1.71	1.65	1.61	1.60	1.59	1.59	1.57
36	1.93	1.90	1.87	1.81	1.78	1.75	1.73	1.71	1.69	1.62	1.59	1.57	1.57	1.56	1.55
38	1.92	1.88	1.85	1.80	1.76	1.73	1.71	1.69	1.68	1.61	1.57	1.55	1.55	1.54	1.53
40	1.90	1.87	1.84	1.78	1.74	1.72	1.69	1.67	1.66	1.59	1.55	1.54	1.53	1.53	1.51
42	1.89	1.86	1.83	1.77	1.73	1.70	1.68	1.66	1.65	1.57	1.53	1.52	1.51	1.51	1.49
44	1.88	1.84	1.81	1.76	1.72	1.69	1.67	1.65	1.63	1.56	1.52	1.51	1.50	1.49	1.48
46	1.87	1.83	1.80	1.75	1.71	1.68	1.65	1.64	1.62	1.55	1.51	1.49	1.49	1.48	1.46
48	1.86	1.82	1.79	1.74	1.70	1.67	1.64	1.62	1.61	1.54	1.49	1.48	1.47	1.47	1.45
50	1.85	1.81	1.78	1.73	1.69	1.66	1.63	1.61	1.60	1.52	1.48	1.47	1.46	1.46	1.44
100	1.82	1.78	1.75	1.69	1.65	1.62	1.59	1.57	1.56	1.48	1.44	1.42	1.41	1.41	1.39
125	1.77	1.73	1.70	1.64	1.60	1.57	1.54	1.52	1.51	1.43	1.38	1.36	1.35	1.35	1.32
150	1.75	1.71	1.68	1.62	1.57	1.54	1.52	1.49	1.48	1.39	1.34	1.32	1.31	1.31	1.28
200	1.73	1.69	1.66	1.59	1.55	1.52	1.49	1.47	1.45	1.36	1.31	1.29	1.28	1.27	1.25
300	1.71	1.67	1.64	1.58	1.54	1.50	1.48	1.45	1.44	1.34	1.29	1.27	1.26	1.25	1.22
500	1.69	1.66	1.62	1.56	1.52	1.48	1.46	1.43	1.41	1.32	1.26	1.24	1.23	1.22	1.19
1000	1.68	1.64	1.61	1.54	1.50	1.46	1.43	1.41	1.39	1.30	1.23	1.21	1.20	1.19	1.15
∞	1.66	1.62	1.59	1.53	1.48	1.45	1.42	1.40	1.38	1.28	1.21	1.18	1.17	1.16	1.11

α=0.05

续表

ν_2	ν_1														
	1	2	3	4	5	6	7	8	9	10	12	14	16	18	20
1	647.8	799.5	864.2	899.6	921.8	937.1	948.2	956.7	963.3	968.6	976.7	982.5	986.9	990.3	993.1
2	38.51	39.00	39.17	39.25	39.30	39.33	39.36	39.37	39.39	39.40	39.41	39.43	39.44	39.44	39.45
3	17.44	16.04	15.44	15.10	14.88	14.73	14.62	14.54	14.47	14.42	14.34	14.28	14.23	14.20	14.17
4	12.22	10.65	9.98	9.60	9.36	9.20	9.07	8.98	8.90	8.84	8.75	8.68	8.63	8.59	8.56
5	10.01	8.43	7.76	7.39	7.15	6.98	6.85	6.76	6.68	6.62	6.52	6.46	6.40	6.36	6.33
6	8.81	7.26	6.60	6.23	5.99	5.82	5.70	5.60	5.52	5.46	5.37	5.30	5.24	5.20	5.17
7	8.07	6.54	5.89	5.52	5.29	5.12	4.99	4.90	4.82	4.76	4.67	4.60	4.54	4.50	4.47
8	7.57	6.06	5.42	5.05	4.82	4.65	4.53	4.43	4.36	4.30	4.20	4.13	4.08	4.03	4.00
9	7.21	5.71	5.08	4.72	4.48	4.32	4.20	4.10	4.03	3.96	3.87	3.80	3.74	3.70	3.67
10	6.94	5.46	4.83	4.47	4.24	4.07	3.95	3.85	3.78	3.72	3.62	3.55	3.50	3.45	3.42
11	6.72	5.26	4.63	4.28	4.04	3.88	3.76	3.66	3.59	3.53	3.43	3.36	3.30	3.26	3.23
12	6.55	5.10	4.47	4.12	3.89	3.73	3.61	3.51	3.44	3.37	3.28	3.21	3.15	3.11	3.07
13	6.41	4.97	4.35	4.00	3.77	3.60	3.48	3.39	3.31	3.25	3.15	3.08	3.03	2.98	2.95
14	6.30	4.86	4.24	3.89	3.66	3.50	3.38	3.29	3.21	3.15	3.05	2.98	2.92	2.88	2.84
15	6.20	4.77	4.15	3.80	3.58	3.41	3.29	3.20	3.12	3.06	2.96	2.89	2.84	2.79	2.76
16	6.12	4.69	4.08	3.73	3.50	3.34	3.22	3.12	3.05	2.99	2.89	2.82	2.76	2.72	2.68
17	6.04	4.62	4.01	3.66	3.44	3.28	3.16	3.06	2.98	2.92	2.82	2.75	2.70	2.65	2.62
18	5.98	4.56	3.95	3.61	3.38	3.22	3.10	3.01	2.93	2.87	2.77	2.70	2.64	2.60	2.56
19	5.92	4.51	3.90	3.56	3.33	3.17	3.05	2.96	2.88	2.82	2.72	2.65	2.59	2.55	2.51
20	5.87	4.46	3.86	3.51	3.29	3.13	3.01	2.91	2.84	2.77	2.68	2.60	2.55	2.50	2.46
21	5.83	4.42	3.82	3.48	3.25	3.09	2.97	2.87	2.80	2.73	2.64	2.56	2.51	2.46	2.42
22	5.79	4.38	3.78	3.44	3.22	3.05	2.93	2.84	2.76	2.70	2.60	2.53	2.47	2.43	2.39
23	5.75	4.35	3.75	3.41	3.18	3.02	2.90	2.81	2.73	2.67	2.57	2.50	2.44	2.39	2.36
24	5.72	4.32	3.72	3.38	3.15	2.99	2.87	2.78	2.70	2.64	2.54	2.47	2.41	2.36	2.33
25	5.69	4.29	3.69	3.35	3.13	2.97	2.85	2.75	2.68	2.61	2.51	2.44	2.38	2.34	2.30
26	5.66	4.27	3.67	3.33	3.10	2.94	2.82	2.73	2.65	2.59	2.49	2.42	2.36	2.31	2.28
27	5.63	4.24	3.65	3.31	3.08	2.92	2.80	2.71	2.63	2.57	2.47	2.39	2.34	2.29	2.25
28	5.61	4.22	3.63	3.29	3.06	2.90	2.78	2.69	2.61	2.55	2.45	2.37	2.32	2.27	2.23
29	5.59	4.20	3.61	3.27	3.04	2.88	2.76	2.67	2.59	2.53	2.43	2.36	2.30	2.25	2.21
30	5.57	4.18	3.59	3.25	3.03	2.87	2.75	2.65	2.57	2.51	2.41	2.34	2.28	2.23	2.20
32	5.53	4.15	3.56	3.22	3.00	2.84	2.71	2.62	2.54	2.48	2.38	2.31	2.25	2.20	2.16
34	5.50	4.12	3.53	3.19	2.97	2.81	2.69	2.59	2.52	2.45	2.35	2.28	2.22	2.17	2.13
36	5.47	4.09	3.50	3.17	2.94	2.78	2.66	2.57	2.49	2.43	2.33	2.25	2.20	2.15	2.11
38	5.45	4.07	3.48	3.15	2.92	2.76	2.64	2.55	2.47	2.41	2.31	2.23	2.17	2.13	2.09
40	5.42	4.05	3.46	3.13	2.90	2.74	2.62	2.53	2.45	2.39	2.29	2.21	2.15	2.11	2.07
42	5.40	4.03	3.45	3.11	2.89	2.73	2.61	2.51	2.43	2.37	2.27	2.20	2.14	2.09	2.05
44	5.39	4.02	3.43	3.09	2.87	2.71	2.59	2.50	2.42	2.36	2.26	2.18	2.12	2.07	2.03
46	5.37	4.00	3.42	3.08	2.86	2.70	2.58	2.48	2.41	2.34	2.24	2.17	2.11	2.06	2.02
48	5.35	3.99	3.40	3.07	2.84	2.69	2.56	2.47	2.39	2.33	2.23	2.15	2.09	2.05	2.01
50	5.34	3.97	3.39	3.05	2.83	2.67	2.55	2.46	2.38	2.32	2.22	2.14	2.08	2.03	1.99
60	5.29	3.93	3.34	3.01	2.79	2.63	2.51	2.41	2.33	2.27	2.17	2.09	2.03	1.98	1.94
80	5.22	3.86	3.28	2.95	2.73	2.57	2.45	2.35	2.28	2.21	2.11	2.03	1.97	1.92	1.88
100	5.18	3.83	3.25	2.92	2.70	2.54	2.42	2.32	2.24	2.18	2.08	2.00	1.94	1.89	1.85
125	5.15	3.80	3.22	2.89	2.67	2.51	2.39	2.30	2.22	2.15	2.05	1.97	1.91	1.86	1.82
150	5.13	3.78	3.20	2.87	2.65	2.49	2.37	2.28	2.20	2.13	2.03	1.95	1.89	1.84	1.80
200	5.10	3.76	3.18	2.85	2.63	2.47	2.35	2.26	2.18	2.11	2.01	1.93	1.87	1.82	1.78
300	5.07	3.73	3.16	2.83	2.61	2.45	2.33	2.23	2.16	2.09	1.99	1.91	1.85	1.80	1.75
500	5.05	3.72	3.14	2.81	2.59	2.43	2.31	2.22	2.14	2.07	1.97	1.89	1.83	1.78	1.74
1000	5.04	3.70	3.13	2.80	2.58	2.42	2.30	2.20	2.13	2.06	1.96	1.88	1.82	1.77	1.72
∞	5.03	3.69	3.12	2.79	2.57	2.41	2.29	2.19	2.11	2.05	1.95	1.87	1.80	1.75	1.71

α=0.05 续表

ν_2	ν_1													
	22	24	26	28	30	35	40	45	50	60	80	100	200	500	∞
1	995	997	999	1000	1001	1004	1006	1007	1008	1010	1012	1013	1016	1017	1018
2	39.5	39.5	39.5	39.5	39.5	39.5	39.5	39.5	39.5	39.5	39.5	39.5	39.5	39.5	39.5
3	14.14	14.12	14.11	14.09	14.08	14.06	14.04	14.02	14.01	13.99	13.97	13.96	13.93	13.91	13.90
4	8.53	8.51	8.49	8.48	8.46	8.43	8.41	8.39	8.38	8.36	8.33	8.32	8.29	8.27	8.26
5	6.30	6.28	6.26	6.24	6.23	6.20	6.18	6.16	6.14	6.12	6.10	6.08	6.05	6.03	6.02
6	5.14	5.12	5.10	5.08	5.07	5.04	5.01	4.99	4.98	4.96	4.93	4.92	4.88	4.86	4.85
7	4.44	4.41	4.39	4.38	4.36	4.33	4.31	4.29	4.28	4.25	4.23	4.21	4.18	4.16	4.14
8	3.97	3.95	3.93	3.91	3.89	3.86	3.84	3.82	3.81	3.78	3.76	3.74	3.70	3.68	3.67
9	3.64	3.61	3.59	3.58	3.56	3.53	3.51	3.49	3.47	3.45	3.42	3.40	3.37	3.35	3.33
10	3.39	3.37	3.34	3.33	3.31	3.28	3.26	3.24	3.22	3.20	3.17	3.15	3.12	3.09	3.08
11	3.20	3.17	3.15	3.13	3.12	3.09	3.06	3.04	3.03	3.00	2.97	2.96	2.92	2.90	2.88
12	3.04	3.02	3.00	2.98	2.96	2.93	2.91	2.89	2.87	2.85	2.82	2.80	2.76	2.74	2.73
13	2.92	2.89	2.87	2.85	2.84	2.80	2.78	2.76	2.74	2.72	2.69	2.67	2.63	2.61	2.60
14	2.81	2.79	2.77	2.75	2.73	2.70	2.67	2.65	2.64	2.61	2.58	2.56	2.53	2.50	2.49
15	2.73	2.70	2.68	2.66	2.64	2.61	2.59	2.56	2.55	2.52	2.49	2.47	2.44	2.41	2.40
16	2.65	2.63	2.60	2.58	2.57	2.53	2.51	2.49	2.47	2.45	2.42	2.40	2.36	2.33	2.32
17	2.59	2.56	2.54	2.52	2.50	2.47	2.44	2.42	2.41	2.38	2.35	2.33	2.29	2.26	2.25
18	2.53	2.50	2.48	2.46	2.44	2.41	2.38	2.36	2.35	2.32	2.29	2.27	2.23	2.20	2.19
19	2.48	2.45	2.43	2.41	2.39	2.36	2.33	2.31	2.30	2.27	2.24	2.22	2.18	2.15	2.13
20	2.43	2.41	2.39	2.37	2.35	2.31	2.29	2.27	2.25	2.22	2.19	2.17	2.13	2.10	2.09
21	2.39	2.37	2.34	2.33	2.31	2.27	2.25	2.23	2.21	2.18	2.15	2.13	2.09	2.06	2.04
22	2.36	2.33	2.31	2.29	2.27	2.24	2.21	2.19	2.17	2.14	2.11	2.09	2.05	2.02	2.00
23	2.33	2.30	2.28	2.26	2.24	2.20	2.18	2.15	2.14	2.11	2.08	2.06	2.01	1.99	1.97
24	2.30	2.27	2.25	2.23	2.21	2.17	2.15	2.12	2.11	2.08	2.05	2.02	1.98	1.95	1.94
25	2.27	2.24	2.22	2.20	2.18	2.15	2.12	2.10	2.08	2.05	2.02	2.00	1.95	1.92	1.91
26	2.24	2.22	2.19	2.17	2.16	2.12	2.09	2.07	2.05	2.03	1.99	1.97	1.92	1.90	1.88
27	2.22	2.19	2.17	2.15	2.13	2.10	2.07	2.05	2.03	2.00	1.97	1.94	1.90	1.87	1.85
28	2.20	2.17	2.15	2.13	2.11	2.08	2.05	2.03	2.01	1.98	1.94	1.92	1.88	1.85	1.83
29	2.18	2.15	2.13	2.11	2.09	2.06	2.03	2.01	1.99	1.96	1.92	1.90	1.86	1.83	1.81
30	2.16	2.14	2.11	2.09	2.07	2.04	2.01	1.99	1.97	1.94	1.90	1.88	1.84	1.81	1.79
32	2.13	2.10	2.08	2.06	2.04	2.00	1.98	1.95	1.93	1.91	1.87	1.85	1.80	1.77	1.75
34	2.10	2.07	2.05	2.03	2.01	1.97	1.95	1.92	1.90	1.88	1.84	1.82	1.77	1.74	1.72
36	2.08	2.05	2.03	2.00	1.99	1.95	1.92	1.90	1.88	1.85	1.81	1.79	1.74	1.71	1.69
38	2.05	2.03	2.00	1.98	1.96	1.93	1.90	1.87	1.85	1.82	1.79	1.76	1.71	1.68	1.66
40	2.03	2.01	1.98	1.96	1.94	1.90	1.88	1.85	1.83	1.80	1.76	1.74	1.69	1.66	1.64
42	2.02	1.99	1.96	1.94	1.92	1.89	1.86	1.83	1.81	1.78	1.74	1.72	1.67	1.64	1.62
44	2.00	1.97	1.95	1.93	1.91	1.87	1.84	1.82	1.80	1.77	1.73	1.70	1.65	1.62	1.60
46	1.99	1.96	1.93	1.91	1.89	1.85	1.82	1.80	1.78	1.75	1.71	1.69	1.63	1.60	1.58
48	1.97	1.94	1.92	1.90	1.88	1.84	1.81	1.79	1.77	1.73	1.69	1.67	1.62	1.58	1.56
50	1.96	1.93	1.91	1.89	1.87	1.83	1.80	1.77	1.75	1.72	1.68	1.66	1.60	1.57	1.55
60	1.91	1.88	1.86	1.83	1.82	1.78	1.74	1.72	1.70	1.67	1.63	1.60	1.54	1.51	1.48
80	1.85	1.82	1.79	1.77	1.75	1.71	1.68	1.65	1.63	1.60	1.55	1.53	1.47	1.43	1.40
100	1.81	1.78	1.76	1.74	1.71	1.67	1.64	1.61	1.59	1.56	1.51	1.48	1.42	1.38	1.35
125	1.79	1.75	1.73	1.71	1.68	1.64	1.61	1.58	1.56	1.52	1.48	1.45	1.38	1.34	1.30
150	1.77	1.74	1.71	1.69	1.67	1.62	1.59	1.56	1.54	1.50	1.45	1.42	1.35	1.31	1.27
200	1.74	1.71	1.68	1.66	1.64	1.60	1.56	1.53	1.51	1.47	1.42	1.39	1.32	1.27	1.23
300	1.72	1.69	1.66	1.64	1.62	1.57	1.54	1.51	1.48	1.45	1.39	1.36	1.28	1.23	1.18
500	1.70	1.67	1.64	1.62	1.60	1.55	1.52	1.49	1.46	1.42	1.37	1.34	1.25	1.19	1.14
1000	1.69	1.65	1.63	1.60	1.58	1.54	1.50	1.47	1.45	1.41	1.35	1.32	1.23	1.16	1.10
∞	1.67	1.64	1.61	1.59	1.57	1.52	1.49	1.46	1.43	1.39	1.33	1.30	1.21	1.13	1.04

α=0.01 续表

ν_2	ν_1														
	1	2	3	4	5	6	7	8	9	10	12	14	16	18	20
1	16211	20000	21615	22500	23056	23437	23715	23925	24091	24224	24426	24572	24681	24767	24836
2	198.5	199.0	199.2	199.2	199.3	199.3	199.4	199.4	199.4	199.4	199.4	199.4	199.4	199.4	199.4
3	55.55	49.80	47.47	46.19	45.39	44.84	44.43	44.13	43.88	43.69	43.39	43.17	43.01	42.88	42.78
4	31.33	26.28	24.26	23.15	22.46	21.97	21.62	21.35	21.14	20.97	20.70	20.51	20.37	20.26	20.17
5	22.78	18.31	16.53	15.56	14.94	14.51	14.20	13.96	13.77	13.62	13.38	13.21	13.09	12.98	12.90
6	18.63	14.54	12.92	12.03	11.46	11.07	10.79	10.57	10.39	10.25	10.03	9.88	9.76	9.66	9.59
7	16.24	12.40	10.88	10.05	9.52	9.16	8.89	8.68	8.51	8.38	8.18	8.03	7.91	7.83	7.75
8	14.69	11.04	9.60	8.81	8.30	7.95	7.69	7.50	7.34	7.21	7.01	6.87	6.76	6.68	6.61
9	13.61	10.11	8.72	7.96	7.47	7.13	6.88	6.69	6.54	6.42	6.23	6.09	5.98	5.90	5.83
10	12.83	9.43	8.08	7.34	6.87	6.54	6.30	6.12	5.97	5.85	5.66	5.53	5.42	5.34	5.27
11	12.23	8.91	7.60	6.88	6.42	6.10	5.86	5.68	5.54	5.42	5.24	5.10	5.00	4.92	4.86
12	11.75	8.51	7.23	6.52	6.07	5.76	5.52	5.35	5.20	5.09	4.91	4.77	4.67	4.59	4.53
13	11.37	8.19	6.93	6.23	5.79	5.48	5.25	5.08	4.94	4.82	4.64	4.51	4.41	4.33	4.27
14	11.06	7.92	6.68	6.00	5.56	5.26	5.03	4.86	4.72	4.60	4.43	4.30	4.20	4.12	4.06
15	10.80	7.70	6.48	5.80	5.37	5.07	4.85	4.67	4.54	4.42	4.25	4.12	4.02	3.95	3.88
16	10.58	7.51	6.30	5.64	5.21	4.91	4.69	4.52	4.38	4.27	4.10	3.97	3.87	3.80	3.73
17	10.38	7.35	6.16	5.50	5.07	4.78	4.56	4.39	4.25	4.14	3.97	3.84	3.75	3.67	3.61
18	10.22	7.21	6.03	5.37	4.96	4.66	4.44	4.28	4.14	4.03	3.86	3.73	3.64	3.56	3.50
19	10.07	7.09	5.92	5.27	4.85	4.56	4.34	4.18	4.04	3.93	3.76	3.64	3.54	3.46	3.40
20	9.94	6.99	5.82	5.17	4.76	4.47	4.26	4.09	3.96	3.85	3.68	3.55	3.46	3.38	3.32
21	9.83	6.89	5.73	5.09	4.68	4.39	4.18	4.01	3.88	3.77	3.60	3.48	3.38	3.31	3.24
22	9.73	6.81	5.65	5.02	4.61	4.32	4.11	3.94	3.81	3.70	3.54	3.41	3.31	3.24	3.18
23	9.63	6.73	5.58	4.95	4.54	4.26	4.05	3.88	3.75	3.64	3.47	3.35	3.25	3.18	3.12
24	9.55	6.66	5.52	4.89	4.49	4.20	3.99	3.83	3.69	3.59	3.42	3.30	3.20	3.12	3.06
25	9.48	6.60	5.46	4.84	4.43	4.15	3.94	3.78	3.64	3.54	3.37	3.25	3.15	3.08	3.01
26	9.41	6.54	5.41	4.79	4.38	4.10	3.89	3.73	3.60	3.49	3.33	3.20	3.11	3.03	2.97
27	9.34	6.49	5.36	4.74	4.34	4.06	3.85	3.69	3.56	3.45	3.28	3.16	3.07	2.99	2.93
28	9.28	6.44	5.32	4.70	4.30	4.02	3.81	3.65	3.52	3.41	3.25	3.12	3.03	2.95	2.89
29	9.23	6.40	5.28	4.66	4.26	3.98	3.77	3.61	3.48	3.38	3.21	3.09	2.99	2.92	2.86
30	9.18	6.35	5.24	4.62	4.23	3.95	3.74	3.58	3.45	3.34	3.18	3.06	2.96	2.89	2.82
32	9.09	6.28	5.17	4.56	4.17	3.89	3.68	3.52	3.39	3.29	3.12	3.00	2.90	2.83	2.77
34	9.01	6.22	5.11	4.50	4.11	3.84	3.63	3.47	3.34	3.24	3.07	2.95	2.85	2.78	2.72
36	8.94	6.16	5.06	4.46	4.06	3.79	3.58	3.42	3.30	3.19	3.03	2.90	2.81	2.73	2.67
38	8.88	6.11	5.02	4.41	4.02	3.75	3.54	3.39	3.26	3.15	2.99	2.87	2.77	2.70	2.63
40	8.83	6.07	4.98	4.37	3.99	3.71	3.51	3.35	3.22	3.12	2.95	2.83	2.74	2.66	2.60
42	8.78	6.03	4.94	4.34	3.95	3.68	3.48	3.32	3.19	3.09	2.92	2.80	2.71	2.63	2.57
44	8.74	5.99	4.91	4.31	3.92	3.65	3.45	3.29	3.16	3.06	2.89	2.77	2.68	2.60	2.54
46	8.70	5.96	4.88	4.28	3.90	3.62	3.42	3.26	3.14	3.03	2.87	2.75	2.65	2.58	2.51
48	8.66	5.93	4.85	4.25	3.87	3.60	3.40	3.24	3.11	3.01	2.85	2.72	2.63	2.55	2.49
50	8.63	5.90	4.83	4.23	3.85	3.58	3.38	3.22	3.09	2.99	2.82	2.70	2.61	2.53	2.47
60	8.49	5.79	4.73	4.14	3.76	3.49	3.29	3.13	3.01	2.90	2.74	2.62	2.53	2.45	2.39
80	8.33	5.67	4.61	4.03	3.65	3.39	3.19	3.03	2.91	2.80	2.64	2.52	2.43	2.35	2.29
100	8.24	5.59	4.54	3.96	3.59	3.33	3.13	2.97	2.85	2.74	2.58	2.46	2.37	2.29	2.23
125	8.17	5.53	4.49	3.91	3.54	3.28	3.08	2.93	2.80	2.70	2.54	2.42	2.32	2.24	2.18
150	8.12	5.49	4.45	3.88	3.51	3.25	3.05	2.89	2.77	2.67	2.51	2.38	2.29	2.21	2.15
200	8.06	5.44	4.41	3.84	3.47	3.21	3.01	2.86	2.73	2.63	2.47	2.35	2.25	2.18	2.11
300	8.00	5.39	4.36	3.80	3.43	3.17	2.97	2.82	2.69	2.59	2.43	2.31	2.21	2.14	2.07
500	7.95	5.35	4.33	3.76	3.40	3.14	2.94	2.79	2.66	2.56	2.40	2.28	2.19	2.11	2.04
1000	7.91	5.33	4.30	3.74	3.37	3.11	2.92	2.77	2.64	2.54	2.38	2.26	2.16	2.09	2.02
∞	7.88	5.30	4.28	3.72	3.35	3.09	2.90	2.75	2.62	2.52	2.36	2.24	2.14	2.07	2.00

α=0.01 续表

ν_2	ν_1 22	24	26	28	30	35	40	45	50	60	80	100	200	500	∞
1	24892	24940	24980	25014	25044	25103	25148	25183	25211	25253	25306	25337	25401	25439	25463
2	199.5	199.5	199.5	199.5	199.5	199.5	199.5	199.5	199.5	199.5	199.5	199.5	199.5	199.5	199.5
3	42.69	42.62	42.56	42.51	42.47	42.38	42.31	42.26	42.21	42.15	42.07	42.02	41.93	41.87	41.83
4	20.09	20.03	19.98	19.93	19.89	19.81	19.75	19.70	19.67	19.61	19.54	19.50	19.41	19.36	19.33
5	12.84	12.78	12.73	12.69	12.66	12.58	12.53	12.49	12.45	12.40	12.34	12.30	12.22	12.17	12.15
6	9.53	9.47	9.43	9.39	9.36	9.29	9.24	9.20	9.17	9.12	9.06	9.03	8.95	8.91	8.88
7	7.69	7.64	7.60	7.57	7.53	7.47	7.42	7.38	7.35	7.31	7.25	7.22	7.15	7.10	7.08
8	6.55	6.50	6.46	6.43	6.40	6.33	6.29	6.25	6.22	6.18	6.12	6.09	6.02	5.98	5.95
9	5.78	5.73	5.69	5.65	5.62	5.56	5.52	5.48	5.45	5.41	5.36	5.32	5.26	5.21	5.19
10	5.22	5.17	5.13	5.10	5.07	5.01	4.97	4.93	4.90	4.86	4.80	4.77	4.71	4.67	4.64
11	4.80	4.76	4.72	4.68	4.65	4.60	4.55	4.52	4.49	4.45	4.39	4.36	4.29	4.25	4.23
12	4.48	4.43	4.39	4.36	4.33	4.27	4.23	4.19	4.17	4.12	4.07	4.04	3.97	3.93	3.91
13	4.22	4.17	4.13	4.10	4.07	4.01	3.97	3.94	3.91	3.87	3.81	3.78	3.71	3.67	3.65
14	4.01	3.96	3.92	3.89	3.86	3.80	3.76	3.73	3.70	3.66	3.60	3.57	3.50	3.46	3.44
15	3.83	3.79	3.75	3.72	3.69	3.63	3.58	3.55	3.52	3.48	3.43	3.39	3.33	3.29	3.26
16	3.68	3.64	3.60	3.57	3.54	3.48	3.44	3.40	3.37	3.33	3.28	3.25	3.18	3.14	3.11
17	3.56	3.51	3.47	3.44	3.41	3.35	3.31	3.28	3.25	3.21	3.15	3.12	3.05	3.01	2.99
18	3.45	3.40	3.36	3.33	3.30	3.25	3.20	3.17	3.14	3.10	3.04	3.01	2.94	2.90	2.87
19	3.35	3.31	3.27	3.24	3.21	3.15	3.11	3.07	3.04	3.00	2.95	2.91	2.85	2.80	2.78
20	3.27	3.22	3.18	3.15	3.12	3.07	3.02	2.99	2.96	2.92	2.86	2.83	2.76	2.72	2.69
21	3.19	3.15	3.11	3.08	3.05	2.99	2.95	2.91	2.88	2.84	2.79	2.75	2.68	2.64	2.62
22	3.12	3.08	3.04	3.01	2.98	2.92	2.88	2.84	2.82	2.77	2.72	2.69	2.62	2.57	2.55
23	3.06	3.02	2.98	2.95	2.92	2.86	2.82	2.78	2.76	2.71	2.66	2.62	2.56	2.51	2.49
24	3.01	2.97	2.93	2.90	2.87	2.81	2.77	2.73	2.70	2.66	2.60	2.57	2.50	2.46	2.43
25	2.96	2.92	2.88	2.85	2.82	2.76	2.72	2.68	2.65	2.61	2.55	2.52	2.45	2.41	2.38
26	2.92	2.87	2.84	2.80	2.77	2.72	2.67	2.64	2.61	2.56	2.51	2.47	2.40	2.36	2.33
27	2.88	2.83	2.79	2.76	2.73	2.67	2.63	2.59	2.57	2.52	2.47	2.43	2.36	2.32	2.29
28	2.84	2.79	2.76	2.72	2.69	2.64	2.59	2.56	2.53	2.48	2.43	2.39	2.32	2.28	2.25
29	2.80	2.76	2.72	2.69	2.66	2.60	2.56	2.52	2.49	2.45	2.39	2.36	2.29	2.24	2.21
30	2.77	2.73	2.69	2.66	2.63	2.57	2.52	2.49	2.46	2.42	2.36	2.32	2.25	2.21	2.18
32	2.71	2.67	2.63	2.60	2.57	2.51	2.47	2.43	2.40	2.36	2.30	2.26	2.19	2.15	2.12
34	2.66	2.62	2.58	2.55	2.52	2.46	2.42	2.38	2.35	2.30	2.25	2.21	2.14	2.09	2.06
36	2.62	2.58	2.54	2.50	2.48	2.42	2.37	2.33	2.30	2.26	2.20	2.17	2.09	2.04	2.01
38	2.58	2.54	2.50	2.47	2.44	2.38	2.33	2.29	2.27	2.22	2.16	2.12	2.05	2.00	1.97
40	2.55	2.50	2.46	2.43	2.40	2.34	2.30	2.26	2.23	2.18	2.12	2.09	2.01	1.96	1.93
42	2.52	2.47	2.43	2.40	2.37	2.31	2.26	2.23	2.20	2.15	2.09	2.06	1.98	1.93	1.90
44	2.49	2.44	2.40	2.37	2.34	2.28	2.24	2.20	2.17	2.12	2.06	2.03	1.95	1.90	1.87
46	2.46	2.42	2.38	2.35	2.32	2.26	2.21	2.17	2.14	2.10	2.04	2.00	1.92	1.87	1.84
48	2.44	2.39	2.36	2.32	2.29	2.23	2.19	2.15	2.12	2.07	2.01	1.97	1.90	1.85	1.81
50	2.42	2.37	2.33	2.30	2.27	2.21	2.16	2.13	2.10	2.05	1.99	1.95	1.87	1.82	1.79
60	2.33	2.29	2.25	2.22	2.19	2.13	2.08	2.04	2.01	1.96	1.90	1.86	1.78	1.73	1.69
80	2.23	2.19	2.15	2.11	2.08	2.02	1.97	1.94	1.90	1.85	1.79	1.75	1.66	1.60	1.57
100	2.17	2.13	2.09	2.05	2.02	1.96	1.91	1.87	1.84	1.79	1.72	1.68	1.59	1.53	1.49
125	2.13	2.08	2.04	2.01	1.98	1.91	1.86	1.82	1.79	1.74	1.67	1.63	1.53	1.47	1.42
150	2.10	2.05	2.01	1.98	1.94	1.88	1.83	1.79	1.76	1.70	1.63	1.59	1.49	1.42	1.38
200	2.06	2.01	1.97	1.94	1.91	1.84	1.79	1.75	1.71	1.66	1.59	1.54	1.44	1.37	1.32
300	2.02	1.97	1.93	1.90	1.87	1.80	1.75	1.71	1.67	1.62	1.55	1.50	1.39	1.31	1.25
500	1.99	1.94	1.90	1.87	1.84	1.77	1.72	1.67	1.64	1.58	1.51	1.46	1.35	1.26	1.19
1000	1.97	1.92	1.88	1.84	1.81	1.75	1.69	1.65	1.61	1.56	1.48	1.43	1.31	1.22	1.13
∞	1.95	1.90	1.86	1.82	1.79	1.72	1.67	1.63	1.59	1.54	1.46	1.40	1.28	1.18	1.05

附表 7 百分率的置信区间（上行 95%，下行 99%置信区间）

n	X 0	1	2	3	4	5	6	7	8	9	10	11	12	13
1	0—98													
1	0—100													
2	0—84	1—99												
2	0—93	0—100												
3	0—71	1—91	9—99											
3	0—83	0—96	4—100											
4	0—60	1—81	7—93											
4	0—73	0—89	3—97											
5	0—52	1—72	5—85	15—95										
5	0—65	0—81	2—92	8—98										
6	0—46	0—64	4—78	12—88										
6	0—59	0—75	2—86	7—93										
7	0—41	0—58	4—71	10—82	18—90									
7	0—53	0—68	2—80	6—88	12—94									
8	0—37	0—53	3—65	9—76	16—64									
8	0—48	0—63	1—74	5—83	10—90									
9	0—34	0—48	3—60	7—70	14—79	21—86								
9	0—45	0—59	1—69	4—78	9—85	15—91								
10	0—31	0—45	3—56	7—65	12—74	19—81								
10	0—41	0—54	1—65	4—74	8—81	13—87								
11	0—28	0—41	2—52	6—61	11—69	17—77	23—83							
11	0—38	0—51	1—61	3—69	7—77	11—83	17—89							
12	0—26	0—38	2—48	5—57	10—65	15—72	21—79							
12	0—36	0—48	1—57	3—66	6—73	10—79	18—85							
13	0—25	0—36	2—45	5—54	9—61	14—68	19—75	25—81						
13	0—34	0—45	1—54	3—62	6—69	9—76	14—81	19—86						
14	0—23	0—34	2—43	5—51	8—58	16—65	8—71	23—77						
14	0—32	0—42	1—51	3—59	5—66	9—72	13—78	17—83						
15	0—22	0—32	2—41	4—48	8—55	12—62.	16—68	21—73	27—79					
15	0—30	0—40	1—49	2—56	5—63	8—69	12—74	16—79	21—84					
16	0—21	0—30	2—38	4—46	7—52	11—59	15—65	20—70	25—75					
16	0—28	0—38	1—46	2—53	5—60	8—66	11—71	15—76	19—81					
17	0—20	0—29	2—36	4—43	7—50	10—56	14—62	18—67	25—72	28—77				
17	0—27	0—36	1—44	2—51	4—57	7—63	10—69	14—74	18—78	22—82				
18	0—19	0—27	1—35	4—41	6—48	10—54	13—59	17—64	22—69	26—74				
18	0—26	0—35	1—42	2—49	4—55	7—61	10—66	13—71	17—75	21—79				
19	0—18	0—26	1—33	3—40	6—46	9—51	13—57	16—62	20—67	24—71	29—76			
19	0—24	0—33	1—40	2—47	4—53	6—58	9—63	12—68	16—73	19—77	23—81			
20	0—17	0—25	1—32	3—38	6—44	9—49	12—54	15—59	19—64	23—69	27—73			
20	0—23	0—32	1—39	2—45	4—51	6—56	9—61	11—66	15—70	18—74	22—78			
21	0—16	0—24	1—30	3—36	5—42	8—47	11—52	15—57	18—62	22—66	26—70	30—74		
21	0—22	0—30	1—37	2—43	3—49	6—54	8—59	11—63	14—68	17—71	21—76	24—80		
22	0—15	0—23	1—29	3—35	5—40	8—45	11—50	14—55	17—59	21—64	24—68	28—72		
22	0—21	0—29	1—36	2—42	3—47	5—52	8—57	10—61	13—66	16—70	20—73	23—77		
23	0—15	0—22	1—28	3—34	5—39	8—44	10—48	13—53	16—57	20—62	23—66	27—69	31—73	
23	0—21	0—28	1—35	2—40	3—45	5—50	7—55	10—59	13—63	15—67	19—71	22—75	25—78	
24	0—14	0—21	1—27	3—32	5—37	7—42	10—47	13—51	16—55	19—59	22—63	26—67	29—71	
24	0—20	0—27	0—33	2—39	3—44	5—49	7—53	9—57	12—61	15—65	18—69	21—73	24—76	
25	0—14	0—20	1—26	3—31	5—36	7—41	9—45	12—49	15—54	18—58	21—61	24—65	28—69	31—72
25	0—19	0—26	0—32	1—37	3—42	5—47	7—51	9—56	11—60	14—63	17—67	20—71	23—74	26—77

续表

n	X 0	1	2	3	4	5	6	7	8	9	10	11	12	13
26	0—13	0—20	1—25	2—30	4—35	7—39	9—44	12—48	14—52	17—56	20—60	23—63	27—67	30—70
26	0—18	0—25	0—31	1—36	3—41	4—46	6—50	9—54	11—58	13—62	16—65	19—69	22—72	25—75
27	0—13	0—19	1—24	2—29	4—34	6—38	9—42	11—46	14—50	17—54	19—58	22—61	26—65	27—68
27	0—18	0—28	0—30	1—35	3—40	4—44	6—48	8—52	10—56	13—60	15—63	18—67	21—70	24—73
28	0—12	0—18	1—24	2—28	4—33	6—37	8—41	11—45	13—49	16—52	19—56	22—59	25—63	28—66
28	0—17	0—24	0—29	1—34	3—39	4—43	6—47	8—51	10—55	12—58	15—62	17—65	20—68	23—71
29	0—12	0—18	1—23	2—27	4—32	6—36	8—40	10—44	13—47	15—51	18—54	21—58	24—61	26—64
29	0—17	0—23	0—28	1—33	2—37	4—42	6—46	8—49	10—53	12—57	14—60	17—63	19—66	22—70
30	0—12	0—17	1—22	2—27	4—31	6—35	8—39	10—42	12—46	14—49	17—53	20—56	23—59	26—63
30	0—16	0—22	0—27	1—32	2—36	4—40	5—44	7—48	9—52	1—55	14—58	16—62	19—65	21—68
31	0—11	0—17	1—22	2—26	4—30	6—34	8—38	10—41	12—45	14—48	17—51	19—55	22—58	25—61
31	0—16	0—22	0—27	1—31	2—35	4—39	5—43	7—47	9—50	11—54	13—57	16—60	18—63	20—66
32	0—11	0—16	1—21	2—25	4—29	5—33	7—36	9—40	12—43	14—47	16—50	19—53	21—56	24—59
32	0—15	0—21	0—26	1—30	2—34	4—38	5—42	7—46	9—49	11—52	13—56	15—59	17—62	20—65
33	0—11	0—15	1—20	2—24	3—28	5—32	7—36	9—39	11—42	13—46	16—49	18—52	20—55	23—58
33	0—15	0—20	0—25	1—30	2—34	3—37	5—41	7—44	8—48	10—51	12—54	14—57	17—60	19—63
34	0—10	0—15	1—19	2—23	3—28	5—31	7—35	9—38	11—41	13—44	15—48	17—51	20—54	22—56
34	0—14	0—20	0—25	1—29	2—33	3—36	5—40	6—43	8—47	10—50	12—53	14—56	16—59	18—62
35	0—10	0—15	1—19	2—23	3—27	5—30	7—34	8—37	10—40	13—43	15—46	17—49	19—52	22—55
35	0—14	0—20	0—24	1—28	2—32	3—35	5—39	6—42	8—45	10—49	12—52	14—55	16—57	18—60
36	0—10	0—15	1—18	2—22	3—26	5—29	6—33	8—36	10—39	12—42	14—45	16—48	17—51	21—54
36	0—14	0—19	0—23	1—27	2—31	3—35	5—38	6—41	8—44	9—47	11—50	13—53	15—56	17—59
37	0—10	0—14	1—18	2—22	3—25	5—28	6—32	8—35	10—38	12—41	14—44	16—47	18—50	20—53
37	0—13	0—18	0—23	1—27	2—30	3—34	4—37	6—40	7—43	9—46	11—49	13—52	15—55	17—58
38	0—10	0—14	1—18	2—21	3—25	5—28	6—32	8—34	10—37	11—40	13—43	15—47	18—49	20—51
38	0—13	0—18	0—22	1—26	2—30	3—33	4—36	6—39	7—42	9—45	11—48	12—51	14—54	16—56
39	0—9	0—14	1—17	2—21	3—24	4—27	6—31	8—33	9—36	11—39	13—42	15—45	17—48	19—50
39	0—13	0—18	0—21	1—25	2—29	3—32	4—35	6—38	7—41	9—44	10—47	12—50	14—53	16—55
40	0—9	0—13	1—17	2—21	3—24	4—27	6—30	8—33	9—35	11—38	13—41	15—44	17—47	19—49
40	0—12	0—17	0—21	1—25	2—28	3—32	4—35	5—38	7—40	9—43	10—46	12—49	13—52	15—54
41	0—9	0—13	1—17	2—20	3—23	4—26	6—29	7—32	9—35	11—37	12—40	14—43	16—46	18—48
41	0—12	0—17	0—21	1—24	2—28	3—31	4—34	5—37	7—40	8—42	10—45	11—48	13—50	15—53
42	0—9	0—13	1—16	2—20	3—23	4—26	6—28	7—31	9—34	10—37	12—39	14—42	16—45	18—47
42	0—12	0—17	0—20	1—24	2—27	3—30	4—33	5—36	7—39	8—42	9—44	11—47	13—49	15—52
43	0—9	0—12	1—16	2—19	3—23	4—25	5—28	7—31	8—33	10—36	12—39	14—41	15—44	17—46
43	0—12	0—16	0—20	1—23	2—27	3—30	4—33	5—35	6—38	8—41	9—43	11—46	13—49	14—51
44	0—9	0—12	1—15	2—19	3—22	4—25	5—28	7—30	8—33	10—35	11—38	13—40	15—43	17—45
44	0—11	0—16	0—19	1—23	2—26	3—29	4—32	5—35	6—37	8—40	9—42	11—45	12—47	14—50
45	0—8	0—12	1—15	2—18	3—21	4—24	5—27	7—30	8—32	9—34	11—37	13—39	14—42	16—44
45	0—11	0—15	0—19	1—22	2—25	3—29	4—31	5—34	6—37	8—39	9—42	10—44	12—47	14—49
46	0—8	0—12	1—15	2—18	3—21	4—24	5—26	7—29	8—31	9—34	11—36	13—39	14—41	16—43
46	0—11	0—15	0—19	1—22	2—25	3—28	4—31	5—33	6—36	7—39	9—41	10—43	12—46	13—48
47	0—8	0—12	1—15	2—17	3—20	4—23	5—26	6—28	8—31	9—34	11—36	12—38	14—40	16—43
47	0—11	0—15	0—18	1—21	2—24	2—27	3—30	5—33	6—35	7—38	9—40	10—42	11—45	13—47
48	0—8	0—11	1—14	2—17	3—20	4—22	5—25	6—28	8—30	9—33	11—35	12—37	14—39	15—42
48	0—10	0—14	0—18	1—21	2—24	2—27	3—29	5—32	6—35	7—37	8—40	10—42	11—44	13—47
49	0—8	0—11	1—14	2—17	2—20	4—22	5—25	6—27	7—30	9—32	11—35	12—37	13—39	15—41
49	0—10	0—14	0—17	1—20	2—24	2—26	3—29	4—32	6—34	7—36	8—39	9—41	11—44	12—46
50	0—7	0—11	1—14	2—17	2—19	3—22	5—24	6—26	7—29	9—31	10—34	11—36	13—38	15—41
50	0—10	0—14	0—17	1—20	1—23	2—26	3—28	4—31	5—33	7—36	8—38	9—40	11—43	12—45

续表

n	X											
	14	15	16	17	18	19	20	21	22	23	24	25
27	32—71											
27	27—76											
28	31—69											
28	26—74											
29	30—68	33—71										
29	25—72	28—75										
30	28—66	31—69										
30	24—71	27—74										
31	27—64	30—67	33—70									
31	23—69	26—72	28—75									
32	26—62	29—65	32—68									
32	22—67	25—70	27—73									
33	26—61	28—64	31—67	34—69								
33	21—66	24—69	26—71	27—74								
34	25—59	27—62	30—65	32—68								
34	21—64	23—67	25—70	28—82								
35	24—58	26—61	29—63	31—66	34—69							
35	20—63	22—66	24—68	27—71	29—73							
36	23—57	26—59	28—62	30—65	33—67							
36	19—62	22—64	23—67	26—69	28—72							
37	23—55	25—58	27—61	30—63	32—66	34—68						
37	19—60	21—63	23—65	25—68	28—70	30—73						
38	22—54	24—57	26—59	29—62	31—64	33—67						
38	18—59	20—61	22—64	25—66	27—69	29—71						
39	21—53	23—55	26—58	28—60	30—63	32—65	35—68					
39	18—58	20—60	22—63	24—65	26—68	28—70	30—72					
40	21—52	23—54	25—57	27—59	29—62	32—64	34—66					
40	17—57	19—59	21—61	23—64	25—66	27—68	30—71					
41	20—51	22—53	24—56	26—58	29—60	31—63	33—65	36—67				
41	17—55	19—58	21—60	23—63	25—65	27—67	29—69	31—71				
42	20—50	22—52	24—54	26—57	28—59	30—61	32—64	34—66				
42	16—54	18—57	20—59	22—61	24—64	26—66	28—67	30—70				
43	19—49	21—51	23—53	25—56	27—58	29—60	31—62	33—65	36—67			
43	16—53	18—56	19—58	21—60	23—62	25—65	27—66	29—69	31—71			
44	19—48	21—50	22—52	24—55	26—57	28—59	30—61	33—63	35—65			
44	15—52	17—55	19—57	21—59	23—61	25—63	26—65	28—68	30—70			
45	18—47	20—49	22—51	24—54	26—56	28—58	30—60	32—62	34—64	36—66		
45	15—51	17—54	19—56	20—58	22—60	24—62	26—64	28—66	30—68	32—70		
46	18—46	20—48	21—50	23—53	25—55	27—57	29—59	31—61	33—63	35—65		
46	15—50	16—53	18—55	20—57	22—59	23—61	25—63	27—65	29—67	31—69		
47	18—45	19—47	21—49	23—52	25—54	26—56	28—58	30—60	32—62	34—64	36—66	
47	14—19	16—52	18—54	19—56	21—58	23—60	25—62	26—64	28—66	30—68	32—70	
48	17—44	19—46	21—48	22—51	24—53	26—55	28—57	30—59	31—61	33—63	35—65	
48	14—49	16—51	17—53	19—55	21—57	22—59	24—61	26—63	28—65	29—67	31—69	
49	17—43	18—45	20—47	22—50	24—52	25—54	27—56	29—58	31—60	33—62	34—64	36—66
49	14—48	15—50	17—52	19—54	20—56	22—58	23—60	25—62	27—64	29—66	31—68	32—70
50	16—43	18—45	20—47	21—49	23—51	25—53	26—55	28—57	30—59	32—61	34—63	36—65
50	14—47	15—49	17—51	18—53	20—55	21—57	23—59	25—61	26—63	28—65	30—67	32—68

附表8 T界值表（配对比较的秩和检验用）

n	α 单侧：	0.05	0.025	0.01	0.005
	双侧：	0.10	0.05	0.02	0.01
5		1			
6		2	1		
7		4	2	0	
8		6	4	2	0
9		8	6	3	2
10		11	8	5	3
11		14	11	7	5
12		17	14	10	7
13		21	17	13	10
14		26	21	16	13
15		30	25	20	16
16		36	30	24	19
17		41	35	28	23
18		47	40	33	28
19		54	46	38	32
20		60	52	43	37
21		68	59	49	43
22		75	66	56	49
23		83	73	62	55
24		92	81	69	61
25		101	90	77	68
26		110	98	85	76
27		120	107	93	84
28		130	117	102	92
29		141	127	111	100
30		152	137	120	109
31		163	148	130	118
32		175	159	141	128
33		188	171	151	138
34		201	183	162	149
35		214	195	174	160
36		228	208	186	171
37		242	222	198	183
38		256	235	211	195
39		271	250	224	208
40		287	264	238	221
41		303	279	252	234
42		319	295	267	248
43		336	311	281	262
44		353	327	297	277
45		371	344	313	292
46		389	361	329	307
47		408	379	345	323
48		427	397	362	339
49		446	415	380	356
50		466	434	398	373

附表 9　T 界值表（两样本比较的秩和检验用）

	单侧	双侧
第 1 行	α=0.050	α=0.10
第 2 行	α=0.025	α=0.05
第 3 行	α=0.010	α=0.02
第 4 行	α=0.005	α=0.01

n_1	n_2-n_1										
	0	1	2	3	4	5	6	7	8	9	10
2				3—13	3—15	3—17	4—18	4—20	4—22	4—24	5—25
							3—19	3—21	3—23	3—25	4—26
3	6—15	6—18	7—20	8—22	8—25	9—27	10—29	10—32	11—34	11—37	12—39
			6—21	7—23	7—26	8—28	8—31	9—33	9—36	10—38	10—41
					6—27	6—30	7—32	7—35	7—38	8—40	8—43
							6—33	6—36	6—39	7—41	7—44
4	11—25	12—28	13—31	14—34	15—37	16—40	17—43	18—46	19—49	20—52	21—55
	10—26	11—29	12—32	13—35	14—38	14—42	15—45	16—48	17—51	18—54	19—57
		10—30	11—33	11—37	12—40	13—43	13—47	14—50	15—53	15—57	16—60
			10—34	10—38	11—40	11—45	12—48	12—52	13—55	13—59	14—62
5	19—36	20—40	21—44	23—47	24—51	26—54	27—58	28—62	30—65	31—69	33—72
	17—38	18—42	20—45	21—49	22—53	23—57	24—61	26—64	27—68	28—72	29—76
	16—39	17—43	18—47	19—51	20—55	21—59	22—63	23—67	24—71	25—75	26—79
	15—40	16—44	16—49	17—53	18—57	19—61	20—65	21—69	22—73	22—78	23—82
6	28—50	29—55	31—59	33—63	35—67	37—71	38—76	40—80	42—84	44—88	46—92
	26—52	27—57	29—61	31—65	32—70	34—74	35—79	37—83	38—88	40—92	42—96
	24—54	25—59	27—63	28—68	29—73	30—78	32—82	33—87	34—92	36—96	37—101
	23—55	24—60	25—65	26—70	27—75	28—80	30—84	31—89	32—94	33—99	34—104
7	39—66	41—71	43—76	45—81	47—86	49—91	52—95	54—100	56—105	58—110	61—114
	36—69	38—74	40—79	42—84	44—89	46—94	48—99	50—104	52—109	54—114	56—119
	34—71	35—77	37—82	39—87	40—93	42—98	44—103	45—109	47—114	49—119	51—124
	32—73	34—78	35—84	37—89	38—95	40—100	41—106	43—111	44—117	45—122	47—128
8	51—85	54—90	56—96	59—101	62—106	64—112	67—117	69—123	72—128	75—133	77—139
	49—87	51—93	53—99	55—105	58—110	60—116	62—122	65—127	67—133	70—138	72—144
	45—91	47—97	49—103	51—109	53—115	56—120	58—126	60—132	62—138	64—144	66—150
	43—93	45—99	47—105	49—111	51—117	53—123	54—130	56—136	58—142	60—148	62—154
9	66—105	69—111	72—117	75—123	78—129	81—135	84—141	87—147	90—153	93—159	96—165
	62—109	65—115	68—121	71—127	73—134	76—140	79—146	82—152	84—159	87—165	90—171
	59—112	61—119	63—126	66—132	68—139	71—145	73—152	76—158	78—165	81—171	83—178
	56—115	58—122	61—128	63—135	65—142	67—149	69—156	72—162	74—169	76—176	78—183
10	82—128	86—134	89—141	92—148	96—154	99—161	103—167	106—174	110—180	113—187	117—193
	78—132	81—139	84—146	88—152	91—159	94—166	97—173	100—180	103—187	107—193	110—200
	74—136	77—143	79—151	82—158	85—165	88—172	91—179	93—187	96—194	99—201	102—208
	71—139	73—147	76—154	79—161	81—169	84—176	86—184	89—191	92—198	94—206	97—213